国家卫生健康委员会“十四五”

全　国　高　等　学　校　教　材

供基础、临床、预防、口腔医学类专业用

新形态教材

眼科学

Ophthalmology

第 10 版

主　　审｜杨培增

主　　编｜范先群　颜　华

副 主 编｜孙兴怀　刘奕志　夏晓波

数字主编｜范先群　颜　华

数字副主编｜孙兴怀　刘奕志　夏晓波

人民卫生出版社

·北　京·

图书在版编目（CIP）数据

眼科学 / 范先群，颜华主编. -- 10版. -- 北京：人民卫生出版社，2024. 7. --（全国高等学校五年制本科临床医学专业第十轮规划教材）. -- ISBN 978-7-117-36654-0

Ⅰ. R77

中国国家版本馆 CIP 数据核字第 20247960VR 号

人卫智网	www.ipmph.com	医学教育、学术、考试、健康，购书智慧智能综合服务平台
人卫官网	www.pmph.com	人卫官方资讯发布平台

眼　科　学

Yankexue

第 10 版

主　　编：范先群　颜　华

出版发行：人民卫生出版社（中继线 010-59780011）

地　　址：北京市朝阳区潘家园南里 19 号

邮　　编：100021

E - mail：pmph @ pmph.com

购书热线：010-59787592　010-59787584　010-65264830

印　　刷：人卫印务（北京）有限公司

经　　销：新华书店

开　　本：850 × 1168　1/16　　印张：20

字　　数：592 千字

版　　次：1980 年 7 月第 1 版　　2024 年 7 月第 10 版

印　　次：2024 年 8 月第 1 次印刷

标准书号：ISBN 978-7-117-36654-0

定　　价：98.00 元

打击盗版举报电话：010-59787491　E-mail：WQ @ pmph.com

质量问题联系电话：010-59787234　E-mail：zhiliang @ pmph.com

数字融合服务电话：4001118166　E-mail：zengzhi @ pmph.com

编委名单

编　委（以姓氏笔画为序）

马　翔　大连医科大学附属第一医院

王宁利　首都医科大学附属北京同仁医院

王雨生　空军军医大学西京医院

刘陇黔　四川大学华西医院

刘奕志　中山大学中山眼科中心

孙旭芳　华中科技大学同济医学院附属同济医院

孙兴怀　复旦大学附属眼耳鼻喉科医院

杨培增　重庆医科大学附属第一医院

张　弘　哈尔滨医科大学附属第一医院

张凤妍　郑州大学第一附属医院

范先群　上海交通大学医学院附属第九人民医院

赵　晨　复旦大学附属眼耳鼻喉科医院

赵堪兴　天津医科大学眼科临床学院

胡　柯　重庆医科大学附属第一医院

洪　晶　北京大学第三医院

姚　克　浙江大学医学院附属第二医院

贾仁兵　上海交通大学医学院附属第九人民医院

夏晓波　中南大学湘雅医院

蒋　沁　南京医科大学附属眼科医院

颜　华　天津医科大学总医院

瞿　佳　温州医科大学附属眼视光医院

编写秘书

傅　瑶　上海交通大学医学院附属第九人民医院

由彩云　天津医科大学总医院

数字编委

新形态教材使用说明

新形态教材

新形态教材是充分利用多种形式的数字资源及现代信息技术，通过二维码将纸书内容与数字资源进行深度融合的教材。本套教材全部以新形态教材形式出版，每本教材均配有特色的数字资源和电子教材，读者阅读纸书时可以扫描二维码，获取数字资源、电子教材。

电子教材是纸质教材的电子阅读版本，其内容及排版与纸质教材保持一致，支持手机、平板及电脑等多终端浏览，具有目录导航、全文检索功能，方便与纸质教材配合使用，进行随时随地阅读。

获取数字资源与电子教材的步骤

1. 扫描封底红标二维码，获取图书“使用说明”。

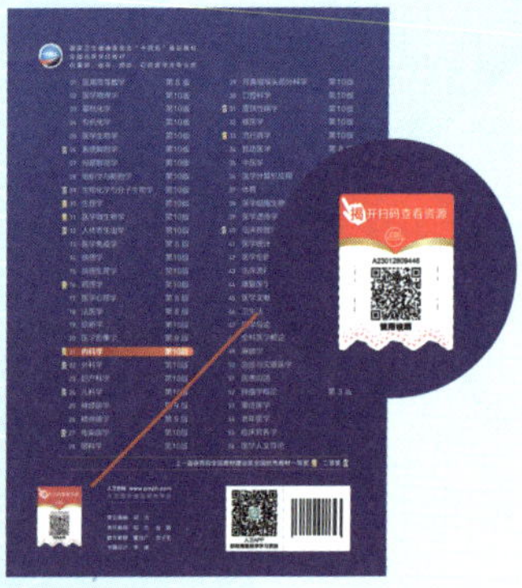

2. 揭开红标，扫描绿标激活码，注册/登录人卫账号获取数字资源与电子教材。

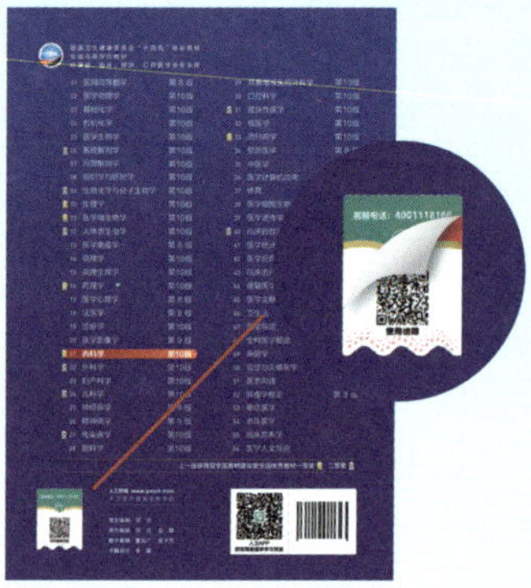

3. 扫描书内二维码或封底绿标激活码，随时查看数字资源和电子教材。

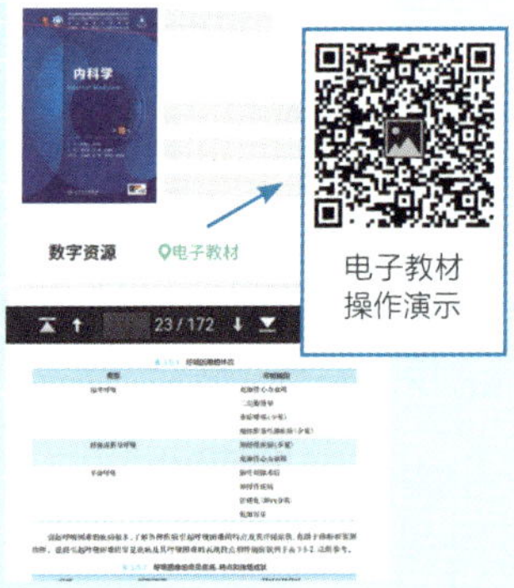

4. 登录 zengzhi.ipmph.com 或下载应用体验更多功能和服务。

扫描下载应用

客户服务热线 400-111-8166

读者信息反馈方式

人卫e教
medu.pmph.com

欢迎登录“人卫 e 教”平台官网“medu.pmph.com”，在首页注册登录后，即可通过输入书名、书号或主编姓名等关键字，查询我社已出版教材，并可对该教材进行读者反馈、图书纠错、撰写书评以及分享资源等。

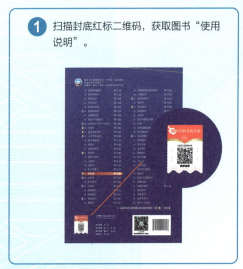

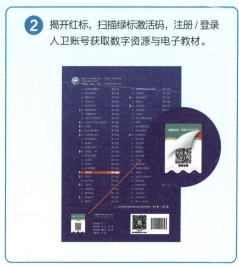

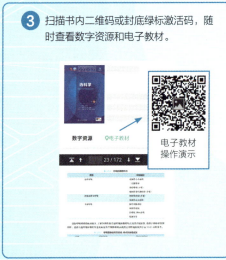

序言

百年大计，教育为本。教育立德树人，教材培根铸魂。

过去几年，面对突如其来的新冠疫情，以习近平同志为核心的党中央坚持人民至上、生命至上，团结带领全党全国各族人民同心抗疫，取得疫情防控重大决定性胜利。在这场抗疫战中，我国广大医务工作者为最大限度保护人民生命安全和身体健康发挥了至关重要的作用。事实证明，我国的医学教育培养出了一代代优秀的医务工作者，我国的医学教材体系发挥了重要的支撑作用。

党的二十大报告提出到 2035 年建成教育强国、健康中国的奋斗目标。我们必须深刻领会党的二十大精神，深刻理解新时代、新征程赋予医学教育的重大使命，立足基本国情，尊重医学教育规律，不断改革创新，加快建设更高质量的医学教育体系，全面提高医学人才培养质量。

尺寸教材，国家事权，国之大者。面对新时代对医学教育改革和医学人才培养的新要求，第十轮教材的修订工作落实习近平总书记的重要指示精神，用心打造培根铸魂、启智增慧、适应时代需求的精品教材，主要体现了以下特点。

1. 进一步落实立德树人根本任务。遵循《习近平新时代中国特色社会主义思想进课程教材指南》要求，努力发掘专业课程蕴含的思想政治教育资源，将课程思政贯穿于医学人才培养过程之中。注重加强医学人文精神培养，在医学院校普遍开设医学伦理学、卫生法以及医患沟通课程基础上，新增蕴含医学温度的《医学人文导论》，培养情系人民、服务人民、医德高尚、医术精湛的仁心医者。

2. 落实"大健康"理念。将保障人民全生命周期健康体现在医学教材中，聚焦人民健康服务需求，努力实现"以治病为中心"转向"以健康为中心"，推动医学教育创新发展。为弥合临床与预防的裂痕作出积极探索，梳理临床医学教材体系中公共卫生与预防医学相关课程，建立更为系统的预防医学知识结构。进一步优化重组《流行病学》《预防医学》等教材内容，撤销内容重复的《卫生学》，推进医防协同、医防融合。

3. 守正创新。传承我国几代医学教育家探索形成的具有中国特色的高等医学教育教材体系和人才培养模式，准确反映学科新进展，把握跟进医学教育改革新趋势新要求，推进医科与理科、工科、文科等学科交叉融合，有机衔接毕业后教育和继续教育，着力提升医学生实践能力和创新能力。

4. 坚持新形态教材的纸数一体化设计。数字内容建设与教材知识内容契合，有效服务于教学应用，拓展教学内容和学习过程；充分体现“人工智能 +”在我国医学教育数字化转型升级、融合发展中的促进和引领作用。打造融合新技术、新形式和优质资源的新形态教材，推动重塑医学教育教学新生态。

5. 积极适应社会发展，增设一批新教材。包括：聚焦老年医疗、健康服务需求，新增《老年医学》，维护老年健康和生命尊严，与原有的《妇产科学》《儿科学》等形成较为完整的重点人群医学教材体系；重视营养的基础与一线治疗作用，新增《临床营养学》，更新营养治疗理念，规范营养治疗路径，提升营养治疗技能和全民营养素养；以满足重大疾病临床需求为导向，新增《重症医学》，强化重症医学人才的规范化培养，推进实现重症管理关口前移，提升应对突发重大公共卫生事件的能力。

我相信，第十轮教材的修订，能够传承老一辈医学教育家、医学科学家胸怀祖国、服务人民的爱国精神，勇攀高峰、敢为人先的创新精神，追求真理、严谨治学的求实精神，淡泊名利、潜心研究的奉献精神，集智攻关、团结协作的协同精神。在人民卫生出版社与全体编者的共同努力下，新修订教材将全面体现教材的思想性、科学性、先进性、启发性和适用性，以全套新形态教材的崭新面貌，以数字赋能医学教育现代化、培养医学领域时代新人的强劲动力，为推动健康中国建设作出积极贡献。

教育部医学教育专家委员会主任委员

教育部原副部长

林蕙青

2024 年 5 月

全国高等学校五年制本科临床医学专业
第十轮　规划教材修订说明

全国高等学校五年制本科临床医学专业国家卫生健康委员会规划教材自 1978 年第一轮出版至今已有 46 年的历史。近半个世纪以来，在教育部、国家卫生健康委员会的领导和支持下，以吴阶平、裘法祖、吴孟超、陈灏珠等院士为代表的几代德高望重、有丰富的临床和教学经验、有高度责任感和敬业精神的国内外著名院士、专家、医学家、教育家参与了本套教材的创建和每一轮教材的修订工作，使我国的五年制本科临床医学教材从无到有、从少到多、从多到精，不断丰富、完善与创新，形成了课程门类齐全、学科系统优化、内容衔接合理、结构体系科学的由纸质教材与数字教材、在线课程、专业题库、虚拟仿真和人工智能等深度融合的立体化教材格局。这套教材为我国千百万医学生的培养和成才提供了根本保障，为我国培养了一代又一代高水平、高素质的合格医学人才，为推动我国医疗卫生事业的改革和发展作出了历史性巨大贡献，并通过教材的创新建设和高质量发展，推动了我国高等医学本科教育的改革和发展，促进了我国医药学相关学科或领域的教材建设和教育发展，走出了一条适合中国医药学教育和卫生事业发展实际的具有中国特色医药学教材建设和发展的道路，创建了中国特色医药学教育教材建设模式。老一辈医学教育家和科学家们亲切地称这套教材是中国医学教育的“干细胞”教材。

本套第十轮教材修订启动之时，正是全党上下深入学习贯彻党的二十大精神之际。党的二十大报告首次提出要“加强教材建设和管理”，表明了教材建设是国家事权的重要属性，体现了以习近平同志为核心的党中央对教材工作的高度重视和对“尺寸课本、国之大者”的殷切期望。第十轮教材的修订始终坚持将贯彻落实习近平新时代中国特色社会主义思想和党的二十大精神进教材作为首要任务。同时以高度的政治责任感、使命感和紧迫感，与全体教材编者共同把打造精品落实到每一本教材、每一幅插图、每一个知识点，与全国院校共同将教材审核把关贯穿到编、审、出、修、选、用的每一个环节。

本轮教材修订全面贯彻党的教育方针，全面贯彻落实全国高校思想政治工作会议精神、全国医学教育改革发展工作会议精神、首届全国教材工作会议精神，以及《国务院办公厅关于深化医教协同进一步推进医学教育改革与发展的意见》（国办发〔2017〕63 号）与《国务院办公厅关于加快医学教育创新发展的指导意见》（国办发〔2020〕34 号）对深化医学教育机制体制改革的要求。认真贯彻执行《普通高等学校教材管理办法》，加强教材建设和管理，推进教育数字化，通过第十轮规划教材的全面修订，打造新一轮高质量新形态教材，不断拓展新领域、建设新赛道、激发新动能、形成新优势。

其修订和编写特点如下：

1. 坚持教材立德树人课程思政　认真贯彻落实教育部《高等学校课程思政建设指导纲要》，以教材思政明确培养什么人、怎样培养人、为谁培养人的根本问题，落实立德树人的根本任务，积极推进习近平新时代中国特色社会主义思想进教材进课堂进头脑，坚持不懈用习近平新时代中国特色社会主义思想铸魂育人。在医学教材中注重加强医德医风教育，着力培养学生"敬佑生命、救死扶伤、甘于奉献、大爱无疆"的医者精神，注重加强医者仁心教育，在培养精湛医术的同时，教育引导学生始终把人民群众生命安全和身体健康放在首位，提升综合素养和人文修养，做党和人民信赖的好医生。

2. 坚持教材守正创新提质增效　为了更好地适应新时代卫生健康改革及人才培养需求，进一步优化、完善教材品种。新增《重症医学》《老年医学》《临床营养学》《医学人文导论》，以顺应人民健康迫切需求，提高医学生积极应对突发重大公共卫生事件及人口老龄化的能力，提升医学生营养治疗技能，培养医学生传承中华优秀传统文化、厚植大医精诚医者仁心的人文素养。同时，不再修订第 9 版《卫生学》，将其内容有机融入《预防医学》《医学统计学》等教材，减轻学生课程负担。教材品种的调整，凸显了教材建设顺应新时代自我革新精神的要求。

3. 坚持教材精品质量铸就经典　教材编写修订工作是在教育部、国家卫生健康委员会的领导和支持下，由全国高等医药教材建设学组规划，临床医学专业教材评审委员会审定，院士专家把关，全国各医学院校知名专家教授编写，人民卫生出版社高质量出版。在首届全国教材建设奖评选过程中，五年制本科临床医学专业第九轮规划教材共有 13 种教材获奖，其中一等奖 5 种、二等奖 8 种，先进个人 7 人，并助力人卫社荣获先进集体。在全国医学教材中获奖数量与比例之高，独树一帜，足以证明本套教材的精品质量，再造了本套教材经典传承的又一重要里程碑。

4. 坚持教材"三基""五性"编写原则　教材编写立足临床医学专业五年制本科教育，牢牢坚持教材"三基"（基础理论、基本知识、基本技能）和"五性"（思想性、科学性、先进性、启发性、适用性）编写原则。严格控制纸质教材编写字数，主动响应广大师生坚决反对教材"越编越厚"的强烈呼声；提升全套教材印刷质量，在双色印制基础上，全彩教材调整纸张类型，便于书写、不反光。努力为院校提供最优质的内容、最准确的知识、最生动的载体、最满意的体验。

5. 坚持教材数字赋能开辟新赛道　为了进一步满足教育数字化需求，实现教材系统化、立体化建设，同步建设了与纸质教材配套的电子教材、数字资源及在线课程。数字资源在延续第九轮教材的教学课件、案例、视频、动画、英文索引词读音、AR 互动等内容基础上，创新提供基于虚拟现实和人工智能等技术打造的数字人案例和三维模型，并在教材中融入思维导图、目标测试、思考题解题思路，拓展数字切片、DICOM 等图像内容。力争以教材的数字化开发与使用，全方位服务院校教学，持续推动教育数字化转型。

第十轮教材共有 56 种，均为国家卫生健康委员会"十四五"规划教材。全套教材将于 2024 年秋季出版发行，数字内容和电子教材也将同步上线。希望全国广大院校在使用过程中能够多提供宝贵意见，反馈使用信息，以逐步修改和完善教材内容，提高教材质量，为第十一轮教材的修订工作建言献策。

主审简介

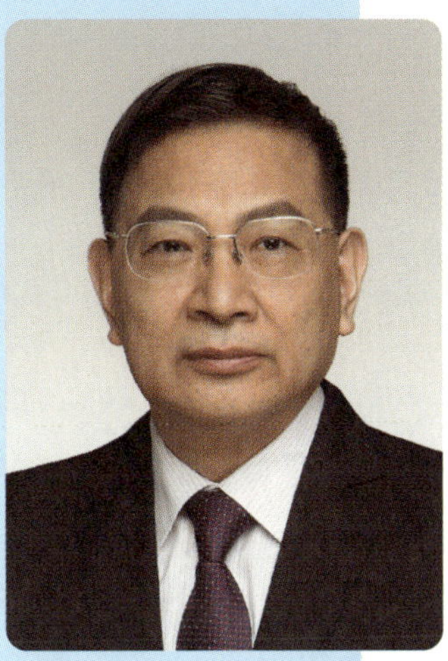

杨培增

男，1957 年 6 月生于河南濮阳。博士研究生导师，国际著名葡萄膜炎专家，党的十八大代表，四个国际葡萄膜炎组织的执行理事、理事或成员，中华医学会眼科学分会副主任委员，被业界誉为“中国葡萄膜炎诊治第一人”。以项目负责人获“长江学者奖励计划”，国家杰出青年科学基金项目，国家自然科学基金创新研究群体项目、重点项目（4 项）、重点国际合作项目（3 项）、973 计划、国家重点研发计划等 7 000 余万资助。以第一作者和 / 或通信作者在 *Nature Genetics* 等 SCI 杂志发表论文 318 篇。据文献报道，过去 10 年中发表 SCI 论文总数、总 IF 值和 10 分以上论文在国际葡萄膜炎领域均排第一位。独立完成 3 本中文（460 余万字）和一本英文葡萄膜炎专著（Springer 和人民卫生出版社出版，175 万字），担任临床医学专业五年制规划教材《眼科学》7、8、9 版主编。以第一完成人获国家科学技术进步奖 3 项（二等奖 2 项、三等奖 1 项）、省部级科学技术进步奖一等奖 7 项、重庆市科技突出贡献奖、亚太眼内炎症学会杰出成就奖、亚太眼科学会成就奖、全国卫生系统先进工作者、中华眼科杰出成就奖、中美眼科学会金钥匙奖和金苹果奖、第六届中国医师奖、全国五一劳动奖章、全国模范教师、全国医德楷模、全国杰出专业技术人才、全国优秀科技工作者、“庆祝中华人民共和国成立 70 周年”纪念章，受中组部邀请参加中华人民共和国成立 70 周年阅兵及庆祝仪式。

主编简介

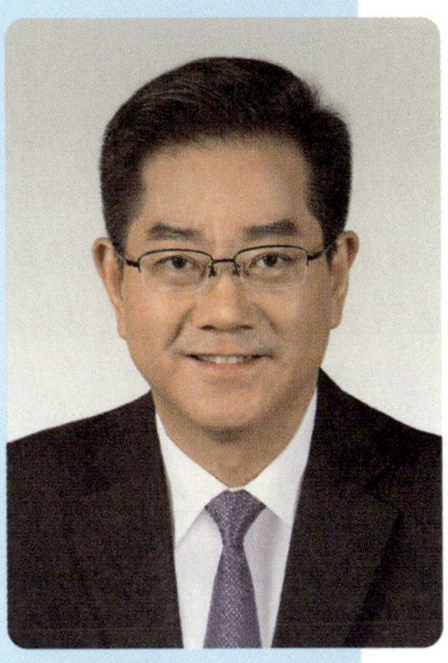

范先群

男，1964 年生于安徽寿县。中国工程院院士，长江学者特聘教授，上海交通大学讲席教授，第十四届全国人大代表。现任上海交通大学副校长，上海交通大学医学院院长，上海市眼部疾病研究中心主任，上海市眼眶病眼肿瘤重点实验室主任，教育部视觉系统疾病医药基础研究创新中心主任，上海交通大学医学院附属第九人民医院眼科学科带头人。兼任中国医学科学院学部委员，国际眼科科学院院士，英国皇家眼科学院院士，英国爱丁堡皇家外科学院荣誉院士，亚太眼科科学院院士。亚太眼肿瘤眼病理学会第二届主席，亚太眼整形外科学会第五届主席，中国抗癌协会副理事长。

我国著名眼科学专家，致力于眼科疾病的临床诊疗和基础研究，尤其聚焦眼肿瘤和眼眶病诊疗技术创新与发病机制研究，是我国眼肿瘤和眼眶外科的主要开拓者。以第一负责人主持国家基础科学中心项目，国家重点研发计划，国家 863 计划，国家自然科学基金重大项目、重点项目和国际合作重大项目等。以第一或通信作者发表 SCI 收录论文 360 余篇，授权专利 32 个，实现成果转化 4 项。以第一完成人荣获国家科技进步二等奖 2 项、上海市科技进步一等奖 3 项、何梁何利基金科学与技术进步奖、亚太眼科科学院首届创新者大奖和亚太眼科最高学术成就奖。

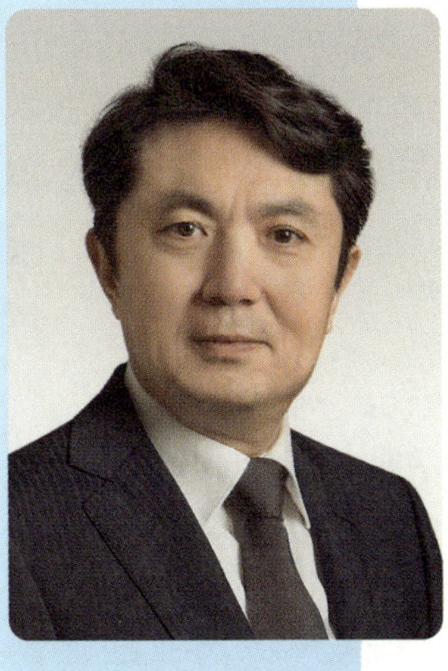

颜　华

男，1965 年 8 月生于天津市。二级教授，主任医师，医学博士，博士生导师，国务院政府特殊津贴专家，国家卫生计生突出贡献中青年专家，天津市杰出人才，中共天津市委候补委员，天津市政协医疗卫生体育委员会主任，天津医科大学党委书记、眼科学科带头人。现任国务院学位委员会临床医学学科评议组成员、教育部高等学校教学指导委员会临床医学类专业眼视光医学专业教学指导分委员会副主任委员、教育部国际联合眼科实验室主任、亚太地区眼外伤学会副主席、中华医学会眼科学分会常务委员和眼外伤学组组长、天津市眼外伤研究与转化重点实验室主任、天津市眼健康与眼疾病研究所所长。

从事临床、科研、教学工作 30 余年。主持国家自然科学基金重点项目、国际合作与交流项目、科技部国家重点研发计划、国家 863 计划项目、省部级重点项目等 10 余项。以第一或通信作者发表中英文文章 300 多篇。主编、参编教材及专著 26 部，作为主编在 Springer 出版世界上首部眼外伤系列丛书 7 部。作为第一完成人获中华医学科技奖一等奖 1 项，天津市科学技术进步奖特等奖 1 项、一等奖 1 项，天津市教学成果奖特等奖 1 项以及其他奖多项。获全国优秀基层眼科医生、天津市优秀共产党员、天津市优秀教师、十大医学杰出贡献专家。

副主编简介

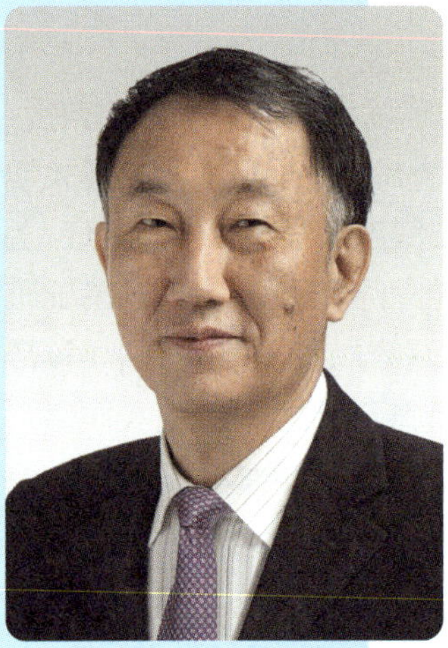

孙兴怀

男，1962 年 2 月生于安徽歙县。医学博士，主任医师，眼科学教授，博士生导师，复旦大学上海医学院眼科学及视觉科学系主任，国家卫生健康委员会暨中国医学科学院近视眼重点实验室主任，中华医学会眼科学分会候任主任委员，中国研究型医院学会眼科学与视觉科学专业委员会主任委员，世界青光眼协会理事会常务理事等。

从事临床眼科诊疗、教学及研究工作 40 年。承担多项国家级重点科研项目，发表论文 300 余篇。获全国优秀教师、上海市科技精英、国家卫生计生委突出贡献中青年专家、中华眼科学会杰出成就奖、亚太眼科学会（APAO）杰出贡献奖、上海市科学技术进步奖一等奖、国家科学技术进步奖二等奖等。

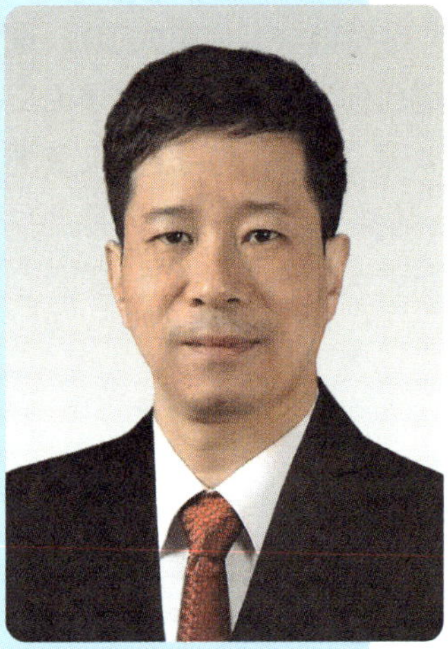

刘奕志

男，1962 年 7 月生于广州。国家自然科学基金创新研究群体首席，国家 973 计划项目首席科学家；中华医学会眼科学分会副主任委员。

首次利用内源性干细胞实现人类晶状体原位再生，以通信作者发表在 *Nature* 杂志，并被 *Nature Medicine* 评为“2016 年度全球医学八大突破性进展”。创新了多项白内障诊治技术，曾在 *Science*、*N Engl J Med*、*Lancet*、*BMJ* 撰写临床述评和技术标准。研发出白内障一类新药，获 20 项国家发明专利；青光眼一类新药，均已成功转化，进入Ⅱ期临床试验。获何梁何利基金科学与技术进步奖、国家科学技术进步奖二等奖、国家级教学成果奖二等奖、中央保健工作先进个人、全国五一劳动奖章等荣誉。

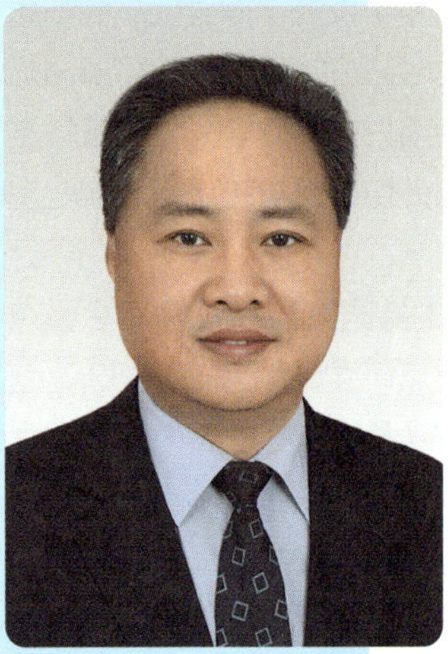

夏晓波

男，1965 年 12 月生于湖南常德。医学博士，主任医师，眼科学教授，博士生导师，中南大学湘雅医院副院长，眼科学湖南省重点实验室主任，教育部高等学校教学指导委员会临床医学类专业眼视光医学专业教学指导分委员会委员，中国医师协会毕业后医学教育眼科专业委员会副主任委员，中华医学会眼科学分会常务委员，中国医师协会眼科医师分会常务委员，湖南省医学会眼科学专委会前任及候任主任委员等。

先后主持 30 余项国家重点研发计划、国家自然科学基金等课题，发表科研论文 250 余篇，获省部级科技成果奖 10 项。先后入选（或获得）教育部新世纪优秀人才计划、湖南省高层次卫生人才“225”领军人才计划、中华眼科杰出成就奖、宝钢优秀教师奖、中国优秀眼科医师、中南大学“湘雅名医”等。

前言

《眼科学》教材自 1980 年第一版出版以来，历经 44 年 9 次修订，一直深受医学院校广大师生和眼科临床医师的钟爱与好评，作为医学教育“干细胞”教材的重要组成部分，为培养临床医学“干细胞”人才发挥了重要作用。我国眼科学对世界眼科学作出了突出贡献，如第一次揭示出衣原体是沙眼的病原体。近年来，我国眼科学临床和基础研究日新月异，诊疗技术不断创新，在视网膜疾病、青光眼、葡萄膜炎、晶状体疾病、角膜疾病、屈光性疾病、眼肿瘤眼眶病、眼外伤等方面进行了积极探索，取得了可喜进展。眼科领域的“中国方案”（中国第一个具有自主知识产权的创新性生物制剂康柏西普，基于中国大数据形成的疾病诊治规范和共识，中国学者所著中英文眼科论文、教材及专著等）越来越多。另外，院校教育、毕业后教育和继续教育教材体系日趋完善，“互联网 + 医学教育”已初具规模，医学教育模式的革新和医学教材的修订也势在必行。

习近平总书记在党的二十大报告中对教材建设提出了政治要求，表明了教材建设国家事权的重要属性，并强调加快建设高质量教育体系，推进教育数字化。2021 年，国家教材委员会发布《习近平新时代中国特色社会主义思想进课程教材指南》的通知，为在教材中全面贯彻落实习近平新时代中国特色社会主义思想指明了方向。为培养“医术精湛、医德高尚的、有情怀和温度的顶天立地的医学人才”，教育部和国家卫生健康委员会组织进行了全国高等学校临床医学专业五年制本科第 10 轮规划教材的修订工作，按照“进一步夯实五年制临床医学教材的基础地位”，提出全方位改造升级现有医学专业，加强医理、医工、医文深度融合，体现“医学 +X”“X+ 医学”要求，对教材进行智能赋能等要求，对本教材进行了第 10 次修订，也将我国具有代表性和原创性的研究成果充实在本教材中。

本次修订坚持对第 9 版的继承和发展。遵照“三基”（基础理论、基本知识、基本技能）、“五性”（思想性、科学性、先进性、启发性、适用性）、“三特定”（特定对象、特定要求、特定限制）的原则，力求概念准确、语言流畅、逻辑清晰、图文并茂，在保证纸质版教材内容完整性的同时尽量精练，将延伸内容、辅助教学内容，以及近年来达成的眼科诊疗规范、共识、指南等放至数字资源中，便于学生学习和教师教授，使本教材更加满足“干细胞”医学生培养的需要，也可作为低年资眼科医师的入门教材。

本版继续保持了上版印刷形式，共有近 300 张图片，多数为彩图并随文排版，内容更生动、形象、易于理解。上版教材以网络增值服务的形式提供给读者的资料，包括多媒体素材，如各章节的教学 PPT、典型病例分析、模拟考试题目等在辅助教学、拓宽学生知识面和帮助学生深入学习方面起到了重要作用，也受到了广大读者的一致好评。这些资料均为本领域专家多年来在临床和教学工作中的经验和心得，具有很高的临床指导价值，本版教材进一步增加了这方面的资料。

第 10 版教材内容在第 9 版的基础上，主要作出了以下修订和补充：①根据本科阶段学习要求，进一步精简纸质教材字数，将更多内容放入数字教材中；②简化章节目录，着力统一各疾病章节的目录格式；③与时俱进，根据疾病谱变化调整部分章节内容；④将屈光检查、斜弱视检查等部分内容合并到眼科检查章节相应部分；⑤将第 9 版分散在各章节的肿瘤相关内容合并，形成第十七章眼肿瘤；⑥文字表达尽量简洁明了，便于学生掌握。

在本教材修订过程中，得到全体编委的大力支持和通力协作。本版仍较多保留了上一版的内容，马景学教授、原慧萍教授、赵桂秋教授、孙丰源教授、徐国兴教授、庄文娟教授、黄挺教授、杜利平教授因为年龄或工作原因不再担任本书编委，在此感谢他们对本教材第 9 版的辛勤付出。上海交通大学医学院附属第九人民医院宋欣副主任医师、庄艾副主任医师，复旦大学附属眼耳鼻喉科医院陈玲主任医师，中山大学中山眼科中心郑颖丰主任医师，中南大学湘雅医院毛俊峰副主任医师，天津医科大学总医院孟祥达博士等提供或参与审阅了相关眼科视频、图片及影像资料。在此，向所有关心、支持本教材修订工作的专家同事表示真诚的感谢。

由于水平及时间有限，本书错漏在所难免，恳请读者批评指正，以便再版时修订、完善。

范先群　颜华

2024 年 5 月

目录

第一章 绪论 1

第一节 眼科学范围及其重要性 1
第二节 眼科学发展简史 1
第三节 医学生学习眼科学的重要性 3
第四节 眼科学、视光学和视觉科学 3

第二章 眼科学基础 5

第一节 眼的组织与解剖 5
一、眼球 5
二、眼附属器 11
三、视路 15
四、眼部血管和神经 17
第二节 眼的生理生化 19
一、泪膜 19
二、角膜 19
三、虹膜、睫状体 20
四、房水 20
五、脉络膜 21
六、晶状体 21
七、玻璃体 21
八、视网膜 21
第三节 眼遗传学概述 23
一、临床遗传学 23
二、分子遗传学 23
三、表观遗传学 24
第四节 眼科用药概述 24
一、眼局部的药动学 25
二、常用眼药剂型及给药方式 25
第五节 眼科流行病学 26
一、眼科流行病学概述 26
二、眼科流行病学常用研究方法 26
三、眼科流行病学研究的常用指标 28

第三章　眼科检查 30

第一节　病史采集及眼病主要症状 30
一、病史采集 30
二、眼病主要症状 30
第二节　眼科专科检查 31
一、视力 31
二、视野 35
三、色觉 37
四、暗适应与明适应 38
五、立体视觉 39
六、对比敏感度 39
七、视觉电生理 40
八、眼附属器检查 41
九、瞳孔检查 42
十、斜视检查 43
第三节　眼科检查方法 46
一、裂隙灯显微镜检查 46
二、前房角镜检查 47
三、眼压测量 48
四、检眼镜检查 49
五、眼科专科影像学检查 50
六、眼科相关其他影像学检查 55

第四章　眼睑疾病 57

第一节　眼睑炎症 57
一、睑腺炎 57
二、睑缘炎 58
三、睑皮炎 59
第二节　眼睑位置异常 60
一、睑内翻 60
二、睑外翻 60
三、眼睑闭合不全 61
第三节　眼睑先天异常 61
一、上睑下垂 61
二、睑裂狭小综合征 62

第五章　泪器疾病 63

第一节　泪液分泌系统疾病 63
一、泪腺炎 63

二、泪腺脱垂 64
三、泪液分泌异常 64
第二节 泪液排出系统疾病 65
一、泪道阻塞、狭窄或功能异常 65
二、泪囊炎 67

第六章 结膜疾病 69

第一节 结膜炎的病因和分类 69
一、结膜炎的病因 69
二、结膜炎的分类 70
第二节 细菌性结膜炎 70
第三节 病毒性结膜炎 72
一、腺病毒性角膜结膜炎 73
二、流行性出血性结膜炎 74
第四节 衣原体性结膜炎 74
一、沙眼 74
二、包涵体性结膜炎 75
第五节 免疫性结膜炎 76
一、过敏性结膜炎 76
二、泡性角膜结膜炎 78
三、自身免疫性结膜炎 78
第六节 其他结膜疾病 79
一、结膜变性疾病 79
二、球结膜下出血 80

第七章 角膜疾病 82

第一节 概述 82
一、角膜的组织结构和生理 82
二、角膜的病理生理 82
三、角膜炎的病理变化过程 83
第二节 角膜炎 84
一、感染性角膜炎 85
二、非感染性角膜炎 92
第三节 角膜变性与角膜营养不良 95
一、角膜变性 95
二、角膜营养不良 97
第四节 角膜先天异常 99
一、圆锥角膜 99
二、大角膜 100
三、小角膜 100
第五节 干眼 100

第六节 睑板腺功能障碍 103

第八章 葡萄膜疾病 105

第一节 病因与分类 105
一、病因和发病机制 105
二、葡萄膜炎的分类 105
第二节 前葡萄膜炎 106
一、前葡萄膜炎的临床表现 106
二、前葡萄膜炎的并发症 108
三、急性前葡萄膜炎 108
四、慢性前葡萄膜炎 109
第三节 中间葡萄膜炎 110
第四节 后葡萄膜炎 111
第五节 几种常见的特殊葡萄膜炎 111
一、强直性脊柱炎 111
二、Vogt-小柳原田病 112
三、Behcet 病 112
四、交感性眼炎 113
五、Fuchs 综合征 114
六、急性视网膜坏死综合征 114

第九章 晶状体疾病 116

第一节 年龄相关性白内障 116
第二节 其他类型白内障 122
一、先天性白内障 122
二、代谢性白内障 123
三、并发性白内障 124
四、后发性白内障 124
第三节 晶状体位置异常 125
第四节 先天性晶状体异常 126
一、晶状体形成异常 126
二、晶状体形态异常 126

第十章 青光眼 128

第一节 概述 128
一、青光眼的概念 128
二、眼压与青光眼 128
三、青光眼视神经损害的机制 128
四、青光眼的临床诊断 129
五、青光眼的分类 129

第二节　原发性青光眼 129
一、原发性闭角型青光眼 129
二、原发性开角型青光眼 134
三、原发性青光眼的治疗 136
第三节　继发性青光眼 139
一、青光眼睫状体炎综合征 139
二、糖皮质激素性青光眼 139
三、眼外伤所致的继发性青光眼 139
四、晶状体源性青光眼 140
五、虹膜睫状体炎继发性青光眼 140
六、新生血管性青光眼 140
七、睫状环阻塞性青光眼 140
八、虹膜角膜内皮综合征 141
九、色素性青光眼 141
第四节　儿童青光眼 141
一、原发先天性青光眼 141
二、青少年开角型青光眼 142
三、伴其他先天异常的青光眼 142
第五节　高眼压症 143

第十一章　玻璃体疾病 144

第一节　玻璃体的组织结构与生理特点 144
第二节　年龄相关性玻璃体疾病 145
一、玻璃体后脱离 145
二、飞蚊症 146
三、玻璃体视网膜界面异常 146
四、玻璃体变性 146
第三节　其他玻璃体疾病 147
一、玻璃体积血 147
二、家族性渗出性玻璃体视网膜病变 148
三、玻璃体炎症 148
四、玻璃体寄生虫 149

第十二章　视网膜疾病 151

第一节　视网膜解剖结构特点和病变表现特征 151
一、视网膜解剖结构特点 151
二、视网膜病变表现特征 151
第二节　视网膜血管病 153
一、视网膜动脉阻塞 153
二、视网膜静脉阻塞 155
三、视网膜静脉周围炎 157

四、Coats 病 158
五、糖尿病视网膜病变 159
六、高血压性视网膜病变 160
七、早产儿视网膜病变 160
第三节 黄斑疾病 160
一、中心性浆液性脉络膜视网膜病变 160
二、脉络膜新生血管 161
三、年龄相关性黄斑变性 161
四、近视性黄斑变性 164
五、黄斑裂孔 164
六、黄斑视网膜前膜 165
第四节 视网膜脱离 166
一、孔源性视网膜脱离 166
二、牵拉性视网膜脱离 166
三、渗出性视网膜脱离 167
第五节 遗传性视网膜病变 167
一、原发性视网膜色素变性 167
二、Stargardt 病 168
三、Best 病 168
四、X 连锁视网膜劈裂症 169

第十三章 视路疾病 171

第一节 概述 171
第二节 视神经疾病 171
一、视神经炎 171
二、前部缺血性视神经病变 175
三、视盘水肿 176
四、视神经萎缩 177
五、视盘发育异常 178
第三节 视交叉病变 179
第四节 视交叉以上的视路病变 180
一、视束病变 180
二、外侧膝状体病变 180
三、视放射病变 181
四、枕叶病变 181

第十四章 屈光不正与老视 182

第一节 眼球光学 182
一、眼的屈光和屈光力 182
二、模型眼 183
三、眼的调节和聚散 185

第二节　近视 186
一、病因和发病机制 186
二、分类 187
三、临床表现 187
四、诊断 188
五、近视防控国家战略 188
六、近视的管理与矫治 188
第三节　远视 192
一、病因和发病机制 192
二、分类 193
三、诊断 193
四、处理 194
第四节　散光 194
一、病因和发病机制 194
二、分类 195
三、诊断 196
四、处理 197
第五节　屈光参差 197
一、病因和发病机制 197
二、分类 197
三、诊断 198
四、处理 198
第六节　老视 198
一、发生机制 198
二、临床表现 199
三、诊断 199
四、老视的矫治 200
第十五章　斜视与弱视 201
第一节　概述 201
一、基本概念 201
二、眼外肌与眼球运动 202
三、双眼视觉及斜视后的异常改变 203
第二节　内斜视 205
第三节　外斜视 208
第四节　垂直斜视 210
第五节　特殊类型斜视 211
第六节　弱视 213
一、概述 213
二、分类和原因 213
三、弱视的发病机制 213
四、弱视的诊断 214

五、弱视的筛查与预防 214
六、弱视的治疗 214
七、弱视的随访 215
第七节 眼球震颤 215
一、分类 215
二、先天性眼球震颤 215
三、眼球震颤的治疗 216

第十六章 眼眶疾病 217

第一节 概述 217
第二节 眼眶炎症 217
一、眼眶特异性炎症 217
二、眼眶特发性炎症 218
三、甲状腺眼病 219
第三节 眼眶血管畸形 221
一、眼眶静脉畸形 222
二、眼眶海绵状静脉畸形 222
三、眼眶动静脉畸形 223
第四节 眼眶皮样囊肿 224
第五节 眼眶结构异常 225
一、眼眶先天性异常 225
二、眼眶发育性异常 226
三、眼眶骨折 227

第十七章 眼肿瘤 230

第一节 眼睑肿瘤 230
一、眼睑良性肿瘤 230
二、眼睑恶性肿瘤 231
第二节 结膜肿瘤 232
一、结膜良性肿瘤 233
二、结膜恶性肿瘤 234
第三节 泪器肿瘤 235
一、泪腺肿瘤 236
二、泪囊肿瘤 238
第四节 眼内肿瘤 240
一、视网膜母细胞瘤 240
二、葡萄膜黑色素瘤 242
三、其他眼内肿瘤 244
第五节 眼眶肿瘤 247
一、眼眶血管瘤 247
二、眼眶神经鞘瘤 248

三、眼眶脑膜瘤 248
四、视神经胶质瘤 249
五、眼眶横纹肌肉瘤 250
六、眼眶淋巴瘤 250

第十八章 眼外伤 252

第一节 概述 252
一、眼外伤的分类 252
二、眼外伤病史采集 252
三、眼外伤的处理原则 253
四、眼外伤的预防 253
第二节 机械性眼外伤 254
一、眼球钝挫伤 254
二、眼球穿通伤 258
三、眼异物伤 259
四、眼附属器和视神经外伤 262
第三节 非机械性眼外伤 264
一、酸碱化学伤 264
二、眼部热烧伤 265
三、辐射性眼损伤 265
第四节 儿童眼外伤 266

第十九章 常见全身疾病的眼部表现 267

第一节 内科疾病 267
一、动脉硬化与高血压 267
二、糖尿病 268
三、肾脏疾病 268
四、血液病 269
第二节 外科疾病 270
一、颅脑外伤 270
二、几种与外伤有关的视网膜病变 270
第三节 儿科疾病 271
一、流行性腮腺炎 271
二、急性细菌性痢疾 271
三、早产儿视网膜病变 271
第四节 神经科疾病 273
一、脱髓鞘、锥体外系和脊髓退行性疾病 273
二、脑血管疾病 273
三、颅内炎症 274
第五节 妇产科疾病 274
第六节 皮肤与性传播疾病 275

一、获得性免疫缺陷综合征 275
二、梅毒 275
三、淋病 275
第七节 全身免疫异常性疾病 275
一、系统性红斑狼疮 275
二、重症肌无力 276
三、肉芽肿性血管炎 276
四、结节病 276
第八节 药源性眼病 276
一、糖皮质激素 276
二、安定药 277
三、心血管系统药物 277
四、抗结核药 277
五、抗惊厥药 277
六、非类固醇抗雌激素药物 277
七、抗疟药 277

第二十章 防盲治盲 279

第一节 盲和视力损伤概述 279
一、盲和视力损伤标准 279
二、世界防盲治盲状况 280
三、我国防盲治盲工作的历史和现状 281
四、几种主要致盲眼病的防治 282
第二节 盲和低视力的康复 283

推荐阅读 285

中英文名词对照索引 286

第一章 绪 论

眼科学是临床医学的二级学科，其检查、诊断、治疗和康复等与其他临床学科差别较大，19 世纪时已发展成为一门独立的学科。本章明确眼科学的研究范围及其在医学中的地位，阐述国内外眼科学发展简史，特别是我国近 40 年来眼科学发展的历程和成就，强调医学生学习眼科学的重要性。

第一节 | 眼科学范围及其重要性

眼科学（ophthalmology）是研究视觉系统疾病发生、发展和转归以及预防、控制、诊断、治疗和康复的一门医学科学。

眼是人体十分重要的感觉器官，人通过感觉器官获得的外界信息中，大约 90% 由眼完成。眼接受外部的光刺激，转变为电信号传递到大脑视觉中枢而产生视觉。眼的结构精细，轻微损伤即可引起结构异常，导致视功能减退甚至丧失，给个人的生活、学习和工作等造成严重影响，给家庭和社会带来重大损失。

眼科学与其他临床学科关系密切。眼科疾病与其他系统疾病常有密切联系和相互影响。全身其他系统疾病常累及视觉器官，导致结构和功能改变，引起视力下降甚至丧失。

眼科学与基础医学学科关系密切。生理学、遗传学、免疫学、生物学、药理学、生物化学等学科有助于阐明眼科疾病的发生发展机制，有助于提高眼科疾病的预防、诊断、治疗和康复水平。眼科学进展进一步促进基础医学学科的发展。

眼科学与理工和信息学科关系密切。数学、物理学、化学、材料学、工程学等理工学科的发展，推动眼科学诊断和治疗方法的进步；人工智能、大数据、互联网等信息学科的快速发展，正在推动眼科学诊断和治疗模式的变革。

眼科学与其他学科之间的交叉融合和互相影响，促进眼科学产生许多新的分支，如眼流行病学、神经眼科学、眼遗传学、眼免疫学、眼药理学、激光眼科学和眼科信息学等，推动了眼科学和其他学科的发展。

第二节 | 眼科学发展简史

在人类与疾病作斗争的实践中产生和发展了医学，在医学不断发展和进步的过程中产生和发展了眼科学。

我国传统医学历史悠久，眼病的最早记录出现在公元前 14 世纪，殷武丁时代就有包括“疾目”的甲骨文卜辞。我国现存的第一部药学专著《神农本草经》中有 70 多种眼科用药的记载。隋代的《诸病源候论》记载了多种眼病的病因和病理。唐代出现了第一部眼科专著《龙树眼论》。隋、唐以后，针拨内障的手术屡见于史籍。宋代设立的太医局已将眼科独立。明代的《原机启微》是一部眼病专著。明、清时代的《审视瑶函》《目经大成》等眼病专著的内容更为丰富。

西方眼科学始于 16 世纪欧洲文艺复兴时代，17 世纪认识了眼的屈光成像，18 世纪有了白内障晶状体摘除术，19 世纪眼科学从外科学中分离出来，成为一门独立学科。1851 年德国 Helmholtz 发明了检眼镜，是眼科学划时代的进步。这一时期的眼科学家研究了调节、屈光、色觉和色盲的机制。

现代眼科学伴随着科学技术的进步而逐渐发展，各种眼科器械和设备、检查方法和手术技术相继涌现。20 世纪初发明了眼压计、裂隙灯显微镜，开展了视网膜脱离复位术、角膜移植术等；50 年代开始施行人工晶状体植入术；60 年代开展了眼底血管造影、视觉电生理检查和眼超声诊断等技术，开展了眼激光治疗和眼显微手术；70 年代开展了玻璃体切割术和角膜屈光手术，出现了计算机辅助的自动视野计；90 年代开展了超声活体显微镜、光学相干断层扫描、3D 手术技术等，使预防、诊断和治疗眼病的水平提高到新的高度。基因治疗技术是充满挑战的一个新领域，眼科基因治疗率先取得突破，正处于方兴未艾的发展阶段。数字眼科学正在兴起，大数据和人工智能在眼科领域的应用具有广泛前景。

我国最早接受西方医学教育的眼科医生关竹溪任职于广州博济医院。1918 年北京协和医学院将眼科与耳鼻喉科分开，成立了独立的眼科，并举办眼科讲座，培训眼科医师。1924 年李清茂教授翻译出版了《梅氏眼科学》，开始以中文系统地介绍现代眼科学。这一时期，我国各地出现了一些以眼科为重点的综合医院或眼科专科医院。1937 年成立了中华眼科学会。

现代眼科学在我国的真正发展是在 1949 年中华人民共和国成立以后。中华人民共和国成立初期，全国的眼科医师仅有百余人，主要集中在大城市。在党和政府的大力支持下，著名眼科专家毕华德、林文秉、周诚浒、高文翰、陈耀真、罗宗贤、石增荣、郭秉宽、毛文书、刘家琦、张晓楼、李凤鸣等积极开展眼病防治工作，培养了大批眼科专业人才。到 1959 年眼科专业医师的人数已经增加了 10 倍。全国除了在大城市的医院设立眼科之外，省、自治区一级的医院也都设立了眼科，不少省、市还成立了眼科医院、眼库和眼病防治研究机构。为了适应眼病防治和防盲治盲的需要，全国大多数的县级医院设立了眼科，有些基层的区、镇医院，工厂和矿区的医院也配备了眼科医师。迄今，我国的眼科医师已达 42 000 多名。

1955 年，我国微生物学家汤飞凡、眼科学家张晓楼成功分离和培养了沙眼衣原体，这一沙眼病原学研究成果受到了国际医学界的普遍重视和认同，是我国科学家对世界医学发展的重要贡献。沙眼曾是长期困扰我国的公共卫生问题，是我国主要致盲眼病。在党和政府的领导下，经过全国几代眼科工作者的不懈努力，终于实现了重大突破。2015 年第 68 届世界卫生大会上，我国正式宣布：2014 年中国达到了世界卫生组织根治致盲性沙眼的要求，消灭了致盲性沙眼。

中华人民共和国成立后，我国先后出版了大量眼科书刊，如全国高等医学院校统一教材《眼科学》及各医学院校自编的眼科学教材，《眼科全书》《中华眼科学》《中国医学百科全书·眼科学》以及有关眼科解剖、病理、药理、角膜、屈光、视网膜、青光眼、白内障、眼外伤、葡萄膜炎、斜视与小儿眼科、眼整形、眼眶病和眼肿瘤等多种专著或译著，并定期出版近 20 种眼科期刊。与此同时，我国中医眼科事业也快速发展，除了中医眼科医院外，各市、县中医院也设立了眼科，积极开展了中西医结合研究，培训了专业人才，出版了中医眼科教材和期刊。

改革开放以来，我国眼科学基础研究和临床诊疗水平取得质的飞跃，眼科学成为发展最快的临床学科之一。中国眼科学已跻身世界先进行列，先后有李绍珍教授、谢立信教授、范先群教授当选中国工程院院士，他们在不同领域取得了杰出成就，是新时代眼科高水平发展的领军人物。同时，也涌现出以国家自然科学基金委杰出青年基金获得者、教育部长江学者特聘教授、科技部“万人计划”科技领军人才为代表的中青年精英。中国眼科医生已掌握了国际上先进的眼科诊疗技术和手术，白内障超声乳化术、抗青光眼术、玻璃体切割术等得到普及和发展；近视防控与儿童眼保健工作得到党和国家高度重视；眼科各亚专业得到了快速发展，感染性角膜疾病、眼眶病和眼肿瘤的诊断和治疗水平居世界前列。1984 年成立了全国防盲指导组，制定了全国防盲治盲规划，并相继在各省、市成立了防盲技术指导组，在全国进行了盲和视力损伤的流行病学调查，确定了白内障是我国致盲的首位原因，国家将白内障复明列入了国家计划，在全国开展了大规模的白内障复明工作，使数以百万计的白内障盲人恢复了视力。2019 年，我国每百万人口白内障手术率（CSR）已经提升至 3 143，30 年间提高了近 38 倍。眼科的基础研究工作也得到了重视和加强，各级政府资助的眼科研究经费逐年增加，在眼的胚胎发育、超微结构、细胞生物学、分子生物学、免疫学、遗传学、视觉神经科学、材料科学、大数据与人工智能辅助诊疗系统等方面完成了大量研究工作，取得了一批重要成果，在国际眼科学术期刊发表大量研究论文。我国在积极引进先进眼科设备的同时，也积极开发研制了各种眼科设备。目前我国已有专业工厂生产眼科显微器械、手术显微镜、人工晶状体、眼用准分子激光器、眼用超声检查仪等设备，以及各种眼科药物。随着我国眼科学的发展，国际和国内学术交流进一步加强。进入 21 世纪以来，中华眼科学会已相继加入了国际眼科学会联盟和国际眼科理事会、亚洲太平洋地区眼科学会等国际眼科学术机构，并已有代表进入这些组织的理事会和国际眼科科学院等组织，标志着我国眼科学的国际地位得到了空前的提高。

虽然我国眼科学的发展已经取得了很大成绩，特别近 40 年来取得了快速发展。但我们仍然清醒地看到，我国眼科在某些领域与发达国家还存在着差距，我国眼科的发展水平仍然不平衡。随着我国人口老龄化，年龄相关眼病大量增加，我国眼科学的发展水平还不能满足大量眼病患者的需求。我们需要加大眼科医师的培养力度，增强眼科医师的创新能力，提高眼科医师的整体水平，促进我国眼科的高质量发展。

第三节 | 医学生学习眼科学的重要性

视觉器官是人体的重要组成部分，眼科学是临床医学的重要学科之一。了解视觉器官的解剖、生理及常见眼科疾病的诊断和治疗方法，有助于预防和治疗眼科疾病及全身相关疾病。

学习眼科学的基本要求是了解眼科学基本理论知识，掌握眼部检查方法，掌握一些常见眼病，例如眼睑病、青光眼、白内障、屈光不正等的预防、诊断和治疗方法，掌握急、重眼病和眼外伤的初步应急处理，了解其他系统疾病在眼部的表现，掌握眼科常用药物的使用方法。眼科学是一门既重视理论、又注重实践的临床学科，因此除了理论学习以外，还应多实践，掌握诊治各种眼病的基本方法。

视觉系统与全身其他系统关系密切、相互影响。很多全身疾病常有眼部的表现，高血压、糖尿病和血液病常发生眼底病变，甲状腺功能亢进可引起眼球突出和眼球运动障碍等甲状腺眼病，维生素 A 缺乏可引起角膜软化症等。临床上根据眼部的一些特征，辅助其他系统疾病作出正确的诊断和预后评估。一些全身疾病的首发症状出现在眼部，忽视眼部表现可能会导致误诊误治。一些眼病常伴有全身表现，原发性闭角型青光眼急性发作时可有剧烈头痛、恶心、呕吐等症状，如果不能及时正确地诊断和治疗，而以神经系统或消化系统疾病处理，将贻误患者治疗时机、造成视力丧失。

第四节 | 眼科学、视光学和视觉科学

眼科学、视光学和视觉科学这三个学科名称联系紧密，但其含义和范围又有一定的差别。准确地理解和把握眼科学、视光学和视觉科学的实质含义将有助于发展眼科学，也有利于全面、健康地开展我国眼病防治和眼保健工作。

眼科学源于外科学，是最先从外科学中分离出来的学科。经过医学院校的学习以及眼科学知识和技能的培训，具有基本独立从事和承担眼科学医疗活动的能力和责任的医师才能成为眼科医师（ophthalmologist），他们是由临床医学专业培养而产生的。随着眼科学的发展，眼科学又进一步分为玻璃体和视网膜、青光眼、白内障、眼外伤、角膜病、葡萄膜病、斜视与小儿眼病、屈光学、眼整形、眼眶病和眼肿瘤等亚专业，一般由具有综合眼科知识和服务能力以及亚专科的专门知识和能力的高年资眼科医师来承担。其中屈光学知识是眼科学的重要内容之一，是眼科医师应当掌握的基础知识和基本能力。

视光学（optometry）源于物理学的分支——光学（optics），属于理学学科。视光学主要研究眼的光学特性，从事屈光不正的检测和矫治，包括应用框架眼镜、角膜接触镜等矫正屈光不正。在一些国

家，视光学工作者提供初级眼保健服务，包括视力测量及屈光不正的矫正和常见眼病的筛查与视功能康复训练。由于视光学和眼科学发展轨迹的不同、人才培养途径的差别以及服务对象的重叠，两个学科之间存在着一定的交集。在我国，作为理学学科的视光学的培养目标是具备屈光学知识和屈光不正矫治能力的视光师（optometrist），而不是培养眼科医师。他们与眼科医师共同为屈光不正的患者提供服务，是儿童青少年近视防控骨干。

视觉科学（vision science）是脑科学领域的重要分支，是指为探索视觉系统发育、视觉信息加工、视觉色觉产生机制以及和视觉相关的认知和行为问题的交叉学科的统称，主要包括视觉神经科学、视觉心理物理学、视觉计算科学、视觉认知心理学等。视觉科学也泛指与视觉相关的一系列科学的统称，视觉科学为基础学科。从事视觉科学研究的主要是科学研究工作者，也可以是有兴趣的眼科医师和视光师。

（赵堪兴）

第二章 眼科学基础

本章数字资源

学习临床眼科学的系统疾病要基于对眼和视觉系统的组织解剖、生理生化代谢，以及对眼科用药特点的充分理解。这些基础知识的掌握不仅有利于认识眼部各组织结构的病理变化，而且也指导我们要在着眼于视觉功能保护和重建的前提下，采取最有效的方法诊断、处理、治疗与预防眼病。掌握眼遗传学和流行病学的基础知识对了解眼科疾病的特殊性、规律性，与社会发展的相关性，以及深入研究其发病机制会有所帮助。抓住这些重点将使你更好地学习和理解眼科学基础知识。眼科学基础包括眼的组织解剖、生理生化、眼病遗传、眼科用药和流行病学等，这是学习临床眼科学的基础。

第一节 眼的组织与解剖

视觉器官由眼球、眼附属器、视路、视皮质组成。

一、眼球

眼球位于眼眶前部，借助眶筋膜、韧带与眶壁联系，周围有眶脂肪垫衬，其前面有眼睑保护，后部受眶骨壁保护。正常眼球前后径（眼轴）在人刚出生时约 16mm，3 岁时达 23mm，成年时为 24mm，垂直径较水平径略短。眼球向前方平视时，一般突出于外侧眶缘 12～14mm，受人种、颅骨发育、眼屈光状态等因素影响略有差异，但两眼球突出度相差通常不超过 2mm。

眼球由眼球壁和眼球内容物所组成（图 2-1）。

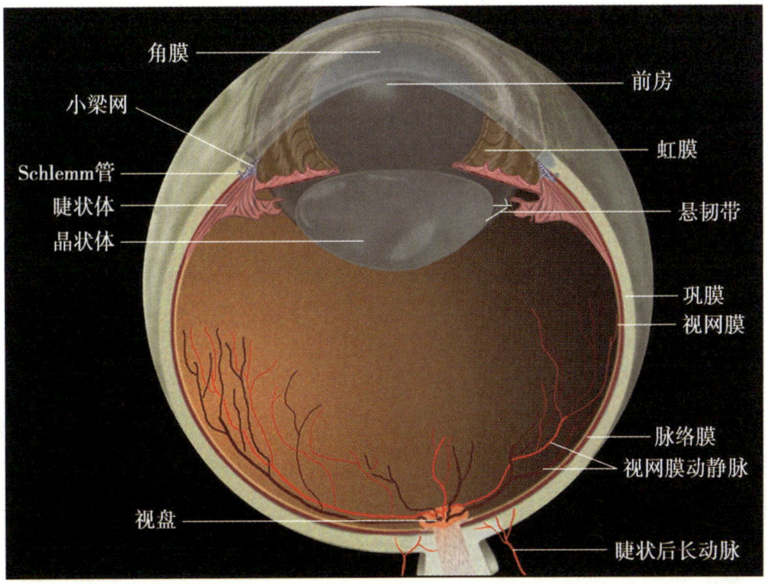

图 2-1 眼球立体剖面图

（一）眼球壁

前部的角膜为单层纤维膜，后部的眼球壁可分为三层，外层为纤维膜，中层为葡萄膜，内层为视网膜。

1. 外层　主要是胶原纤维组织，由前部透明的角膜和后部乳白色的巩膜共同构成眼球完整封闭的外壁，起到保护眼内组织、维持眼球形态的作用。

（1）角膜（cornea）：位于眼球前部，呈略向前凸的透明偏横椭圆形组织结构，是重要的屈光系统构成部分，横径 11.5～12mm，垂直径 10.5～11mm。角膜曲率半径的前表面约为 7.8mm，后内面约为 6.8mm。角膜中央厚度约 0.5mm，周边厚度约 1.0mm。

组织学上从前向后分为①上皮细胞层：厚约 35μm，由 5～6 层鳞状上皮细胞组成，无角化，排列特别整齐，易与其内面的前弹力层分离；②前弹力层（Bowman membrane）：厚约 12μm，为一层均质无细胞成分的透明膜；③基质层：厚约 500μm，占角膜厚度的 90%，由近 200 层排列规则的胶原纤维束薄板组成，其间有角膜细胞和少数游走细胞，并有黏蛋白和糖蛋白填充；④后弹力层（Descemet membrane）：为较坚韧的透明均质膜，厚 10～12μm；⑤内皮细胞层：厚 5μm，为一层六角形扁平细胞构成，细胞顶部朝向前房，基底面向后弹力层（图 2-2）。

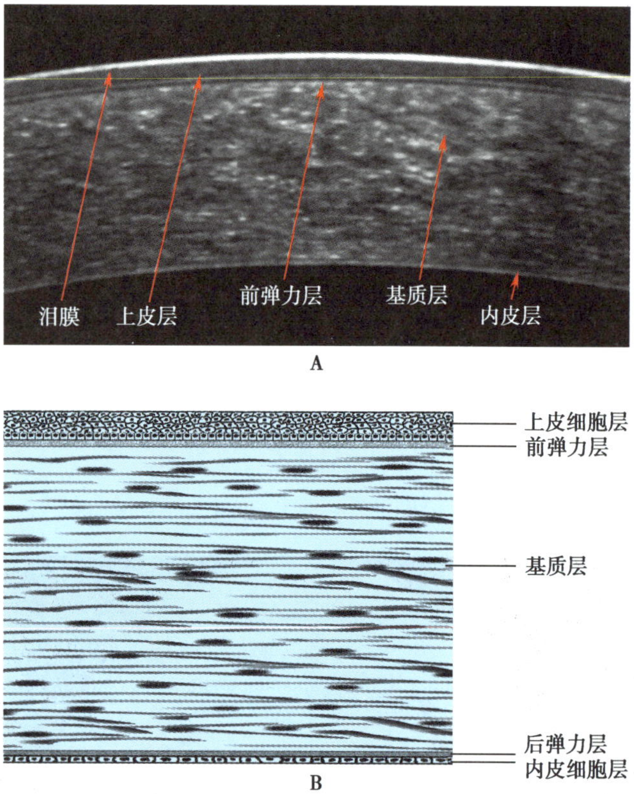

图 2-2　OCT 的角膜切面及角膜组织学示意图

A. OCT 的角膜切面图；B. 角膜组织学示意图。

（2）巩膜（sclera）：质地坚韧，呈乳白色，主要由致密而相互交错的胶原纤维组成。前部与角膜相连，在后部与视神经交接处巩膜分内、外两层，外 2/3 移行于视神经鞘膜，内 1/3 呈网眼状，称巩膜筛板，视神经纤维束由此处穿出眼球。巩膜厚度各处不同，眼直肌附着处最薄（0.3mm），视神经周围及角巩膜缘处最厚（1.0mm）。

组织学上巩膜分为：表层巩膜、巩膜实质层和棕黑色板层。表层巩膜有致密的血管结缔组织，角膜缘后的区域有巩膜内血管丛（房水静脉）。此外贯通巩膜全层的巩膜导管内有动脉、静脉和神经通过。巩膜其余部位几乎无血管。

巩膜表面被眼球筋膜（Tenon capsule）包裹，前面又被球结膜覆盖，于角膜缘处角膜、巩膜和结膜、筋膜在此相互融合附着。

（3）角膜缘（limbus）：又称角巩缘，是角膜和巩膜的移行区，由于透明的角膜嵌入不透明的巩膜内，并逐渐过渡到巩膜，所以在眼球表面和组织学上没有一条明确的分界线。角膜缘解剖结构上是前房角及房水引流系统的所在部位，临床上又是许多内眼手术切口的标志部位，组织学上还是角膜干细胞所在之处，因此十分重要。一般认为角膜缘前界位于连接角膜前弹力层止端与后弹力层止端的平面，后界定于经过房角内的巩膜突或虹膜根部并垂直于眼表的平面，各象限不同，宽 1.5～2.5mm。在活体外观上角膜缘部可见各约 1mm 宽的前部半透明区（即从前弹力层止端到后弹力层止端）以及后部的白色巩膜区（即后弹力层止端到巩膜突或虹膜根部，包含有小梁网及 Schlemm 管等组织结构）。

（4）前房角（angle of anterior chamber）：位于周边角膜与虹膜根部的连接处，是房水排出眼球的主要通道。在角膜缘内面有一凹陷称巩膜内沟，沟内有网状组织（小梁网）及 Schlemm 管。沟的后内侧巩膜突出部分为巩膜突。如此，前房角的前外侧壁为角膜缘，从角膜后弹力层止端（Schwalbe 线）至巩膜突；后内侧壁为睫状体的前端和虹膜根部。在前房角内可见到如下结构：从前外至后内依次为 Schwalbe 线、小梁网和 Schlemm 管、巩膜突、睫状带和虹膜根部（图 2-3）。

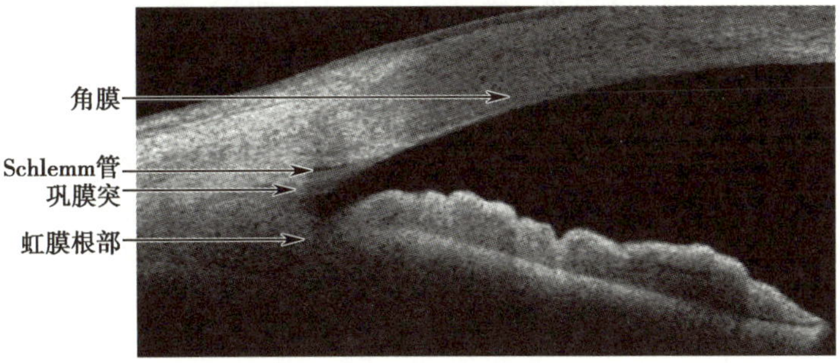

A

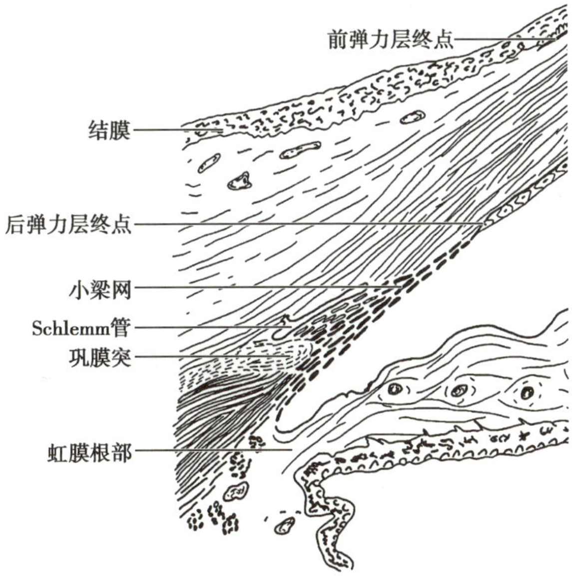

B

图 2-3　前房角结构图

A. 前房角 OCT 切面图；B. 前房角结构示意图。

小梁网系多层束状或板片状的扁平、交叉网孔样结构，每一小梁束由胶原纤维核心和其外被的内皮细胞组成。滤过房水的小梁网可分为葡萄膜部（前房侧）、角巩膜部和近小管组织（Schlemm 管侧）三部分，近小管组织是房水外流的主要阻力部位。Schlemm 管是围绕前房角一周的房水输出管道，由若干扁平小腔隙相互吻合而成，内壁仅由一层内皮细胞与小梁网相隔，外壁有 25～35 条集液管与巩膜内静脉（房水静脉）沟通。

2. 中层　为葡萄膜（uvea），又称血管膜、色素膜，富含黑色素和血管。此层由相互衔接的 3 部分组成，由前到后为虹膜、睫状体和脉络膜。在巩膜突、巩膜导管出口和视神经3个部位与巩膜牢固附着，其余处均为潜在腔隙，称睫状体脉络膜上腔。

（1）虹膜（iris）：为一圆盘状膜，自睫状体伸展到晶状体前面，将眼球前部腔隙隔成前房与后房。虹膜悬在房水中，表面有辐射状凹凸不平的皱褶称虹膜纹理和隐窝。虹膜的中央有一2.5～4mm的圆孔称为瞳孔（pupil）。距瞳孔缘约1.5mm的虹膜上有一环形齿轮状隆起称为虹膜卷缩轮，将虹膜分成瞳孔区和睫状区。虹膜周边与睫状体连接处为虹膜根部，此部很薄，当眼球受钝挫伤时，易从睫状体上离断。由于虹膜位于晶状体的前面，当晶状体脱位或手术摘除后，虹膜失去依托，在眼球转动时可发生虹膜震颤。

虹膜由前面的基质层和后面的色素上皮层构成。基质层是由疏松的结缔组织和虹膜色素细胞所组成的框架网，神经、血管走行其间。瞳孔括约肌（平滑肌）呈环形分布于瞳孔缘部的虹膜基质内，受副交感神经支配，司缩瞳作用。基质内色素上皮细胞内的色素含量多少决定虹膜的颜色，棕色虹膜色素致密，蓝色虹膜色素较少。色素上皮层分前后两层，两层细胞内均含致密黑色素，故虹膜后面颜色深黑，在前层的扁平细胞前面分化出肌纤维，形成瞳孔开大肌（平滑肌），受交感神经支配，司散瞳作用；后层的色素上皮在瞳孔缘可向前翻转呈一条窄窄的环形黑色花边，称瞳孔领。

（2）睫状体（ciliary body）：为位于虹膜根部与脉络膜之间的宽6～7mm的环状组织，其矢状面略呈三角形，巩膜突是睫状体基底部附着处。睫状体前1/3较肥厚，称睫状冠（ciliary crown），宽约2mm，富含血管，内表面有70～80个纵行放射状嵴样皱褶称睫状突（ciliary process），后2/3薄而平坦称睫状体扁平部（pars plana），为视网膜玻璃体手术进入眼内的切口部位。扁平部与脉络膜、视网膜周边部连接处呈锯齿状称锯齿缘（ora serrata），为睫状体后界（图2-4）。

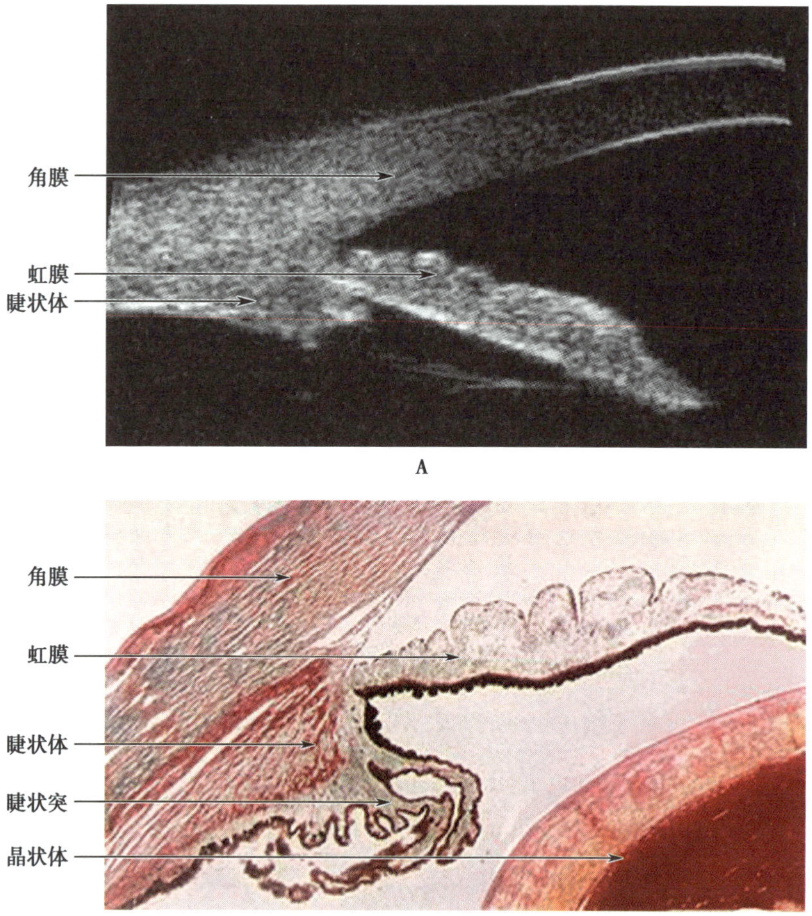

图2-4　睫状体结构图

A. 睫状体超声生物显微镜（UBM）切面图；B. 睫状体组织切片图。

睫状体主要由睫状肌和睫状上皮细胞组成。睫状肌由外侧纵行的、中间呈放射状的和内侧环形的3组肌纤维构成，纵行肌纤维向前分布可达小梁网。睫状肌是平滑肌，受副交感神经支配。睫状上皮细胞层由外层的色素上皮和内层的无色素上皮两层细胞组成。

(3) 脉络膜(choroid)：为葡萄膜的后部，前起锯齿缘，后止于视盘周围，介于视网膜与巩膜之间，有丰富的血管和黑色素细胞，组成小叶状结构。脉络膜平均厚约0.25mm，由3层血管组成：外侧的大血管层，中间的中血管层，内侧的毛细血管层，借玻璃膜(Bruch membrane)与视网膜色素上皮相连。

睫状后长动脉、睫状后短动脉、睫状神经均经脉络膜上腔通过。血管神经穿过巩膜导管处，脉络膜与巩膜黏着紧密。

3. 内层　为视网膜，是一层透明的膜，位于脉络膜的内侧。

视网膜(retina)后极部有一无血管凹陷区，解剖上称中心凹(fovea)，临床上称为黄斑(macula lutea)，乃由于该区含有丰富的黄色素而得名。其中央有一小凹，解剖上称中心小凹(foveola)，临床上称为黄斑中心凹(fovea centralis)，是视网膜上视觉最敏锐的部位。黄斑区色素上皮细胞含有较多色素，因此在检眼镜下颜色较暗，中心凹处可见反光点，称中心凹反射。

视盘(optic disc)，又称视乳头(optic papillae)，视乳头实际上是解剖学的概念(见视神经的描述)。视盘是距黄斑鼻侧约3mm，大小约1.5mm×1.75mm，境界清楚的橙红色略呈竖椭圆形的盘状结构，是视网膜上神经节细胞轴突纤维汇集组成视神经，向视觉中枢传递穿出眼球的部位，视盘中央有小凹陷区，称视杯(optic cup)或杯凹。视盘上有视网膜中央动脉和静脉通过，并分支走行在视网膜上(图2-5)。

视网膜是由胚胎时期神经外胚叶形成的视杯发育而来，视杯外层形成单一的视网膜色素上皮(retinal pigment epithelium，RPE)层，视杯内层则分化为视网膜神经上皮层，二者间有一潜在间隙，临

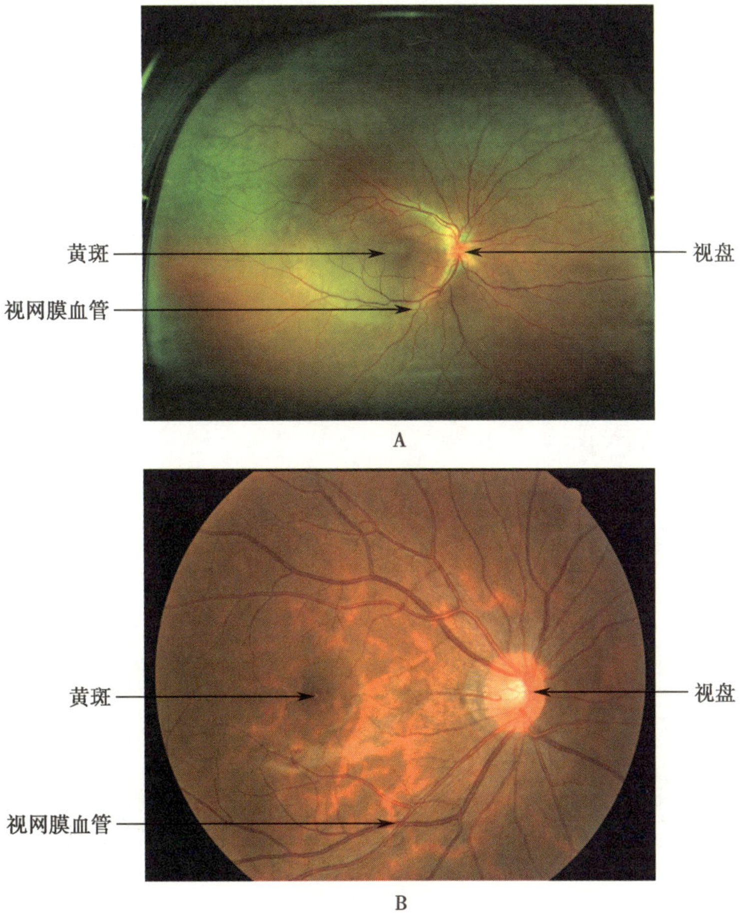

图2-5　眼底照片

A. 全视网膜眼底全景照片；B. 眼底后部照片(黄斑，视盘)。

床上视网膜脱离即由此处分离。

视网膜色素上皮为排列整齐的单层六角形细胞，黄斑部较厚，周边部变薄。视网膜色素上皮呈极性排列，基底部与脉络膜的 Bruch 膜紧密连接，细胞顶部有较多微绒毛，将光感受器的外节包埋于黏多糖间质中。

视网膜神经上皮层由外向内分别是：①视锥、视杆层，由光感受器细胞的内、外节组成；②外界膜，为一薄网状膜，由邻近的光感受器和 Müller 细胞的接合处形成；③外核层，由光感受器细胞核组成；④外丛状层，为疏松的网状结构，是视锥、视杆细胞的终球与双极细胞树突及水平细胞突起相连接的突触部位；⑤内核层，主要由双极细胞、水平细胞、无长突细胞及 Müller 细胞的细胞核组成；⑥内丛状层，主要是双极细胞、无长突细胞与神经节细胞相互接触形成突触的部位；⑦神经节细胞层，由神经节细胞核组成；⑧神经纤维层，由神经节细胞轴突即神经纤维构成；⑨内界膜，为介于视网膜和玻璃体间的一层薄膜，是 Müller 细胞的基底膜（图 2-6）。

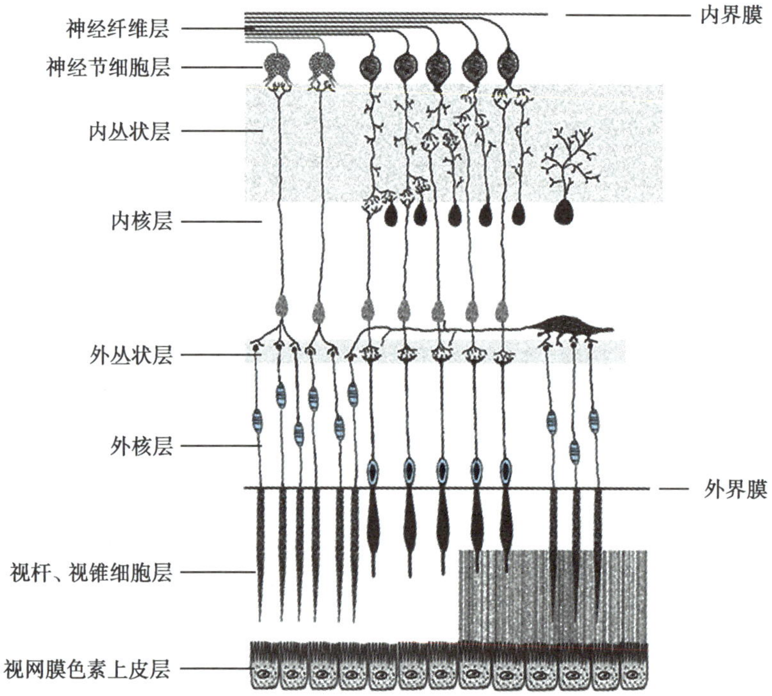

A

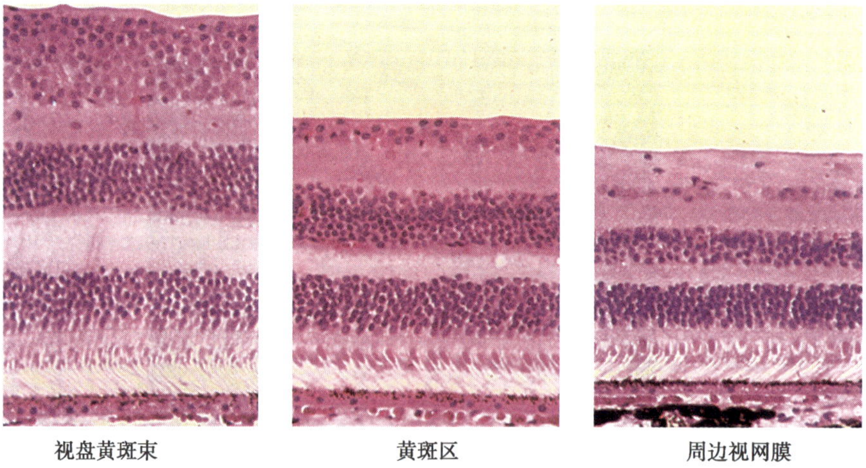

B

图 2-6　视网膜结构图

A. 视网膜结构示意图；B. 视网膜组织切片图。

光感受器细胞的结构包括外节、连接绒毛、内节、体部和突触5部分。每个外节由约700个扁平膜盘堆积组成。视杆细胞外节为圆柱形，视锥细胞外节呈圆锥形，膜盘不断脱落和更新。

视网膜光感受器的神经冲动经双极细胞传至神经节细胞。由神经节细胞发出的神经纤维（轴突）向视盘汇聚。黄斑区纤维以水平缝为界，呈上下弧形排列到达视盘颞侧，此纤维束称视盘黄斑纤维束（简称盘斑束）。颞侧周边部纤维亦分成上、下部分，分别在盘斑束之上下进入视盘。视网膜鼻侧上下部的纤维直接向视盘汇集。

（二）眼球内容物

眼球内容物包括房水、晶状体和玻璃体3种透明物质，是光线进入眼内到达视网膜的通路，它们与角膜一并称为眼的屈光介质。

1. 房水（aqueous humor）　为眼内透明液体，充满前房与后房。前房（anterior chamber）指角膜后面与虹膜和瞳孔区晶状体前面之间的眼球内腔，容积约0.2ml。前房中央部深2.5～3mm，周边部渐浅。后房（posterior chamber）为虹膜后面、睫状体内侧、晶状体悬韧带前面和晶状体前侧面的环形间隙，容积约0.06ml。房水总量约占眼内容积的4%，处于动态循环中。

2. 晶状体（lens）　形如双凸透镜，位于瞳孔和虹膜后面、玻璃体前面，由晶状体悬韧带与睫状体的冠部联系固定。晶状体前面的曲率半径约10mm，后面约6mm，前后两面交界处称晶状体赤道部，两面的顶点分别称晶状体前极和后极。晶状体直径约9mm，厚度随年龄增长而缓慢增加，中央厚度一般约为4mm。

晶状体由晶状体囊和晶状体纤维组成。囊为一层具有弹性的均质基底膜，前囊比后囊厚约1倍，后极部最薄约为4μm，赤道部最厚达23μm。前囊和赤道部囊下有一层立方上皮，后囊下缺如。晶状体纤维为赤道部上皮细胞向前、后极伸展延长而成。一生中晶状体纤维不断生成并将原先的纤维挤向中心，逐渐硬化而形成晶状体核，晶状体核外较新的纤维称为晶状体皮质。晶状体富有弹性，但随年龄增长晶状体核逐渐浓缩、增大，弹性逐渐减弱。

3. 玻璃体（vitreous body）　为透明的胶质体，充满于玻璃体腔内，占眼球内容积的4/5，约4.5ml。玻璃体前面有一凹面称玻璃体凹，以容纳晶状体，其他部分与视网膜和睫状体相贴，其间以视盘边缘、黄斑中心凹周围及玻璃体基底部即锯齿缘前2mm和后4mm区域粘连紧密。玻璃体前表面和晶状体后囊间有圆环形粘连，在青少年时粘连较紧密，老年时变松弛。玻璃体中部可有一光学密度较低的中央管，称Cloquet管，从晶状体后极至视盘前，为原始玻璃体的遗留，在胚胎时曾通过玻璃体血管。

二、眼附属器

（一）眼眶

眼眶（orbit）为四边锥形的骨窝。其开口向前，锥朝向后略偏内侧，由7块骨构成，即额骨、蝶骨、筛骨、腭骨、泪骨、上颌骨和颧骨。成人眶深为40～50mm，容积为25～28ml。眼眶有4个壁：上壁、下壁、内侧壁和外侧壁。眼眶外侧壁较厚，其前缘稍偏后，眼球暴露较多，有利于外侧视野开阔，但也增加了外伤机会。其他3个壁骨质较薄，较易受外力作用而发生骨折，且与额窦、筛窦、上颌窦毗邻，这些鼻窦病变时可累及眶内。眼眶骨壁主要结构见图2-7。

1. 视神经孔和视神经管　视神经孔（optic foramen）为位于眶尖部的圆孔，直径4～6mm。视神经管（optic canal）由此孔向后内侧，略向上方通入颅腔，长4～9mm，管中有视神经、眼动脉及交感神经纤维通过。

2. 眶上裂（superior orbital fissure）　在眶上壁和眶外壁的分界处，位于视神经孔外下方，长约22mm，与颅中窝相通，第Ⅲ、Ⅳ、Ⅵ对脑神经和第Ⅴ对脑神经第一支，眼上静脉和部分交感神经纤维通过。此处受损则累及通过的神经、血管，出现眶上裂综合征。

3. 眶下裂（inferior orbital fissure）　位于眶外壁和眶下壁之间，有第Ⅴ对脑神经第二支、眶下神经及眶下静脉等通过。

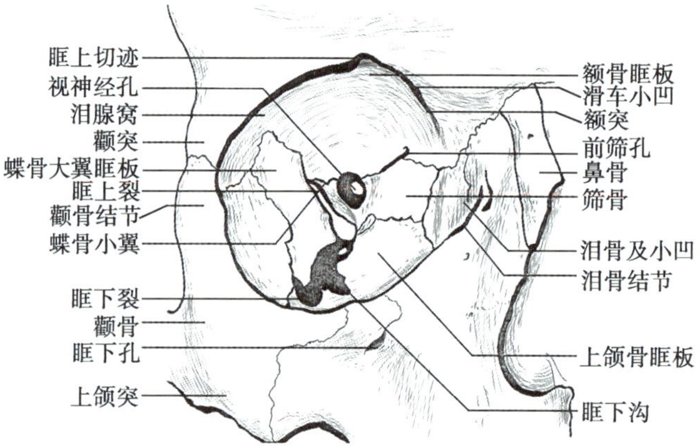

图 2-7　眼眶骨壁示意图

4. 眶上切迹（或孔）与眶下孔　眶上切迹位于眶上缘的内 1/3 处，有眶上神经、第Ⅴ对脑神经第一支（眼支）及血管通过。眶下孔位于眶下缘内 1/3、离眶缘约 4mm 处，有眶下神经、第Ⅴ对脑神经第二支通过。

此外，眶外上角有泪腺窝、内上角有滑车窝，内侧壁前下方有泪囊窝。泪囊窝前缘为泪前嵴，为泪囊手术的重要解剖标志。

眶内在眼球、眼外肌、泪腺、血管、神经和筋膜等组织间有脂肪填充，起软垫作用。眶内无淋巴结。眼眶前部有一弹性的结缔组织膜，连接眶骨膜和睑板，与眼睑形成隔障，称眶隔（orbital septum）。

（二）眼睑

眼睑（eyelids）位于眼眶前部，覆盖于眼球表面，分上睑和下睑，其游离缘称睑缘（palpebral margin）。上、下睑缘间的裂隙称睑裂（palpebral fissure），其内外连结处分别称内眦和外眦。正常平视时睑裂高度约 8mm，上睑遮盖角膜上部 1～2mm。内眦处有一小的肉样隆起称泪阜，为变态的皮肤组织。睑缘有前唇和后唇。前唇钝圆，有 2～3 行排列整齐的睫毛，毛囊周围有皮脂腺（Zeis 腺）及变态汗腺（Moll 腺），开口于毛囊。后唇呈直角，与眼球表面紧密接触。两唇间有一条灰色线乃皮肤与结膜的交界处。灰线与后唇之间有一排细孔，为睑板腺的开口。上下睑缘的内侧端各有一乳头状突起，其上有一小孔称泪点。

眼睑从外向内分 5 层。①皮肤层：是人体最薄柔的皮肤之一，易形成皱褶。②皮下组织层：为疏松结缔组织和少量脂肪，肾病和局部炎症时容易出现水肿。③肌层：包括眼轮匝肌和上睑提肌。眼轮匝肌是横纹肌，肌纤维走行与睑裂平行呈环形，由面神经支配，司眼睑闭合。上睑提肌由动眼神经支配，提起上睑，开启睑裂。此肌起自眶尖视神经孔周围的总腱环，沿眶上壁至眶缘呈扇形分成前、中、后三部分：前部为薄宽的腱膜穿过眶隔，止于睑板前面，部分纤维穿过眼轮匝肌止于上睑皮肤下，形成重睑；中部为一层平滑肌纤维（Müller 肌），受交感神经支配，附着于睑板上缘（下睑 Müller 肌起于下直肌，附着于睑板下缘），在交感神经兴奋时睑裂特别开大；后部亦为一腱膜，止于穹窿部结膜。④睑板层：由致密结缔组织形成的半月状结构，两端借内、外眦韧带固定于眼眶内外侧眶缘上。睑板内有若干与睑缘呈垂直方向排列的睑板腺（Meibomian 腺），是全身最大的皮脂腺，开口于睑缘，分泌类脂质，参与泪膜的构成并对眼表面起润滑作用。⑤结膜层：紧贴睑板后面的透明黏膜称为睑结膜。

眼睑的血供：有浅部和深部两个动脉血管丛，分别来自颈外动脉的面动脉分支和颈内动脉的眼动脉分支。离睑缘约 3mm 处形成睑缘动脉弓，睑板上缘处形成较小的周围动脉弓。浅部（睑板前）静脉回流到颈内和颈外静脉，深部静脉最终汇入海绵窦。由于眼睑静脉没有静脉瓣，因此化脓性炎症有可能蔓延到海绵窦，从而导致严重的后果。

眼睑的淋巴：与静脉回流平行，眼睑外侧引流到耳前、腮腺淋巴结；眼睑内侧引流至颌下淋巴结。

眼睑的感觉：三叉神经第一和第二支分别司上睑和下睑的感觉。

（三）结膜

结膜（conjunctiva）是一层薄的半透明黏膜，柔软光滑且富弹性，覆盖于眼睑后面（睑结膜）、部分眼球表面（球结膜）以及睑部到球部的返折部分（穹窿结膜）。这三部分结膜形成一个以睑裂为开口的囊状间隙，称结膜囊（conjunctival sac）（图 2-8）。近年的研究认为穹窿部结膜以及睑缘部结膜可能是结膜干细胞所在之处。

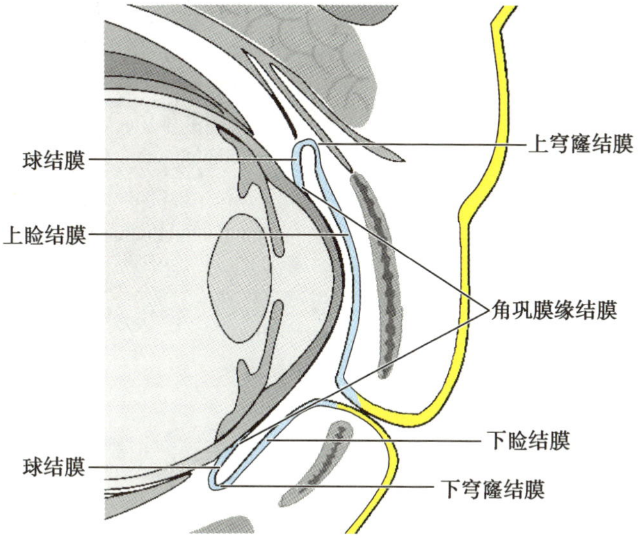

图 2-8 结膜分布示意图

1. **睑结膜**（palpebral conjunctiva） 与睑板牢固黏附不能被推动，正常情况下可见小血管走行和透见部分睑板腺管。上睑结膜距睑缘后唇约 2mm 处，有一与睑缘平行的浅沟，较易存留异物。

2. **球结膜**（bulbar conjunctiva） 覆盖于眼球前部巩膜表面，止于角膜缘，是结膜的最薄和最透明部分，可被推动。球结膜与巩膜间有眼球筋膜疏松相连，在角膜缘附近 3mm 以内与球筋膜、巩膜融合。在泪阜的颞侧有一半月形球结膜皱褶称半月皱襞，相当于低等动物的第三眼睑。

3. **穹窿结膜**（fornical conjunctiva） 此部结膜组织疏松，多皱褶，便于眼球活动。上方穹窿部有上睑提肌纤维附着，下方穹窿部有下直肌鞘纤维融入。

结膜是一黏膜，组织学为不角化的鳞状上皮和杯状细胞组成，有上皮层和固有层。上皮 2～5 层，各部位的厚度和细胞形态不尽相同。睑缘部为扁平上皮，睑板到穹窿部由立方上皮逐渐过渡成圆柱形，球结膜呈扁平形，角膜缘部渐变为复层鳞状上皮，然后过渡到角膜上皮。杯状细胞是单细胞黏液腺，多分布于睑结膜和穹窿结膜的上皮细胞层内，分泌黏液。固有层含有血管和淋巴管，分腺样层和纤维层。腺样层较薄，穹窿部发育较好，含 Krause 腺、Wolfring 腺，分泌浆液。该层由纤细的结缔组织网构成，其间有多量淋巴细胞，炎症时易形成滤泡。纤维层由胶原纤维和弹力纤维交织而成，睑结膜缺乏。

结膜血管来自眼睑动脉弓及睫状前动脉。睑动脉弓穿过睑板分布于睑结膜、穹窿结膜和距角结膜缘 4mm 以外的球结膜，充血时称结膜充血。睫状前动脉在角膜缘 3～5mm 处分出细小的巩膜上支组成角膜缘周围血管网并分布于球结膜，充血时称睫状充血。两种不同充血对眼部病变部位的判断有重要意义。

第Ⅴ对脑神经司结膜的感觉。

（四）泪器

泪器（lacrimal apparatus）包括泪腺和泪道两部分（图 2-9）。

1. **泪腺**（lacrimal gland） 位于眼眶外上方的泪腺窝内，长约 20mm，宽 12mm，借结缔组织固定于眶骨膜上，上睑提肌外侧肌腱从中通过，将其分隔成较大的眶部泪腺和较小的睑部泪腺，正常时从眼

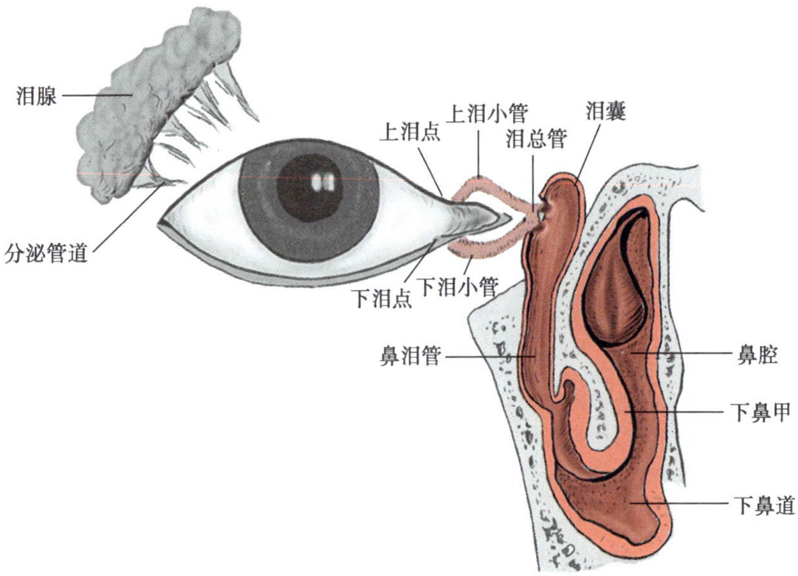

图 2-9　泪器示意图

睑不能触及。泪腺的排出管 10～12 根，开口于外侧上穹窿结膜。泪腺是外分泌腺，产生浆液，每一腺体含腺细胞和肌上皮细胞。血液供应来自眼动脉分支泪腺动脉。

泪腺神经有 3 种成分，其中第Ⅴ对脑神经眼支的分支为感觉纤维；来自面神经中的副交感神经纤维和颅内动脉丛的交感神经纤维，司泪腺分泌。

此外尚有位于穹窿结膜的 Krause 腺和 Wolfring 腺，分泌浆液，称副泪腺。

2. 泪道（lacrimal passage）　是泪液的排出通道，包括上下睑的泪点、泪小管、泪囊和鼻泪管。

（1）泪点（lacrimal puncta）：是泪液引流的起点，位于上、下睑缘后唇，距内眦 6.0～6.5mm 的乳头状突起上，直径为 0.2～0.3mm 的小孔，贴附于眼球结膜面。

（2）泪小管（lacrimal canaliculus）：为连接泪点与泪囊的小管。从泪点开始后的 1～2mm 泪小管与睑缘垂直，然后呈一直角转为水平位，长约 8mm。到达泪囊前，上、下泪小管多先汇合成泪总管后进入泪囊中上部，亦有直接进入泪囊的。

（3）泪囊（lacrimal sac）：位于内眦韧带后面、泪骨的泪囊窝内。其上方为盲端，下方与鼻泪管相连接，长约 10mm，宽约 3mm。

（4）鼻泪管（nasolacrimal duct）：位于骨性鼻泪管内，上接泪囊，向下后稍外走行，开口于下鼻道，全长约 18mm。鼻泪管下端的开口处有一半月形瓣膜称 Hasner 瓣，有阀门作用。

泪液排出到结膜囊后，经眼睑瞬目运动分布于眼球的前表面，并汇聚于内眦处的泪湖，再由接触眼表面的泪点和泪小管的虹吸作用，进入泪囊、鼻泪管到鼻腔，经黏膜吸收。正常状态下泪液每分钟分泌 0.9～2.2μl，如超过 100 倍，即使泪道正常亦会出现溢泪。当眼部遭到外来有害物质刺激时，则反射性地分泌大量泪液，以冲洗和稀释有害物质。

（五）眼外肌

眼外肌（extraocular muscle）是司眼球运动的肌肉。每眼眼外肌有 6 条，即 4 条直肌和 2 条斜肌。4 条直肌为上直肌、下直肌、内直肌和外直肌，它们均起自眶尖部视神经孔周围的总腱环，向前展开越过眼球赤道部，分别附着于眼球前部的巩膜上。直肌止点距角膜缘不同，内直肌最近为 5.5mm，下直肌为 6.5mm，外直肌为 6.9mm，上直肌最远为 7.7mm。内、外直肌的主要功能是使眼球向肌肉收缩的方向转动。上、下直肌走向与视轴呈 23° 角，收缩时除有使眼球上、下转动的主要功能外，同时其次要作用上直肌为内转、内旋，下直肌为内转、外旋。2 条斜肌是上斜肌和下斜肌。上斜肌起自眶尖总腱环旁蝶骨体的骨膜，沿眼眶上壁向前至眶内上缘，穿过滑车向后转折，经上直肌下面到达眼球赤道部后方，附着于眼球的外上巩膜处。下斜肌起自眼眶下壁前内侧上颌骨眶板近泪窝处，经下直肌与眶下壁之间，向后外上伸展附着于赤道部后外侧的巩膜上。上、下斜肌的作用力方向与视轴呈 51° 角，收缩时主要功能是分别使眼球内旋和外旋；其次要作用上斜肌为下转、外转，下斜肌为上转、外转（图 2-10）。

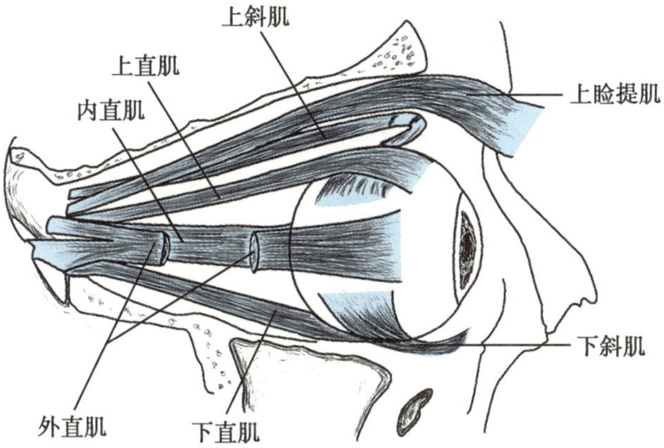

图 2-10 眼外肌示意图

眼外肌为横纹肌。外直肌受第Ⅵ对脑神经、上斜肌受第Ⅳ对脑神经支配，其余眼外肌均受第Ⅲ对脑神经支配。眼外肌的血液供应来自眼动脉分出的上、下肌支，泪腺动脉和眶下动脉。除外直肌由泪腺动脉分出的一支血管供给外，其余直肌均有两条睫状前动脉供血，并与睫状体内的动脉大环交通。

三、视路

视路（visual pathway）是视觉信息从视网膜光感受器开始到大脑枕叶视中枢的传导路径。临床上通常指从视神经开始，经视交叉、视束、外侧膝状体、视放射到枕叶视中枢的神经传导通路（图 2-11）。

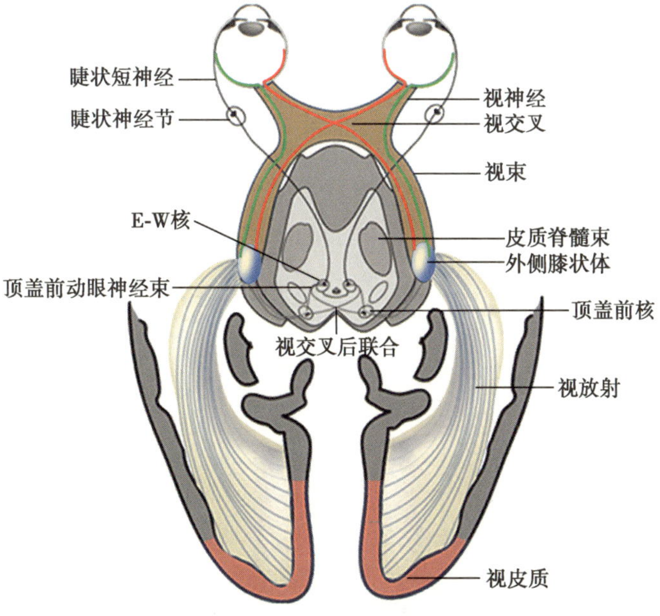

图 2-11 视路示意图

（一）视神经

视神经（optic nerve）是中枢神经系统的一部分。从视盘起至视交叉前脚这段神经称视神经，全长平均约 40mm。按其部位划分为眼内段、眶内段、管内段和颅内段四部分。

1. 眼内段(通常称视乳头) 是从视盘开始,100 万～120 万神经节细胞的轴突组成神经纤维,成束穿过巩膜筛板出眼球,长约 1mm。可分四部分:神经纤维层、筛板前层、筛板和筛板后区。临床上可从眼底视见神经纤维层(橙红色)、筛板前层中央部分(视杯),有时可见到视杯底部的小灰点状筛孔,即筛板。筛板前的神经纤维无髓鞘(直径 1.5mm),筛板以后开始有髓鞘包裹(直径 3.0mm)。眼内段视神经血供来自视网膜动脉分支和睫状后短动脉分支。

2. 眶内段 长约 25mm,位于肌锥内。视神经外由视神经鞘膜包裹,此鞘膜是 3 层脑膜的延续。鞘膜间隙与颅内同名间隙连通,有脑脊液填充。在距眼球 10～15mm 处盘斑束逐渐转入视神经的中轴部,来自视网膜其他部位的纤维,仍位于视神经的相应部位。眶内段视神经血供主要来自眼动脉分支和视网膜中央动脉分支。

3. 管内段 即视神经通过颅骨视神经管的部分,长 4～9mm。鞘膜与骨膜紧密相连,以固定视神经。此段与眼动脉伴行和供血,神经纤维排列不变。

4. 颅内段 为视神经出视神经骨管后进入颅内到达视交叉前脚的部分,约为 10mm,直径 4～7mm。颈内动脉和眼动脉供血。

(二) 视交叉

视交叉(optic chiasm)是两侧视神经交汇处,呈长方形,约为横径 12mm,前后径 8mm,厚 4mm 的神经组织。此处的神经纤维分两组,来自两眼视网膜的鼻侧纤维交叉至对侧,来自颞侧的纤维不交叉。黄斑部纤维占视神经和视交叉中轴部的 80%～90%,亦分成交叉纤维和不交叉纤维。

视交叉与周围组织的解剖关系:前上方为大脑前动脉及前交通动脉,两侧为颈内动脉,下方为脑垂体,后上方为第三脑室。这些部位的病变都可侵及视交叉而表现为特征性的视野损害。

(三) 视束

视束(optic tract)为视神经纤维经视交叉后位置重新排列的一段神经束。离视交叉后分为两束绕大脑脚至外侧膝状体。来自下半部视网膜的神经纤维(包括交叉的和不交叉的)位于视束的外侧,来自上半部视网膜的神经纤维(包括交叉的和不交叉的)位于视束的内侧,黄斑部神经纤维起初位于中央,以后移向视束的背外侧。

(四) 外侧膝状体

外侧膝状体(lateral geniculate body)位于大脑脚外侧,卵圆形,由视网膜神经节细胞发出的神经纤维约 70% 在此与外侧膝状体的节细胞形成突触,换神经元(视路的第四级神经元)后再进入视放射。在外侧膝状体中,灰质和白质交替排列,白质将灰质细胞分为 6 层,由对侧视网膜而来的交叉纤维止于第 1、4、6 层,由同侧视网膜而来的不交叉纤维止于第 2、3、5 层。

(五) 视放射

视放射(optic radiation)是联系外侧膝状体和枕叶皮质的神经纤维结构。换元后的神经纤维通过内囊和豆状核的后下方呈扇形散开,分成背侧、外侧及腹侧三束,绕侧脑室颞侧角形成 Meyer 襻,到达枕叶。

(六) 视皮质

视皮质(visual cortex)位于大脑枕叶皮质相当于 Brodmann 分区的 17、18、19 区,即距状裂上、下唇和枕叶纹状区,是大脑皮质中最薄的区域。每侧与双眼同侧一半的视网膜相关联,如左侧视皮质与左眼颞侧和右眼鼻侧视网膜相关。视网膜上部的神经纤维终止于距状裂上唇,下部的纤维终止于下唇,黄斑部纤维终止于枕叶纹状区后极部。交叉纤维在深内颗粒层,不交叉纤维在浅内颗粒层。

由于视觉神经纤维在视路各段排列不同,所以在神经系统某部位发生病变或损害时对视觉神经纤维的损害各异,表现为特定的视野异常。因此,检出这些视野缺损的特征性改变,对中枢神经系统病变的定位诊断具有重要意义。

四、眼部血管和神经

（一）血管

眼部主要的动脉血管分布见表 2-1。

表 2-1 眼部的血液供应

颈内动脉→眼动脉，进入眼眶后的主要分支：
视网膜中央动脉（主要供应视网膜内层）
泪腺动脉（主要供应泪腺和外直肌）→睑外侧动脉（参与睑动脉弓）
睫状后短动脉（主要供应脉络膜和视网膜外层）
睫状后长动脉（主要供应虹膜、睫状体、前部脉络膜）
肌动脉支（供应眼外肌）→睫状前动脉 { →虹膜睫状体；→角膜缘血管网（供应角膜缘）；→结膜前动脉（供应前部球结膜） }
眶上动脉（主要供应上睑及眉部皮肤）
鼻梁动脉（主要供应泪囊）→睑内侧动脉→睑动脉弓（供应眼睑）→结膜后动脉（供应睑结膜及后部球结膜）
颈外动脉的主要分支：
面动脉→内眦动脉（主要供应内眦、泪囊与下睑内侧皮肤）
颞浅动脉（主要供应上下睑外侧皮肤及眼轮匝肌）
眶下动脉（主要供应下睑内侧、泪囊及下斜肌）

眼球有视网膜中央血管系统和睫状血管系统（图 2-12）。

1. 视网膜中央动脉（central retinal artery，CRA） 为眼动脉眶内段的分支，在眼球后 9～12mm 处从内下或下方进入视神经中央，再经视乳头穿出，分为颞上、颞下、鼻上、鼻下 4 支，走行于视网膜神经纤维层内，逐渐分布达周边部。从中央动脉经五级分支形成毛细血管，视网膜毛细血管网又分浅、深两层。浅层分布于神经纤维层和神经节细胞层，深层位于内核层。在视网膜黄斑区中央为一无血管区。CRA 属终末动脉，供给视网膜内 5 层。大约 30% 的眼还有源于睫状后短动脉的睫状视网膜动脉，也供应视网膜内层组织，仅 15% 的人该动脉参与供应黄斑部分的血供。

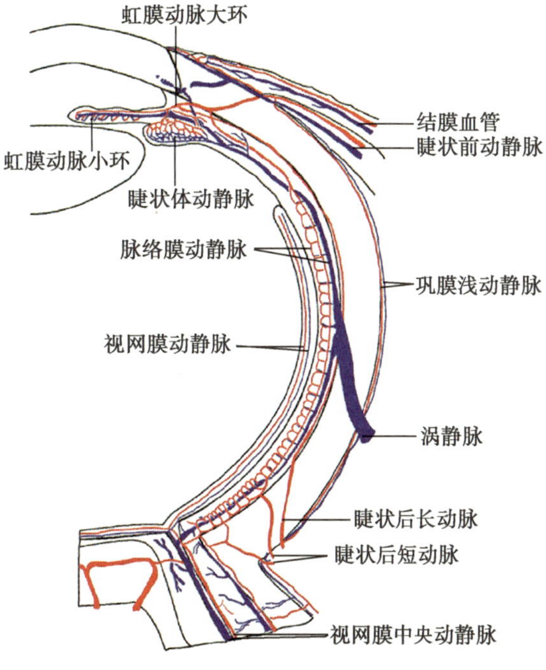

图 2-12 眼球血液循环示意图

2. 睫状血管 按部位和走行分为睫状后短动脉、睫状后长动脉和睫状前动脉。

（1）睫状后短动脉（short posterior ciliary artery）：为眼动脉的一组分支，分鼻侧和颞侧两主干，在视神经周围穿入巩膜前分为约 20 支，进入脉络膜内再逐级分支直至毛细血管，呈小叶分布，营养脉络膜及视网膜外 5 层。

（2）睫状后长动脉（long posterior ciliary artery）：由眼动脉分出 2 支，在视神经鼻侧和颞侧稍远处，斜穿巩膜进入脉络膜上腔，前行达睫状体后部，开始发出分支。少数分支返回脉络膜前部，大多数分支到睫状体前、虹膜根部后面，与睫状前动脉的穿通支交通，组成动脉大环；大环再发出一些小支向前，在近瞳孔缘处形成虹膜小环，一些小支向内至睫状肌和睫状突构成睫状体的血管网。

（3）睫状前动脉（anterior ciliary artery）：是由眼动脉分支肌动脉而来。在肌腱止端处发出的分支，走行于表层巩膜与巩膜实质内，并分为巩膜上支，前行至角膜缘组成角膜缘血管网；小的巩膜内支，穿入巩膜终止于 Schlemm 管周围；大的穿通支，穿过巩膜到睫状体参与动脉大环的组成。

视盘血供有其特点：视盘表面的神经纤维层系 CRA 的毛细血管供应，而筛板和筛板前的血供则来自睫状后短动脉的分支，即 Zinn-Haller 环，此环与 CRA 也有沟通（图 2-13）。

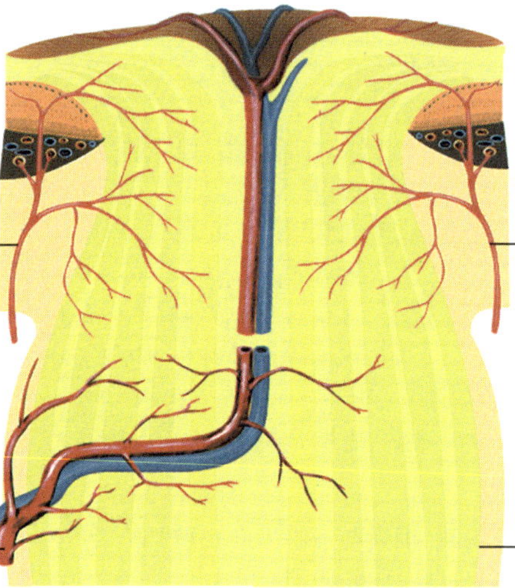

图 2-13　视神经血液供应示意图

眼球静脉回流主要为：

1. **视网膜中央静脉**（central retinal vein，CRV）　与同名动脉伴行，经眼上静脉或直接回流到海绵窦。

2. **涡静脉**（vortex vein）　位于眼球赤道部后方，汇集脉络膜及部分虹膜睫状体的血液，共 4～7 条，每个象限有 1～2 条，在直肌之间距角膜缘 14～25mm 处斜穿出巩膜，经眼上静脉、眼下静脉回流到海绵窦。

3. **睫状前静脉**（anterior ciliary vein）　收集虹膜、睫状体的血液。上半部静脉血流入眼上静脉，下半部血流入眼下静脉，大部分经眶上裂注入海绵窦，一部分经眶下裂注入面静脉及翼腭静脉丛，进入颈外静脉。

（二）神经

眼部的神经支配丰富，与眼相关的脑神经共有 6 对。第Ⅱ对脑神经——视神经；第Ⅲ对脑神经——动眼神经，支配所有眼内肌、上睑提肌和除外直肌、上斜肌以外的眼外肌；第Ⅳ对脑神经——滑车神经，支配上斜肌；第Ⅴ对脑神经——三叉神经，司眼部感觉；第Ⅵ对脑神经——展神经，支配外直肌；第Ⅶ对脑神经——面神经，支配眼轮匝肌。第Ⅲ对和第Ⅴ对脑神经与自主神经在眼眶内还形成特殊的神经结构。

1. **睫状神经节**（ciliary ganglion）　位于视神经外侧，总腱环前 10mm 处。节前纤维由 3 个根组成：①长根为感觉根，由鼻睫状神经发出；②短根为运动根，由第Ⅲ对脑神经发出，含副交感神经纤维；③交感根，由颈内动脉丛发出，支配眼血管的舒缩。节后纤维即睫状短神经。眼内手术施行球后麻醉，即阻断此神经节。

2. **鼻睫状神经**（nasociliary nerve）　为第Ⅴ对脑神经眼支的分支，司眼部感觉。在眶内又分出睫状神经节长根、睫状长神经、筛后神经和滑车下神经等。

睫状长神经（long ciliary nerve）在眼球后分 2 支分别在视神经两侧穿过巩膜进入眼内，有交感神经纤维加入，行走于脉络膜上腔，司角膜感觉。其中交感神经纤维分布于睫状肌和瞳孔开大肌。

睫状短神经（short ciliary nerve）为混合纤维，共 6～10 支，在视神经周围及眼球后极部穿入巩膜，行走于脉络膜上腔，前行到睫状体，组成神经丛。由此发出分支，司虹膜睫状体、角膜和巩膜的感觉，其副交感纤维分布于瞳孔括约肌及睫状肌，交感神经纤维至眼球内血管，司血管舒缩。

第二节 | 眼的生理生化

一、泪膜

泪膜（tear film）是覆盖于眼球前表面的一层液体，为眼表结构的重要组成部分，分眼球前泪膜（结膜表面）和角膜前泪膜（角膜表面）。传统认为，泪膜分为 3 层：表面的脂质层，主要由睑板腺分泌形成；中间的水液层，主要由泪腺和副泪腺分泌形成；底部的黏蛋白层，主要由眼表上皮细胞及结膜杯状细胞分泌形成。目前认为其黏蛋白与水液是混合在一起的，底部的黏蛋白较多，两者没有明确的分层。泪膜厚约 7μm，总量约 7.4μl，以（12%～16%）/min 更新，pH 6.5～7.6，渗透压 296～308mOsm/L，含有免疫球蛋白 A（IgA）、溶菌酶、β 溶素、乳铁蛋白、电解质等成分（图 2-14）。

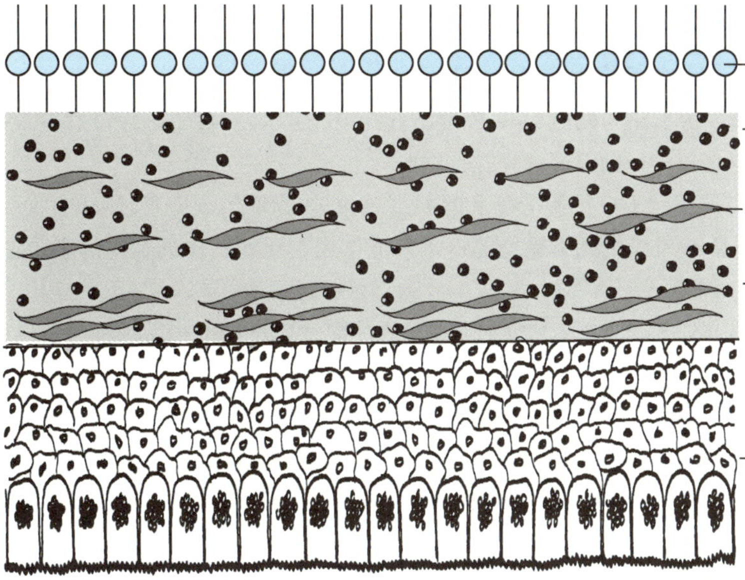

图 2-14　泪膜示意图

泪膜的生理作用是润滑眼球表面，防止角膜、结膜干燥，保持角膜光学特性，供给角膜氧气以及冲洗、抵御眼球表面异物和微生物。

泪膜的成分改变、眼球表面的不规则以及眼睑与眼球间的解剖位置、运动不协调均可导致泪膜质或量的异常，从而造成泪膜功能障碍。

二、角膜

角膜是主要的眼屈光介质，相当于 43D 的凸透镜。角膜组织结构排列非常规则有序，具有透明性，以及良好的自我保护和修复特性。角膜富含感觉神经，系三叉神经的眼支通过睫状后长神经支配，神经末梢在角膜内脱髓鞘，从前弹力层后分支进入上皮细胞层，因此感觉十分敏锐。角膜无血管，其营养主要来自房水、泪膜和角膜缘血管网。上皮细胞的氧供来自泪膜，内皮细胞的氧供来自房水。能量物质主要是葡萄糖，大部分通过内皮细胞从房水中获取，约 10% 由泪膜和角膜缘血管供给。

角膜上皮细胞再生能力强，损伤后较快修复且不遗留痕迹，如累及上皮细胞的基底膜，则损伤愈合时间将大大延长。角膜缘处角膜上皮的基底细胞层含有角膜缘干细胞，在角膜上皮的更新和修复过程中起到重要作用。前弹力层是胚胎期由基质中角膜细胞分泌形成，损伤后不能再生。角膜基质主要由Ⅰ型胶原纤维（直径 24～30nm）和细胞外基质组成，其规则有序排列可使 98% 的入射光线通透。通常认为，基质损伤后组织修复形成的胶原纤维，其直径和纤维之间间隙的改变失去原先的交联结构，造成瘢痕。后弹力层由内皮细胞分泌形成，系Ⅳ型胶原纤维，富于弹性，抵抗力较强，损伤后可再生。出生时较薄，随年龄增长而变厚。内皮细胞约 100 万个，随年龄增长而减少。细胞间形成紧密连接，阻止房水进入细胞外间隙，具有角膜-房水屏障功能以及主动泵出水分维持角膜相对脱水状况，保持角膜的透明性。内皮细胞几乎不进行有丝分裂，损伤后主要依靠邻近细胞扩张和移行来填补缺损区。若角膜内皮细胞损伤较多，则失去代偿功能，将造成角膜水肿和大泡性角膜病变。

三、虹膜、睫状体

虹膜的主要功能是根据外界光线的强弱，通过瞳孔对光反射路径使瞳孔缩小或扩大，以调节进入眼内的光线，保证视网膜成像清晰。瞳孔大小与年龄、屈光状态、精神状态等因素有关。虹膜组织血管丰富，炎症时以渗出反应为主。

瞳孔对光反射（pupillary light reflex）为光线照射一侧眼时，引起两侧瞳孔缩小的反射。光照侧的瞳孔缩小称瞳孔直接光反射，对侧的瞳孔缩小称间接光反射。光反射路径有传入和传出两部分。传入路光反射纤维开始与视觉纤维伴行，在外侧膝状体前离开视束，经四叠体上丘臂至中脑顶盖前核，在核内交换神经元后，一部分纤维绕中脑导水管到同侧 Edinger-Westphal 核（E-W 核），另一部分经后联合交叉到对侧 E-W 核。传出路为两侧 E-W 核发出的纤维，随动眼神经入眶至睫状神经节，交换神经元后，由节后纤维随睫状短神经到眼球内瞳孔括约肌。

睫状体的主要功能有：睫状上皮细胞分泌和睫状突超滤过、弥散形成房水，睫状肌收缩通过晶状体起调节作用。此外还具有葡萄膜巩膜途径的房水外流作用。睫状上皮细胞间的紧密连接是构成血-房水屏障的重要部分。

虹膜、睫状体均含有感觉神经（三叉神经的眼支），通过睫状后长神经和后短神经发出分支，炎症时可引起疼痛。

瞳孔近反射（pupillary near reflex）为视近物时瞳孔缩小，与调节和集合作用同时发生的现象，系大脑皮质的协调作用。其传入路与视路伴行达视皮质。传出路为视皮质发出的纤维经枕叶-中脑束至中脑的 E-W 核和动眼神经的内直肌核，再随动眼神经到达瞳孔括约肌、睫状肌和内直肌，同时完成瞳孔缩小、焦点移近的调节和眼球内聚的集合动作。

四、房水

房水具有维持眼内组织（晶状体、玻璃体、角膜、小梁网等）代谢作用，提供必要的营养（如葡萄糖、氨基酸等）维持其正常的运转，并从这些组织带走代谢废物（如乳酸、丙酮酸等）。房水还维持、调节适当的眼压，这对于维持眼球结构的完整性十分重要。房水由睫状体通过主动转运（约占 75%）、超滤过和弥散等形式产生，生成速率为 1.5～3μl/min。因睫状上皮细胞的血-房水屏障作用，房水中无血细胞，仅有微量蛋白，因此为光学通路提供了透明的屈光介质部分。血-房水屏障破坏时，房水中蛋白含量明显增加，视功能就受到损害。

房水中含有乳酸、维生素 C、葡萄糖、肌醇、谷胱甘肽、尿素以及钠、钾、氯等，蛋白质微量（仅 0.2mg/ml）。此外房水中还含有一些生长调节因子如转化生长因子-β_1（TGF-β_1）、转化生长因子-β_2（TGF-β_2）、酸性成纤维细胞生长因子（aFGF）、碱性成纤维细胞生长因子（bFGF）等。房水的氧分压约 55mmHg，二氧化碳分压 40～60mmHg，pH 7.5～7.6。房水的流出系数为 0.22～0.28μl/（min·mmHg）。

房水循环途径（图 2-15）为：睫状体产生，进入后房，越过瞳孔到达前房，再从前房角的小梁网进入 Schlemm 管，然后通过集液管和房水静脉，汇入巩膜表面的睫状前静脉，回流到血液循环。另有少部分从房角的睫状带经由葡萄膜巩膜途径引流（占 10%～20%）和通过虹膜表面隐窝吸收（约占 5%）。

NOTES

五、脉络膜

脉络膜血管丰富，血容量大，约占眼球血液总量的65%。由睫状后短动脉供血，涡静脉回流，其内层的毛细血管通透性高，供应视网膜外层的营养。脉络膜毛细血管的通透特性使小分子的荧光素易于渗漏，而大分子的吲哚菁绿造影剂不易渗漏，临床上能较好显示脉络膜血管。

脉络膜血供丰富，有眼部温度调节作用；含丰富的黑色素，起到眼球遮光和暗房的作用。

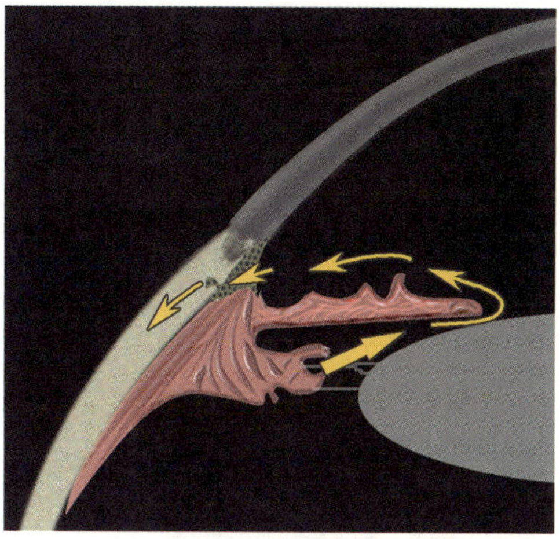

图 2-15　房水循环主要路径示意图

六、晶状体

晶状体无血管，营养来自房水和玻璃体，主要通过无氧糖酵解途径来获取能量。晶状体是眼屈光介质的重要部分，相当于约 19D 的凸透镜，具有独特的屈光通透和折射功能，且可滤去部分紫外线，对视网膜有保护作用。晶状体悬韧带源于睫状体的冠部和平坦部，附着在晶状体赤道部周围的前、后囊上，通过睫状肌的收缩、放松共同完成眼的调节功能。

晶状体透明度的保持依靠晶状体细胞结构的准确排列，以及晶状体纤维的蛋白基质的高度有序化。在晶状体因调节而改变形状时，同样保持透明性。晶状体的高屈光力是由于晶状体细胞的蛋白浓度非常高，特别是一种被称为晶状体蛋白的可溶性蛋白。人晶状体的蛋白在一生中极其稳定，以保持其正常的功能。晶状体囊在代谢转运方面起重要作用，当晶状体囊受损或房水代谢变化时，晶状体将发生混浊形成白内障。此外，由于晶状体的生长模式及其在慢性暴露过程中受到的应激，晶状体的混浊与年龄密切相关。

七、玻璃体

玻璃体是眼屈光介质的组成部分，并对晶状体、视网膜等周围组织有支持、减震和代谢作用。玻璃体含有 98% 的水和 0.15% 的大分子，包括胶原、透明质酸和可溶性蛋白质，剩余的固体物质包括离子和低分子量的物质。两个主要的结构成分是呈细纤维网支架的Ⅱ型胶原和交织于其间的透明质酸黏多糖。正常状况下的玻璃体呈凝胶状态，代谢缓慢，不能再生，具有塑形性、黏弹性和抗压缩性。随着年龄增长，玻璃体的胶原纤维支架结构塌陷或收缩，玻璃体液化、后脱离。

八、视网膜

视网膜色素上皮不仅含有同大多数细胞一样的细胞器（如细胞核、高尔基体、光面和粗面内质网、线粒体），而且还有代表其两个重要功能的黑色素颗粒和吞噬体。视网膜色素上皮含有特别多的小过氧化物酶体，提示视网膜色素上皮在这样一个高氧化性和光线充足的环境中非常活跃地参与对大量自由基和氧化脂质的解毒作用。视网膜色素上皮虽然是一单层结构，却具有多种复杂的生化功能，如维生素 A 的转运和代谢、药物解毒、合成黑色素和细胞外基质等，在视网膜外层与脉络膜之间选择性转送营养和代谢物质，对光感受器外节脱落的膜盘进行吞噬消化，并起到光感受器活动的色素屏障等环境维持作用（图 2-16）。色素上皮细胞间的紧密连接可阻止脉络膜血管正常漏出液中大分子物质进入视网膜，即血-视网膜外屏障（与脉络膜的 Bruch 膜共同组成视网膜-脉络膜屏障）作用。生化学上视网膜色素上皮是一种动态的复杂细胞，必须满足其自身活跃的代谢，特殊的吞噬功能，以及作为视网膜神经感觉层生物滤过角色的需要。这些过程对视网膜色素上皮提出了非常高的能量要求，因而视网膜色素上皮细胞含有 3 个主要生化途径（糖酵解、三羧酸循环和戊糖磷酸循环）的酶。

此外，视网膜色素上皮亦促进了视网膜与脉络膜的解剖黏着。

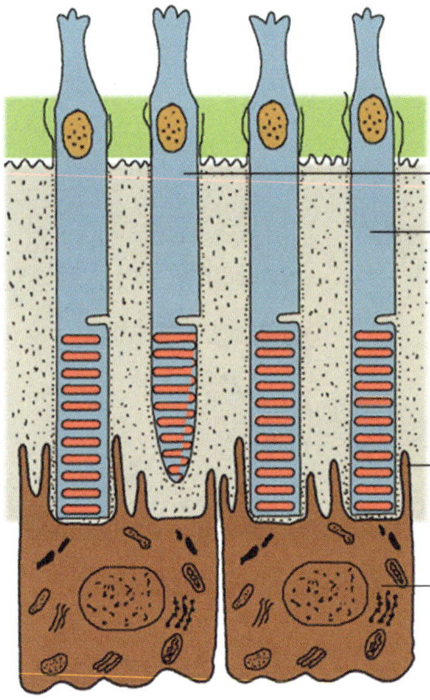

图 2-16　视网膜色素上皮与光感受器关系示意图

视网膜中的胶质细胞、Müller 细胞贯穿神经感觉层，其纤维从外界膜纵向伸展到内界膜，对视网膜起到结构支持和代谢营养等作用。

视信息在视网膜内形成视觉神经冲动，以三级神经元传递，即光感受器-双极细胞-神经节细胞。神经节细胞轴突即神经纤维沿视路将视信息传递到外侧膝状体（第四级神经元），换元后再传向视中枢形成视觉。光感受器是视网膜上的第一级神经元，分视杆细胞和视锥细胞两种。视杆细胞感弱光（暗视觉）和无色视觉，视锥细胞感强光（明视觉）和色觉。视锥细胞约 700 万个，主要集中在黄斑区（图 2-17）。在中心凹处只有视锥细胞，此区神经元的传递又呈单线连接，故视力非常敏锐；而离开中心凹后视锥细胞密度即显著降低，所以当黄斑区病变时，视力明显下降。视杆细胞在中心凹处缺乏，距中心凹 0.13mm 处开始出现并逐渐增多，在 5mm 左右视杆细胞最多，再向周边又逐渐减少。当周边部视网膜病变时，视杆细胞受损则发生夜盲。视盘是神经纤维聚合组成视神经的始端，没有光感受器细胞，故无视觉功能，在视野中表现为生理盲点。

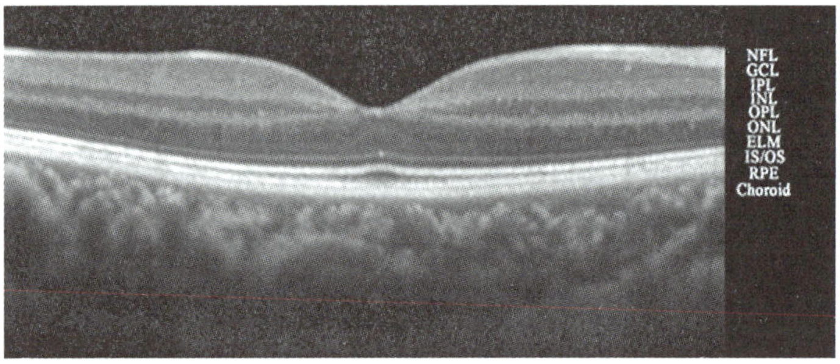

A

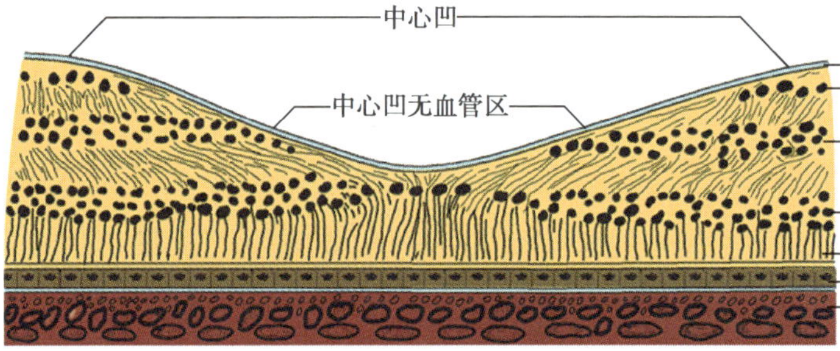

B

图 2-17　黄斑结构图

A. 黄斑 OCT 切面图；B. 黄斑组织结构示意图。

每个光感受器细胞外节内只有一种感光色素。视杆细胞外节所含感光色素为视紫红质（rhodopsin），是由顺-视黄醛和视蛋白相结合而成。在暗处，视紫红质的再合成能提高视网膜对暗光的敏感性。

视锥细胞中含 3 种色觉感光色素：视紫蓝质（iodopsin）、视紫质、视青质，亦由另一种维生素 A 醛及视蛋白合成，在光的作用下起色觉作用。所以色觉是眼在明亮处视锥细胞的功能。黄斑部色觉敏

NOTES

感度最高，远离黄斑则色觉敏感度降低，周边部视网膜几乎无色觉，这与视网膜视锥细胞的分布相一致。

解释色觉理论的学说很多，目前公认在视网膜水平上是 Young-Helmholtz 三原色学说，正常色觉者在视锥细胞中有感受 3 种波长光——长波（570nm）、中波（540nm）、短波（440nm）的感光色素，即对应为红、绿、蓝三原色。每一种感光色素主要对一种原色光发生兴奋，而对其余两种原色仅发生程度不等的较弱反应。例如在红色的作用下，感红色光色素发生兴奋，感绿色光色素有弱的兴奋，感蓝色光色素兴奋更弱，因此构成色彩缤纷的色觉功能。如果视锥细胞中缺少某一种感光色素，则发生色觉障碍。

第三节 | 眼遗传学概述

眼遗传病已成为当前儿童和青少年的主要致盲性眼病，眼遗传学（ophthalmic genetics）主要研究眼遗传病及有眼部表现的全身性遗传病的遗传方式、发病机制及其可能的防治手段。

一、临床遗传学

根据遗传方式和与遗传物质的关系，眼遗传病也分 3 大类：单一基因突变的单基因遗传病；涉及多个基因位点，其发病与环境因素密切相关的多基因遗传病，又称多因子遗传病；染色体数目或结构异常的染色体遗传病，又称染色体病或染色体畸变综合征。眼病及有眼部表现的遗传病中属单基因遗传病最多，有常染色体隐性遗传如高度近视、半乳糖血症等，常染色体显性遗传如先天性上睑下垂、Marfan 综合征等，以及性连锁遗传如红绿色盲、眼白化病、原发性眼球震颤等，多为 X 连锁遗传。属于或可能为多基因遗传的眼病有单纯性近视、原发性青光眼、共同性斜视等，常为多发病，患病率高。这类眼遗传病的病因和遗传方式均较复杂，有时不易与后天获得性疾病区分开。染色体数目异常的疾病常表现为全身综合征如唐氏综合征伴眼部外形改变，结构异常的疾病如视网膜母细胞瘤等。

由遗传决定的个体具有易患某种或某类疾病的倾向性，称为遗传易感性（susceptibility），如某些个体易患春季卡他性结膜炎。不同致病基因可有相同的临床表现，如视网膜色素变性可有显性、隐性、性连锁隐性遗传等类型，但临床表现相同或类似，这种特性称为遗传异质性（heterogeneity），其意义在于指导正确判断遗传方式，推算子代或同代的发病概率，即遗传咨询。由环境因素或非遗传因素造成的变异，表现型上与基因突变的相似，称为表型模拟（phenocopy），如孕妇感染风疹病毒后致胎儿先天性白内障与遗传性先天性白内障在临床上难以区别。

临床上眼遗传病的研究方法有①家系调查法：可通过系谱分析来确定是否属遗传病及以何种方式遗传；②双生子法：有助于遗传与环境效应的比较，并可进一步计算疾病的遗传指数；③种族间比较：因种族差异有遗传学基础，在某病的发病率、临床表现、发病年龄和性别等方面有显著差别，应考虑与遗传有关，如原发性青光眼亚洲黄种人闭角型多见，而欧美白种人以开角型为主；④伴随性状研究：如某病常伴随一已确定的遗传性状或疾病同时出现，则表明该病与遗传有关；⑤疾病组分分析：对较复杂疾病的某个环节（组分）进行单独的分析研究，来明确是否与遗传有关。此外，还可通过建立人类疾病动物模型，尤其是自发性疾病动物模型和转基因动物模型，来进行眼遗传病的发病机制、临床病程和表现、试验性治疗等研究。

二、分子遗传学

近年来分子生物学的研究进展，尤其是基因组 DNA 文库构建、核酸分子杂交、DNA 序列分析技术、聚合酶链反应（PCR）、重组 DNA 技术等带来医学遗传学领域的革命性变化，眼科学也突出表现在根据分子生物学理论和采用分子生物学技术手段对眼遗传病的发病机制（如基因定位）、诊断（如基因突变检测）和治疗（如基因转入）等方面进行研究和应用。

通过分子生物学技术确认 Leber 遗传性视神经病变是由线粒体 DNA（mtDNA）基因位点突变所致，原发性开角型青光眼的致病基因在 *GLC1*、*GLC3* 等。分子遗传学证明 70% 的视网膜母细胞瘤具有等位基因杂合性丢失，酯酶 D（EsD）是唯一位于 13q14 的多肽酶，目前应用于检测视网膜母细胞瘤的缺陷基因，或利用 EsD 多态性作为遗传标记用于家系连锁分析，对视网膜母细胞瘤作产前诊断，有助于遗传咨询。2002 年我国首先在国际上对先天性白内障的致病基因功能定位研究获得业内认可。2006 年国际上对年龄相关性黄斑变性疾病的相关基因研究获得突破。遗传性眼病的根本治疗是基因替代（基因矫正或基因置换）治疗，即通过递送正常基因来获得有效的基因产物，从而纠正致病基因所致的酶或蛋白质缺陷等遗传性疾病，已开展遗传性眼病的基因治疗研究如转基因鼠视网膜色素变性治疗等，相信随着分子遗传学和分子生物学研究的不断深入，遗传性眼病的基因治疗将为临床所应用。

三、表观遗传学

表观遗传学是近年来兴起的研究领域，是指影响基因表达或细胞表型的可遗传的变异，而这些变异并不由 DNA 序列本身决定。在多细胞的生物体内，每个细胞有着相同的 DNA 序列，但是它们却维持着很不相同的终末表型，细胞的这种并非来自基因组 DNA 的“记忆”，记录着自身的发育和环境的影响，这就是表观遗传学。

表观遗传的现象很多，已知的有 DNA 甲基化（DNA methylation）、组蛋白修饰（histone modification）、染色质重塑（chromatin remodeling）、非编码 RNA（noncoding RNA）调控等。表观遗传变异在多种人类疾病中被认识，特别是肿瘤。值得注意的是，视网膜母细胞瘤也是最早被发现存在致癌的表观遗传变异的疾病之一。迄今为止，大多数疾病，特别是复杂疾病还不能够被各种基因组 DNA 变异完全解释，人们猜测这其中有很多可以部分地被非基因组的遗传因素——表观遗传学所解释。

在发育和衰老的过程中，环境致使机体产生表观遗传变异，影响到细胞的转录水平，这些变异可以非常稳定并终身存在，甚至传给下一代，潜在地影响了疾病的易感性。这就可以部分解释一些中老年发病、慢性进展的常见病，比如原发性青光眼、年龄相关性黄斑变性等疾病的发生。同时，表观遗传修饰作为一种环境影响的结果，可以更好地解释为什么非遗传因素会增加疾病的风险和易感性，比如饮食、吸烟和环境污染等。

目前对表观遗传学与眼部的发育和疾病的关系仍然认识有限。我们已经知道 DNA 甲基化在眼球的发育中起到一定的作用；光感受器特异性基因有着细胞特异性的 DNA 甲基化谱；组蛋白修饰被发现存在于视神经损伤后，视网膜神经节细胞的病理损伤过程中，同时也存在于糖尿病视网膜病变的发生发展过程中。

了解表观遗传学与疾病的关系，可以帮助找到新的治疗途径。比如通过甲基化酶、组蛋白乙酰化酶和组蛋白脱乙酰酶的抑制剂，可以达到调控基因表达的目的。肿瘤学家发现组蛋白脱乙酰酶抑制剂可以使得快速分裂的肿瘤细胞内的组蛋白高度乙酰化，从而启动凋亡。而在神经元中的作用则恰好相反，比如在 Parkinson 病、Alzheimer 病和 Huntington 病中，组蛋白脱乙酰酶抑制剂可以减少神经元的丢失，同样在视神经损伤和缺血动物模型中，也观察到组蛋白脱乙酰酶抑制剂具有神经保护的作用，具体的机制还不清楚。

第四节　眼科用药概述

视觉器官是机体的重要感觉器官之一，治疗眼病时应有整体观念，全身系统性疾病或远离眼部的局限性病灶有可能是造成眼病的因素，同样眼病的治疗也有可能影响到全身状况。

由于眼部存在血-眼屏障（包括血-房水屏障和血-视网膜屏障）等特殊的组织解剖结构，大多数眼病的有效药物治疗是局部给药。因此，眼科用药除了严格掌握适应证外，尚应对药物在眼局部作用的药动学和药效学有相当的了解，做到合理用药。

NOTES

一、眼局部的药动学

药物要在眼局部作用部位达到有效浓度和发挥治疗作用，与以下因素有关：给药的剂量、药物吸收率、组织中的结合和分布、循环药量、组织之间的转运、生物转化、排泄等。

药物由眼球表面进入眼球内组织的主要途径是经角膜转运，首先药物先分布到泪膜，由泪膜转运入角膜，再由角膜转运到眼球内。而角膜上皮细胞层和内皮细胞层的细胞之间均有紧密连接，药物不能经细胞外间隙进入，只能由细胞膜转运。影响药物透过角膜的因素有药物的浓度、溶解度、黏滞性、脂溶性、表面活性等。药物浓度高，溶解度大，进入角膜的药量增加；黏滞性高，与角膜接触时间延长，可增强药物的吸收；由于角膜上皮和内皮细胞均有脂性屏障，泪液和角膜基质为水溶性，因此药物最好均具备脂溶性和水溶性，其中脂溶性对药物通透角膜更为重要；眼药中的表面活性物质能够影响角膜上皮细胞膜屏障作用而增加药物的通透性。此外，眼药的 pH 和渗透压也很重要，如偏离眼局部生理值太大，可造成眼部刺激和引起反射性流泪，会影响药物的吸收。

药物也可从眼表结构中的血管如角膜缘血管和结膜血管，吸收并通过血液循环进入眼球内，或经结膜、筋膜和巩膜直接渗透到眼球内。药物到达眼内后主要通过房水弥散分布到眼前部各组织作用部位，少量可经玻璃体弥散到视网膜表面。有些药物是前体药，它在角膜吸收转运过程中经角膜组织内的酶作用，进入眼内后就形成有活性的药物成分，可以大大降低药物的全身不良反应和提高药物的生物利用度。有些药物可经房水循环路径进入体循环再分布到眼内各组织结构。药物多在作用部位代谢后，经房水或直接入静脉回流排泄。

二、常用眼药剂型及给药方式

（一）滴眼液

滴眼液（eyedrops）是最常用的眼药剂型，通常滴入下方结膜囊内。一般滴眼液每滴为 25～30μl，而结膜囊泪液容量最多为 10μl，实际上只有较少的眼药保留在眼结膜囊内。因此，常规治疗每次只需滴 1 滴眼药即可。正常状况下泪液以每分钟约 16% 的速率更新，结果滴眼 4 分钟后只有 50% 的药液仍留在泪液中，10 分钟后则只剩 17%。所以，为促进药液的眼部吸收又不被冲溢出眼外，嘱患者再滴眼药的最短间隔时间应为 5 分钟。滴药后按压泪囊部以及轻轻闭睑数分钟可以减少药物从泪道的排泄、增加眼部吸收和减少全身不良反应。

（二）眼膏

为增加眼药与眼表结构的接触时间，可选用眼膏（eye ointments）。眼膏通常以黄色的凡士林、白色的羊毛脂和无色的矿物油作为基质，又称油膏。由于这些基质均为脂溶性的，因此可以明显增加脂溶性药物在眼部的吸收。大多数水溶性药物在眼膏中以微晶粒形式存在，只有眼膏表面的药物可融入泪液中，限制了这类药物在泪液中达到有效浓度。眼膏的另一大优点是在眼表病损如角膜上皮缺损时可起润滑和衬垫作用，减缓眼刺激症状；缺点是可造成视物模糊。

（三）眼周注射

眼周注射（periocular injection）即围绕眼球周围的注射，包括球结膜下注射、球筋膜（Tenon 囊）下注射（球旁注射）和球后注射等，其共同的特点是避开了角膜上皮对药物吸收的屏障作用，一次用药量较大（常为 0.5～1.0ml），可在眼局部达到较高药物浓度，尤其适于低脂溶性药物。球结膜下注射的药物吸收主要是通过扩散到达角膜基质层和角膜缘组织入眼球内，作用于眼前段病变；球筋膜下注射主要经巩膜渗入，适用于虹膜睫状体部位的病变；球后注射可使药物在晶状体虹膜隔以后部位达到治疗浓度，适用于眼后段以及视神经疾病。眼周注射存在眶内球外组织结构甚至眼球可能损伤的危险性。

（四）眼内注射

眼内注射（intraocular injection）即眼球内注射，最大的优点在于可立即将有效浓度的药物注送到作用部位，所需药物的剂量和浓度均很小且疗效较好，主要适用于眼内炎症、感染，血管性疾病等药物治疗或者遗传性眼病基因治疗。给药方式包括前房内注射、经睫状体扁平部的玻璃体腔内注射、脉络膜上腔注射、视网膜下注射以及施行玻璃体切割术时的灌注液内给药。眼内注射尤其要注意将组织损伤减少到最低程度，且充分考虑到眼球内组织对药物的耐受性，亦即药物对组织的毒性作用。

（五）眼药新剂型

为提高滴眼液的生物利用度，延长局部作用时间和减少全身吸收带来的不良反应，常在滴眼液中加入适量的黏性赋形剂如甲基纤维素、透明质酸钠、聚乙烯乙醇、聚羧乙烯等，制成胶样滴眼剂，或是原位凝胶滴眼液（液体状滴眼剂滴到眼部后变成胶样物）。由于滴眼剂在两次用药间的药物浓度呈周期性波动，往往低谷时达不到有效药物浓度，因而产生了眼药的缓释控制装置（sustained-release devices），由高分子化合物或聚合物制成膜状或微粒状，或采用纳米粒子和表面功能修饰技术，可在眼局部持续缓释，保持药物浓度长时间内在一较为稳定的治疗水平，大大减少用药量、用药次数和药物的不良反应。用生物组织提炼制成的角膜接触镜样的胶原盾（collagen shield），可以按不同比例整合入药物、复水时浸吸入或配戴后表面滴入药物来载释眼药，达到缓释效果。此外，采用磷酸酯分子形成疏水和亲水的双层脂膜，制成脂性微球——脂质体（liposome），可根据需要将水溶性或脂溶性药物溶入作为眼药的载体。缓释装置和脂质体更适用于眼内给药。这些新剂型眼药给眼科药物治疗带来了应用方便、疗效持续、不良反应少的眼科药物治疗方法，具有广阔前景。

第五节 | 眼科流行病学

一、眼科流行病学概述

眼科流行病学（ocular epidemiology）是应用流行病学的描述性指标描述眼病的频率分布，阐明眼病发生和流行过程；运用分析性指标探讨眼病分布原因、影响因素、预防或诊治措施的效果。在现代生物-心理-社会医学模式下，要求眼科医师在开展防病治病的同时进行临床研究，以临床医学为基础，将流行病学、生物统计学、社会医学及卫生经济学等相关学科相互结合，从个体病例的研究扩大到相应患病群体的研究，由医院内个体患者的诊治扩大到社区人群中疾病的防治，从而对疾病的发生、发展、转归以及防治等进行更加全面而深入的研究。

二、眼科流行病学常用研究方法

分为描述性研究和分析性研究两大类。

（一）描述性研究

描述性研究（descriptive study）的目的不是专门检验一项病因的假设，而是研究疾病在一定人群中发生的数量及其分布特点。它主要回答“谁”、什么“地区”和什么“时候”易患这种疾病，可以形成进一步分析研究的假设。它采用定性或定量的技术，包括问卷调查、面谈、观察等来收集资料。描述性研究主要分为：

1. **病例报告**　研究某个或一系列具体情况的病例，无特设对照组。它只是描述所研究病例的发生和分布，因此不能用来估计发生该病的危险。这种研究方法的优点是容易收集资料，所需人力、物力和时间较少，在研究中患者能得到相应治疗；缺点是论证强度低，可信度较差，由于未设对照，可能会导致错误结论。

2. **疾病发生的流行病学描述**　根据个体特征（如年龄、性别、种族、受教育程度、职业、婚姻、社会经济状况和个性等）、地区（如国家、城市、农村等）及时间（如季节等），收集疾病在人群中发生、分布的资料，目的是了解“谁”容易患病。

3. **描述性横断面研究**　是运用某种手段收集特定人群在某个时间段的疾病资料，能了解某一时间点或时段的疾病患病率或健康状况，又称为现况研究。现况研究包括抽样调查与普查两种。从总体中随机抽取部分观察单位（即样本）进行调查称为抽样调查，它是根据抽取样本所调查的结果来估计出样本所代表总体的某些特征，因此只有遵循随机化原则才能获得较好的代表性样本。常用的抽样方法有单纯随机抽样、系统抽样、分层抽样、整群抽样和多级抽样。抽样调查可节省人力、物力、时间，但研究设计、实施与资料分析较复杂，重复和遗漏不易发现，不适于变异过大的研究对象。普查是在特定时间内对特定范围内的人群中每一成员进行某种疾病或某种健康状况的调查或检查。

（二）分析性研究

分析性研究（analytical study）是检验特定病因假设时所用的研究方法，可以通过观察某一危险因素的暴露和疾病发生之间的关系来确定病因。其又分为观察性研究和实验研究两大类。

1. 观察性研究　研究者不控制所研究的某一危险因素暴露程度，只是通过观察和分析来达到研究目的。常用的观察性研究有：

（1）分析性横断面研究：在某一时点同时对人群的一个样本测量疾病和暴露因素，了解它们之间的联系。这种研究的优点是所需费用少，容易施行；不需要随访时间；可以研究几种疾病与多种暴露因素之间的联系；能为指定人群的健康计划提供有用资料；不影响研究对象的工作和生活，容易取得配合。其缺点是在同一时间测量疾病和暴露因素，不能确定它们之间的时间顺序，不能建立疾病与暴露因素之间的因果关系；不能用于研究患病率极低的疾病；在大范围人群中随机选择样本困难；只能测量疾病的患病率，而不能测量疾病的发病率或其发生的相对危险性。

（2）病例对照研究：比较一组患者（研究组）与一组或几组未患此病者（对照组）的过去或现在的暴露危险因素，从中分析危险因素与发病之间的联系及其联系程度，以便确定病因，是“从果到因”的研究。这种研究是回顾性观察性研究，可以形成新的假设。其优点是适用于研究少见病或潜伏期长的疾病；需要的样本量相对少，研究的效率相对高；所需费用和时间较少。缺点是研究少见的暴露因素时效率不高；回顾性收集资料的可靠性较差；不能确定疾病和暴露因素之间的时间顺序，难以确定暴露因素和疾病之间的因果关系；选择病例组和对照组时产生偏差的概率很大；通常只限于研究一个暴露因素；不能得到有关疾病患病率、发病率和发病相对危险性的结果。

（3）队列研究：比较一组具有危险因素暴露的研究组与另一组无此种危险因素暴露的对照组，经过一定时间后某种特定疾病的发生情况。在研究中，研究者不能随机地安排或主动地控制暴露因素和处理方法。队列研究一般采用前瞻性研究的方法，是“从因到果”的研究。它可用于叙述某种疾病在一定时间内的发病率，分析暴露因素与疾病之间的联系。这种研究方法的优点是：由于明确暴露因素的影响在疾病发生之前，所以可以确定疾病与暴露因素之间的因果关系；由于疾病发生在接受暴露因素影响之后，所以疾病的状况不会影响研究对象的选择和暴露因素的测量；它是确定疾病发病率和了解其可能病因的较好方法；可以容易地研究在一种暴露因素的影响下几种疾病的发生情况及这些疾病与暴露因素之间的联系。其缺点是：所需费用多，时间长；研究少见病时效率不高；常需要大样本；研究对象失访会减少有效的样本数；暴露于某种因素的人群在随访期结束前患病人数显著增加时，会产生严重的医学伦理问题。

2. 实验研究或临床试验　在这类研究中，研究者观察某一因素的暴露对疾病过程所产生的影响，而且研究者控制这一危险因素的暴露程度。这种方法常用于动物中，称为实验研究（experimental study）。将这种方法直接用于人体有可能违反医学伦理道德。但新药或新的治疗方法必须经过临床研究证明其有效性和安全性之后才能在临床推广应用。因此，在不违反医学伦理道德的前提下，将实验研究的方法应用于临床，称为临床试验（clinical trial）。临床试验的优点是可以更好地控制治疗和其他混杂因素对疾病的作用，能明确暴露因素与疾病的时间顺序，容易得到重复性结果。其缺点是由于研究对象多为高度选择，这些人群并不一定具有代表性，因此所得结果不能轻易地推广到大范围人群中去；有时处理独立变量很困难；有时会出现医学伦理方面的问题。

临床试验的基本原则：设置对照、随机分组和盲法是临床试验的基本原则。

（1）均衡和齐同条件下设立对照组：对照组是临床试验的比较基础，正确设置对照组是临床试验设计的核心问题。设置对照组的作用在于用对比鉴别的方法来研究处理因素的效应，可以排除非研究因素对疗效的影响，可以减少或防止偏倚和机遇产生的误差对试验结果的影响。为了提高试验组与对照组之间的可比性，两组均衡性越好，越能显示研究因素的作用。均衡可比的原则是对照要求除了研究因素外，其他条件均应与试验组尽量一致。对照设计方法有：

1）配对比较设计：将研究对象按某些特征或条件配成对子，这样每遇到一对就分别给予不同处理。

2）自身对照设计：即用同一患者，按照治疗前后进行疗效的比较。

3）组间比较设计：设计时将病例分为试验组和对照组。设立对照组的原则是：必须在开始试验前设计好；在同时期比不同时期好，在本单位比外单位好；对照组与试验组均应按随机分配的原则分组。

（2）随机分组：临床试验必须遵循随机化原则分组。在进行一项临床试验时，往往由于时间、人力、物力限制不能把所有患者都作为研究对象，而只能抽取其中一部分作为样本来代表总体。如果分组遵循随机化原则，则研究结果能推至总体。随机抽样不等于随便抽样，亦即患者分到试验组或对照组是不带主观因素的，不能凭医师或患者主观意愿，随机化是需要一定的技术来实现的。抽样是研究的样本由总体中抽取时，使每个单位都有同等机会可能被抽中。随机抽样共分 4 种：单纯、分层、机械及整群随机抽样法，这几种方法常结合使用。随机化的方法很多，除用抽签、掷骰等方法外，比较科学又方便的方法是用随机数字表，更简单的方法是用带随机数字的电子计算器或计算机等，可直接由按键而得出一系列随机数字。

（3）盲法（blind method）：任何临床试验都希望得到无偏倚的试验结果，但从临床试验设计到结果分析的任一环节都可能出现偏倚，这可以来自参加研究的医护人员，也可来自受试患者。采用盲法可有效地避免这些偏倚。根据盲法程度可分为单盲、双盲和三盲法。

1）单盲法：研究者知道每个研究对象用药的具体内容，但研究对象完全不知道。单盲法简单、容易进行，可消除受试者的心理偏倚，治疗中遇到问题便于医师及时做出处理；但在收集和评价资料时，有可能受来自研究者所产生的偏倚影响。有时医护人员在判断疗效标准中对治疗组和对照组掌握不一致，或担心对照组没有得到治疗而感到不安，自觉或不自觉地给对照组患者加以“补偿性”治疗等，这些显然会影响试验结果的正确性。对照组可以应用安慰剂。安慰剂（placebo）是一种在外形上与试验药物相同，但又不具有特异有效成分的制剂。安慰剂还要与试验药物在颜色、气味、溶解度、包装上都高度相似。如果安慰剂对患者病情不利时可应用标准药品，但它也要与试验药的色、形、味或剂型相同。

2）双盲法：研究对象和观察者均不知道研究对象如何分组、接受何种治疗，这样可以减少两者主观因素造成的信息偏倚。双盲法要求有一套完善的代号和保密制度，还要有一套保证安全的措施。对一些危重患者的治疗不宜使用。

3）三盲法：即受试者、观察者和资料分析或报告者均不知道参与受试的对象分在哪个组。它可避免资料分析者引起的偏倚，但执行过程中有时有一定困难。

在临床试验中通常应用双盲随机对照试验。

三、眼科流行病学研究的常用指标

流行病学研究中测量疾病的主要工具是率，可以清楚地表达某一人群在特定时期内疾病发生的可能性和危险性。叙述疾病发生频率的率主要有两种。

1. 患病率（prevalence） 是测量在某一时点或时段的人群中已经发生某种疾病的可能性。计算时，分子是指已经发生某种疾病的总数，分母是调查人群的总数。患病率不能用于病因分析的研究，但它在计划卫生设施和人力需要时是很有用的工具。当缺少用于计算发病率的必要资料时，患病率也可以用来估计疾病在人群中的重要性。

2. 发病率（incidence）　是确定暴露于某种危险因素下的健康人群在某一特定时间内发生某种疾病的可能性。计算时，分子是这一特定时间内新患者的总数，分母是在这一特定时间内具有可能发生这种疾病危险的总人数。由于发病率是对急性病或慢性病发生频率的直接测量，所以它是进行病因研究的基本工具。

发病率和患病率有明显的关联。它们的关系可表达为 $P \sim I \times D$（式中 P 为患病率，I 为发病率，D 为疾病存在时间。如果患者康复或死亡，则这一患者就不存在了），表明患病率直接随发病率和疾病存在的时间而变化。如果发病率稳定，疾病长期存在，且患病者与人群中其他人的死亡率相同，那么 $P=I \times D$。在这种情况下，只要知道了其中两项，就可以计算第 3 项。

疾病的发生与暴露因素之间统计学强度的测量，可以用两组之间的发病率或患病率之比来表示。

在队列研究中，两组之间发病率之比称为相对危险度（relative risk，RR），被用来表示疾病的发生与暴露因素之间的统计学关系强度。$RR=1$，表示暴露组人群的疾病发生率与非暴露组人群相同，暴露因素与发病没有联系，不可能是病因；如果 RR 明显＞1，表示暴露组人群的疾病发生率显著高于非暴露组，该因素可能是病因；如果 RR 明显＜1，则该因素不但不是病因，可能还有保护作用，即保护人群不发病。

在病例对照研究中，由于不能计算疾病的发病率，可以用两组之间的患病率之比来表示疾病与暴露因素之间的统计学关系强度，称为疾病优势比（odds ratio，OR）。当 $OR=1$ 时，暴露因素与疾病无关；当 $OR>1$ 时，暴露因素引起疾病的危险增加；当 $OR<1$ 时，暴露因素引起疾病的危险减少，即有保护作用。

（孙兴怀）

本章思维导图　　本章目标测试

NOTES

03章

本章数字资源

第三章 眼科检查

随着现代科技的飞速发展，许多新的眼科检查方法及检查仪器尤其是眼科影像学检查仪器不断涌现，对提高眼科学的整体诊断与治疗水平发挥着重要作用。掌握眼科基本检查方法，熟悉眼科常用检查方法的原理、适应证等，才能在眼病及某些全身疾病的诊断、治疗、随访过程中根据患者的病情特点适当选用。眼科检查是眼病诊断、病情评价的主要依据，包括病史采集、视功能检查、眼部检查和眼科影像学检查等。

第一节 病史采集及眼病主要症状

一、病史采集

医生向患者询问与眼病的发生、发展有关的信息，准确和完整地记录，这对眼病的诊断和治疗至关重要。病历记录的要点包括：

1. **个人信息** 姓名、性别、年龄、职业、地址、电话等。

2. **主诉** 指主要的眼部症状及其持续时间，有助于疾病诊断。主诉应注明眼别，精炼概括，包括标点在内少于 20 字。

3. **现病史** 包括发病诱因与时间，主要症状，有无伴随症状，病情经过和变化，是否经历过治疗及疗效，病程中伴随的全身异常情况等。

4. **既往史** 既往有无类似此次眼病史、其他眼病史、全身系统性疾病史、外伤史、过敏史和传染病史等；有无手术史、眼部和全身用药史；有无戴镜史（框架眼镜与隐形眼镜）。

5. **个人史** 记录可能与眼病相关的生活习惯及环境、特殊嗜好（如养宠物史）。儿童患者需了解孕产史和生长发育史。

6. **家族史** 家族成员中有无类似病史。怀疑遗传性疾病时，需关注其父母是否近亲结婚。

二、眼病主要症状

眼病的症状主要为视力障碍、感觉异常和外观异常。这些症状及其严重程度有助于眼病诊断。

（一）视力障碍

如突然或逐渐视力下降，视远或视近不清楚，视物变形、变小、变色，夜盲、复视、视野缺损，眼前固定或飘动的黑影等。根据视力障碍的持续时间、起病速度和是否伴有眼痛，分为以下几种情况：

1. **一过性视力下降或丧失** 指视力突然下降，但短期能恢复。常见于中枢神经系统缺血性改变，如直立性低血压、血管痉挛（视网膜中央动脉痉挛、椎基底动脉供血不足）；也见于精神刺激性黑矇、癔症、过度疲劳、偏头痛；注意部分患者是严重眼病的前兆，包括视网膜中央血管阻塞、中枢神经系统病变等。

2. **急性视力下降** 指视力下降急骤，往往幅度较大。不伴有疼痛的可见于视网膜动脉或静脉阻塞、缺血性视神经病变、玻璃体积血、视网膜脱离、视神经炎等。伴有眼痛的可见于急性闭角型青光眼、葡萄膜炎、角膜炎、眼内炎等，球后视神经炎可伴有眼球转动痛。

3. **渐进性视力下降** 开始时视力轻微下降，逐渐恶化。可见于衰老性相关眼病如白内障、原发性开角型青光眼、黄斑变性等视网膜疾病等。

NOTES

(二) 感觉异常

包括眼部疼痛(刺痛、胀痛)、畏光、流泪、眼干、眼痒、异物感等。眼部疼痛、畏光流泪常由于急性炎症(角膜结膜炎、虹膜睫状体炎、眼眶蜂窝织炎等)、眼压升高、眼外伤等引起;眼干眼痒、异物感可见于慢性炎症、干眼症等。

(三) 外观异常

包括颜色、形态、位置、运动等异常。眼睛红可见于急性炎症,眼球发白可见于白瞳征、白内障、角膜白斑等;形态异常常见于闭合不全、上睑下垂、有新生物等;位置异常包括眼球突出、眼球萎缩等;运动异常包括眼球震颤、斜视等。

第二节 | 眼科专科检查

眼科专科检查包括视力、视野、色觉、暗适应、立体视觉、对比敏感度、视觉电生理、眼附属器、瞳孔检查及斜视检查等。

一、视力

视力,即视敏度(visual acuity),主要反映黄斑区的视功能。可分为远、近视力,后者为阅读视力。日常屈光状态下不戴镜所测得的视力称为裸眼视力,验光戴镜后的视力称为矫正视力。临床诊断及视残等级一般是以矫正视力为标准。通常临床上≥1.0 的视力为正常视力。

(一) 视力表的设计及种类

视力表(visual acuity chart)是用于测量视力的图表。国内常用的视力表有:国际标准视力表、对数视力表、Snellen 视力表等。从功能上分为近视力表、远视力表。

正常情况下,人眼能分辨出两点间的最小距离所形成的视角称为最小视角即 1 分角(1′ 角)。国际标准视力表 1.0 的标准为可看见 1′ 角空间变化的视标的视力。无论是远视力表还是近视力表,1.0 视力的视标均是按照 1′ 角的标准设计的(图 3-1)。

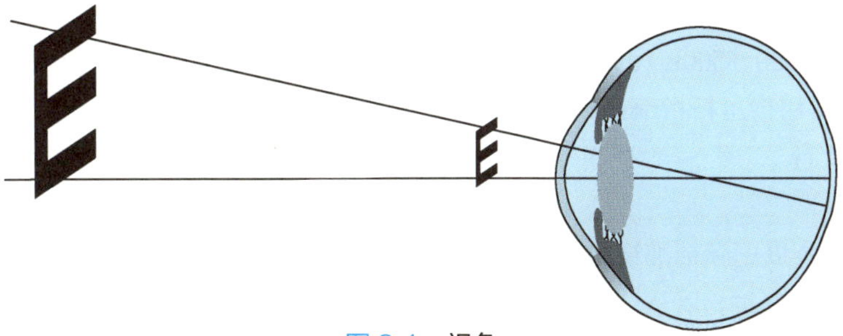

图 3-1 视角

1. 视力的表示方法 视力计算公式为 $V=d/D$,V 为视力,d 为实际看见某视标的距离,D 为正常眼应当能看见该视标的距离。我国一般采用小数表示法。如国际标准视力表上 1.0 及 0.1 行视标分别为 5m 及 50m 处检测 1′ 角的视标。如果在 5m 处才能看清 50m 处对应 1′ 角的视标,代入上述公式,其视力 =5m/50m=0.1。

2. 对数视力表 标准对数视力表相邻两行视标大小之恒比为 1.26 倍(约 0.1log 单位),采用 5 分记录法(图 3-2)。

国外的最小分辨角对数表达(logarithm of minimal angle of resolution,LogMAR)视力表和糖尿病视网膜病变早期治疗研究(early treatment diabetic retinopathy study,ETDRS)也是采用对数法进行视标等级的分级(图 3-2),前者采用小数或分数记录,后者采用计分法记录。对数分级的视力表用于科研统计相对更为合理。

国内目前应用的还有徐广第等制的近视力表,缪天荣等制的标准对数视力表及字母视力表如

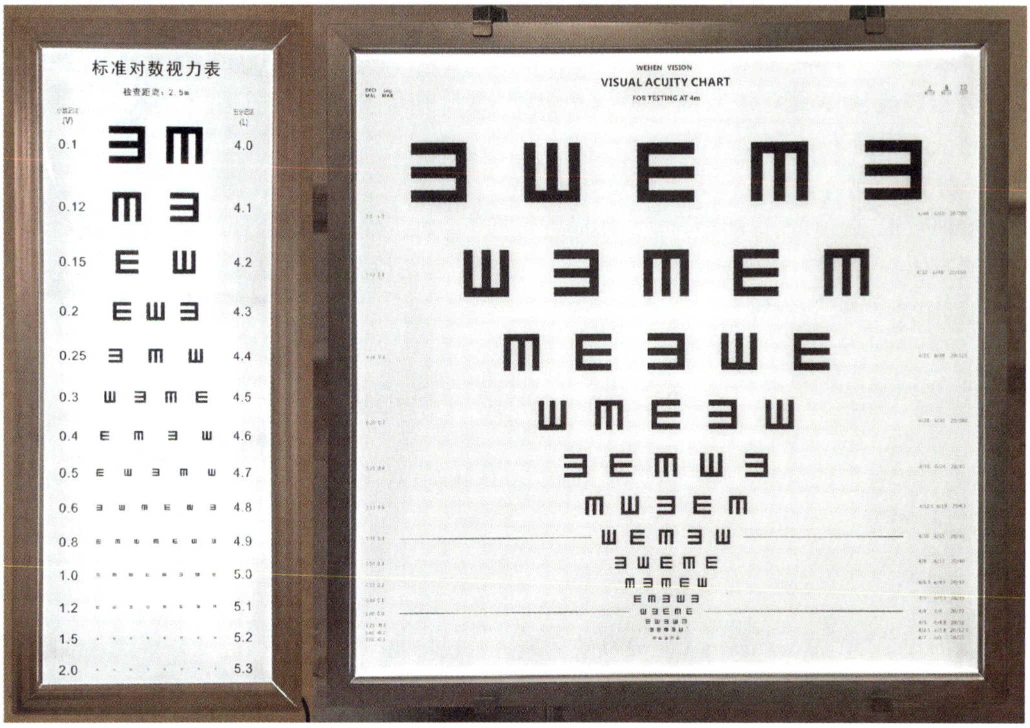

图 3-2　标准对数视力表和 ETDRS 视力表

Snellen 视力表等，Snellen 视力测试是一种测量“最小阅读力”形式的视力检测方法，经典的 Snellen 分数表达法为最小分辨角的倒数。

3. 视标的种类　视标的形态有多种，最常见的视标为“E”字形、英文字母、阿拉伯数字和文字视标、Landolt 带缺口的环形视标、儿童使用的简单图形视标等。

（二）视力检查法

1. 注意事项　查视力须两眼分别进行，遮眼板遮盖一眼，先右后左进行检查，但勿压迫眼球。视力表须有标准亮度（300～500lx）的光线照明。国际标准视力表远视力检查初始距离为 5m，近视力检查为 30cm。检查者用指示杆指示视标，嘱被检者说出或用手势表示该视标缺口方向，逐行检查，确定被检者的最佳辨认行。

2. 检查步骤

（1）远视力检查以国际标准视力表检查为例，正常远视力标准为 1.0。如果在 5m 处无法识别最大的视标（0.1 行），则嘱被检者逐步向视力表走近，直到识别视标为止。此时再根据 V=*d*/*D* 的公式计算，如在 3m 处才看清 50m（0.1 行）的视标，其实际视力应为 V=3m/50m=0.06。

（2）如被检者远视力低于 1.0 时，须加针孔板或小孔镜检查，如视力有改进则可能是屈光不正。

（3）如在视力表 1m 处仍不能识别最大视标时，则分别进行以下检查：

指数（fingers counting，FC）：检查者伸出不同数目的手指，嘱被检者说明手指数目，检查距离从 1m 开始，逐渐移近，直到能正确辨认为止，并记录该距离，如“指数/30cm”。

手动（hand motions，HM）：指数在 5cm 处仍不能识别，则在被检者眼前方摆动检查者的手，能识别者记为手动，并记录该距离，如“手动/20cm”。

光感（light perception，LP）：如果眼前手动不能识别，则检查光感。光感的检查在暗室内进行，一眼严密遮盖，不得透光。检查者持一烛光或手电从 5m 处的位置时亮时灭，嘱其辨认是否有光。如 5m 处不能辨认时，将光源移近，记录能够辨认光感的最远距离。无光感者临床上记录为“无光感（NLP）”。对有光感者还须行光源定位检查（简称光定位），用来反映视网膜功能。嘱被检者注视正前方，检查者在被检眼 1m 处，分别将光源置于正前上、中、下，颞侧上、中、下，鼻侧上、中、下共 9 个方位，嘱被检者指出光源的方向并用“+”“-”表示光源定位的“阳性”“阴性”，注明眼别及鼻颞侧。

（4）近视力检查：采用标准近视力表（徐广第等制，小数法记录）或 Jaeger 近视力表。

远视力检查联合近视力检查可大致了解被检者屈光状态，例如近视、远视、老视或调节功能障碍者，并可以比较准确地评估患者的阅读能力。

3. 儿童视力检查 对于小于 3 岁不能合作的患儿检查视力需耐心诱导观察，检查注视反射及跟随反射是否存在来大致了解患儿视力情况。采用视动性眼球震颤（optokinetic nystagmus，OKN）和视觉诱发电位等检查可客观地评估婴幼儿视力。对于 3 岁以上不能配合普通视力检查的儿童，可使用图形视力表。儿童视力检查时，定性比定量更为重要，判断两只眼的视力是否存在差别比获得每只眼的准确视力更有价值。如果发现患儿两眼视力存在差别，即提示可能存在弱视。要记录儿童视力检查的配合度。

（三）验光检查法

验光检查主要用于了解患者的屈光状态，是一个动态的、多程序的临床诊断过程，矫正视力可通过验光检查获得。

药物麻痹睫状肌后的屈光检查可以获得客观的屈光度数。目前临床上常用的睫状肌麻痹药物有 1% 阿托品眼膏、1% 环喷托酯滴眼剂等。

完整的验光过程包括 3 个阶段，即初始阶段、精确阶段和确认阶段。

验光的第 1 阶段（初始阶段）：在此阶段，检查者主要收集有关被检者眼部屈光状况的基本信息。该阶段的具体内容有：①检影验光或电脑验光；②角膜曲率计检查；③镜片测度仪检测。检影验光是该阶段的关键步骤。

验光的第 2 阶段（精确阶段）：对从初始阶段所获得的预测信息进行检验，精确阶段使用的主要仪器为综合验光仪，让被检者对验光的每一微小变化作出反应，由于这一步特别强调被检者主观反应的作用，所以一般又称之为主观验光或主觉验光（subjective refraction）。

验光的第 3 阶段（确认阶段）：主要指试镜架测试，进行个性化调整。对于老视者，还需检测老视的近附加度数。

1. 静态检影 检影包括静态检影和动态检影两大类。其中，静态检影用于常规验光，它是一种客观验光方法，所得结果作为主觉验光的起始点。

（1）检影镜和检影原理：检影镜是利用检影镜的照明系统将眼球内部照亮，光线从视网膜反射回来，这些反射光线经过眼球的屈光成分后发生了变化，通过检查反射光线的聚散变化可以判断眼球的屈光状态（图 3-3）。

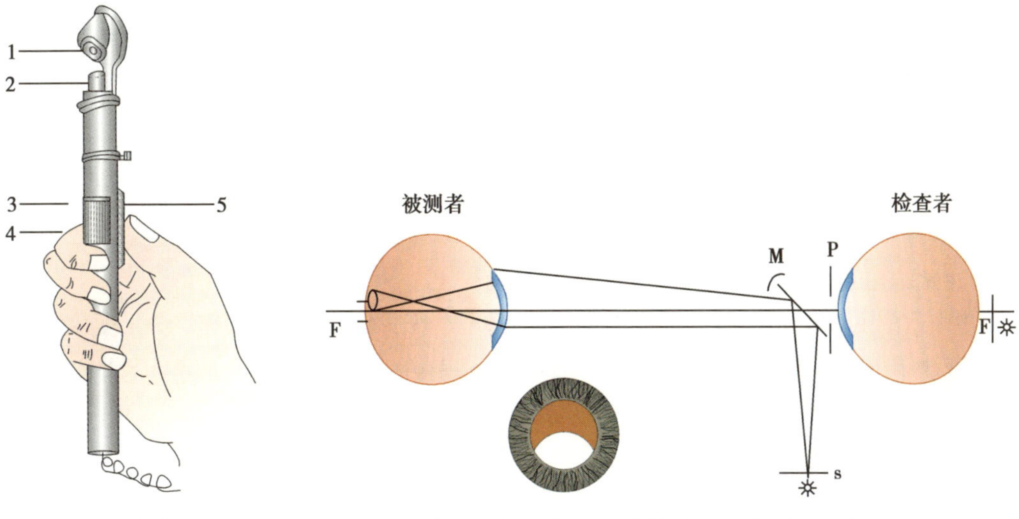

1. 平面反光镜及中央小孔；2. 集光板；3. 条纹套管；4. 持镜的手法；5. 活动推板（上下动）。

图 3-3 检影镜的示意图和检影原理

目前根据检影镜投射光斑形状的不同，分为点状光检影镜（spot retinoscopes）和带状光检影镜（streak retinoscopes）两类。目前临床上基本使用带状光检影镜。当我们将检影镜的带状光移动时，可以观察到投射在视网膜上的反射光的移动，光带和光带移动的性质可以确定眼球的屈光状态。

眼的屈光类型不同，反射回来的光线也不同：①正视眼——平行光线；②远视眼——发散光线；③近视眼——会聚光线（图 3-4）。

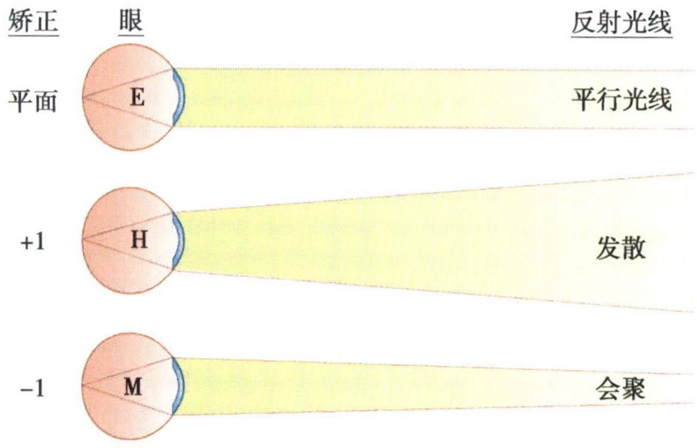

图 3-4　反射光线随屈光状态不同而不同

观察反射光时，首先需要判断影动为顺动或逆动（图 3-5），其次根据速度、亮度和宽度快速并准确地判断离中和点（neutral point）还有多远。当检影镜与视网膜面共轭时，则满瞳孔反光影动不随光带移动。临床上我们的工作距离常为 67cm 或 50cm。如在 50cm，达到中和的度数为 +3.00D，则该被检者的屈光不正度数为（+3.00D）-（+2.00D）=+1.00D。

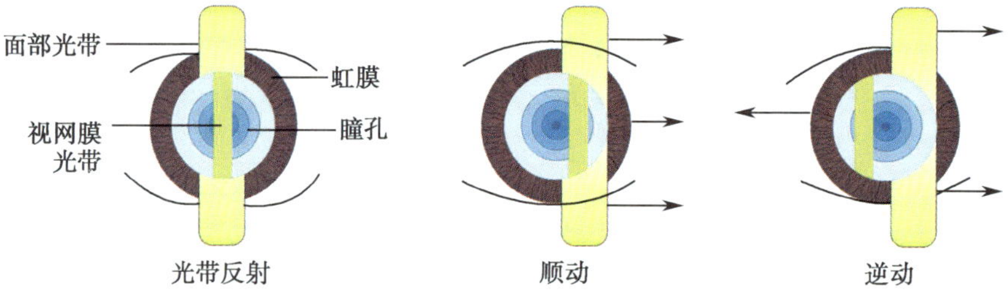

图 3-5　影动：顺动和逆动

（2）检影原则：通过改变检影镜的套筒位置和检查距离，转动检影镜的光带，寻找破裂现象、厚度现象和偏离现象，可以判断被检眼屈光状态为球性或散光。如果屈光不正为球性，观察到影动为顺动或逆动，根据“顺正逆负”现象，加上正镜或负镜直至瞳孔内满圆无影动出现。如果是散光，首先要确定两条主子午线方向，然后分别中和两条主子午线上的屈光不正。当使用综合验光仪中的负柱镜时，一条子午线仅用球镜矫正，另一条主子午线用负柱镜来矫正。当两条主子午线均被中和后，用球镜复查被中和的主子午线，必要时调整球镜度数。检影获得的度数还需要减去工作距离对应的屈光度，才是最终的检影度数。

2. 主觉验光　确定被检者的眼屈光状况的主观方法为主觉验光，所需设备为标准的综合验光仪（phoropter）和投影视力表。

（1）综合验光仪：综合验光仪又称为屈光组合镜，如图 3-6 所示，靠近患者眼前的转轮上装有高度数球镜，中间转轮装有中低度数球镜，最外面转轮装有柱镜。

除了球镜和柱镜外，综合验光仪的大转盘含有各种实用的附加镜片，如遮盖镜、Maddox 杆、+1.50D（或 +2.00D）的检影工作距离抵消镜、针孔镜、偏振片、分离棱镜等。因此，综合验光仪不仅用于验光，还可用于调节和集合异常等视觉功能检测。

（2）主觉验光方法

1）单眼远距主觉验光：单眼主觉验光分为 3 个阶段。①找到初步有效的球性矫正度数，称为“初步 MPMVA（最高的正屈光度获得最佳视力，maximum plus to maximum visual acuity，MPMVA）”；②用交叉柱镜精确柱镜的轴向和度数（初步柱镜度数和轴向已通过角膜曲率计或检影验光获得）；③确定最后球镜的度数，称为“再次 MPMVA”。

A. 初步 MPMVA：单眼 MPMVA 的主要目的为控制被检眼的调节，主要原理为将视力“雾视”，“雾视”的作用实际是利用“过多的正度数”使被检者达到放松调节的目的。一般雾视度数为“+0.75～+1.00D”。如果雾视量太大，视觉系统将无法识别由调节引起的微小改变所产生的模糊斑微小变化。

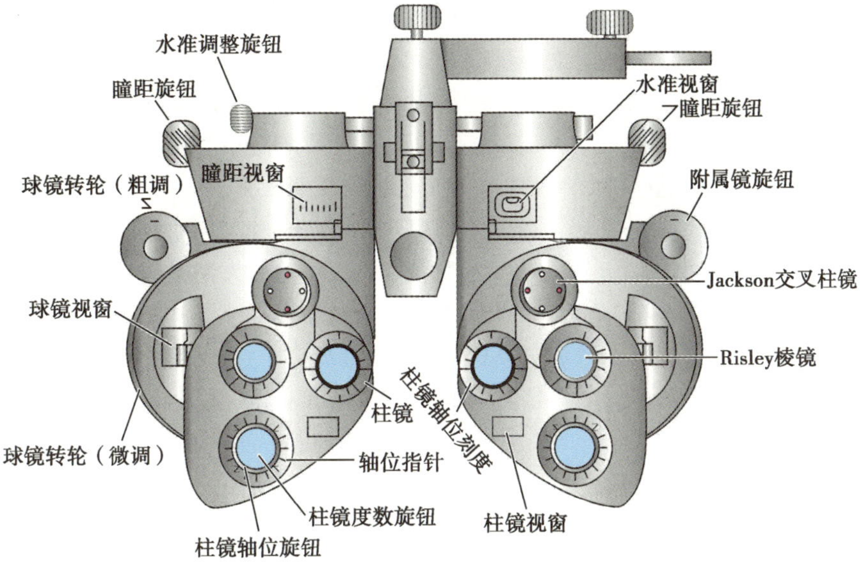

图 3-6　综合验光仪及其原理

B. 交叉柱镜精确散光：精确柱镜的方法是使用 Jackson 交叉柱镜（Jackson cross cylinder，JCC）。JCC 在相互垂直的主子午线上的屈光力度数相等，但符号相反，一般为 ±0.25D。主子午线用红白点来表示：红点表示负柱镜轴向，白点表示正柱镜轴向，两轴之间为平光等同镜。JCC 的应用：包括 JCC 精确散光轴向和 JCC 精确散光度数。

C. 再次单眼 MPMVA：操作步骤和终点判断同初步 MPMVA。值得注意的是，若 JCC 过程中未改变柱镜的轴向和度数或起始度数中未发现散光的，则不需要进行该步骤。

2）双眼远距主觉验光：包括双眼调节平衡和双眼 MPMVA。

A. 双眼调节平衡：双眼调节平衡只能用于双眼视力均已在单眼验光中达到同样清晰的情况下，且双眼矫正视力相差不超过 1 行。具体步骤如下：

a. 将双眼去遮盖，双眼同时雾视，雾视的标准度数为 +0.75D（必要时可增加雾视度数），将视力雾视为 0.5～0.8。

b. 用垂直棱镜将双眼分离，即打破融像功能，被检者能用双眼分别看到一个像。用综合验光仪中的 Risley 棱镜，在右眼前置 3^{Δ}～4^{Δ} BU，在左眼前置 3^{Δ}～4^{Δ} BD，这时让其注视雾视后的最佳视力的上一行，此时，被检者将看到上下两行相同视标。

c. 询问被检者上下两行视标哪一行更清晰或较模糊，如果上行较清，则在左眼上加 +0.25D（该眼看到的像在上行），重复提问，在较清晰的眼前加雾视镜，直至双眼同样模糊。双眼平衡的终点是双眼看视标具有同样的清晰度，此时调节为零而且雾视相同，若双眼不能达到同样的清晰度，那么保持优势眼更清晰。

在双眼平衡的整个过程中必须一直保持两种状况：①双眼均能看视标；②双眼一直处于雾视状态。

B. 双眼 MPMVA：其步骤基本同单眼 MPMVA。

二、视野

视野（visual field）是指眼向正前方固视时所见的空间范围，相对于视力的中心视敏度而言，它反映了周边视敏度。距注视点 30° 以内范围的视野称为中心视野，30° 以外范围的视野称为周边视野。视野对工作及生活有很大影响。

（一）正常视野范围

用直径 3mm 的白色视标检查周边视野的正常值为：上方 55°、下方 70°、鼻侧 60°、颞侧 90°。用蓝、红、绿色视标检查，周边视野依次递减 10° 左右（图 3-7）。生理盲点的中心在注视点颞侧 15.5°，在水

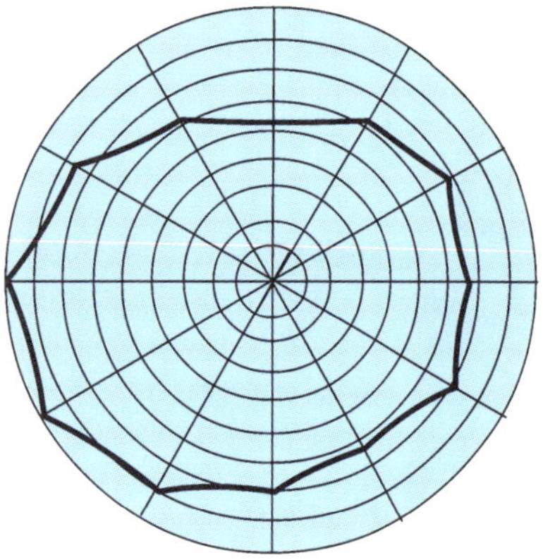

图 3-7　正常视野范围(左眼)

平中线下 1.5°,其垂直径为 7.5°±2°,横径 5.5°±2°。生理盲点的大小及位置因人而稍有差异。在生理盲点的上下缘均可见到有狭窄的弱视区,为视盘附近大血管的投影。

许多眼病及神经系统疾病可引起视野的特征性改变,所以视野检查对其诊断有重要意义。

(二) 视野计的设计及检查方法

1. 视野计(perimeter)的发展阶段　视野计的发展经历了最早的手动视野计、Goldmann 人工半球形动态视野计及目前计算机控制的静态定量视野计三个阶段。

2. 视野检查的种类　分动态及静态视野检查(图 3-8)。

(1)动态视野检查(kinetic perimetry):即传统的视野检查法,如平面视野计。用不同大小的视标从周边不同方位向中心移动,记录下被检者刚能感受到视标出现的点,这些光敏感度相同的点构成了某一视标检测的等视线,由几种不同视标检测的等视线绘成了类似等高线描绘的"视野岛"。动态视野检查的优点是检查速度快,适用周边视野的检查;缺点是小的、旁中心相对暗点发现率低。

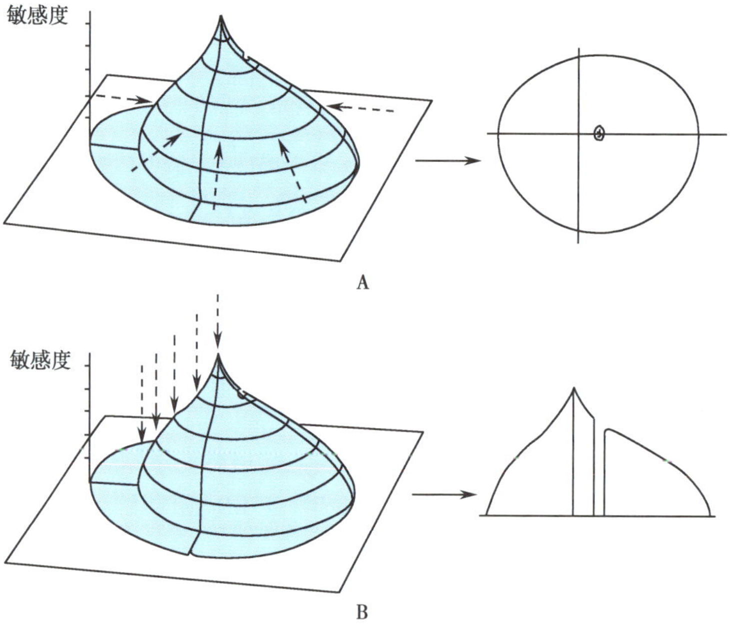

图 3-8　视野检查

A. 动态视野;B. 静态视野。

(2)静态视野检查(static perimetry):为计算机控制的自动视野检查,在视屏的各设定点上,由弱至强增加视标亮度,被检者刚能感受到的亮度即为该点的视网膜光敏感度值或光阈值。定量静态视野检查快捷、规范。

3. 视野检查的影响因素　视野检查属于心理物理学检查,反映的是被检者的主观感觉。影响视野检查结果的因素主要有 3 方面:

(1)被检者:精神因素(如警觉、注意力、视疲劳及视网膜光阈值波动);生理病理因素(如瞳孔直径、屈光间质混浊、屈光不正等)。

(2)仪器:存在动态与静态视野检查法的差异;平面屏与球面屏的差异;单点刺激与多点刺激的差异;背景光及视标的差异等。

(3)操作:不同操作者检查方法和经验不同易造成人为偏差。

4. 常用的视野检查法

（1）对照法：此法为最基础的视野检查方法。此法以检查者的正常视野与被检者的视野作比较，以确定被检者的视野是否正常。方法为检查者与被检者相向而坐并对视，眼位等高，距离约 1m。检查右眼时，被检者的右眼与检查者左眼彼此注视，并遮盖另一眼，检查左眼时反之。检查者将手指（或持一棉球）作为视标置于二者中间等距离处，分别从上、下、左、右各方位向中央移动，如被检者能够在各方向与检查者同时看到视标，即视野大致正常。此法的优点是不需仪器；缺点是不够精确，且无法客观记录。

（2）弧形视野计（arc perimeter）：是简单的动态周边视野计。其底板为 180° 的弧形板，半径为 33cm，其移动视标的旋钮与记录笔是同步运行的，操作简便。

（3）平面视野计（campimeter）：采用 30° 动态视野计，其黑屏布 1m 或 2m，中心为注视点，屏两侧水平径线 15°～20°，用黑色竖圆标定生理盲点（physiological blind spot）。检查时用不同大小的视标绘出各自的等视线。

（4）Goldmann 视野计：Goldmann 投射式半球形视野计在众多半球形视野计中最具有代表性。它集多种特性于一体，可进行动态及静态视野检测，从而可以了解视野的全貌。此视野计为以后各式视野计的发展提供了刺激光的标准指标。

（5）自动视野计（automated perimeter）：计算机控制的静态定量视野计，有针对青光眼、黄斑疾病、神经系统疾病的特殊检查程序，以 Octopus、Humphery 视野计具有代表性。

自动视野计的检查方法有三大类：①阈上值检查，为视野的定性检查，分别以正常、相对暗点或绝对暗点表示。此方法检查快，但可靠性较低，主要用于眼病筛查。②阈值检查，为最精确的视野定量检查，缺点是每只眼约检查 15 分钟，被检者易疲劳。③快速阈值检查，如 TOP 程序通过智能趋势分析，减少了检查步骤，每只眼检查仅需 5 分钟。

自动视野计结果判读的要点：①视野中央部分正常值变异小，周边部分正常值变异大，所以中央 20° 以内的暗点多为病理性的，视野 25°～30° 上下方的暗点常为眼睑遮盖所致，30°～60° 视野的正常值变异大，临床诊断视野缺损时需谨慎；②孤立一点的阈值改变意义不大，相邻几个点的阈值改变才有诊断意义；③初次自动视野检查异常可能是被检者未掌握测试要领，应该复查视野，如视野暗点能重复出来才能确诊缺损；④有的视野计有缺损的概率图，此图可辅助诊断。

（6）Amsler 表（Amsler grid）：用于检查早期黄斑病变及其进展情况或测定中心、旁中心暗点。

三、色觉

人眼的三原色（红、绿、蓝）感觉由视锥细胞的光敏色素决定。含红敏色素、绿敏色素、蓝敏色素的视锥细胞分别对 570nm、540nm、440nm 的光波最为敏感。所有的颜色逻辑上均可由红、绿、蓝三种色光按照一定比例匹配而成，称为三原色理论。

正常色觉者的三种光敏色素比例正常，称三色视。如果只有两种光敏色素正常者称双色视，仅存一种光敏色素者为单色视。根据三原色理论，如能辨认三种原色者为正常色觉者；如三种原色均不能辨认称为全色盲；如有一种原色不能辨认称为双色视，双色视为一种锥体视色素缺失：红敏色素缺失者为红色盲，绿敏色素缺失者为绿色盲；辨认任何一种颜色的能力下降称为色弱，主要为红色弱和绿色弱。色觉障碍可分为先天性及获得性色觉障碍，绝大多数先天性色觉障碍为性连锁隐性遗传，最常见者为红绿色弱（盲），男性多于女性。而获得性色觉障碍可由视神经、视网膜疾病、药物中毒、屈光间质混浊如角膜白斑或白内障等疾病引起。

色觉检查是升学、就业、服兵役前体检的常规项目。色觉检查还可作为青光眼、视神经病变等早期诊断的辅助检测指标，并可在白内障术前测定视锥细胞功能状态，对术后视功能进行评估。色觉检查主要分为视觉心理物理学检查（主观检查）和视觉电生理检查（客观检查）。

（一）假同色图（色盲本）检查

假同色图（pseudoisochromatic plate）（色盲本）检查为最简单、快速并广泛应用的色觉检测方法。

在同一幅色彩图中，既有相同亮度不同颜色斑点组成的图形或数字，也有不同亮度相同颜色斑点组成的图形或数字。它利用不同类型的颜色混淆特性来鉴别异常者。正常色觉者以颜色来辨认，色盲者只能以明暗来判断。检查须在充足的自然光线下进行，图标距被检眼 0.5m，嘱被检者 5 秒内读出。色盲本的种类较多，在设计上各有侧重，如石原忍色盲本多用于筛查，AO-HRR 测验（American Optical Hardy-Rand-Rittler Color Vision Plates）作为一种半定量检查，SPPⅡ（Standard Pseudoisochromatic Plates part 2）用于获得性色觉障碍的检查。国内广泛应用的有俞自萍、贾永源等色盲本。

（二）色相排列检测

要求被检者按色调顺序排列一组颜色样品，根据其排列顺序的正常与否来反映出异常者色觉障碍的性质和程度。主要有 Farnsworth-Munsell（FM）-100 色调检测法（Farnsworth Munsell 100 Hue Test）和 Farnsworth D-15 色调检测法（Farnsworth D-15 Hue Test）（图 3-9）。

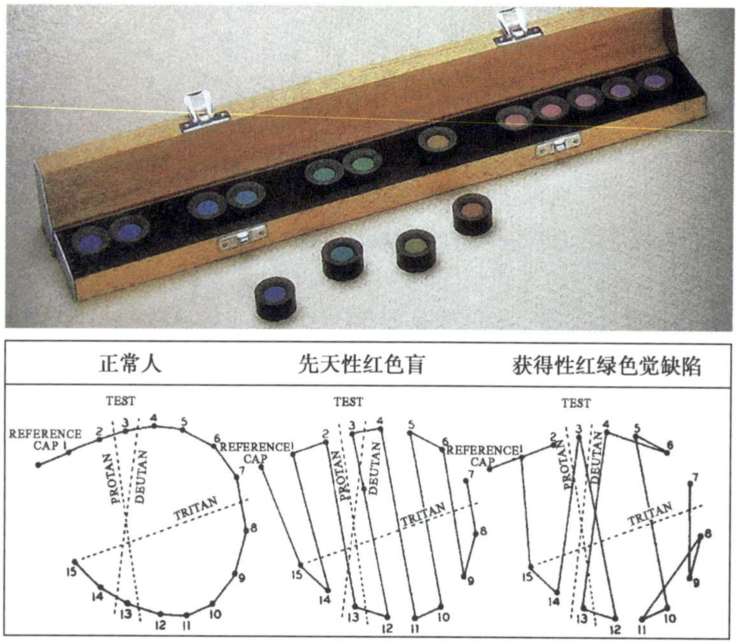

图 3-9 Farnsworth D-15 色调检测法

（三）色盲镜检查

色盲镜（anomaloscope）是利用红光和绿光适当混合形成黄光的原理，根据被检者调配红光与绿光的比例来判断是否有色觉障碍及其性质和程度。

四、暗适应与明适应

当人眼从强光状态下进入暗处，最初一无所见，而后可逐渐看清暗处的周围物体，这种对光的敏感度逐渐增加并达到最佳状态的过程称为暗适应（dark adaptation）。相反，当人长时间在暗处而突然进入明亮处时，最初感到一片耀眼的光亮，不能看清物体，只有稍待片刻才能恢复视觉，这一过程是视锥细胞重新合成感光色素的过程，称为明适应（light adaptation）或明视觉。正常人眼明适应过程大约需要 1 分钟，明适应可用来反映视锥细胞的功能。

暗适应检查可反映光觉的敏锐度是否正常，可对夜盲症状进行量化评价。正常人最初 5 分钟的光敏感度提高很快，以后渐慢，8～15 分钟时提高又加快，15 分钟后又减慢，直到 50 分钟左右达到稳定的高峰。在 5～8 分钟处的暗适应曲线上可见转折点（Kohlrausch 曲折），其代表视锥细胞暗适应过程的终止，此后完全是视杆细胞的暗适应过程。因此，暗适应的第一阶段主要与视锥细胞视色素的合成增加有关；第二阶段亦即暗适应的主要阶段，与视杆细胞中视紫红质的合成增强有关。

检查暗适应的方法有：

1. **对比法**　由被检者与暗适应正常的检查者同时进入暗室，分别记录在暗室内停留多长时间才能辨别周围的物体，如被检者的时间明显延长，即表示其暗适应能力差。

2. **暗适应计**（dark adaptometer）　常用的有Goldmann-Weekers暗适应计、Hartinger暗适应计、Friedmann暗适应计等，其结构分为可调光强度的照明装置及记录系统。通常先做5～15分钟的明适应后，再做30分钟的暗适应测定，将各测定点连接画图，即成暗适应曲线（图3-10）。

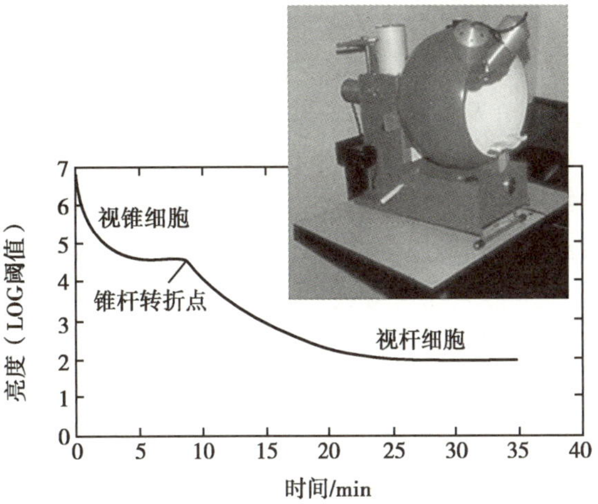

图3-10　Goldmann-Weekers计检测的暗适应曲线

五、立体视觉

立体视觉（stereoscopic vision）也称深度觉，是感知物体立体形状及不同物体相互远近关系的能力。立体视觉以双眼单视为基础。外界物体在双眼视网膜相应部位（即视网膜对应点）所成的像，经过大脑枕叶视觉中枢的融合，综合成一个完整、立体的单一物像，这种功能称为双眼单视。双眼单视功能分为三级：Ⅰ级为同时视；Ⅱ级为融像；Ⅲ级为立体视。可用障碍阅读法、Worth四点试验（Worth 4 dot test）、同视机法（synoptophore）、随机点立体图（random-dot stereogram）、Bagolini线状镜（Bagolini striated glass）等方法检查。

同视机法检查的是视远的立体视觉。使用不同的画片可检查三级功能：①同时知觉画片可查主观斜视角和客观斜视角（主观斜视角是在两眼同时注视条件下测量的斜视角，而客观斜视角是在单眼注视的条件下测量的斜视角）。如主观斜视角等于客观斜视角为正常视网膜对应，如二者相差5°以上则为异常视网膜对应。②融合画片为一对相同图形的画片，每张图上有一不同部分为控制点。先令被检者将两画片重合并具有控制点，再将两镜筒臂等量向内和向外移动，至两画片不再重合或丢失控制点。向内移动范围为集合，向外移动范围为散开，二者相加为融合范围。正常融合范围为：集合25°～30°，散开4°～6°，垂直散开$2^{\triangle}$～$4^{\triangle}$。③立体视画片双眼画片的相似图形有一定差异，在同视机上观察有深度感。

随机点立体图：制成同视机画片可检查视远的立体视，制成图片可检查看近的立体视。常用的有Titmus立体图和颜少明立体视觉图（正常立体视敏度≤60弧秒）。前者用偏振光眼镜，后者用红绿眼镜检查。两者均可做定量检查。

六、对比敏感度

视力表视力反映的是黄斑在高对比度（黑白反差明显）情况下分辨微小目标（高空间频率）的能力，但不能全面地了解形觉的灵敏度。人眼辨别外界物体的能力还表现为对各种点线与空白间明暗程度（即对比度或反差）的分辨能力。空间频率是指每度视角内图像或刺激图形的亮暗作正弦调制的光栅周数，单位为周/度（cycle/degree，c/d）。因此对比敏感度（contrast sensitivity）指在明亮对比变化下，人眼对不同空间频率的正弦光栅视标的识别能力。人眼所能识别的最小对比度，称为对比敏感度阈值，阈值越低则敏感度越高。将不同空间频率作为横坐标，将光栅与背景间亮度的对比度作为纵坐标，即将视角与对比度结合起来，测定人眼对各种不同空间频率的图形的分辨能力，得出对比敏感度函数曲线，它能更加全面地了解人眼的形觉功能。在正常人，此函数似倒“U”形（图3-11）。它比传统的视力表能提供更多的信息（低频区反映视觉对比度情况，中频区反映视觉对比度和中心视力综合情况，高频区反映视敏度）。因此检查对比敏感度有助于早期发现及监测某些与视觉有关的眼病。例如，早期皮质性白内障影响低频对比敏感度；早期核性白内障影响高频对比敏感度；较成熟白内障影响高、低频对比敏感度。

对比敏感度检查最初曾多用 Arden 光栅图表（1978）进行检查，方法简便，适用于普查，但最高只能测定 6c/d，欠精确。现多用对比敏感度测试卡（functional acuity contrast test chart，FACT 卡）以及计算机系统检测（如 Takaci-CGT-1000 型自动眩光对比敏感度检查仪）。此外，近年来用激光对比敏感度测定仪（将激光干涉条栅直接投射在视网膜上），采用氦氖激光，利用激光的相干性将两束氦氖激光通过一定的装置，产生点光源聚焦于眼的结点，通过屈光间质到达视网膜上形成红黑相间的干涉条纹，通过变换干涉条纹的粗细以及背景光的亮度，便可记录下不同空间频率的对比敏感度阈值（激光视力）。

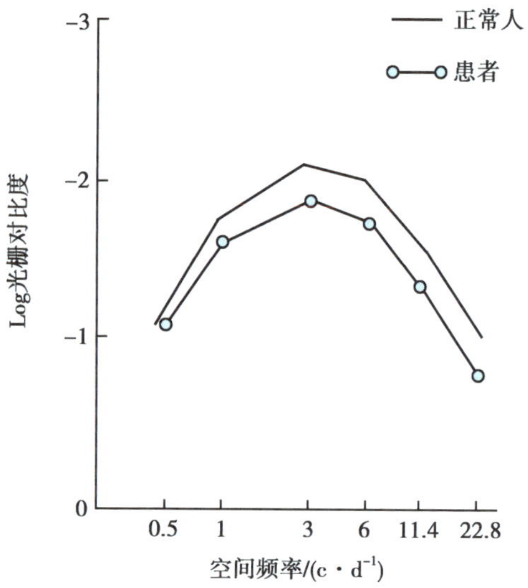

图 3-11　正常人与患者对比敏感度函数曲线

七、视觉电生理

常用的临床视觉电生理检查包括：视网膜电图（electroretinogram，ERG）、视觉诱发电位（visual evoked potential，VEP）和眼电图（electrooculogram，EOG）。不同视觉电生理检测方法及其波形检测的视觉组织结构关系大致概述为表 3-1。

表 3-1　视觉组织结构与相应的电生理检查

视网膜组织结构	电生理检查
光感受器	闪光 ERG 的 a 波
双极细胞、Müller 细胞	闪光 ERG 的 b 波
无长突细胞等	闪光 ERG 的 OPs 波
神经节细胞	图形 ERG*
视神经及视路	VEP*
色素上皮	EOG

注：* 光感受器和双极细胞功能正常时。

（一）视网膜电图

视网膜电图是闪光或图形刺激视网膜时通过角膜电极记录到的一组视网膜电位波形，它代表了从光感受器到无长突细胞的视网膜各层细胞对光刺激电反应的总和，可辅助视网膜疾病的诊断。

1. 闪光视网膜电图（flash ERG） 检查内容应包括 5 部分（图 3-12）。①视杆细胞反应：暗适应状态下，用低强度白光刺激记录到一个潜伏期较长的正相波；②暗适应最大反应：暗适应条件下给予标准化白光刺激，为一个双相波形，是视杆细胞和视锥细胞的混合反应，负相波为 a 波，正相波为 b 波；③振荡电位（oscillatory potentials，OPs）：将仪器通频带加宽，暗适应状态下用标准化白光刺激，在 ERG 的 b 波上升支上记录到的 4～5 个小的子波；④视锥细胞反应：明适应状态 10 分钟后，用白色闪光刺激所诱发的反应，其 a、b 波振幅明显低于暗适应最大反应；⑤闪烁光反应：明适应状态下，30Hz 白色闪烁光刺激，此反应也反映了视锥细胞活动，波形

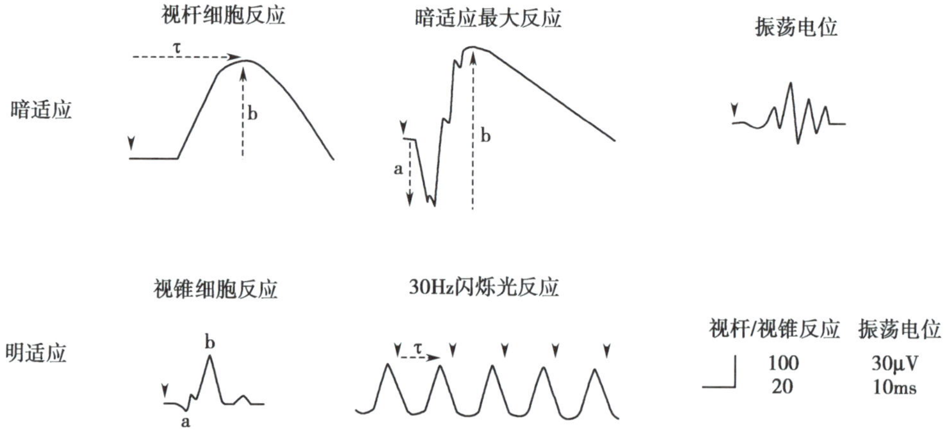

图 3-12　闪光视网膜电图五种反应示意图

呈正弦波样。

各波改变的临床意义如下。①a 波和 b 波振幅均下降:反映视网膜内层和外层均有损害,见于视网膜色素变性、玻璃体积血、脉络膜视网膜炎、全视网膜光凝后、视网膜脱离、铁锈症或铜锈症、药物中毒等;②b 波振幅下降,a 波振幅正常:提示视网膜内层功能障碍,见于先天性静止性夜盲症Ⅱ型、小口氏病(延长暗适应时间,b 波可恢复正常)、青少年视网膜劈裂症、视网膜中央动脉或静脉阻塞等;③ERG 视锥细胞反应异常,视杆细胞反应正常:见于全色盲、进行性视锥细胞营养不良等;④OPs 波振幅下降或消失:见于视网膜缺血状态,如糖尿病视网膜病变、缺血型视网膜中央静脉阻塞和视网膜静脉周围炎等。

2. 图形视网膜电图(pattern ERG) 主要由 P1(P-50)的正相波和其后 N1(N-95)的负相波组成。图形 ERG 的起源与视网膜神经节细胞的活动密切相关,它的正相波有视网膜其他结构的活动参与。可用于原发性开角型青光眼(图形 ERG 的改变早于图形 VEP)、黄斑病变等的辅助诊断。

3. 多焦视网膜电图(multifocal ERG,mfERG) 即多位点视网膜电图。是通过计算机控制的刺激器,经计算机分析处理,得出每个刺激单元相应的局部视网膜 ERG 信号,通过多位点阵列或三维地形图来显示。它主要反映了后极部视网膜(25°)的局部功能,对诊断黄斑部疾病具有重要意义。

(二) 视觉诱发电位

视觉诱发电位(VEP)代表第三神经元即神经节细胞以上视觉信息的传递状况。其检查的目的是推测自视网膜到大脑皮质之间传导纤维的健康状况以及视皮质功能活动状况(图 3-13)。从视网膜神经节细胞到视皮质任何部位神经纤维病变均可导致 VEP 异常。按刺激光形态可分为闪光 VEP 和图形 VEP。前者适合于视力严重受损不能行图形 VEP 检查者,需要被检者的合作程度不如图形 VEP 高,但其振幅和潜伏期变异较大;后者常用棋盘格图形翻转刺激,波形较稳定、可重复性更好。闪光 VEP 波形中含有 N_1、P_1、N_2 三个波,图形 VEP 含有 N_{75}、P_{100}、N_{145} 三个波。其中 P_{100} 波的波峰最明显且稳定,其潜伏期在个体间及个体内变异小,为临床常用诊断指标。

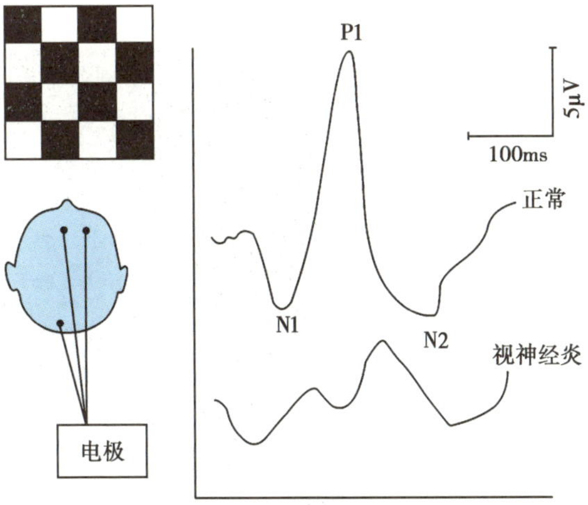

图 3-13 视觉诱发电位

临床应用:①视神经、视路疾患的辅助诊断。常表现为 P_{100} 波潜伏期延长、振幅下降;在脱髓鞘性视神经炎,P_{100} 波振幅常常正常而潜伏期延长。②鉴别伪盲,主观视力下降而 VEP 正常,提示非器质性损害。③检测弱视治疗效果(弱视眼表现为图形视觉诱发电位 P_{100} 波潜伏期延长、振幅下降)。④判断婴儿和无语言能力儿童的视力。⑤对屈光间质混浊患者预测术后视功能等。

(三) 眼电图

眼电图(EOG)记录的是眼的静息电位(不需额外光刺激),其产生于视网膜色素上皮。EOG 异常可见于视网膜色素上皮、光感受器细胞疾病,中毒性视网膜疾病。一般情况下 EOG 反应与 ERG 反应一致,EOG 可用于某些不接受 ERG 角膜接触镜电极的儿童被检者。

八、眼附属器检查

眼附属器包括眼睑、结膜、泪器、眼外肌和眼眶等。泪器检查详见第五章泪器疾病,眼外肌检查详见斜视检查部分。

（一）眼睑

观察有无红肿、淤血、气肿、瘢痕或肿物，有无内翻或外翻，两侧睑裂是否对称，上睑提起及睑裂闭合是否正常；睫毛是否整齐、方向是否正常，有无变色、脱落，根部有无充血、鳞屑、脓痂或溃疡；睑缘有无充血、肥厚、分泌物，睑板腺开口有无异常等。

（二）结膜

将眼睑向上、下翻转，检查睑结膜及穹窿部结膜，注意其颜色以及是否透明光滑，有无充血、水肿、乳头肥大、滤泡增生、瘢痕、溃疡、睑球粘连，有无异物或分泌物潴留。

检查球结膜时，以拇指和示指将上、下眼睑分开，嘱被检者向上、下、左、右各方向转动眼球，观察有无充血，特别注意区分睫状充血（其部位在角膜周围）与结膜充血（其部位在球结膜周边部），有无疱疹、出血、异物、色素沉着或新生物。

（三）眼球位置及运动

注意两眼直视时角膜位置是否位于睑裂中央，高低位置是否相同，有无眼球震颤、斜视。眼球大小有无异常、有无突出或内陷。

检测眼球突出的简单方法是使被检者采取坐位，头稍后仰，检查者站在患者背后，用双手示指同时提高被检者上睑，从后上方向前下方看两眼突度是否对称。如需精确测量眼球前后位置是否正常并记录其突出的程度，可用 Hertel 眼球突出计（Hertel exophthalmometer）测量，即将眼球突出计的两端卡在被检者两侧眶外缘，嘱其向前平视，从反光镜中读出双眼角膜顶点投影在标尺上的毫米数（图 3-14）。我国成人眼球突出度正常平均值为 12～14mm，两眼差不超过 2mm。

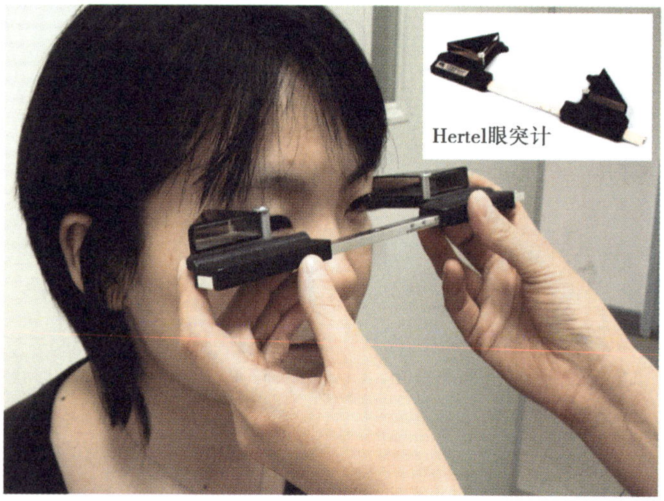

图 3-14　眼球突出测量

检查眼球运动时，嘱被检者向左、右、上、下及右上、右下、左上、左下八个方向注视，以了解眼球向各方向转动有无障碍（见下文斜视检查）。

（四）眼眶

观察两侧眼眶是否对称，眶缘触诊有无缺损、压痛或肿物。

九、瞳孔检查

两侧瞳孔是否等大、形圆，位置是否居中，边缘是否整齐。正常成人瞳孔在弥散自然光线下直径为 2.5～4.0mm，幼儿及老年人稍小。检查瞳孔和各种反射对于视路及某些全身病的诊断有重要意义，现分述如下。

1. 直接对光反射　在暗室内用手电筒照射被检眼，该眼瞳孔迅速缩小的反应。此反应需要该眼瞳孔反射的传入和传出神经通路共同参与。

NOTES

2. 间接对光反射　在暗室内用手电筒照射另侧眼，被检眼瞳孔迅速缩小的反应。此反应只需要被检眼瞳孔反射的传出途径参与。

3. 相对性传入性瞳孔障碍（relative afferent pupillary defect，RAPD）　亦称 Marcus-Gunn 瞳孔（图 3-15）。是指用光线照射患眼时，双眼瞳孔不缩小；而用光线照射健眼时，双眼瞳孔缩小的现象（患眼瞳孔由于间接反射而缩小）。以 1 秒间隔交替照射双眼，健眼瞳孔缩小，患眼瞳孔扩大。这种体征特别有助于诊断单眼球后视神经炎、缺血性视神经病变、晚期青光眼等。

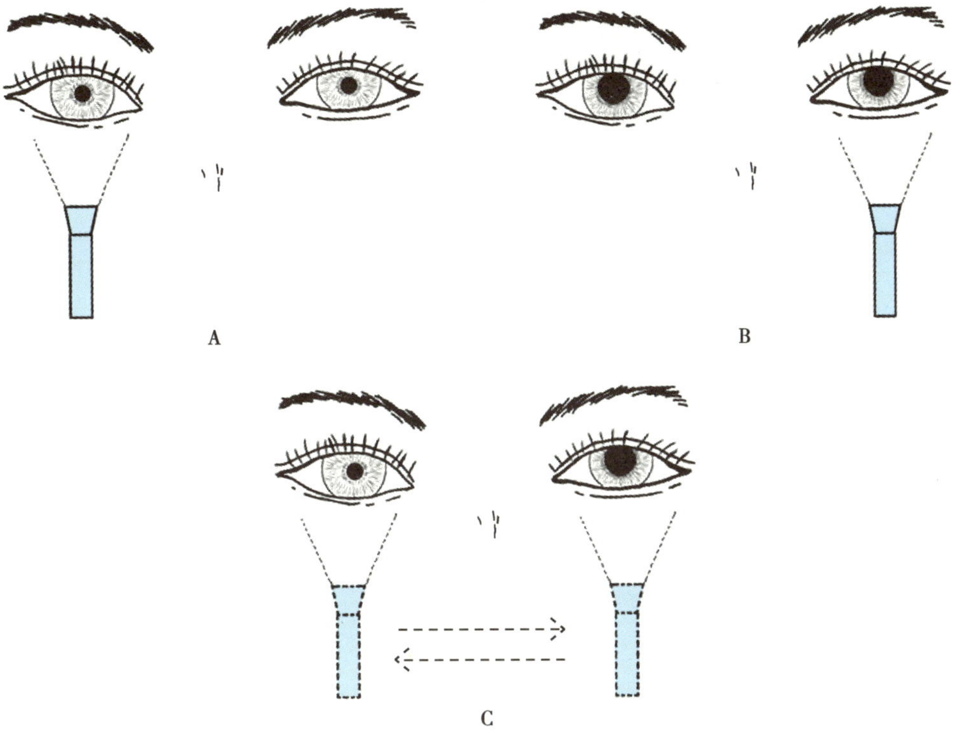

图 3-15　相对性传入瞳孔障碍（左眼为患眼）

A. 手电筒照射右眼，双眼瞳孔缩小；B. 照射左眼，双眼瞳孔不缩小；C. 间隔 1 秒交替照射，健眼瞳孔缩小，患眼瞳孔扩大。

4. 集合反射　先嘱被检者注视一远方目标，然后嘱其立即改为注视 15cm 处自己的示指，这时两眼瞳孔缩小。

5. Argyll Robertson 瞳孔　直接光反射消失而集合反射存在，这种体征可见于神经梅毒。

6. Horner 瞳孔　即麻痹性瞳孔缩小，表现为瞳孔缩小，但对光反射及近反射正常。同时伴有上睑下垂及睑裂狭小、眼球内陷、患侧额部无汗，常见于 Horner 综合征。

7. Adie 瞳孔　又称为强直性瞳孔，表现为一侧瞳孔散大，在暗处用强光持续照射后缓慢收缩，停止光照后缓慢散大。调节反射也缓慢出现和恢复。缩瞳药可使受累瞳孔正常收缩，多见于中青年女性，常伴四肢腱反射消失。若伴有节段性无汗和直立性低血压等，则称为 Adie 综合征。

十、斜视检查

（一）遮盖检查

遮盖试验（cover test）是破坏融合的方法之一，通过遮盖检查判断是否存在斜视以及斜视的性质。分别在 33cm 和 5m 完成，注视可调节视标。遮盖法进一步可分为遮盖 - 去遮盖试验（cover-uncover test）和交替遮盖试验（alternate cover test）。交替遮盖回答了有无眼位偏斜倾向。遮盖 - 去遮盖回答了眼位偏斜倾向属于显性斜视还是隐性斜视。交替遮盖比遮盖 - 去遮盖破坏融合更充分，所查的结果含显性斜视和隐性斜视两种成分，而遮盖 - 去遮盖试验检查的结果仅含显性斜视成分。

(二) 斜视角检查

1. 角膜映光法(Hirschberg test)　患者注视 33cm 处的点光源,根据反光点偏离瞳孔中心的位置判断斜视度(图 3-16)。点光源偏心 1mm,偏斜估计为 7.5° 或 15 三棱镜度。该方法优点是比较简便,不需要患者特殊合作;缺点是不够精确,没有考虑到 Kappa 角的因素。

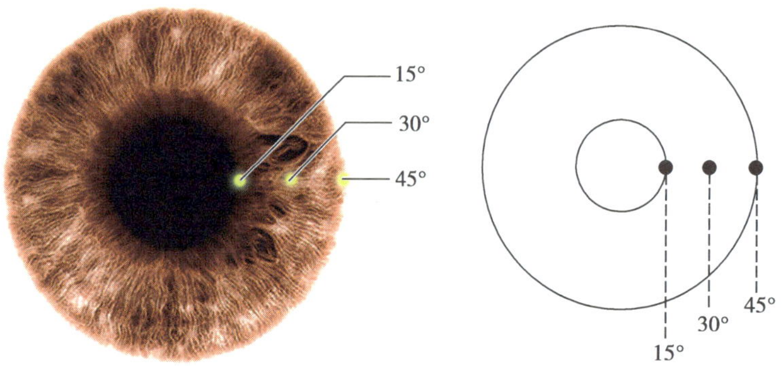

图 3-16　角膜映光法测量斜视度

2. 三棱镜加遮盖试验(prism plus cover test)　该法为比较精确的斜视角定量检查法。利用三棱镜的光学原理,检查时将三棱镜置于斜视眼前,尖端指向眼位偏斜的方向,中和斜视角所需的三棱镜度数即为所检查距离和注视方向的斜视度。可以用单眼遮盖-去遮盖法检查,也可用交替遮盖法检查。但这种方法不适宜单眼盲、旁中心注视和眼球运动明显受限的患者。

3. 三棱镜角膜映光法(prism corneal reflection test, Krimsky test)　该法不如三棱镜加遮盖试验精确,但可应用于单眼盲、旁中心注视等单眼注视功能丧失的患者和不能配合检查的儿童患者。患者注视一个点光源,三棱镜置于斜视眼前,尖端指向眼位偏斜的方向,逐渐增加度数至角膜反光点位于瞳孔中央,所需三棱镜度数即为斜视度。

临床上需两眼分别注视时检查裸眼与戴镜、看近与看远的斜视角,这对诊断和治疗具有重要意义。

4. 同视机法　用同时知觉画片检查斜视度,此检查结果为他觉斜视角(客观斜视角)。通过对各诊断眼位斜视角的定量检查,可以分析判断麻痹性斜视的受累肌肉,有助于诊断和手术设计。

(三) 眼球运动功能检查

1. 单眼运动检查　检查时遮盖一眼,另一眼追踪向各注视方向移动的视标,如发现任何眼球运动的减弱,则提示向该方向运动的肌肉力量不足或存在限制因素。单眼运动正常的标志为:内转时瞳孔内缘到达上、下泪小点连线,外转时角膜外缘到达外眦角,上转时角膜下缘到达内外眦连线,下转时角膜上缘到达内外眦连线。

2. 双眼运动检查(binocular eye movement)

(1) 双眼同向运动:根据等量神经支配定律(Hering's law),可以发现相对功能不足的肌肉和相对亢进的配偶肌,以鉴别斜视是麻痹性还是共同性、判断麻痹肌肉以及发现 A-V 型斜视。检查时,令双眼分别注视各诊断眼位的视标,根据斜视角的变化判断受累肌。如一内斜视患者单眼运动检查未发现异常,双眼同向运动检查发现向左注视时斜视角明显增大,与这个方向运动相关的肌肉为左眼外直肌和右眼内直肌,外直肌功能不足造成内斜度数加大,则提示该患者左眼外直肌麻痹。

(2) 双眼异向运动:双眼异向运动包括集合和分开,临床上多检查集合功能。集合是很强的自主性运动,同时含有非自主性成分,在眼外肌功能检查中具有重要意义。集合近点检查(near point of convergence, NPC):被检者注视正前方一个可以引起调节的视标,视标逐渐向鼻根部移近,至患者出现复视或一眼偏离集合位,此集合崩溃点称为集合近点,正常值为 5～10cm。随年龄增长,集合近点逐渐后退。

3. **娃娃头试验**　为鉴别外转运动限制真伪的方法。将患儿的头突然转向外转“受限”的对侧，观察外转能否到达正常位置。如外转到位则说明外转“受限”不存在；如外转不能到位，则提示存在运动限制。

4. **牵拉试验**　主要用于鉴别眼球运动障碍系源于神经肌肉麻痹还是来自机械性限制。分为主动牵拉试验（active force generation test）和被动牵拉试验（forced duction test）。主动牵拉试验只能在局麻清醒状态下完成。两眼表面麻醉充分后，放置开睑器，用镊子夹住相应部位角膜缘，分别检验被测同名肌肉收缩力改变。根据是否存在收缩力量的差别，定性分析是否存在神经肌肉麻痹。被动牵拉试验可以在局麻下完成，但全麻后试验效果更可靠。麻醉满意后，镊子分别夹住 3 点、9 点角膜缘球结膜，向各方向转动眼球，并着重向受限方向牵拉，如无阻力，则可排除机械性限制；如牵拉眼球有阻力，则说明存在机械性限制。该检查如在局麻下完成，牵拉转动眼球时一定令被检者向牵拉的相同方向注视，否则可能产生假阳性结果。

5. **Parks 三步法**　用于在垂直斜视中鉴别原发麻痹肌为上斜肌还是另一眼的上直肌。三个步骤是递进的排除法。第 1 步，先确定上斜视是右眼还是左眼。如果右眼上斜视，则提示右眼的下转肌（上斜肌或下直肌）不全麻痹，或左眼上转肌（上直肌或下斜肌）不全麻痹。第 2 步，分析是向右侧注视时垂直偏斜大，还是向左侧注视时垂直偏斜大。如果是向左侧注视时垂直偏斜大，则提示麻痹肌可能为右眼上斜肌或左眼上直肌。第 3 步，做歪头试验（Bielschowsky head tilt test），令头转向高位眼侧（右侧），垂直偏斜增大，即歪头试验阳性，则原发麻痹肌为右眼上斜肌。如果歪头试验为阴性，则原发麻痹肌为左眼上直肌。

（四）与斜视检查相关的双眼视功能检查

1. **抑制检查**（suppression test）　患者有明显斜视而无复视主诉，是判断单眼抑制的最简便方法，其他检查方法包括 Worth 四点灯检查和 Bagolini 线状镜检查等。

2. **融合储备力检查**（fusion potential test）　主要方法为红色滤光片加三棱镜法，即在斜视患者的单眼前加红色滤光片，双眼同时注视点光源，患者可看到 1 个红灯和 1 个白灯；在单眼上加三棱镜，至红灯和白灯融合，出现单一的粉红色影像，说明有潜在的融合储备力。继续增加三棱镜度数，被检者仍能看成 1 个粉红色物像，至又出现 1 个红灯和 1 个白灯，由两个物像重合至再次出现两个物像所用的三棱镜度数即为被检者的融合储备力（图 3-17）。

3. **立体视检查**（stereopsis test）　包括随机点立体图和非随机点立体图。患者戴偏振光镜或红绿眼镜，观察特殊印制的图片（具有水平视差），对立体视进行定量检查。正常值为 40～60 弧秒。国际上常用的有 Titmus 立体图（图 3-18）和 TNO 立体图。

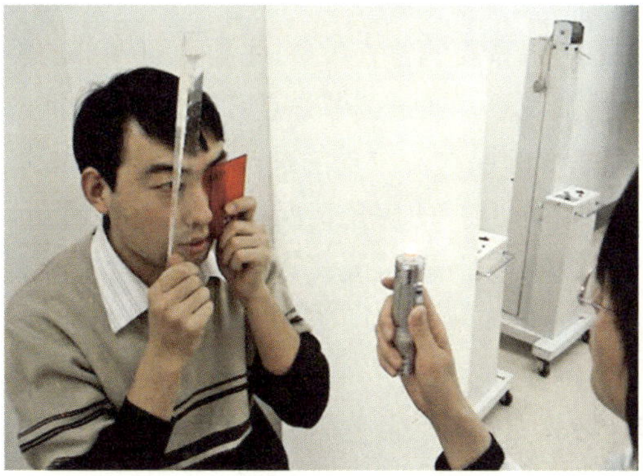

图 3-17　融合储备力检查

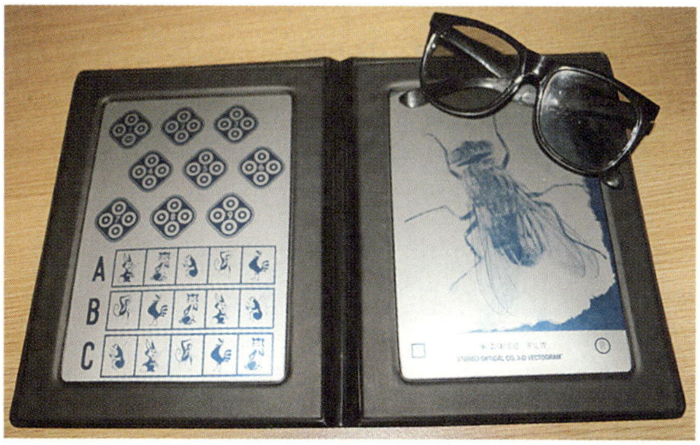

图 3-18　Titmus 立体图

4. **复视像检查**　患者的头保持正位，不得转动。在其一眼前放一红色镜片，注视 1m 远处的灯光，若有复视，则见一红色灯光和一白色灯光；若见粉红色单一灯光，则表示无复视。然后分别检查各诊断眼位，距离中心约 20°。

复视像的分析步骤:①首先确定复视像性质,是水平的还是垂直的、是交叉的还是同侧的;②寻找复视像偏离最大的方向;③周边物像属于麻痹眼。水平复视周边物像在水平方向确定,垂直复视周边物像在第三眼位垂直方向确定(图 3-19)。

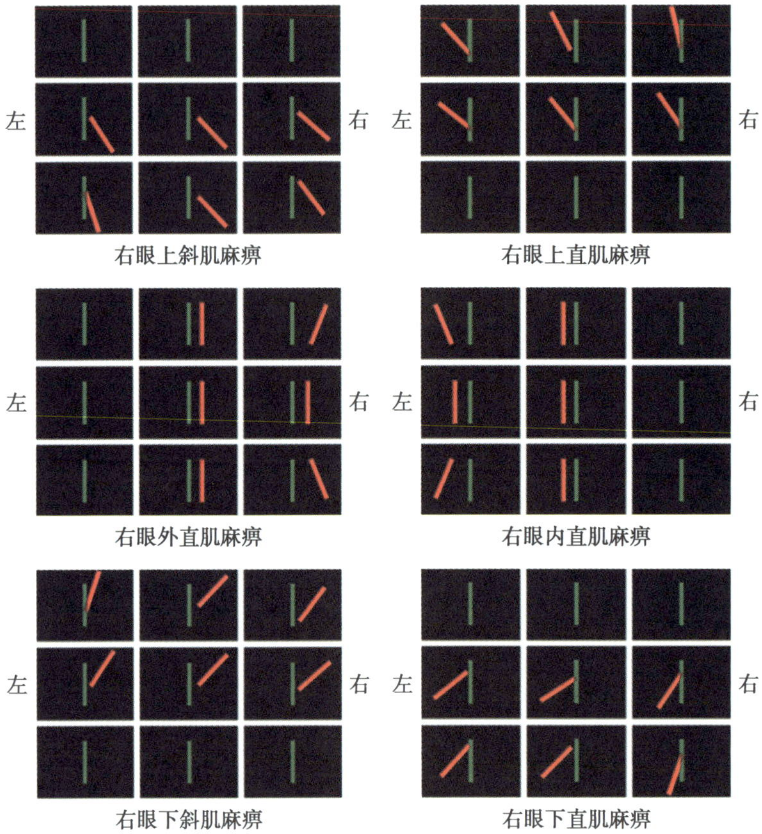

图 3-19　右眼各条眼外肌麻痹时的复视像

第三节 | 眼科检查方法

一、裂隙灯显微镜检查

1. 裂隙灯显微镜(slit-lamp biomicroscope)及用途　眼科最重要的检查设备,主要由可调节的裂隙灯照明及双目显微镜组成,可以实现眼球活体、立体和显微观察。通过调节焦点和光源宽窄,形成光学切面,可放大 10~16 倍,立体分辨眼前段组织形态和病变的层次及位置关系;借助 Goldmann 三面镜、前置镜观察眼后段视网膜等结构;借助前房角镜观察不能直视的房角情况;结合前房深度计、Goldmann 压平眼压计、角膜内皮检查仪等实现眼球生物参数的定量测量;装载数码照相机可记录裂隙灯所见的影像信息;装载激光治疗仪等可实现眼科疾病治疗;可在直视下完成某些眼科治疗(图 3-20)。

2. 操作方法　裂隙灯显微镜的操作方法主要包括弥散光照明法、裂隙光照明法、后部反光照明法等。

(1)弥散光照明法:将光源调整至类似手电筒的弥散宽光,进行直接观察。所得影像比较全面,用于眼睑、结膜、巩膜的一般检查以及角膜、虹膜、晶状体的全面观察。

(2)裂隙光照明法:将光源调整为裂隙窄光,将光线投射在组织结构上,可细微地观察病变及周边组织的立体层次。

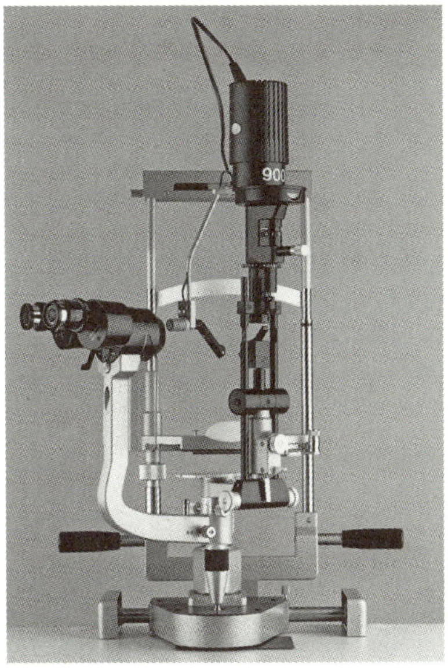
图 3-20 裂隙灯显微镜

（3）后部反光照明法：一般在散瞳状态下将光源投射至所观察组织的后部，通过光线反射来观察前面病变组织的结构变化。

3. 裂隙灯显微镜检查眼前段组织

（1）角膜

1）形态观察：注意角膜大小、弯曲度、透明度及表面是否光滑，有无异物、新生血管及混浊（瘢痕或炎症），有无角膜膨隆和锥状突起（圆锥角膜）等。还需检查有无角膜后沉着物（keratic precipitate，KP）。KP 常见于虹膜睫状体炎及角膜炎。

2）角膜荧光素染色：为了查明角膜上皮和组织有无缺损，可用消毒玻璃棒蘸无菌 1%～2% 荧光素钠液涂于下穹窿部结膜上（或在下穹窿部结膜放置荧光素滤纸条），过 1～2 分钟后观察，黄绿色的染色可显示上皮缺损或溃疡的部位及范围。

3）角膜知觉检查：简单的方法是从消毒棉签拧出一条纤维，用其尖端从被检者侧面移近并触及角膜，如不引起瞬目反射或两眼所需触力有明显差别，则表明角膜知觉减退，多见于疱疹病毒性角膜炎或三叉神经受损者。

（2）巩膜：注意巩膜有无黄染、充血、结节及压痛。

（3）前房：主要观察前房深度和房水情况。

1）前房深度的观察：包括中央及周边前房深度及双眼前房深度是否对称。将裂隙灯光带调到最亮、最窄，裂隙灯光通过最周边的颞侧角膜缘照射在周边虹膜表面，形成的 3 条光带分别是角膜上皮表面、角膜内皮表面及虹膜表面，估计角膜内皮到虹膜表面的距离（周边前房深度）与角膜上皮面到角膜内皮面距离，即角膜厚度（corneal thickness，CT）的比值。对于明显浅前房者应避免散瞳检查，因有诱发前房角关闭、眼压升高的可能。

2）房水情况包括：房水有无闪辉、房水细胞、混浊、积血、积脓等。

（4）虹膜：观察颜色、纹理，有无新生血管、色素脱落、萎缩、结节，有无与角膜前粘连、与晶状体后粘连，有无根部离断及缺损，有无震颤（晶状体脱位）。

（5）瞳孔：见本章第二节瞳孔检查。

（6）晶状体：观察晶状体有无混浊及其部位，晶状体的颜色、形态，以及有无晶状体半脱位或全脱位。

二、前房角镜检查

（一）前房角及前房角镜

1. 前房角 由前壁、后壁及两壁所夹的隐窝 3 部组成。①前壁最前为 Schwalbe 线，为角膜后弹力膜终止处，呈白色、有光泽、略微突起；继之为小梁网，上有色素附着，是房水排出的主要通路，Schlemm 管即位于它的外侧；前壁的终点为巩膜突，呈白色。②隐窝是睫状体前端，呈黑色，又称睫状体带。③后壁为虹膜根部。

2. 前房角镜（gonioscope） 是直接观察前房角结构的检查工具，在青光眼、眼外伤等诊治中经常使用。它利用光线的折射（直接前房角镜）或反射（间接前房角镜）原理进行检查（图 3-21），常需在手术显微镜或裂隙灯显微镜下配合使用。

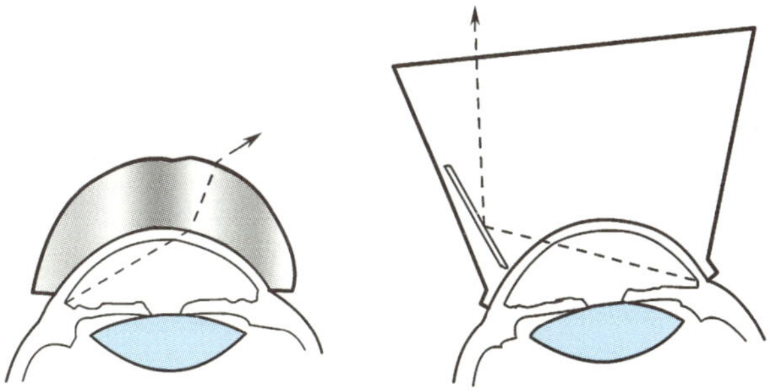
图 3-21 直接前房角镜和间接前房角镜

（二）前房角宽窄与开闭的临床描述

判断前房角的宽窄与开闭对青光眼诊断、分类、治疗具有重要意义。

1. **前房角分级法**　用于判断房角的宽窄及开放与闭合。临床上常用的是 Scheie 分级法，也有其他分级法包括 Shaffer 分级法及 Spaeth 分级法。

2. **Scheie 分级法**　强调房角镜下可见到的房角隐窝最后部的结构。在眼球处于原位时（静态）能看见房角全部结构（包括 Schwalbe 线、小梁网、巩膜突、睫状体带）者为宽角，否则为窄角；窄角分为 4 级，随狭窄程度增加分为窄Ⅰ至窄Ⅳ（图 3-22）。动态下，即在改变眼球位置或施加少许压力时可判断房角的开闭，若可见后部小梁则为房角开放，否则为房角关闭。

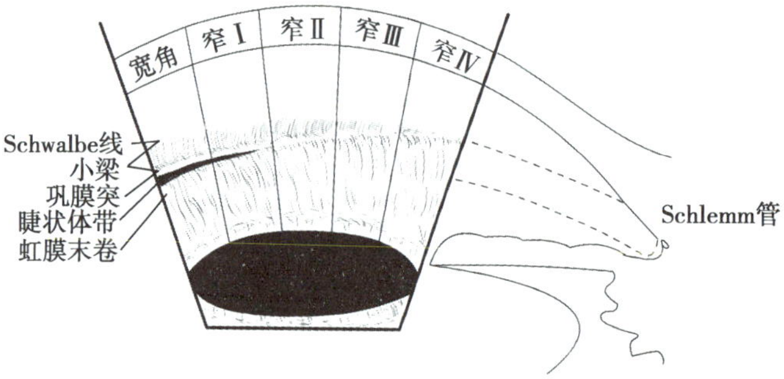

图 3-22　Scheie 前房角分级

三、眼压测量

眼压是指眼球内容物（包括晶状体、玻璃体、葡萄膜、视网膜和眼球内液体——房水和血液）作用于眼球壁上的压力。眼压测量（tonometry）方法包括指测法及眼压计测量法。

（一）指测法

指测法是最简单的定性估计眼压方法，需要一定的临床实践经验。测量时嘱被检者双眼向下注视，检查者将双手示指尖放在其上眼睑皮肤面，交替轻压眼球，像检查波动感那样感觉眼球的张力，估计眼球硬度。初学者可通过触压前额、鼻尖及嘴唇，粗略感受高、中、低 3 种眼压。记录时以 T_n 表示眼压正常，用 T_{+1}～T_{+3} 表示眼压增高的程度，用 T_{-1}～T_{-3} 表示眼压降低的程度。

（二）眼压计测量法

传统眼压计主要分压陷式、压平式两类。①压陷式：是用一定重量的眼压测杆使角膜被压陷，在眼压计重量不变的条件下，压陷越深其眼压越低，其测量值受眼球壁硬度影响。Schiötz 眼压计属于此类。②压平式：是用一定力量将角膜凸面压平而不下陷，眼球容积改变很小，因此受眼球壁硬度的影响小。

1. **非接触式眼压计**（non-contact tonometer）　其原理是利用可控的空气气流快速压平角膜中央并同时向角膜发出定向光束，其反射光束被光电池接受。当角膜中央压平区达 3.6mm 直径时，反射光到达光电池的量最大，此时的气流压力即为所测的眼压。其优点是检查时间短，不用接触角膜，避免了交叉感染的可能，可用于筛查以及表面麻醉剂过敏者。

2. **Goldmann 压平眼压计**（Goldmann applanation tonometer）　1948 年由 Goldmann 设计，是目前国际较通用的眼压计，被认为是眼压测量的“金标准”。它附装在裂隙灯显微镜上，主要由测压头、测压装置、重力平衡杆组成，被检者坐位测量。当角膜被压平面直径达 3.06mm（面积 7.354mm^2）时，通过裂隙灯显微镜看到的两个半圆环的内缘正好相切，刻度鼓上所显示的压力数值即为测量的眼压（图 3-23）。中央角膜厚度会影响其测量的眼压数值。

3. **Schiötz 眼压计**（Schiötz tonometer）　1905 年由 Schiötz 发明，由于其价廉、耐用、易操作、便于携带，目前在我国应用仍较广泛，特别是青光眼调查筛查以及急诊室中检测急性闭角型青光眼。它由

NOTES

一个金属指针、脚板、活动压针、刻度尺、持柄和砝码组成(图 3-24)。测量时眼压计刻度的多少取决于眼压计压迫角膜向下凹陷的程度,所以测量值受球壁硬度影响。

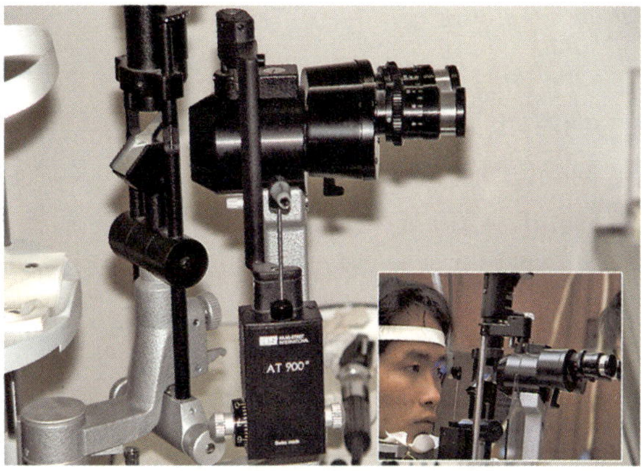
图 3-23 Goldmann 压平眼压计

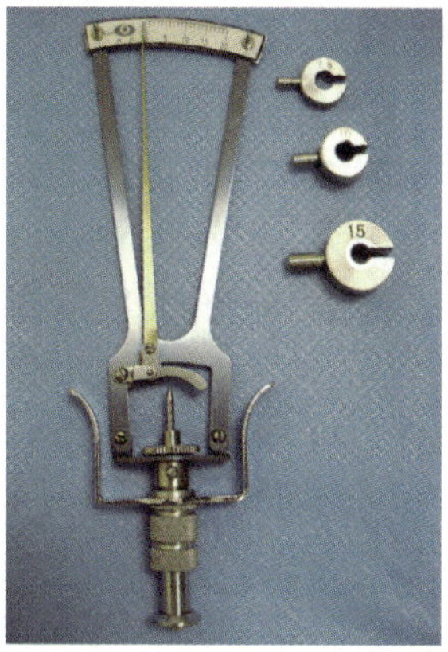
图 3-24 Schiötz 眼压计

4. 其他眼压计 Perkin 眼压计为手持式压平眼压计,检查时不需裂隙灯显微镜,被检者取坐、卧位均可。Tono-Pen 笔式眼压计为手持电子式压平眼压计,含微电脑分析系统,液晶显示器显示结果,便于携带。

四、检眼镜检查

常用的检眼镜(ophthalmoscope)有直接和间接两种(图 3-25,图 3-26)。

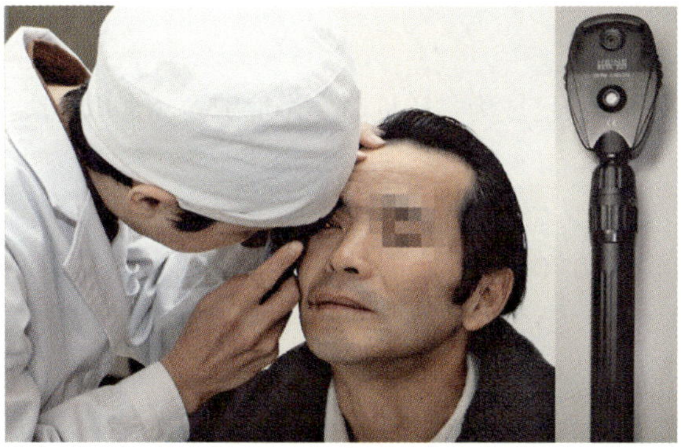
图 3-25 直接检眼镜检查

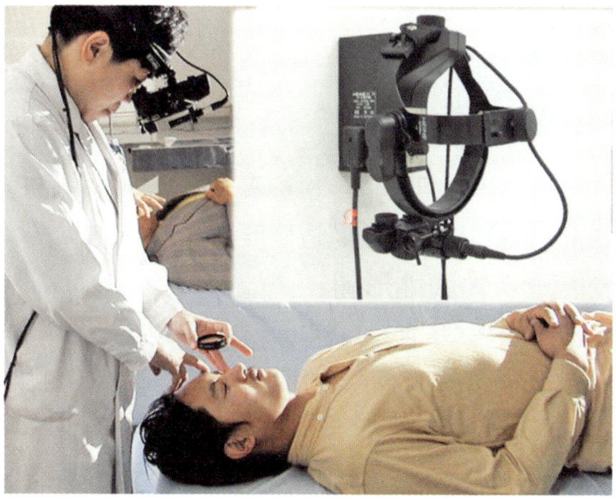
图 3-26 间接检眼镜检查

(一) 直接检眼镜检查

直接检眼镜检查是临床最常用的眼底检查方法,对眼底初步评估筛查有重要意义。所见眼底为正像,放大约 16 倍。除能观察眼后节结构外,还可用于估计眼底病变隆起的高度,粗略判断被检者的注视点;但观察范围有限,单眼观察缺乏立体感,且容易受屈光间质混浊影响。对于非眼科专业医生较适用。

检查顺序及内容如下:

1. 彻照法 用于观察眼的屈光间质有无混浊。将镜片转盘拨到 +8~+10D,距被检眼 10~20cm。正常时,瞳孔区呈橘红色反光,如屈光间质有混浊,红色反光中出现黑影;此时嘱被检者转动眼球,如黑影移动方向与眼动方向一致,表明其混浊位于晶状体前方,反之,则位于晶状体后方,如不动则在晶状体。

2. **眼底检查** 将转盘拨到"0"处，距受检眼2cm处，根据检查者及被检者屈光状态不同，拨动转盘至看清眼底为止。嘱被检者向正前方注视，检眼镜光源经瞳孔偏鼻侧约15°可检查视盘，再沿血管走向观察周边部，最后嘱被检者注视检眼镜灯光，检查黄斑部。

（二）双目间接检眼镜

间接检眼镜放大倍数小（3～4倍），所见为倒像（上下左右均相反），具有立体感。其可见眼底范围比直接检眼镜大，能较全面地观察眼底情况。间接检眼镜和特制光源（6V，15W灯泡）均固定于额带，采用双非球面透镜作集光镜（可根据需要选择+14D、+20D或+28D）。被检者充分散瞳，检查者手握集光镜放在被检者眼前约7cm处进行检查。辅以巩膜压迫器，可看到锯齿缘，有利于查找视网膜裂孔。并可在直视下进行视网膜裂孔封闭及巩膜外垫压等操作。

眼底检查的记录方法：视盘大小、形状（有无先天发育异常）、颜色（有无视神经萎缩）、边界（有无视盘水肿、炎症）和病理凹陷（杯/盘是否增大，常见于青光眼）；视网膜血管管径大小、是否均匀一致、颜色、动静脉比例（正常2∶3）、形态、有无搏动及动静脉交叉压迫征；黄斑部及中心凹光反射情况；视网膜是否有裂孔、变性、出血、渗出、色素增生或脱失，描述其大小、形状、数量等。对明显异常者可在视网膜图上绘出。

（三）前置镜检查

前置镜是检查眼后段玻璃体、视网膜等的一种检查手段，呈现的是眼底立体倒像，具有照明亮、景深大、立体感强、不接触角膜等特点。常用的前置镜有+60D、+78D、+90D、Super Field NC等。检查时，检查者拇指及示指持前置镜，中指分开患者眼睑，将前置镜放在被检者眼前，另一手将裂隙灯操作杆慢慢向后拉，直到通过光带看清眼底为止。检查周边视网膜时需散瞳，嘱患者转动眼球，将光带移至需要检查的位置即可。通过裂隙灯前置镜检查能够初步评估眼底功能，若检查出现异常，还需结合眼底影像学检查来检查。需要注意的是，对于闭角型青光眼、浅前房者谨慎做散瞳检查。

五、眼科专科影像学检查

近年来眼科影像学检查发展很快，许多眼科影像学检查已成为临床诊断及病情随访的常用方法。在此仅概述检查原理及适应证等。

（一）角膜地形图

角膜地形图（corneal topography）也称为计算机辅助的角膜地形分析系统，即通过计算机图像处理系统将角膜形态（如角膜前表面和后表面的曲率半径）进行数字化分析，然后将所获得的信息以不同特征的彩色形态图来表现，因其恰似地理学中地表面的高低起伏状态，故称为角膜地形图（图3-27）。在临床上主要用于检查圆锥角膜等所致的不规则散光、屈光手术前筛查角膜病变以及记录角膜屈光手术前后的角膜图像等。

（二）角膜内皮显微镜

角膜内皮显微镜（corneal specular microscope）是利用光线照在角膜、房水、晶状体等透明屈光构件的界面上发生反射，在角膜内皮与房水界面之间，细胞间隙会发生反射而形成暗线，从而显示出角膜内皮细胞的镶嵌式六边形外观。主要的观察指标包括：

1. **角膜内皮细胞密度** 正常人30岁前，平均细胞密度3 000～4 000个/mm^2，50岁左右2 600～2 800个/mm^2，大于69岁为2 150～2 400个/mm^2。随年龄增长，细胞趋于变大，密度降低。

2. **六角形细胞百分比** 正常角膜内皮细胞呈六角形，镶嵌连接呈蜂巢状，其六角形细胞所占比例越高越好，正常值在60%～70%。

（三）角膜共聚焦显微镜

角膜共聚焦显微镜（corneal confocal microscope）采用共聚焦激光扫描成像技术，对活体角膜可进

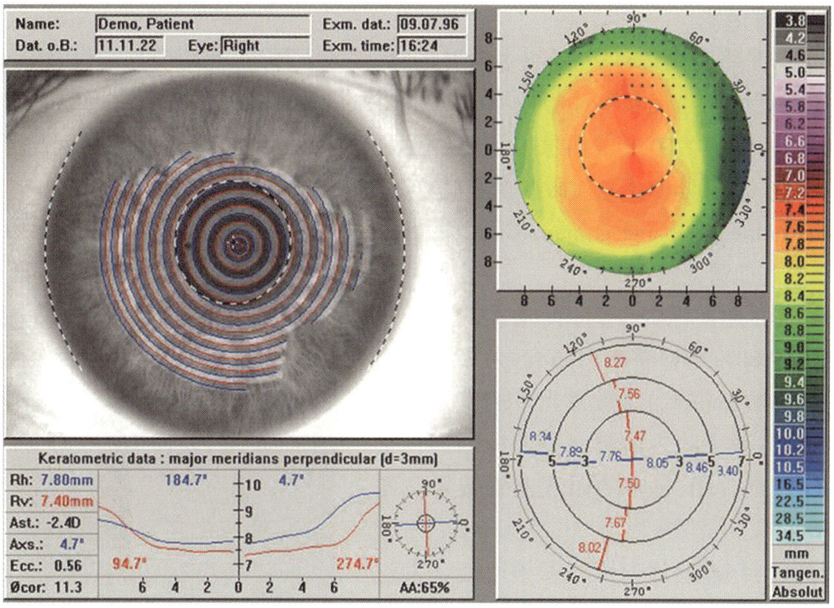

图 3-27　正常角膜的角膜地形图

行不同层面的扫描，将角膜临床检查提高到细胞学水平，因其具有良好的穿透性和高分辨率，获取的图像十分清晰，目前已在临床中得到广泛应用，如真菌性角膜炎以及棘阿米巴角膜炎的诊断、治疗及随访，干眼症患者的角膜形态学变化，角膜屈光性手术后组织细胞形态学变化与术后视觉效果的关系，观察各种角膜营养不良的形态学特征以及监测角膜移植术后排斥反应等。

（四）眼底彩照

眼底彩照是通过眼底照相机直接获取眼底彩色图片的方法。20 世纪 20 年代出现了用于临床的眼底照相机，为眼底血管造影的发明以及对眼底疾病的深入认识奠定了基础。眼底彩照至今仍然是眼底最基本、最普遍的检查方法之一，对高度近视、糖尿病视网膜病变及小儿视网膜病的诊断有独特的意义。随着人工智能在临床的逐步应用，该检查还广泛用于眼底病及青光眼等致盲眼病的筛查和远程会诊（图 3-28）。除了传统的眼底照相机，现在已经出现了手持眼底照相机、安装于手机的眼底照相机、免散瞳眼底照相机等，而激光扫描成像系统甚至在小瞳下可采集整个视网膜的图像。

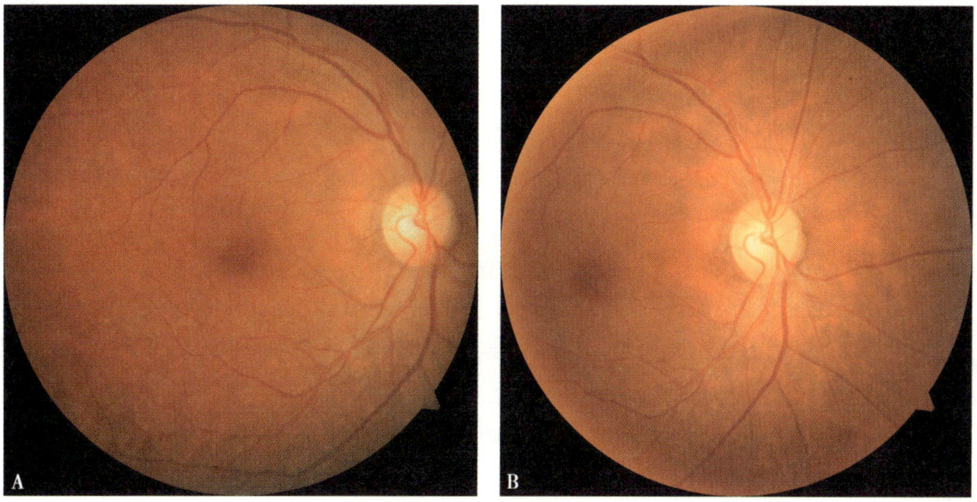

图 3-28　常规眼底彩照

A. 以黄斑中心凹为中心；B. 以视盘为中心。

（五）眼底血管造影

眼底血管造影是将荧光染料从静脉（多为肘静脉）注入人体后，使用荧光染料对应的激发光源照射眼底，同时用特定滤光片获取发射光谱内的荧光，将眼底血管形态及其灌注过程记录下来的过程，是了解眼底血管及其供养组织相关信息的重要手段。

根据荧光染料不同，分为荧光素眼底血管造影（fundus fluorescein angiography，FFA）及吲哚菁绿血管造影（indocyanine green angiography，ICGA）两种。

1. 荧光素眼底血管造影（FFA）

（1）简介：以荧光素钠为染料，荧光素钠分子量376.3Da，在血液中80%与血浆蛋白结合，余未结合的荧光素钠在465～490nm（蓝光）激发光下的发射光谱为525～530nm。主要反映视网膜血管及视网膜色素上皮屏障的异常，是常用、基本的眼底血管造影方法（图3-29）。

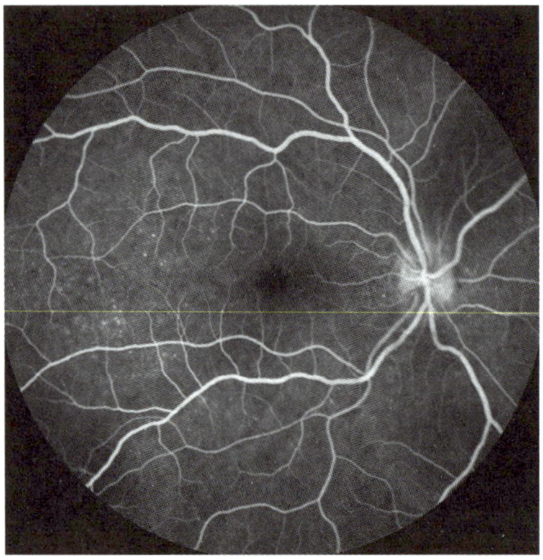

图3-29 眼底血管造影

（2）造影过程及分期：注射荧光素钠可能诱发过敏反应，注射前应先做皮试。皮试通过后，经静脉注射荧光素钠500mg（10%，5ml），同时开始计时。FFA造影时长约15分钟，根据视网膜中央血管系统的荧光成像过程分为5个时期：动脉前期（视盘早期荧光→动脉层流）、动脉期（动脉层流→动脉充盈）、动静脉期（动脉充盈→静脉层流）、静脉早期（静脉层流→静脉充盈）和晚期（注射荧光素5～10分钟后）。

（3）图像解读：主要包括荧光的异常及动态的变化。异常荧光指不同于生理情况的荧光，包括强荧光（透见荧光、血管异常和渗漏等）和弱荧光（荧光遮蔽和血管充盈缺损）。动态变化主要关注早期的血流动力学变化及异常荧光在造影不同时期的变化情况。

2. 吲哚菁绿血管造影（ICGA）

（1）简介：以吲哚菁绿为造影剂，吲哚菁绿分子量774.6Da，在血液中98%与蛋白结合。未结合的染料在790～800nm（近红外光）的激发光下的发射光谱为800～880nm，近红外光谱的激发和发射光能大部分穿透视网膜色素上皮和黄斑色素，以及薄的出血、色素和脂质渗出，因此可以较好地显示脉络膜血管细节。临床上主要用于以下几方面：湿性年龄相关性黄斑变性的分类诊断，尤其是息肉样脉络膜血管病变和视网膜血管瘤样增生，中心性浆液性视网膜脉络膜病变等的鉴别诊断，脉络膜视网膜炎症性疾病的诊断，以及脉络膜肿瘤的辅助诊断等。

（2）造影过程及分期：吲哚菁绿按0.25～0.5mg/kg剂量溶于2～3ml注射用水内，检查时在5秒之内注入肘前静脉，同时计时。ICGA造影时长约30分钟，通常根据造影时间大概将其分为3个时期：早期（5分钟内）、中期（5～20分钟）和晚期（20分钟以后），对碘或贝壳类食物过敏者禁忌本检查。目前FFA与ICGA可同步进行（图3-30）。

（3）ICGA荧光解读

1）持续性异常强荧光：脉络膜新生血管形成、染料渗漏等。

2）持续性异常弱荧光：①荧光遮蔽；②血管延迟充盈或呈现无灌注；③脉络膜毛细血管萎缩等。

（六）眼底自发荧光成像

眼底自发荧光成像（fundus autofluo-rescence imaging）作为一种新型的无创眼底成像技术，利用脂褐质的荧光特性产生图像。脂褐素是光感受器代谢的产物，在蓝光下能发荧光或亮光，这种亮光呈白色，是自然发生的，故称之为自发荧光。用共聚焦扫描激光检眼镜等设备可检测眼底自发荧光。自发荧光的异常主要是有别于生理情况下的强荧光（白/亮色区）或弱荧光（黑/暗色区）（图3-31）。

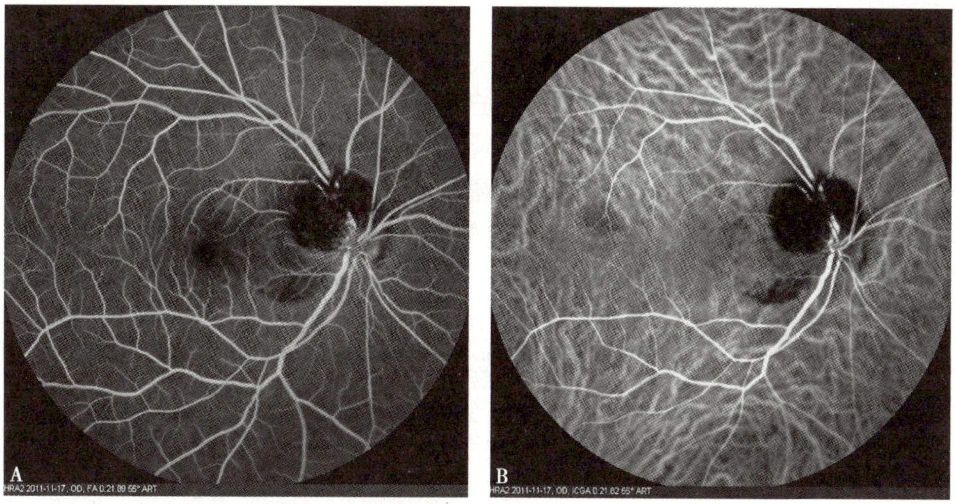

图 3-30　同步进行的 FFA（A）与 ICGA（B）

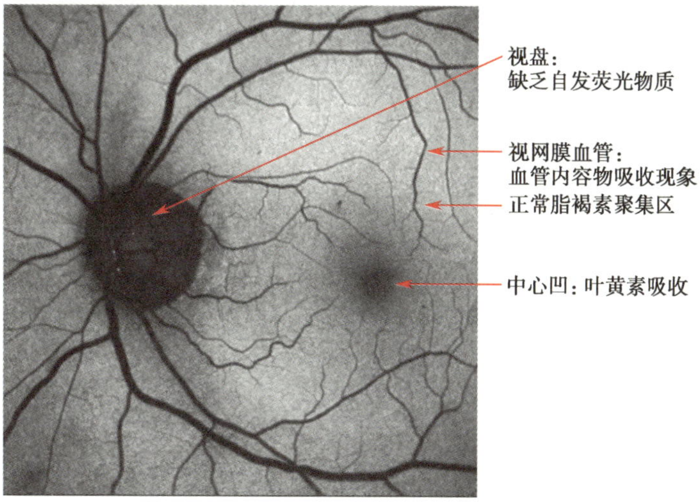

图 3-31　正常眼底的自发荧光

导致眼底自发荧光信号增强（强荧光）的原因：①视网膜下脂褐素的沉积；②视网膜色素上皮细胞内脂褐素的过度聚集；③视网膜色素上皮增殖；④黄斑色素减少或黄斑组织内腔隙形成对自发荧光遮蔽作用减弱；⑤视盘玻璃疣。

导致眼底自发荧光信号降低（弱荧光）的原因：①视网膜色素上皮细胞内脂褐素密度的降低；②视网膜色素上皮细胞内黑色素增加；③位于视网膜色素上皮细胞前的遮蔽效应。

（七）光学相干断层扫描

光学相干断层扫描（optical coherence tomography，OCT）是一种非接触性无创光学影像主流诊断技术。OCT 是用低相干性光干涉测量仪，基于眼内不同组织对入射光束反射性的时间和反射强度不同，形成眼内透明和半透明组织的断面结构影像。OCT 具有非接触性、分辨率高、可重复性高、获取图像快等特点，包括前节和后节 OCT 两种。

前节 OCT 可清晰显示前房结构，如虹膜根部、房角隐窝、睫状体前表面、巩膜突、小梁网、Schlemm 管等，可对角膜厚度及前房相关参数进行测量，具有高度准确性和可重复性。后节 OCT 对眼底多种疾病（如水肿、裂孔、前膜、劈裂、神经上皮及色素上皮脱离、玻璃体视网膜牵拉、脉络膜新生血管等）的诊断有重要价值，也可用于青光眼的神经纤维层厚度定量测量及随访等。随着分辨率及扫描深度的不断提高，还可清楚地显示视网膜光感受器细微光带的完整性及脉络膜厚度等。

(八) 光学相干断层扫描血管造影

光学相干断层扫描血管造影(optical coherence tomography angiography,OCTA)是在OCT基础上发展的血管成像技术,以探测血管中红细胞等粒子运动引起的OCT信号变化为血流信号的依据,并进行分析及三维重建,呈现出视网膜和脉络膜血管图像。OCTA不需要染料注射,具备无创、三维成像和高分辨率的优势。其目前已迅速应用于眼底的临床诊疗和研究领域,如糖尿病视网膜病变、视网膜静脉阻塞、视网膜动脉阻塞、年龄相关性黄斑变性等。另外,OCTA也可进行前节结构的扫描,为青光眼、白内障等前节性疾病提供重要的影像学数据。

(九) 眼超声检查

包括A型、B型超声,超声生物显微镜以及彩色多普勒超声等检查。

1. A型超声检查(A-scan ultrasonography) 利用8~12MHz超声波显示探测组织每个声学界面的回声(反射曲线),以波峰形式,按回声返回探头的时间顺序依次排列在基线上,构成与探测方向一致的一维图像(图3-32)。其优点是测距精确,回声的强弱量化。常用于测量眼轴,特别是屈光间质明显混浊的情况下,帮助白内障手术时人工晶状体度数计算以及先天性小眼球、先天性青光眼等的辅助诊断;还可用于明确眼球或眼眶内组织的回声特征;特异性A超检查还可用于测量角膜厚度。

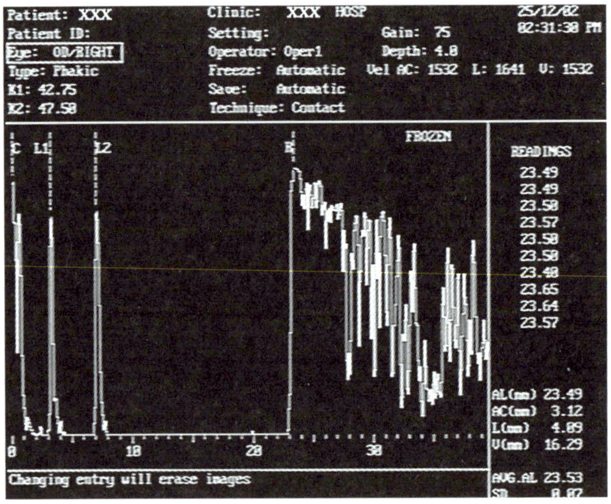

图3-32 正常眼球A超图

C. 角膜波;L1. 晶状体前囊波;L2. 晶状体后囊波;R. 视网膜波。

2. B型超声检查(B-scan ultrasonography) 通过扇形或线阵扫描,将界面反射回声转为大小不等、亮度不同的光点形式显示,由无数回声光点组成的二维声学光面图像。光点明暗代表回声强弱,回声形成的许多光点在示波屏上构成从虹膜到眼球后节实时的二维声学切面图像(图3-33)。实时动态扫描可提供病灶的位置、大小、形态及与周围组织的关系,对所探测病变获得直观、实际的印象。用于屈光间质明显混浊时评价眼球后节的解剖结构情况,如:辅助后巩膜破裂伤的诊断;明确眼球内异物及位置、性质;评价眼内肿物的性质;评价视网膜脱离、脉络膜脱离等的范围、程度、鉴别诊断等。

3. 超声生物显微镜检查(ultrasound biomicroscopy,UBM) UBM是一种特殊的B型超声检查,其特征在于UBM换能器的工作频谱更高,一般在40MHz以上,因此能够获得分辨率更高的二维组织图像,图像分辨可达到低倍光学显微镜水平。因其对眼球组织的穿透力低,一般的扫描深度在5~8mm,适合于对眼前段组织进行检查,是唯一能够在活体状态下观察后房、晶状体悬韧带和睫状体的检查方法。其应用包括:①客观了解眼前段的全景结构(图3-34)和前房角及其周围组织结构(图3-35);②了解眼外伤对眼前段组织的损伤情况,如睫状体分离程度及范围,晶状体脱位、小的前段异物等;③眼前段肿瘤的形态观察;④睫状体、基底部玻璃体和周边部视网膜疾病的诊断(图3-36)。检查时需用水浴眼杯或水囊接触眼球,禁用于新鲜眼球破裂伤者。

4. 彩色多普勒超声成像(color Doppler imaging,CDI) 利用当超声探头与被检测界面间有相对运动时产生频移的多普勒原理,将血流特征以彩色的形式显示并实时叠加在二维黑白B超图像上,即用B超模式加多普勒技术检查眼部血管的血流动力学变化(图3-37)。红色表示血流流向探头(常为动脉),背向探头的血流为蓝色(常为静脉)。以血流彩色作为指示,定位、取样及定量分析。可检测眼眶血管及眼球、眼眶肿瘤的血流:眼上静脉病变,如海绵窦瘘、眼上静脉血栓;眼眶静脉曲张、眼眶动静脉畸形、视网膜中央动脉阻塞、视网膜中央静脉阻塞、眼缺血综合征(检测眼动脉)和巨细胞动脉炎(检测颞动脉)等。

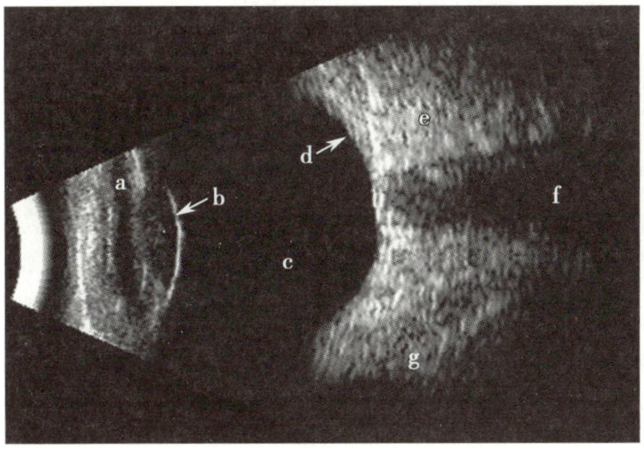

图 3-33　正常眼球 B 超

a. 前房；b. 晶状体-玻璃体界面回声；c. 玻璃体无回声区；d. 眼球壁回声；e. 眼球后脂肪强回声区；f. 神经无回声区；g. 眼外肌条带状低回声区。

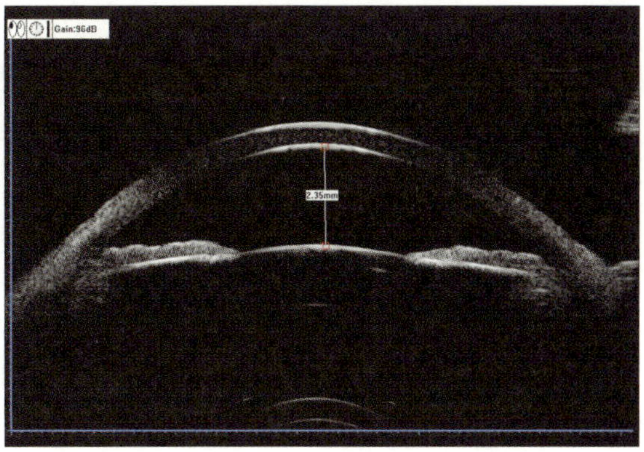

图 3-34　眼前段全景 UBM 图像

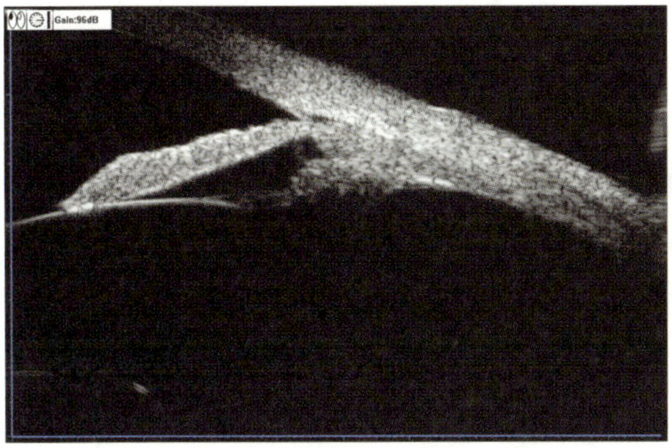

图 3-35　前房角和周围结构 UBM 图像

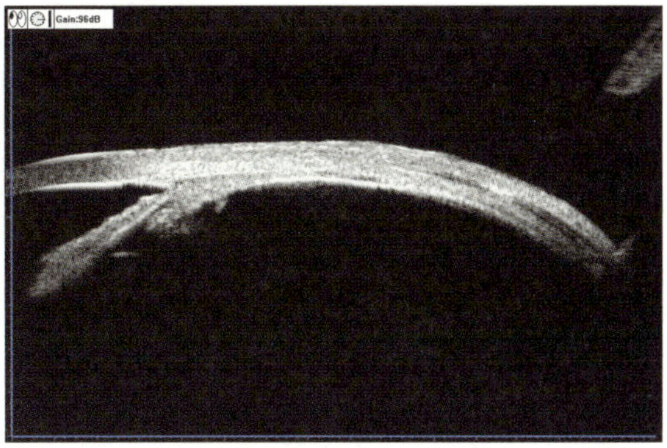

图 3-36　基底部玻璃体和周边视网膜 UBM 图像

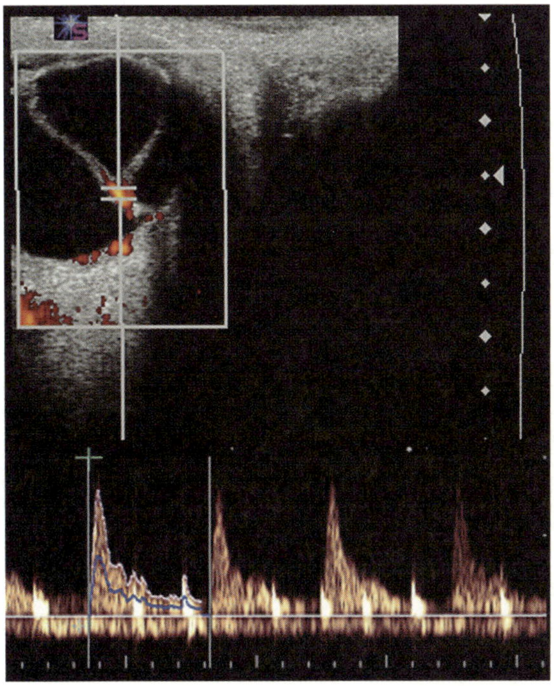

图 3-37　视网膜脱离患者的 CDI 图像和频谱图

六、眼科相关其他影像学检查

（一）计算机体层成像

计算机体层成像（computerized tomography，CT）是以电子计算机与传统 X 线体层摄影相结合形成体层二维像。CT 可以进行横断位（轴位、水平位）和冠状面扫描，三维重建立体图像，以及应用含碘增强造影剂的扫描。CT 的密度分辨率高于 X 线成像，可提供骨骼结构的良好细节，可同时获得软组织、骨骼和血管的诊断性影像，还能提供令人印象深刻的软组织影像的细节，特别是当应用静脉内造影剂时。CT 扫描速度较磁共振成像快，提供的影像分辨率较高，运动伪影较少。

CT 扫描的适应证包括眼球位置异常、眼球肿物、眼眶内占位病变、眼肌形态异常或缺如、眼外伤、骨及软组织损伤、颅骨或鼻窦与眼眶交界的病变、全身病的眼眶表现、眼眶综合征、先天眼眶异常等。

（二）磁共振成像

磁共振成像（magnetic resonance imaging，MRI）是根据有磁矩的原子核在磁场作用下能产生能级间跃迁的原理而采用的一项新检查技术。与 CT 比较，MRI 成像参数多，软组织分辨率高，能提供更多的软组织细节，能分辨不同类型软组织之间细微的差别，且无 X 线的电离辐射损伤，很方便地形成多方向体层像。但是在氢质子缺乏或含量很少的组织如致密的骨骼、钙化、含气的组织等，均无法成像。

除磁性异物外，凡需借助影像显示的各种眼球、眼眶病变均为 MRI 的适应证：①眼内肿瘤的诊断和鉴别诊断；②眶内肿瘤，尤其是眶尖小肿瘤、视神经肿瘤，显示视神经管内、颅内段肿瘤侵犯，MRI 优于 CT；③眶内急、慢性炎症；④眶内脉管性病变；⑤眼眶外伤；⑥眶内肿物颅内蔓延及眶周肿物眶内侵犯者；⑦某些神经眼科疾病。

（刘奕志　蒋 沁）

本章思维导图　　本章目标测试

NOTES

第四章　眼睑疾病

04章

本章数字资源

眼睑疾病种类繁多，主要包括炎症、位置与功能异常、先天性异常等。全身性皮肤病变均可在眼睑发生，如接触性皮炎、病毒性睑皮炎。许多眼睑疾病的发生与眼睑开闭功能或眼球位置异常有关，如睑内翻、睑外翻和上睑下垂等。眼睑形态对容貌非常重要，眼睑疾病手术治疗应最大限度地维持眼睑正常结构。

第一节　眼睑炎症

眼睑富含各种腺体，易受外伤、微生物和理化物质的侵袭，发生炎性疾病。眼睑皮肤菲薄，皮下组织疏松，炎症时眼睑充血、水肿等反应显著。

一、睑腺炎

睑腺炎（hordeolum）是睑板腺或皮脂腺的一种急性化脓性炎症，俗称麦粒肿。睫毛毛囊或其附属的皮脂腺（Zeis 腺）或变态汗腺（Moll 腺）感染，称为外睑腺炎。睑板腺感染，称为内睑腺炎。多为葡萄球菌，特别是金黄色葡萄球菌感染而引起。

（1）临床表现：患处呈红、肿、热、痛等急性炎症的典型表现。①外睑腺炎的炎症主要位于睫毛根部的睑缘处，起初红肿范围较弥散，触诊时可有明显压痛的硬结（图 4-1）。②内睑腺炎局限于睑板腺内，肿胀较局限，疼痛明显，病变处有硬结，触之压痛，睑结膜面局限性充血、肿胀。

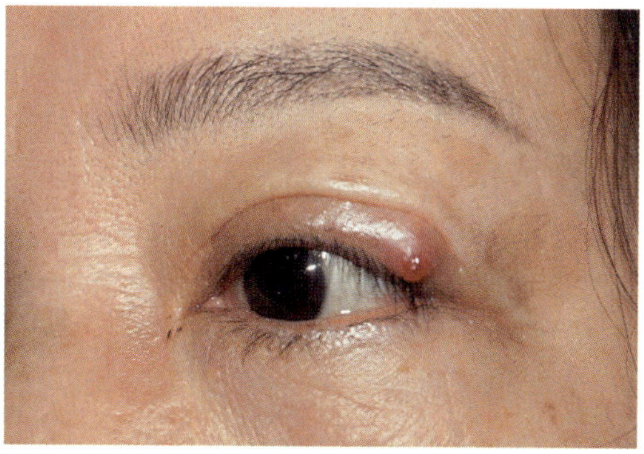

图 4-1　外睑腺炎，脓肿形成并破溃

睑腺炎发生 2～3 天后，可形成黄色脓点。外睑腺炎向皮肤面发展，局部皮肤出现脓点，硬结软化，可自行破溃。内睑腺炎常于睑结膜面形成黄色脓点，向结膜囊内破溃，少数患者可向皮肤面破溃。破溃后炎症明显减轻，1～2 天逐渐消退，多数在 1 周左右痊愈。部分患者不经穿刺排脓也可自行吸收消退。

儿童、老年人或有糖尿病等慢性消耗性疾病的患者，由于体质弱、抵抗力差，当致病菌毒性强烈时，睑腺炎可在眼睑皮下组织扩散，整个眼睑红肿，可波及同侧面部，发展为眼睑蜂窝织炎。此时眼睑不能睁开，触之坚硬，压痛明显，球结膜反应性水肿剧烈，可暴露于睑裂之外，可伴有发热、寒战、头痛等全身症状。如不及时处理，可能引起败血症或海绵窦血栓形成等严重的并发症而危及生命。

（2）诊断：根据患者症状和眼睑的改变，较易作出诊断。此病应与睑板腺开口阻塞引起的睑板腺囊肿相鉴别，后者是特发性、无菌性、慢性肉芽肿性炎症，俗称霰粒肿。

（3）治疗：①早期睑腺炎应给予局部热敷，每次 10～15 分钟，每日 3～4 次，以缓解症状，促进炎症消退。每日滴用抗生素滴眼剂 4～6 次，反复发作及伴有全身反应者可口服抗生素。②当脓肿形成后，应切开排脓。外睑腺炎的切口应在皮肤面，切口与睑缘平行，与眼睑皮纹一致，尽量减少瘢痕。如脓肿较大，应当放置引流条。内睑腺炎的切口常在睑结膜面，切口与睑缘垂直，以免过多伤及睑板腺管。③当脓肿尚未形成时不宜切开。睑腺炎感染扩散可导致眼睑蜂窝织炎，甚至海绵窦脓毒血栓或败血症而危及生命。一旦发生这种情况，应尽早全身使用足量的以抑制金黄色葡萄球菌为主的广谱抗生素，并对脓液或血液进行细菌培养和药敏试验，以选择更敏感的抗生素。

二、睑缘炎

睑缘炎（blepharitis）指睑缘表面、睫毛毛囊及其腺体组织的亚急性或慢性炎症。根据病因分为非感染性睑缘炎和感染性睑缘炎。

（一）非感染性睑缘炎

非感染性睑缘炎与多种因素有关，包括睑板腺功能障碍（Meibomian gland dysfunction，MGD）、屈光不正、视疲劳、干燥综合征、空气污染、高热环境、长期使用劣质化妆品、反复揉眼、眼部卫生不良等。

（1）临床表现：常自觉眼痒、刺痛和烧灼感。睑缘充血、潮红，睫毛和睑缘表面附着皮屑，睑缘表面有点状皮脂溢出，皮脂集于睫毛根部，形成黄色蜡样分泌物，干燥后结痂。睑缘充血但无溃疡或脓点。睫毛容易脱落，但可再生。如长期不愈，可使睑缘肥厚，后唇钝圆，使睑缘不能与眼球紧密接触，泪点肿胀外翻发生溢泪（图 4-2）。

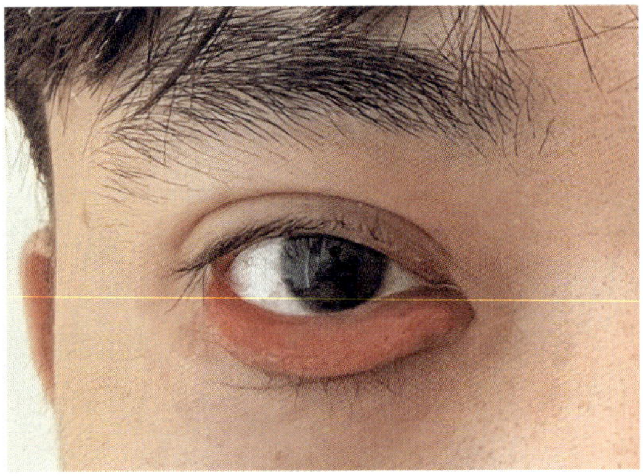

图 4-2 非感染性睑缘炎外观

患者右下睑睑缘充血、肥厚，后唇钝圆，睑缘及泪点肿胀外翻。

（2）诊断：根据典型的临床表现及睑缘溃疡无脓点的特点，可以诊断。

（3）治疗：①祛除诱因和避免刺激因素，如有屈光不正，应予以矫正。如有全身性慢性病应同时进行治疗。应注意营养和体育锻炼，增强身体抵抗力。②用生理盐水或 3% 硼酸溶液清洁睑缘，拭去痂皮后涂抗生素眼膏，每日 2～3 次。痊愈后可每日 1 次，至少持续 2 周，以防复发。③长期不愈可使睑缘肥厚、钝圆，泪点肿胀外翻者可考虑手术治疗。

（二）感染性睑缘炎

感染性睑缘炎多因细菌、真菌、病毒、寄生虫感染等造成，是睫毛毛囊及其附属腺体的慢性或亚急性化脓性炎症。大多为金黄色葡萄球菌感染引起，多见于营养不良、贫血或有全身慢性消耗性疾病儿童。

（1）临床表现：严重的眼痒、刺痛和烧灼感等。睫毛根部散布小脓疱，有痂皮覆盖，睫毛常被干痂粘结成束。去除痂皮后露出睫毛根端和浅小溃疡。蠕形螨感染的患者可见睫毛根部“袖套样”改变（图 4-3）。睫毛容易随痂皮脱落，因毛囊被破坏不能再生，形成秃睫。溃疡愈合导致瘢痕收缩，使睫毛生长方向改变，形成乱生，引起角膜损伤。如患病较久，可引起慢性结膜炎和睑缘肥厚变形，睑缘外翻和泪小点肿胀或阻塞，导致溢泪。

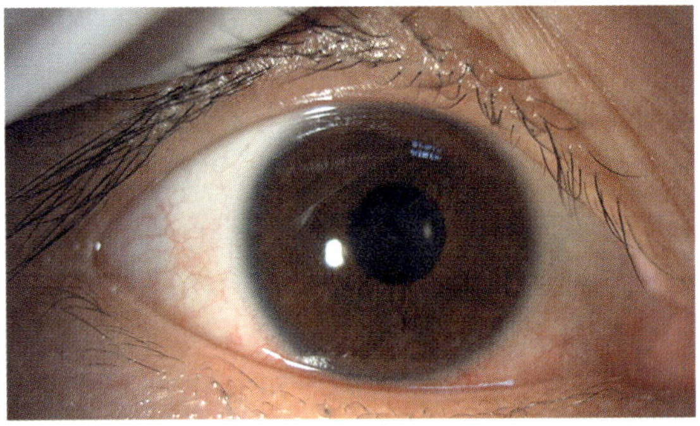

图 4-3 感染性睑缘炎外观

患者右上睑蠕形螨感染睫毛根部“袖套样”改变。

（2）诊断：根据典型的临床表现、睑缘有脓点及溃疡的特点，可以诊断。

（3）治疗：感染性睑缘炎最好能进行细菌培养和药敏试验，选用敏感药物进行积极治疗。①应祛除各种诱因，注意个人卫生。②以生理盐水或 3% 硼酸溶液每日清洁睑缘，除去脓痂和已经松脱的睫

NOTES

毛，清除毛囊中的脓液。然后用涂有抗生素眼膏的棉签在睑缘按摩。③炎症完全消退后，应持续治疗至少 2～3 周，以防复发。④应积极进行抗螨虫治疗。

三、睑皮炎

（一）病毒性睑皮炎

病毒性睑皮炎（viral dermatitis of eyelid）比眼睑细菌性感染少见，主要有单纯疱疹病毒性睑皮炎（herpes simplex dermatitis of eyelid）和带状疱疹病毒性睑皮炎（herpes zoster dermatitis of eyelid）。

1. 单纯疱疹病毒性睑皮炎　由单纯疱疹病毒 1 型（HSV-1）感染所致的急性眼周皮肤炎症。潜伏于人体内的病毒，当感冒、高热或身体抵抗力低下时趋于活跃。大多数眼睑单纯疱疹病毒性睑皮炎为复发型，常在同一部位多次复发。

（1）临床表现：病变可发生于上、下睑，以下睑多见，与三叉神经眶下支分布范围相符。初发时睑部皮肤出现丘疹，常成簇状出现，很快形成半透明水疱，周围有红晕。眼睑水肿，眼部有刺痛、烧灼感。水疱易破，渗出黄色黏稠液体。约 1 周后充血减退，肿胀减轻，水疱干涸，结痂脱落后不留瘢痕，可有轻度色素沉着，可复发。如发生于睑缘处，有可能蔓延至角膜。在唇部和鼻前庭部可出现同样的损害。

（2）诊断：根据病史和典型的眼部表现可以诊断。

（3）治疗：①眼部保持清洁，防止继发感染；②结膜囊内滴抗病毒滴眼剂，防止蔓延至角膜；③皮损处涂敷抗病毒眼膏。

2. 带状疱疹病毒性睑皮炎　由水痘-带状疱疹病毒感染三叉神经半月神经节或三叉神经第一支所致。

（1）临床表现：发病前常有轻重不等的前驱症状，如全身不适、发热等，继而在病变区出现剧烈神经痛。数日后，患侧眼睑、前额皮肤和头皮潮红、肿胀，出现成簇透明小疱。疱疹的分布不越过睑和鼻的中心界限。小疱的基底有红晕，疱群之间的皮肤正常。数日后疱疹内液体混浊化脓，形成深溃疡，此时可出现耳前淋巴结肿大、压痛，或有发热及全身不适等症状。约 2 周后结痂脱落。因皮损深达真皮层，脱痂后留下永久性皮肤瘢痕。炎症消退后，皮肤感觉数个月后才能恢复。可同时发生同侧眼带状疱疹性角膜炎或虹膜炎。

（2）诊断：根据病史和典型的眼部表现可以诊断。

（3）治疗：①注意休息，提高身体抵抗力，必要时给予镇痛药和镇静药。②疱疹未破时，局部无须用药；疱疹破溃无继发感染时，患处可涂敷抗病毒眼膏。如有继发感染，可加用抗生素滴眼剂湿敷。结膜囊内滴用抗病毒滴眼剂，防止角膜受累。③对重症患者需全身应用抗病毒药物，或注射丙种球蛋白及维生素 B_1、B_2。必要时可考虑应用抗生素和激素。

（二）接触性睑皮炎

接触性睑皮炎（contact dermatitis of eyelid）是眼睑皮肤对某种致敏原的过敏反应，也可以是头面部皮肤过敏反应的一部分，以药物性皮炎最为典型。常见的致敏原为眼局部应用的抗生素、局部麻醉剂、阿托品、毛果芸香碱、碘、汞等制剂，其中阿托品或毛果芸香碱滴眼液等致敏原在接触一段时间后才发病。许多化学物质如化妆品、染发剂、医用胶布、接触镜护理液和眼镜架等，也可能为致敏原。全身接触某些致敏物质或某种食物也可发生。

（1）临床表现：患者自觉眼痒和烧灼感。急性者眼睑突发红肿，皮肤出现丘疹、水疱或脓疱，伴有微黄黏稠渗液。不久糜烂结痂、脱屑。有时睑结膜肥厚充血。亚急性者症状发生较慢，常迁延不愈。慢性者可由急性或亚急性湿疹转变而来，眼睑皮肤肥厚粗糙，表面有鳞屑脱落，呈苔藓状。

（2）诊断：接触致敏原病史和眼睑皮肤湿疹临床表现可以诊断。可进行斑贴试验区别是过敏性还是刺激性皮炎。

（3）治疗：①立即停止接触致敏原。如果患者同时应用多种药物而难以确认过敏药物时，可暂停所有药物。②急性期可用生理盐水或3%硼酸溶液进行湿敷。结膜囊内滴用糖皮质激素滴眼剂。眼睑皮肤渗液停止后，可涂敷糖皮质激素眼膏。③全身应用抗组胺类药物。反应严重时可口服激素。

第二节 | 眼睑位置异常

一、睑内翻

睑内翻（entropion）是睑缘向眼球方向卷曲导致的位置异常。睑内翻和倒睫常同时存在。根据发病原因，睑内翻分为先天性睑内翻、退行性睑内翻和瘢痕性睑内翻。

1. 先天性睑内翻（congenital entropion） 多见于婴幼儿，多因内眦赘皮、睑缘部轮匝肌过度发育或睑板发育不全引起。如果婴幼儿较胖，鼻梁发育欠饱满，也可引起下睑内翻（图4-4）。

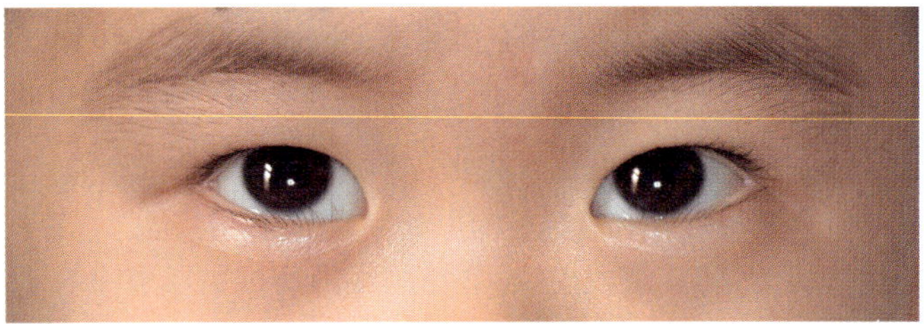

图4-4 **先天性睑内翻外观**
患者双下睑睑内翻、倒睫。

2. 退行性睑内翻（degenerative entropion） 多发生于下睑，常见于老年人，又称老年性睑内翻。由于下睑缩肌无力，眶隔和下睑皮肤松弛失去牵制眼轮匝肌的收缩作用，以及老年人眶脂肪减少，眼睑后面缺少足够的支撑所致。

3. 瘢痕性睑内翻（cicatricial entropion） 上、下睑均可发生，由睑结膜及睑板瘢痕性收缩所致。外伤、结膜烧伤、结膜天疱疮等均可发生。

（1）临床表现：先天性睑内翻常为双侧，瘢痕性睑内翻常为单侧。患者有畏光、流泪、异物感、刺痛、摩擦感等症状。检查可见睑缘向眼球方向卷曲，摩擦角膜，角膜上皮可脱落，荧光素弥漫性着染。如继发感染，可发展为角膜溃疡。如长期不愈，则角膜有新生血管、云翳或斑翳，视力下降。

（2）诊断：根据患者年龄、有无外伤、手术史和临床表现，容易做出诊断。

（3）治疗：①先天性睑内翻随年龄增长，鼻梁发育，可自行消失，不必急于手术治疗。如果内翻严重，长期刺激引起角膜损伤，应考虑手术治疗。②老年性睑内翻与眼睑水平张力减弱等因素有关，大多需要手术治疗。③瘢痕性睑内翻必须手术治疗。

二、睑外翻

睑外翻（ectropion）是指睑缘向外翻转离开眼球，睑结膜常不同程度地暴露在外，常合并睑裂闭合不全。根据发病原因，睑外翻分为退行性睑外翻、瘢痕性睑外翻和麻痹性睑外翻。

1. 退行性睑外翻（degenerative ectropion） 仅限于下睑，也称老年性睑外翻。由于老年人眼轮匝肌功能减弱，眼睑皮肤及外眦韧带松弛，使睑缘不能紧贴眼球，并因下睑重量使之下坠而引起（图4-5）。

2. 瘢痕性睑外翻（cicatricial ectropion） 眼睑皮肤面瘢痕性收缩所致，可由创伤、烧伤、化学伤、眼睑溃疡或睑部手术等引起。

3. 麻痹性睑外翻（paralytic ectropion） 也仅限于下睑。由于面神经麻痹，眼轮匝肌收缩功能丧失，因下睑重量使之下坠外翻。

（1）临床表现：轻度睑缘外翻，仅有睑缘离开眼球，但由于破坏了眼睑与眼球之间的虹吸作用而

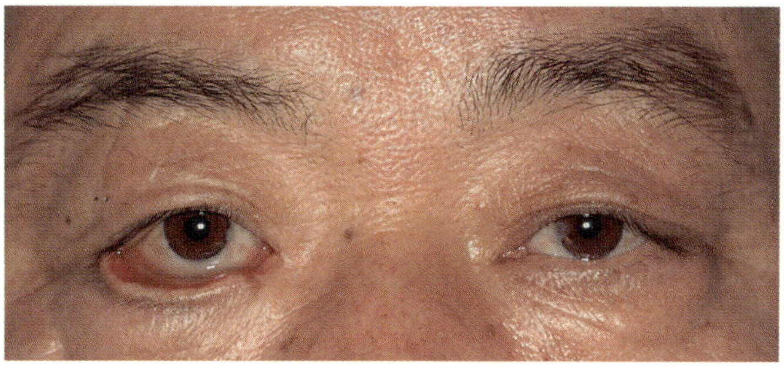

图 4-5 **退行性睑外翻外观**
患者右下睑组织松弛、睑外翻。

导致溢泪。重度者可见睑结膜暴露在外,使睑结膜失去泪液的湿润,最初局部充血,分泌物增加,久之干燥粗糙,高度肥厚,呈现角化样改变。此外,睑外翻常有眼睑闭合不全,使角膜失去保护,角膜上皮干燥脱落,易引起暴露性角膜炎或溃疡。

(2) 诊断:根据患者的病史以及临床表现容易诊断。

(3) 治疗:退行性睑外翻和瘢痕性睑外翻需手术治疗。麻痹性睑外翻关键在于治疗面瘫,可用眼膏、牵拉眼睑保护角膜和结膜,或做暂时性睑缘缝合术。

三、眼睑闭合不全

眼睑闭合不全(lagophthalmus)又称兔眼,指上、下眼睑不能完全闭合,导致部分眼球暴露,最常见于面神经麻痹和外伤、甲状腺相关性眼病和眼眶肿瘤引起的眼球突出,少数正常人睡眠时睑裂也有一缝隙,称为生理性眼睑闭合不全。

(1) 临床表现:轻度,因闭眼时眼球反射性上转(Bell 现象),轻度眼睑闭合不全只有下方球结膜暴露,可引起结膜充血和干燥。重度眼睑闭合不全因角膜暴露,导致暴露性角膜炎,甚至角膜溃疡。大多数患者的眼睑不能紧贴眼球,泪点不能与泪湖密切接触,引起溢泪。

(2) 诊断:根据眼部临床表现,可以明确诊断。

(3) 治疗:①首先应针对病因进行治疗,如瘢痕性睑外翻者应手术矫正。②应尽早采取有效措施保护角膜。对轻度患者睡眠时结膜囊内可涂抗生素眼膏,或用"湿房"保护角膜,严重患者可行睑缘融合术。

第三节 | 眼睑先天异常

一、上睑下垂

上睑下垂(ptosis)是上睑提肌和 Müller 肌功能不全或丧失,导致上睑部分或全部不能提起的状态,自然睁眼向前平视时,上睑遮盖角膜上缘超过 2mm,轻者并不遮盖瞳孔,但影响外观,重者部分或全部遮盖瞳孔,影响视功能。可为先天性或获得性,先天性主要由动眼神经核或上睑提肌发育不良引起,为常染色体显性遗传或隐性遗传;获得性因动眼神经麻痹、上睑提肌损伤、交感神经疾病、重症肌无力及机械性开睑运动障碍等所致。

(1) 临床表现:①先天性:常为双侧,但双侧不一定对称,有时为单侧。可伴有眼球上转运动障碍。如瞳孔被遮盖,患者为克服视力障碍,额肌紧缩,形成较深的横行皮肤皱纹,牵拉造成眉毛上抬或仰头视物(图 4-6)。②获得性:多有相关病史或伴有其他症状,如动眼神经麻痹伴有其他眼外肌麻痹;交感神经损害有 Horner 综合征;重症肌无力所致上睑下垂具有晨轻夜重的特点,注射新斯的明后明显减轻。

NOTES

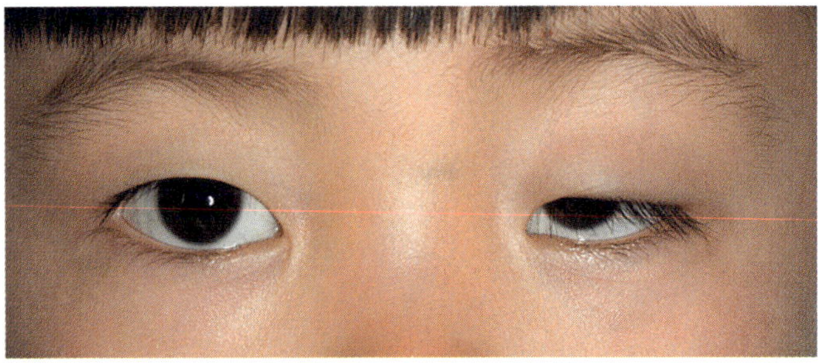

图 4-6 左眼先天性上睑下垂外观
患者左眼上睑遮盖瞳孔 1/2。

（2）诊断：根据病史和临床表现可做出诊断。

（3）治疗：①先天性：以手术治疗为主。如遮盖瞳孔，为避免弱视，应在 3 岁左右手术，单眼患儿可适当提前；②获得性：进行病因治疗或药物治疗，必要时考虑手术治疗；③依据上睑提肌的肌力选择手术方式，包括上睑提肌缩短术和额肌瓣悬吊术。

二、睑裂狭小综合征

睑裂狭小综合征（blepharophimosis syndrome）为常染色体显性遗传。

（1）临床表现：睑裂水平径狭小，上睑下垂，逆向内眦赘皮，内眦距离过宽，可伴有下睑内翻和鼻梁低平等（图 4-7）。

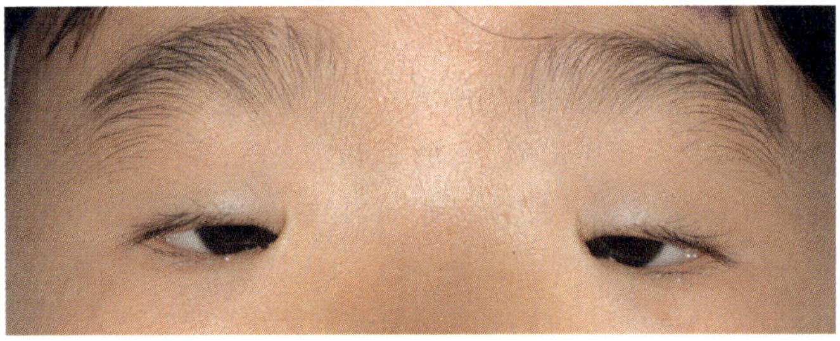

图 4-7 睑裂狭小综合征外观
双眼睑裂水平径狭小，内眦距离过宽、上睑下垂，逆向内眦赘皮。

（2）诊断：根据临床表现可做出诊断。

（3）治疗：可分期进行整形手术。

（贾仁兵）

本章思维导图

本章目标测试

第五章　泪器疾病

05章

本章数字资源

泪器（lacrimal apparatus）在结构和功能上可分为两部分：泪液分泌器（secretory apparatus）和泪液排出器（excretory apparatus）。

泪液分泌器包括泪腺、副泪腺、睑板腺和结膜杯状细胞等外分泌腺。泪腺为反射性分泌腺，在受到外界刺激（如角膜异物、化学刺激等）或情绪激动时分泌大量增加，起到冲洗和稀释刺激物的作用。副泪腺指位于穹窿结膜的 Krause 腺和 Wolfring 腺，分泌浆液量很少，为基础分泌腺，是构成泪膜的主要成分，起到减少眼睑和眼球间摩擦及湿润角膜和结膜的作用。结膜杯状细胞分泌的黏蛋白，睑板腺和睑缘皮脂腺分泌的睑酯，以及副泪腺分泌的泪液共同构成泪膜，保持眼表润滑。基础泪液分泌不足，是引起干眼的重要因素之一。但如果杯状细胞被破坏，即使泪腺分泌正常，也会引起干眼。泪腺疾病相对少见，主要病因为炎症和肿瘤。

泪液排出器（泪道）包括上下泪小点、上下泪小管、泪总管、泪囊和鼻泪管，主要功能是引流泪液进入鼻腔，同时兼有吸收、分泌的功能。正常情况下，泪液分泌器产生的泪液除了通过蒸发外，大部分依赖于眼轮匝肌的“泪液泵”作用，通过泪道排入鼻腔。闭眼时，眼轮匝肌收缩，牵拉导致泪囊扩张，腔内形成负压，泪小管内的液体被吸入泪囊。睁眼时，眼轮匝肌松弛，泪小点张开，虹吸作用使泪液进入泪小管，泪囊弹性回缩，挤压和重力作用使泪液排入鼻泪管。

流眼泪是泪器病的主要症状，分为溢泪和流泪。泪液排出受阻，不能流入鼻腔而溢出眼睑之外，称为溢泪（epiphora）；泪液分泌增多，排出系统来不及排走而流出眼睑外，称为流泪（lacrimation）。临床上区分是由于泪道阻塞引起的溢泪，还是因眼表疾病刺激引起的流泪十分重要。鼻泪管阻塞常可引起泪囊继发感染，形成慢性泪囊炎。病灶内的带菌分泌物往往通过泪道逆行，进入眼表及结膜囊内，在眼外伤或内眼手术时易导致化脓性眼内炎，对眼球构成潜在威胁。因此，慢性泪囊炎是眼科手术，特别是内眼手术的禁忌证，应于内眼手术前先对泪囊炎进行治疗。

第一节　泪液分泌系统疾病

泪液分泌系统疾病主要包括泪腺炎症和泪腺肿瘤，泪腺肿瘤相关内容详见眼肿瘤章节。

一、泪腺炎

（一）急性泪腺炎

急性泪腺炎（acute dacryoadenitis）临床上较少见，常为单侧发病，儿童和青年多见，常并发于麻疹、流行性腮腺炎或流行性感冒。

【病因】 多为细菌、病毒感染所致。致病菌以金黄色葡萄球菌或淋病双球菌常见，感染途径可为眼睑、结膜、眼眶或面部化脓性炎症直接扩散，远处化脓性病灶转移，或来源于全身感染。

【临床表现】 急性泪腺炎表现为上睑外侧发红、肿胀、疼痛、流泪，上睑水肿下垂呈横“S”形。提起上睑，可见颞上方结膜充血、水肿，有黏性分泌物，泪腺组织充血、肿大（图 5-1）。耳前淋巴结肿大，可伴有发热、头痛、全身不适。急性泪腺炎病程通常短暂，多在 1～2 周炎症消退。治疗不当可转为亚急性或慢性，也可形成脓肿。

【治疗】 针对病因，全身应用抗生素或抗病毒药物，联合局部应用抗生素或抗病毒眼药水等治疗细菌或病毒感染。脓肿形成时应及时切开引流，睑部泪腺炎可通过结膜切开，眶部泪腺脓肿则可通过皮肤切开排脓。

(二) 慢性泪腺炎

慢性泪腺炎（chronic dacryoadenitis）较急性泪腺炎多见，为病程进展缓慢的一种增殖性炎症，病变多为双侧性。而肿瘤多为单侧，是重要的鉴别点。

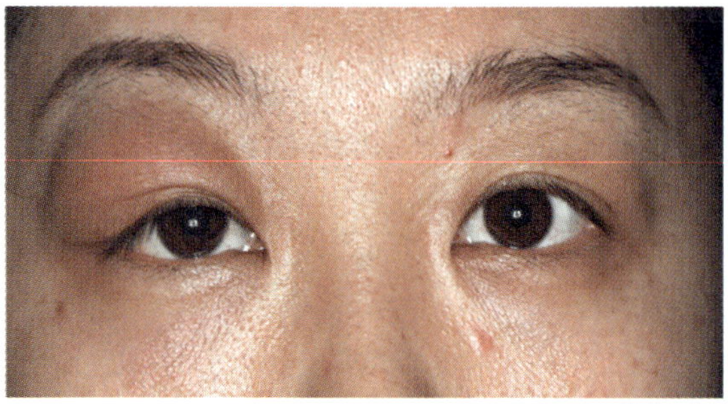

图 5-1　右侧急性泪腺炎眼睑外观

【病因】　病因可以有多种，免疫反应是主要原因，如炎性假瘤、良性淋巴上皮病等。肉瘤样病、Sjögren 综合征也可累及泪腺，表现为慢性泪腺炎。

【临床表现】　眼睑外上方可触及无痛性肿块，可伴有轻度上睑下垂。流泪和眼球突出少见。

【治疗】　针对病因或原发病治疗。炎性假瘤、肉瘤样病和良性淋巴上皮病局部或全身应用糖皮质激素治疗。对 Sjögren 综合征可行免疫抑制和抗炎等治疗，辅以人工泪液，此外还需要结合内科综合治疗。对激素等治疗无效可考虑活检或手术切除。

二、泪腺脱垂

眶部泪腺位于泪腺窝内，筋膜结缔组织形成的韧带将其悬挂在眶壁骨膜上。当悬韧带发生松弛时，泪腺从泪腺窝脱出，进入颞侧眼睑皮下，导致泪腺脱垂（dislocation of lacrimal gland）。

【病因】　泪腺脱垂多由泪腺悬韧带松弛所致，双侧多见。眼睑松弛症患者多伴有泪腺脱垂。

【临床表现】　眼睑外上方皮下可触及无痛性肿块（图 5-2），质地较软、易推动。患者向内下方注视或翻开上睑时，可见外上方球结膜下肿块，呈浅粉色。

【治疗】　泪腺复位手术。泪腺复位缝合固定于泪腺窝骨膜上，同时加固眶隔。

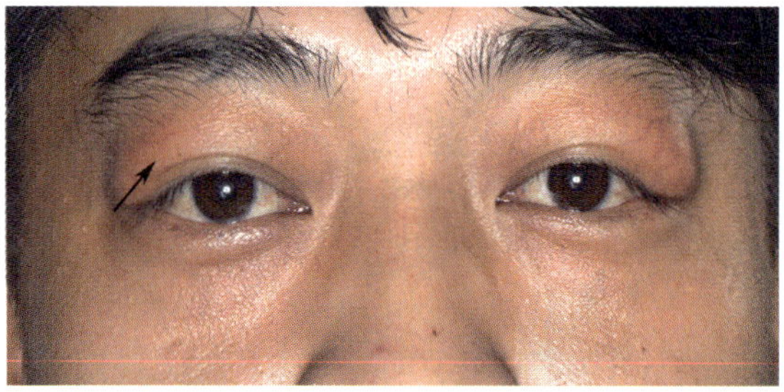

图 5-2　双侧泪腺脱垂患者外观
可见双侧眼睑外侧隆起肿块。

三、泪液分泌异常

(一) 泪液分泌的测量方法

1. Schirmer Ⅰ试验（Schirmer Ⅰ test）　检测泪液的基础分泌量。用一条 5mm×35mm 的滤纸，将一端折弯 5mm，置于下睑外侧 1/3 结膜囊内，其余部分悬垂于皮肤表面，轻闭双眼，5 分钟后测量滤纸被泪水渗湿的长度。若检查前点了表面麻醉剂，该试验主要评价副泪腺功能，短于 5mm 为异常；如不点表面麻醉剂，则评价泪腺功能，短于 10mm 为异常（图 5-3）。

2. Schirmer Ⅱ试验　检测泪液的反射分泌量，即行鼻腔刺激后再行 Schirmer Ⅰ试验。可用于鉴别 Sjögren 综合征与非 Sjögren 综合征水液性泪液不足，前者 Schirmer Ⅰ、Ⅱ试验均低下，后者 Schirmer Ⅰ试验可能低于 5mm，Schirmer Ⅱ试验一般正常。

(二) 泪液分泌过少

泪液分泌过少（lacrimal hyposecretion）是由于泪液缺少引起泪膜异常，使泪膜对眼表的保护作用减弱，可导致干眼，甚至角膜病变而影响视力。

引起泪液分泌过少的原因较多，可分为先天性和后天性，后者以 Sjögren 综合征较为常见。

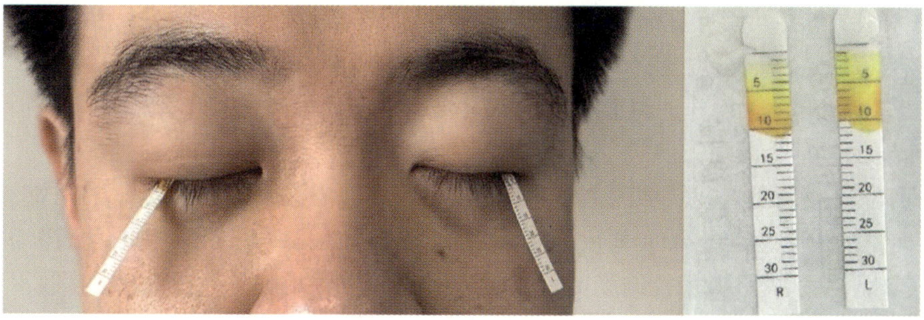

图 5-3　泪液分泌的测量方法

1. 先天性泪液分泌过少　先天性眼泪缺乏如无泪症（alacrimia），见于 Riley-Day 综合征（家族性自主神经功能异常），患者初期可无症状，逐渐发展为典型的干眼症状、角膜知觉缺失、角结膜瘢痕。

2. Sjögren 综合征　Sjögren 综合征又称为干燥综合征（sicca syndrome），是一种累及多系统的自身免疫性疾病，原因不明。原发性 Sjögren 综合征多见于女性。继发性 Sjögren 综合征则包括其他自身免疫性疾病，如风湿性关节炎、系统性红斑狼疮、硬皮病及多发性肌炎等。主要表现为眼部干燥及异物感、口腔干燥。荧光素染色可见角膜上皮表面呈弥漫性点状缺损。角结膜干燥严重者可出现睑球粘连，新生血管形成，影响视力。

3. 其他泪液分泌过少疾病　主要见于泪腺炎、外伤和感染引起的泪腺管阻塞、反射性泪液分泌减少。

主要是对症治疗，以局部治疗为主。滴用人工泪液改善症状，重症者可栓塞上下泪小点，以减少泪液流失。

（三）泪液分泌过多

泪液分泌过多（lacrimal hypersecretion）分为原发性和继发性。原发性泪液分泌过多大多由泪腺本身疾病如泪腺炎、泪腺囊肿、肿瘤等引起，比较少见，应注意与泪道阻塞相鉴别。继发性泪液分泌过多原因较多，如理化刺激、情感激动、药物和眼部病变等。一种特殊的泪液反常性分泌是每当进食时出现流泪，俗称“鳄鱼泪”，主要见于面神经麻痹后，神经发生了错位性再生。

常表现为阵发性流泪，患者自觉不适，泪液常浸渍下睑，引起睑缘炎、湿疹和下睑外翻。

主要是对因治疗。如流泪严重影响患者生活，可考虑破坏泪腺及其排出管或通过阻断蝶腭神经节，减少泪液分泌。

第二节 | 泪液排出系统疾病

泪液排出系统疾病主要包括泪道阻塞或狭窄和泪囊炎。

一、泪道阻塞、狭窄或功能异常

泪道阻塞是眼科常见病，多发生在泪小管、泪囊与鼻泪管交界处以及鼻泪管下口。泪道起始部（泪小点、泪小管、泪总管）管径窄细，位置表浅，并与结膜囊毗邻相通，容易受到炎症、外伤的影响而发生病变。鼻泪管开口和下端是解剖学狭窄段，易受鼻腔病变的影响发生阻塞。此外，泪液泵作用减弱或消失，也可导致功能性溢泪。

【病因】

1. 泪小点异常　泪小点外翻，不能接触泪湖，常见于老年性眼睑松弛或睑外翻。泪小点狭窄、闭塞或缺如。

2. 泪道异常　泪小管阻塞和狭窄，可能与泪小管黏膜表面的炎症、渗出和损伤后的继发性瘢痕有关。鼻泪管阻塞和狭窄，包括先天性闭锁，以及炎症、肿瘤、结石、外伤、异物等各种因素导致的泪液排出障碍。鼻腔异常也可引起鼻泪管阻塞。婴幼儿多由于鼻泪管下端发育不全，或出生时鼻泪管下端的黏膜皱襞（Hasner 瓣）出现残留，导致婴儿溢泪。中老年人多与器质性病变有关。

3. 部分老年人虽然无明显的泪道阻塞，但可由于眼轮匝肌松弛，泪液泵作用减弱或消失，引起泪液排出障碍，导致功能性溢泪。

【临床表现】 泪道阻塞或狭窄的主要症状为溢泪。婴儿溢泪可单眼或双眼发病，泪囊若有继发感染，可出现黏液脓性分泌物，形成新生儿泪囊炎（neonatal dacryocystitis）。中老年人溢泪造成不适，长期泪液浸渍，可引起慢性刺激性结膜炎、下睑和面颊部刺激性皮炎。患者不断揩拭眼泪，长期作用可致下睑松弛和外翻，从而加重溢泪症状。

【检查方法】 注意泪点有无外翻或闭塞，泪囊区有无红肿压痛或瘘管，压挤泪囊有无分泌物自泪点溢出。在泪道阻塞患者中，确定阻塞部位对于治疗方案的选择十分重要。泪道阻塞或狭窄的常用检查方法如下。

1. 染料试验 双眼结膜囊内滴入 2% 荧光素钠溶液，5 分钟后观察和比较双眼泪膜中荧光素消退情况，如一眼荧光素保留较多，表明该眼可能有相对性泪道阻塞或狭窄；或滴入 2% 荧光素钠 5 分钟后，用一湿棉棒擦拭下鼻道，若棉棒带绿黄色，说明泪道通畅或没有完全阻塞。

2. 泪道冲洗 泪道冲洗常可揭示泪道阻塞的部位（图 5-4）。采用钝圆针头从泪小点注入生理盐水，根据冲洗液体流向判断有无阻塞及阻塞部位。通常有以下几种情况：①冲洗无阻力，液体顺利进入鼻腔或咽部，表明泪道通畅；②冲洗液完全从注入原路反流，为泪小管阻塞；③冲洗液自上泪小点注入后由下泪小点反流，或自下泪小点注入后由上泪小点反流者为泪总管、泪囊或鼻泪管阻塞；④冲洗有阻力，部分自该泪小点反流，部分流入鼻腔，为鼻泪管狭窄；⑤冲洗液反流同时伴有黏性或脓性分泌物，为鼻泪管阻塞合并慢性泪囊炎。

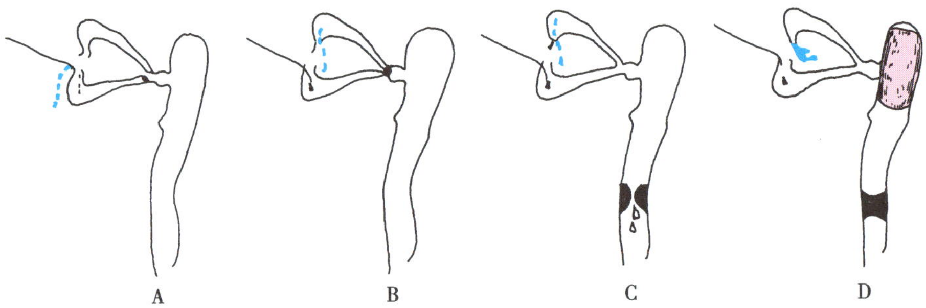

图 5-4　泪道冲洗示意图

A. 泪小管阻塞，泪道冲洗液原路反流；B. 泪总管阻塞，泪道冲洗液反流（下泪小管冲洗从上泪小管反流，上泪小管冲洗从下泪小管反流）；C. 鼻泪管狭窄，泪道冲洗液大部分反流；D. 慢性泪囊炎，泪道冲洗液反流伴脓性分泌物。

3. 泪道探通 诊断性泪道探通有助于明确泪小点、泪小管和泪囊阻塞的部位；治疗性泪道探通主要用于婴幼儿泪道阻塞，对于成年人鼻泪管阻塞，泪道探通不能起到根治效果。

4. 影像学检查 如 X 线碘油造影、CT 泪囊造影，可显示泪囊大小、泪道狭窄或阻塞的部位及程度。目前也可采用泪道内镜直视下检查。

【治疗】

1. 婴儿泪道阻塞或狭窄 首选局部按摩。按摩方法是将示指放在泪囊区，进行有规律的按摩及压迫，每日 3～4 次，坚持数周，促使鼻泪管下端开放。若患儿有泪囊炎表现，应在压迫后擦拭干净并点抗生素眼液，可以减轻炎症并防止炎症蔓延。大多数患儿可随着鼻泪管发育，下端开通自愈，或按摩的压力冲破 Hasner 瓣而痊愈。若保守治疗无效，可考虑泪道探通术。

2. 泪小点狭窄、闭塞或缺如 可用泪小点扩张器或泪道探通治疗泪小点狭窄。泪小点闭塞或缺如可施行泪小点成形术（puncta plasty），术后留置硅胶管，以对抗组织愈合过程中的瘢痕收缩，防止泪小点再狭窄或闭塞。若泪小点和泪小管完全缺如，则可行结膜泪囊鼻腔吻合术。

3. 泪小点位置异常 对于泪小点外翻，可施行泪小点下方平行于睑缘切除椭圆形结膜和结膜下组织，复位泪小点。对于眼睑松弛或眼睑外翻，可行眼睑松弛或外翻矫正术。

4. 泪小管狭窄或阻塞 泪小管狭窄可用泪道置管术治疗，泪道内留置硅胶软管3～6个月(图5-5)。泪小管阻塞可在泪道内镜直视下进行激光、微钻、环切等方法再通泪小管或泪总管，术后置管3～6个月。

5. 鼻泪管狭窄或阻塞 鼻泪管狭窄可采用泪道探通加置管术，鼻泪管阻塞可施行经皮肤的泪囊鼻腔吻合术(dacryocystorhinostomy)，或者经鼻的内镜泪囊鼻腔吻合术(endoscopic dacryocystorhinostomy)。

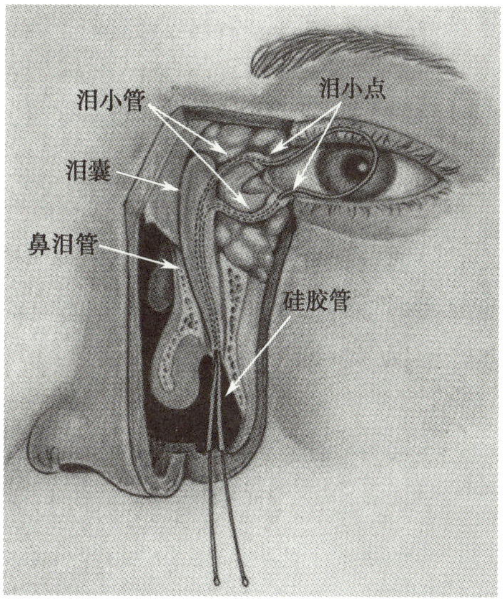

图5-5 环形泪道置管示意图

二、泪囊炎

(一) 急性泪囊炎

急性泪囊炎(acute dacryocystitis)大多是在慢性泪囊炎的基础上发生，与侵入细菌毒力强或机体抵抗力低有关，最常见的致病菌为金黄色葡萄球菌或溶血性链球菌。新生儿急性泪囊炎并不多见，儿童患者常为流感嗜血杆菌感染。

【临床表现】 患眼结膜充血、流泪，有脓性分泌物。泪囊区皮肤充血、肿胀、疼痛，局部压痛明显，炎症可扩展到眼睑、鼻根和面颊部，甚至可引起眶蜂窝织炎，严重时可出现畏寒、发热等全身不适。数日后红肿局限，出现脓点，脓肿可穿破皮肤，脓液排出，炎症减轻。但有时可形成泪囊瘘管，经久不愈，泪液长期经瘘管溢出(图5-6)。

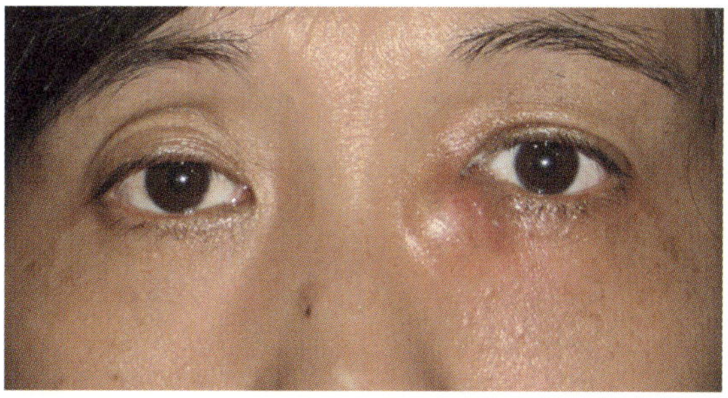
图5-6 左侧急性泪囊炎患者照片

【治疗】 早期可行局部热敷，全身和局部使用抗生素控制炎症。炎症期切忌泪道探通或泪道冲洗，以免导致感染扩散而引起眶蜂窝织炎。如脓肿形成，可切开皮肤排脓，也可施行内镜泪囊鼻腔吻合术。

(二) 慢性泪囊炎

慢性泪囊炎(chronic dacryocystitis)多见于中老年女性，是最常见的泪囊病。继发于鼻泪管狭窄或阻塞，泪液滞留于泪囊内，伴发细菌感染引起，多为单侧发病。常见致病菌为肺炎链球菌和白念珠菌，泪小点反流的分泌物做涂片染色可鉴定病原微生物。慢性泪囊炎的发病与沙眼、泪道外伤、鼻炎、鼻中隔偏曲、下鼻甲肥大等因素有关。

【临床表现】 主要症状为溢泪。挤压泪囊有黏液或脓性分泌物自泪小点流出。泪道冲洗时，冲洗液自泪小点反流，同时有黏液或脓性分泌物。

慢性泪囊炎是眼部的感染病灶。由于常有黏液积聚，其中有毒力强的细菌滋生，脓液反流入结膜囊，使结膜囊长期处于带菌状态。如果发生眼外伤或施行内眼手术，则极易引起化脓性感染，导致细菌性角膜溃疡或化脓性眼内炎。因此，应高度重视慢性泪囊炎对眼球构成的潜在威胁，尤其在内眼手术前，应常规检查泪道情况，首先治疗慢性泪囊炎。

【治疗】 首选手术治疗，治疗的原则是恢复泪道通畅。常用术式是经皮肤泪囊鼻腔吻合术或内镜泪囊鼻腔吻合术。内镜、激光和置管技术的应用使泪道狭窄和阻塞的治疗达到安全、微创和高效。

（张　弘）

本章思维导图　　本章目标测试

第六章 结膜疾病

本章数字资源

结膜(conjunctiva)是由睑缘的末端开始,覆盖于眼睑后和眼球前的一层半透明黏膜组织,由球结膜、睑结膜和穹窿部结膜三部分构成,睑结膜与睑板结合紧密,角结膜缘外的球结膜和穹窿部结膜则与眼球结合疏松。结膜从组织学上分为上皮层和黏膜下基质层。基质层由疏松结缔组织组成,并且含有相关的淋巴组织,包含免疫球蛋白、中性粒细胞和淋巴细胞、肥大细胞、浆细胞等。除此之外,结膜基质层本身含有抗原提呈细胞。结膜作为黏膜相关淋巴组织(MALT),促进免疫应答的发生。结膜富含神经和血管,睑结膜与眼睑有共同的血液供应,球结膜血液供应来源于眼动脉分支的睫状前动脉。结膜感觉由第Ⅴ对脑神经眼支的泪腺、眶上、滑车上和眶下神经分支支配。结膜具有眼表屏障功能。

结膜上皮与角膜上皮、泪道黏膜上皮及泪腺开口的上皮相延续,关系密切,因此这些部位的疾病容易相互影响。结膜大部分暴露于外界,易受外界环境的刺激和微生物感染而致病,最常见的疾病为结膜炎,其次为变性疾病。结膜上皮细胞损伤通常在1～2天内可修复,而结膜基质的修复伴有新生血管的生长。结膜的浅表层通常由疏松组织构成,在损伤后不能恢复为与原先完全相同的组织,深层的组织(纤维组织层)损伤修复后,成纤维细胞过度增生,分泌胶原导致结膜瘢痕组织形成。

第一节 结膜炎的病因和分类

结膜与外界环境的多种理化因素和微生物相接触,其特异性和非特异性防护机制使其具有一定的预防感染和使感染局限的能力,当这些防御能力减弱或外界致病因素增强时,将引起结膜组织的炎症发生,其特征是血管扩张、渗出和细胞浸润,这种炎症统称为结膜炎(conjunctivitis)。结膜炎常见的症状有异物感、烧灼感、痒、畏光、流泪。重要的体征有结膜充血、水肿、渗出物、乳头增生(图6-1)、滤泡(图6-2)、结膜下出血、真膜和假膜、肉芽肿、假性上睑下垂,耳前淋巴结肿大等。

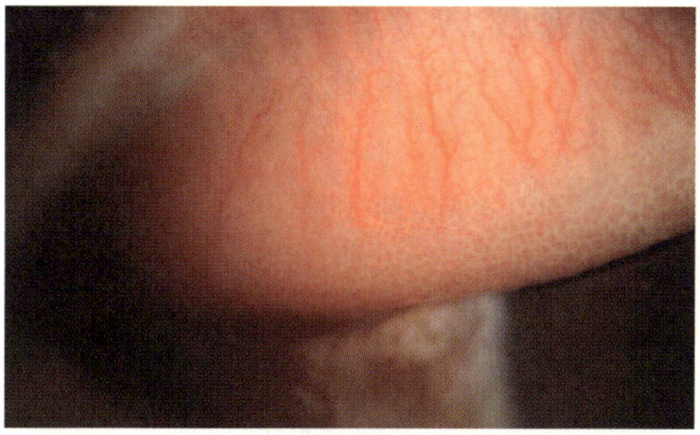

图6-1 睑结膜乳头增生

睑结膜见乳头增生,乳头中心扩张的毛细血管呈轮辐样散开。

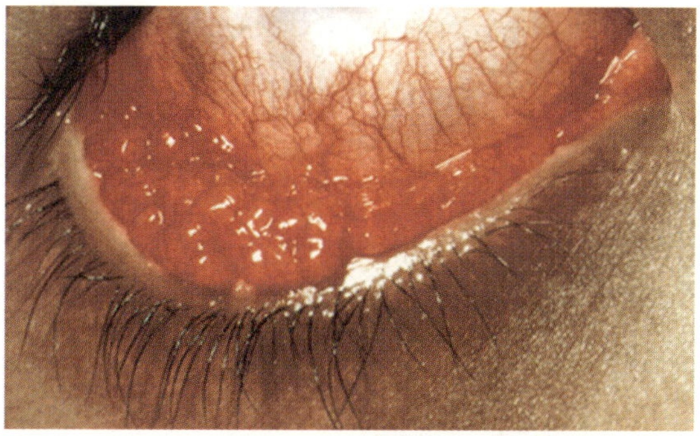

图6-2 下睑结膜滤泡

结膜滤泡融合,直径超过2mm,呈半透明隆起样改变。

一、结膜炎的病因

结膜炎是眼科最常见的疾病之一,其致病原因可分为感染性和非感染性两大类,根据不同来源可为外源性或内源性，也可因邻近组织炎症蔓延而致。感染性结膜炎最常见的致病微生物可为细菌、病毒或衣原体。偶见真菌、立克次体和寄生虫感染。物理性刺激（如风沙、烟尘、紫外线等）和化学性损伤（如医用药品、酸碱或有毒气体等）也可引起结膜炎。还有部分结膜炎是由变应原刺激引起的超敏反应，也可与自身免疫疾病相关，或与全身状况相关的内因（肺结核、梅毒、甲状腺病等）引起。

二、结膜炎的分类

根据结膜炎的发病快慢可分为超急性、急性或亚急性、慢性结膜炎。一般而言，病程少于 3 周者为急性结膜炎，而超过 3 周者为慢性结膜炎。根据病因可分为感染性和非感染性结膜炎。感染性结膜炎根据致病微生物不同分为细菌性结膜炎、病毒性结膜炎、衣原体性结膜炎，非感染性结膜炎主要包括过敏性结膜炎和免疫相关性结膜炎等。

第二节　细菌性结膜炎

正常情况下结膜囊内可存有细菌，大约 90% 的人结膜囊内可分离出细菌，其中 35% 的人可分离出一种以上细菌，这些正常菌群主要是表皮葡萄球菌（＞60%）、金黄色葡萄球菌和铜绿假单胞菌，这些细菌可通过释放抗生素样物质和代谢产物，减少其他致病菌的侵袭。当致病菌的侵害强于宿主的防御功能或宿主的防御功能受到破坏的情况下，如干眼、长期使用糖皮质激素等，即可发生感染。患者眼部有不同程度的结膜充血和结膜囊脓性、黏液性或黏脓性分泌物时，应怀疑细菌性结膜炎（bacterial conjunctivitis）。按发病快慢可分为超急性（24 小时内）、急性或亚急性（数小时至数天）、慢性（数天至数周）。按病情的严重情况可分为轻、中、重度。急性结膜炎通常有自限性，病程在 2 周左右，局部有效治疗可以减轻炎症程度和缩短疾病持续时间，给予敏感抗生素治疗后，在几天内痊愈。慢性结膜炎无自限性，治疗较棘手。

【病因】 常见的致病细菌见表 6-1。

表 6-1　各型细菌性结膜炎的常见病原体

潜伏期	病情	常见病原菌
超急性（24 小时内）	重度	淋病奈瑟菌 脑膜炎奈瑟菌
急性或亚急性（数小时至数天）	中至重度	表皮葡萄球菌 金黄色葡萄球菌 流感嗜血杆菌 肺炎链球菌 大肠杆菌 铜绿假单胞菌 Koch-Weeks 杆菌
慢性（数天到数周）	轻至中度	表皮葡萄球菌 金黄色葡萄球菌 Morax-Axenfeld 双杆菌 变形杆菌 大肠杆菌 假单胞菌属

【临床表现】 急性乳头状结膜炎伴有卡他性或黏液脓性渗出物是多数细菌性结膜炎的特征性表现。最初单眼发病，通过手接触传播后波及双眼。患者眼部刺激感和充血，早晨醒来睑缘有分泌物，起初分泌物呈较稀的浆液性，随病情进展变成黏液性及脓性。偶有眼睑水肿，视力一般不受影响，角膜受累后形成斑点状上皮混浊，可引起视力下降。细菌性结膜炎乳头增生和滤泡形成的严重程度取决于细菌毒力和侵袭力。

1. 超急性细菌性结膜炎（hyperacute bacterial conjunctivitis） 由奈瑟菌属细菌（淋球菌或脑膜炎球菌）引起。其特征为，潜伏期短（10 小时至 2～3 天），病情进展迅速，结膜充血水肿伴有大量脓性分泌物。15%～40% 的患者迅速引起角膜混浊、浸润，周边或中央角膜溃疡，若治疗不及时，几天后可发生角膜穿孔，严重威胁视力。淋球菌性结膜炎成人主要是通过生殖器-眼接触传播而感染，新生儿主要是分娩时经患有淋球菌性阴道炎的母体产道感染，发病率大约为 0.04%。脑膜炎球菌性结膜炎最常见患病途径是血源性播散感染，也可通过呼吸道分泌物传播。脑膜炎球菌性结膜炎多见于儿童，通常为双眼，潜伏期仅为数小时至 1 天，表现类似淋球菌性结膜炎，严重者可发展成化脓性脑膜炎，危及患者的生命。两者在临床上往往难以鉴别，两种致病菌均可引起全身扩散，包括败血症。特异性诊断方法需要培养和糖发酵试验。近年来，奈瑟菌属出现青霉素耐药菌群，因此药物敏感试验非常重要。

新生儿淋球菌性结膜炎（neonatal gonococcal conjunctivitis）潜伏期 2～5 天，多为产道感染，出生后 7 天发病者为产后感染。双眼常同时受累。有畏光、流泪，结膜高度水肿，重者突出于睑裂之外，可有假膜形成。分泌物由病初的浆液性很快转变为脓性，脓液量多，不断从睑裂流出，故又有“脓漏眼”之称。常有耳前淋巴结肿大和压痛。严重病例可并发角膜溃疡甚至眼内炎。感染的婴儿可能还并发有其他部位的化脓性炎症，如关节炎、脑膜炎、肺炎、败血症等。

2. 急性或亚急性细菌性结膜炎（acute or subacute bacterial conjunctivitis） 又称“急性卡他性结膜炎”，俗称“红眼病”，传染性强，多见于春秋季节，可散发感染，也可流行于学校、工厂等集体生活场所。发病急，潜伏期 1～3 天，两眼同时或相隔 1～2 天发病。发病 3～4 天炎症最重，以后逐渐减轻，病程多少于 3 周。最常见的致病菌依次是表皮葡萄球菌、金黄色葡萄球菌、流感嗜血杆菌及肺炎双球菌。

（1）表皮葡萄球菌、金黄色葡萄球菌性结膜炎：患者多伴有睑缘炎，任何年龄均可发病，晨起由于黏液脓性分泌物糊住眼睛而睁眼困难，较少累及角膜。

（2）肺炎双球菌性结膜炎：有自限性，儿童发病率高于成人。潜伏期大约 2 天，结膜充血、黏液脓性分泌物等症状在 2～3 天后达到顶点。上睑结膜和穹窿结膜可有结膜下出血，球结膜水肿。可有上呼吸道症状，很少引起肺炎。

（3）流感嗜血杆菌：是儿童细菌性结膜炎的最常见病原体。潜伏期约 24 小时，临床表现为结膜充血、水肿，球结膜下出血，脓性或黏液脓性分泌物，症状 3～4 天达到高峰，在开始抗生素治疗后 7～10 天症状消失，不治疗可复发。儿童感染可引起眶周蜂窝织炎，部分患者伴有体温升高、身体不适等全身症状。

（4）其他：白喉杆菌引起的急性膜性或假膜性结膜炎，最初眼睑红、肿、热、痛，可伴有耳前淋巴结肿大，严重病例球结膜面可有灰白色-黄色膜和假膜形成，坏死脱落后形成瘢痕。角膜溃疡少见，但一旦累及很容易穿孔。白喉毒素可致眼外肌和调节麻痹。干眼、睑球粘连、倒睫和睑内翻是白喉杆菌性结膜炎的常见并发症。本病有强传染性，需全身使用抗生素。

3. 慢性细菌性结膜炎（chronic bacterial conjunctivitis） 可由急性结膜炎演变而来，或毒力较弱的病原菌感染所致。多见于鼻泪管阻塞或慢性泪囊炎患者，或慢性睑缘炎或睑板腺功能异常者。表皮葡萄球菌、金黄色葡萄球菌和摩拉氏菌是慢性细菌性结膜炎最常见的病原体。

慢性结膜炎进展缓慢，持续时间长，可单侧或双侧发病。患者症状多种多样，主要表现为眼痒、烧灼感、干涩感、眼刺痛及视疲劳。结膜轻度充血，可有睑结膜增厚、乳头增生，分泌物为黏液性或白色泡沫样。摩拉氏菌可引起眦部结膜炎，伴外眦角皮肤结痂、溃疡形成及睑结膜乳头和滤泡增生。金黄色葡萄球菌引起者常伴有溃疡性睑缘炎或角膜周边点状浸润。

【诊断】 根据临床表现、分泌物涂片或结膜刮片等检查，可以诊断。结膜刮片和分泌物涂片通过革兰氏（Gram）和吉姆萨（Giemsa）染色可在显微镜下发现大量多形核白细胞和细菌。为明确病因和指导治疗，对于伴有大量脓性分泌物者、结膜炎严重的儿童和婴儿及治疗无效者，应进行细菌培养和药物敏感试验，有全身症状者还应进行血培养。

【治疗】 祛除病因，抗感染治疗，在等待实验室结果的同时局部使用广谱抗生素，确定致病菌属后给予敏感抗生素。根据病情轻重可选择结膜囊冲洗、局部用药、全身用药或联合用药。切勿包扎患眼，但可配戴太阳镜以减少光线的刺激。超急性细菌性结膜炎治疗应在诊断性标本收集后立即进行，以减少潜在的角膜及全身感染的发生，局部治疗联合全身用药。成人急性或亚急性细菌性结膜炎一般选择滴眼剂。儿童则选择眼膏。慢性细菌性结膜炎治疗基本原则与急性结膜炎相似，需长期治疗。各类型结膜炎波及角膜时应按角膜炎治疗原则处理。

1. 局部治疗

（1）当患眼分泌物多时，可用无刺激性的冲洗剂如 3% 硼酸水或生理盐水冲洗结膜囊。

（2）局部使用有效的抗生素滴眼剂和眼药膏。急性阶段每 1～2 小时 1 次。目前常使用广谱氨基糖苷类或喹诺酮类药物，如 0.3% 妥布霉素、1% 阿奇霉素、0.3% 氧氟沙星、0.5% 莫西沙星、0.3% 加替沙星以及 0.3%～0.5% 左氧氟沙星滴眼剂或眼药膏。耐药性葡萄球菌性结膜炎可使用 5mg/ml 万古霉素滴眼剂。慢性葡萄球菌性结膜炎对杆菌肽和红霉素反应良好，还可适当使用收敛剂，如 0.25% 硫酸锌滴眼剂。

2. 全身治疗

（1）奈瑟菌性结膜炎应全身及时使用足量的抗生素，肌内注射或静脉给药。淋球菌性结膜炎角膜未波及，成人大剂量肌内注射青霉素或头孢曲松钠 1g 单次即可，如果角膜也被感染则加大剂量至 1～2g/d，连续 5 天。青霉素过敏者可用大观霉素（2g/d，肌内注射）。除此之外，还可联合 1g 阿奇霉素单次或 100mg 多西环素，每日 2 次，持续 7 天；或喹诺酮类药物（环丙沙星 0.5g 或氧氟沙星 0.4g，每日 2 次，连续 5 天）。

新生儿用青霉素 G 100 000U/（kg·d），静脉滴注或分 4 次肌内注射，共 7 天。或用头孢曲松钠（0.125g，肌内注射）、头孢噻肟钠（25mg/kg，静脉注射或肌内注射），每 8 小时或 12 小时 1 次，连续 7 天。

脑膜炎球菌性结膜炎可引起脑膜炎球菌血症，必须联合全身治疗。可静脉注射或肌内注射青霉素。青霉素过敏者可用氯霉素代替。有患者接触史者应进行预防性治疗，可口服利福平每日 2 次，持续 2 天，推荐剂量是成人 600mg/d，儿童 10mg/（kg·d）。

（2）流感嗜血杆菌感染而致的急性细菌性结膜炎或伴有咽炎、急性化脓性中耳炎的患者，局部用药的同时应口服头孢类抗生素或利福平。

（3）慢性结膜炎的难治性病例和伴有酒渣鼻患者需口服多西环素 100mg，1～2 次/d，直至症状消失。

【预防】

1. 严格注意个人卫生和集体卫生。提倡勤洗手、洗脸，不用手或衣袖拭眼。
2. 急性期患者需隔离，以避免传染，防止流行。一眼患病时应防止另眼感染。
3. 严格消毒患者用过的洗脸用具、手帕及接触的医疗器皿。
4. 医护人员在接触患者之后必须洗手消毒以防交叉感染。必要时应戴防护眼镜。
5. 新生儿出生后应常规立即用 1% 硝酸银滴眼剂滴眼 1 次或涂 0.5% 四环素眼药膏，以预防新生儿淋球菌性结膜炎和衣原体性结膜炎。

第三节　病毒性结膜炎

病毒性结膜炎（viral conjunctivitis）是一种常见感染性眼病，具有起病快、传染性强、发病率高的

NOTES

特点。病变程度因个人免疫状况、病毒毒力大小不同而存在差异，通常有自限性。临床上按病程分为急性和慢性两种，以前者多见，包括流行性角膜结膜炎、流行性出血性结膜炎、咽结膜热等。

一、腺病毒性角膜结膜炎

腺病毒性角膜结膜炎是一种重要的病毒性结膜炎，主要表现为急性滤泡性结膜炎，常合并有角膜病变。本病传染性强，可散在或流行性发病。腺病毒是一种脱氧核糖核酸（DNA）病毒，可分为37个血清型。已经从眼部感染灶分离到2、3、4、7、8、9、14、16、19、29、31和37型。腺病毒性角膜结膜炎主要表现为两大类型，即流行性角膜结膜炎（epidemic keratoconjunctivitis）和咽结膜热（pharyngoconjunctival fever）。

（一）流行性角膜结膜炎

流行性角膜结膜炎是一种强传染性的接触性传染病，由腺病毒8、19、29和37型腺病毒（人腺病毒D亚组）引起，潜伏期为5～7天。多见于20～40岁的成年人，主要传播方式是通过人与人之间的接触或污染。

【临床表现】起病急、症状重、双眼发病。主要症状有眼红、疼痛、畏光、伴有水样分泌物。疾病早期常一眼先发病，数天后对侧眼也受累。急性期眼睑水肿，结膜充血水肿，48小时内出现滤泡和结膜下出血。假膜（有时真膜）形成后能导致扁平瘢痕、睑球粘连。发病数天后，角膜可出现弥散的斑点状上皮损害，并于发病7～10天后融合成较大、粗糙的上皮浸润。2周后发展为局部的上皮下浸润，主要散布于中央角膜，角膜敏感性正常。发病3～4周后，上皮下浸润加剧，形态大小基本一致，数个至数十个不等。上皮下浸润由迟发性过敏反应引起，主要是淋巴细胞在前弹力层和前基质层的浸润，是机体对病毒抗原的免疫反应（图6-3）。这种上皮下浸润可持续数个月甚至数年之久，逐渐吸收。结膜炎症最长持续3～4周。患者常出现耳前淋巴结肿大和压痛，且于眼部开始受累侧较为明显，是和其他类型结膜炎的重要鉴别点，疾病早期或症状轻者无此表现。儿童可有全身症状，如发热、咽痛、中耳炎、腹泻等。

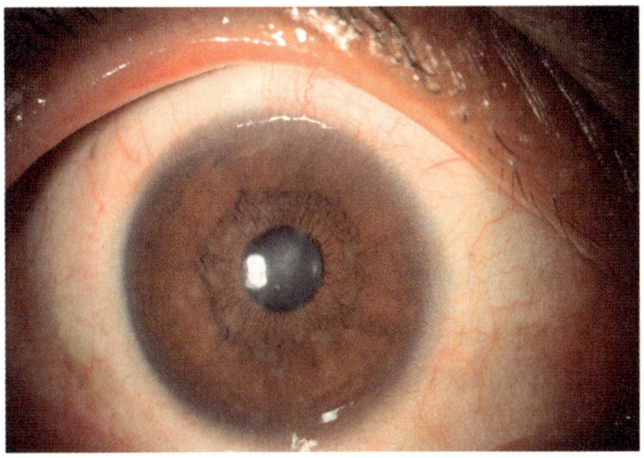

图6-3　腺病毒性角膜结膜炎

【诊断】急性滤泡性结膜炎和炎症晚期出现的角膜上皮下浸润是本病的典型特征，结膜刮片见大量单核细胞，有假膜形成时，中性粒细胞数量增加。

【治疗和预防】局部冷敷和使用血管收缩剂可减轻症状，急性期可使用抗病毒药物抑制病毒复制，如干扰素滴眼剂、0.1%阿昔洛韦、0.15%更昔洛韦滴眼剂等，每小时1次。合并细菌感染时加用抗生素治疗。出现严重的膜或假膜、上皮或上皮下角膜炎时可考虑使用糖皮质激素滴眼剂，病情控制后应逐渐减少滴眼频次至每天1次或隔天1次，以免复发；另外还要注意激素的副作用。

出现感染时尽可能避免人群之间的接触，减少感染传播。所有接触感染者的器械必须仔细清洗消毒，告知患者避免接触眼睑和泪液，经常洗手。

（二）咽结膜热

咽结膜热是由腺病毒3、4和7型引起的一种表现为急性滤泡性结膜炎伴有上呼吸道感染和发热的病毒性结膜炎，传播途径主要是呼吸道分泌物。多见于4～9岁儿童和青少年。常于夏、冬季节在幼儿园、学校中流行。

【临床表现】以急性滤泡性结膜炎、咽炎和发热为特点。前驱症状为全身乏力，体温上升至38℃以上，自觉流泪、眼红和咽痛。患者体征为眼部滤泡性结膜炎、一过性浅层点状角膜炎及上皮下混浊，耳前淋巴结肿大。咽结膜热有时可只表现出1～3个主要体征。病程10天左右，有自限性。

【诊断】 根据临床表现可以诊断。结膜刮片中见大量单核细胞，培养无细菌生长。

【治疗和预防】 可参考流行性角膜结膜炎的治疗和预防措施。发病期间勿去公共场所、泳池等，减少传播机会。

二、流行性出血性结膜炎

流行性出血性结膜炎(epidemic hemorrhagic conjunctivitis)是由肠道病毒70型(偶由柯萨奇病毒A24型)引起的一种暴发流行的自限性眼部传染病，又称"阿波罗11号结膜炎"，起病急剧，刺激症状重。

【临床表现】 潜伏期短，为18～48小时；病程短，一般5～7天。常见症状有眼痛、畏光、异物感、流泪、结膜下出血、眼睑水肿等。结膜下出血呈点状或片状，从上方球结膜开始向下方球结膜蔓延(图6-4)。多数患者有滤泡形成，伴有上皮型角膜炎和耳前淋巴结肿大。

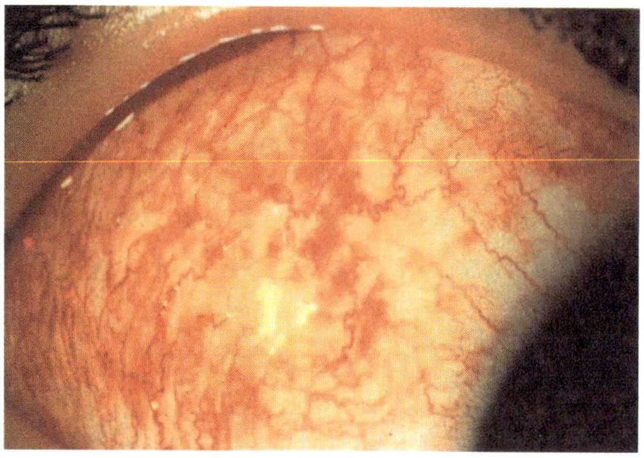

图6-4　流行性出血性结膜炎
球结膜下出血呈点状或片状。

【诊断】 急性滤泡性结膜炎的症状，同时有显著的结膜下出血、耳前淋巴结肿大等为诊断依据。病毒分离或PCR检测、血清学检查可协助病原学诊断。

【治疗和预防】 无特殊治疗，有自限性，主要是对症治疗，局部应用广谱抗病毒药物如干扰素滴眼液、利巴韦林滴眼液等。加强个人卫生和医院管理，防止传播是预防的关键。

第四节 | 衣原体性结膜炎

衣原体是介于细菌与病毒之间的微生物，归于立克次纲，衣原体目。其具有细胞壁和细胞膜，以二分裂方式繁殖，可寄生于细胞内形成包涵体。衣原体目分为二属。属Ⅰ为沙眼衣原体，可引起沙眼、包涵体性结膜炎和性病淋巴肉芽肿；属Ⅱ为鹦鹉热衣原体，可引起鹦鹉热。衣原体性结膜炎包括沙眼、包涵体性结膜炎、性病淋巴肉芽肿性结膜炎等。

一、沙眼

沙眼(trachoma)是由沙眼衣原体(*Chlamydia trachomatis*)感染所致的一种慢性传染性结膜角膜炎。20世纪50年代以前该病曾在我国广泛流行，是当时致盲的首要病因，70年代后随着生活水平的提高、卫生常识的普及和医疗条件的改善，其发病率大大降低。在全国眼科工作者的共同努力下，2014年国家卫生和计划生育委员会宣布中国达到了世界卫生组织(WHO)根治致盲性沙眼的要求。

【病因】 沙眼衣原体由我国科学家于1955年用鸡胚培养的方法在世界上首次分离出来。其从抗原性上可分为A、B、Ba、C、D、E、F、G、H、I、J、K等12个免疫型，地方性流行性沙眼多由A、B、C或Ba抗原型所致，D～K型主要引起生殖泌尿系统感染以及包涵体性结膜炎。沙眼为双眼发病，通过直接接触或污染物间接传播，节肢昆虫也是传播媒介。沙眼的急性期较瘢痕期更具传染性。易感危险因素包括不良的卫生条件、营养不良、酷热或沙尘气候。热带、亚热带区或干旱季节容易传播。

【临床表现】 多为双眼发病，但轻重程度可有不等。沙眼衣原体感染后潜伏期5～14天。幼儿患沙眼后症状隐匿，可自行缓解，不留后遗症。成人沙眼为亚急性或急性发病过程，早期即出现并发症。沙眼初期表现为滤泡性慢性结膜炎，以后逐渐进展到结膜瘢痕形成。

急性期症状包括畏光、流泪、异物感，较多黏液或黏脓性分泌物。可出现眼睑红肿，结膜明显充血，乳头增生，上下穹窿部结膜满布滤泡，可合并弥漫性角膜上皮炎及耳前淋巴结肿大。

慢性期无明显不适，仅眼痒、异物感、干涩和烧灼感。结膜充血减轻，结膜污秽肥厚，同时有乳头及滤泡增生，病变以上穹窿及睑板上缘结膜显著，并可出现垂帘状的角膜血管翳。病变过程中，结膜的病变逐渐为结缔组织所取代，形成瘢痕。最早在上睑结膜的睑板下沟处，称之为 Arlt 线，渐成网状，以后全部变成白色平滑的瘢痕。角膜缘滤泡发生瘢痕化改变，临床上称为 Herbert 小凹。沙眼性角膜血管翳及睑结膜瘢痕为沙眼的特有体征。

晚期发生睑内翻与倒睫、上睑下垂、睑球粘连、角膜混浊、实质性结膜干燥症、慢性泪囊炎等并发症，可严重影响视力，甚至失明。

【诊断】 多数沙眼根据乳头、滤泡、上皮型角膜炎、血管翳、角膜缘滤泡、Herbert 小凹等特异性体征可以做出诊断。由于睑结膜的乳头增生和滤泡形成并非为沙眼所特有，因此早期沙眼的诊断在临床病变尚不完全具备时较困难，有时只能诊断“疑似沙眼”，要确诊须辅以实验室检查。WHO 要求诊断沙眼时至少符合下述标准中的 2 条：①上睑结膜 5 个以上滤泡；②典型的睑结膜瘢痕；③角膜缘滤泡或 Herbert 小凹；④广泛的角膜血管翳。

除了临床表现，结膜刮片后行吉姆萨染色可显示位于核周围的蓝色或红色细胞质内的包涵体。改良的 Diff-Quik 染色将检测包涵体的时间缩短为几分钟。

【治疗】 包括全身和眼局部药物治疗及对并发症的治疗。活动期沙眼推荐局部使用 1% 四环素眼膏，每天 2 次，左氧氟沙星滴眼液，每天 4 次，疗程 6 周，同时口服阿奇霉素 1g 单次；也可局部使用红霉素眼膏，每天 2 次。手术矫正倒睫及睑内翻，是防止晚期沙眼瘢痕形成导致失明的关键措施。

【预防及预后】 沙眼是一种持续时间长的慢性疾病，相应治疗和改善卫生环境后，症状可缓解或减轻。应培养良好的卫生习惯，避免接触传染，加强对服务行业的卫生管理。

二、包涵体性结膜炎

包涵体性结膜炎（inclusion conjunctivitis）是由 D～K 型沙眼衣原体引起的一种通过性接触或产道传播的急性或亚急性滤泡性结膜炎。包涵体性结膜炎好发于性生活频繁的年轻人，多为双侧。衣原体感染男性尿道和女性子宫颈后，通过性接触或手-眼接触传播到结膜，游泳池可间接传播疾病。新生儿经产道分娩也可能感染。临床上分为成人和新生儿包涵体性结膜炎。

【临床表现】

1. 成人包涵体性结膜炎 接触病原体后 1～2 周，单眼或双眼发病。表现为轻、中度眼红，眼部刺激和黏脓性分泌物，部分患者可无症状。眼睑肿胀，结膜充血显著，睑结膜和穹窿部结膜滤泡形成，并伴有不同程度的乳头增生，多位于下方。耳前淋巴结肿大。3～4 个月后急性炎症逐渐减轻消退，但结膜肥厚和滤泡持续存在 3～6 个月之久方可恢复正常。

2. 新生儿包涵体性结膜炎 潜伏期为出生后 5～14 天，有胎膜早破时可在出生后第 1 天即出现体征。感染多为双侧，新生儿开始有水样或少许黏液样分泌物，随着病程进展，分泌物明显增多并呈脓性。结膜炎持续 2～3 个月后出现乳白色光泽滤泡，严重病例假膜形成、结膜瘢痕化。大多数新生儿衣原体性结膜炎是轻微自限的，但可能有角膜瘢痕和新生血管出现。

【诊断】 根据临床表现诊断不难。新生儿包涵体性结膜炎需要与沙眼衣原体、淋球菌引起的感染鉴别。

【治疗】 衣原体感染可波及呼吸道、胃肠道，因此口服药物很有必要。婴幼儿可口服红霉素［12.5mg/（kg·d）］，分 4 次服下，至少用药 14 天。如果有复发，需要再次全程给药。患儿父母亦应全身应用抗生素以治疗生殖道感染。成人患者口服阿奇霉素 1g 单次；或多西环素 100mg，每天 2 次，治疗 7 天，患者的性伴侣也应接受检查和治疗。

【预后及预防】 应加强对年轻人的卫生知识特别是性知识的教育。高质量的产前护理包括生殖道衣原体感染的检测和治疗是成功预防新生儿感染的关键。

第五节 | 免疫性结膜炎

免疫性结膜炎（immunologic conjunctivitis）以前又称变态反应性结膜炎，是结膜对外界变应原的一种超敏性免疫反应。由体液免疫介导的免疫性结膜炎呈速发型，临床上常见的是过敏性结膜炎；由细胞介导的则呈慢性过程，常见的有泡性角膜结膜炎。还有一种自身免疫性结膜炎，包括 Sjögren 综合征、结膜类天疱疮、Stevens-Johnson 综合征等。

一、过敏性结膜炎

过敏性结膜炎（allergic conjunctivitis）是结膜对过敏刺激产生超敏反应所引起的一类疾病，以Ⅰ型和Ⅳ型超敏反应为主。根据其发病机制和临床表现分为 5 种亚型：季节性过敏性结膜炎（seasonal allergic conjunctivitis）、常年性过敏性结膜炎（perennial allergic conjunctivitis）、春季角膜结膜炎（vernal keratoconjunctivitis，VKC）、巨乳头性结膜炎（giant papillary conjunctivitis，GPC）和特应性角膜结膜炎（atopic keratoconjunctivitis）。

【病因】 季节性过敏性结膜炎和常年性过敏性结膜炎以Ⅰ型超敏反应为主，结膜及炎症细胞增生性病变极少或缺乏，这两类是临床上最常见的过敏性结膜炎。春季角膜结膜炎、巨乳头性结膜炎和特应性角膜结膜炎为Ⅰ型和Ⅳ型超敏反应共同参与，结膜及炎症细胞增生性病变较为常见。其中，春季角膜结膜炎以睑结膜的乳头增生和/或角膜缘的胶冻样增生为主，且常累及角膜。巨乳头性结膜炎是由机械性刺激诱发的睑结膜炎性增生性病变，以上睑结膜为主，常见刺激物为角膜接触镜、手术缝线等。特应性角膜结膜炎是一种伴有面部特异性皮炎的慢性过敏性结膜炎，尽管部分患者可能伴有结膜巨乳头，但多数患者并不伴有结膜及炎症细胞增生性病变。

【临床表现】 过敏性结膜炎的典型症状为眼痒、异物感及结膜囊分泌物增多。多数患者主诉眼痒，少数患者主诉异物感。过敏性结膜炎结膜囊分泌物以白色黏液性分泌物为主。儿童患者可表现为揉眼或频繁眨眼。结膜充血是过敏性结膜炎最常见的体征，同时可伴有不同程度的结膜水肿。结膜乳头是过敏性结膜炎的特征性表现之一。总之，季节性过敏性结膜炎和常年性过敏性结膜炎以结膜充血、水肿为主，一般无结膜乳头。而春季角膜结膜炎、巨乳头性结膜炎和特应性角膜结膜炎均伴有结膜乳头，病变常累及角膜。

1. 季节性过敏性结膜炎 除了具有过敏性结膜炎的常见症状、体征外，本病常好发于某个季节，其中眼痒是患者最主要的主诉。多数致敏原是花粉，因此 60% 以上的患者伴有过敏性鼻炎。

2. 常年性过敏性结膜炎 本病致敏原以尘螨为主。部分患者的过敏症状及体征非常轻，缺乏特异性临床表现，尤其老年患者，因此本病的确诊存在一定难度。在结膜印迹细胞学检查中，嗜酸性粒细胞的检出率低。

3. 春季角膜结膜炎 结膜乳头是本病的主要体征，多发于上睑结膜（图 6-5）。临床分为结膜型（以结膜乳头为主）、角膜缘型（以角膜缘 Horner-Trantas 结节为主）和混合型（结膜和角膜缘均累及），严重者合并角膜盾形溃疡。主要变应原是尘螨，部分患者对花粉和动物皮毛过敏，大部分患者找不到过敏原因。本病与遗传因素有关。

4. 巨乳头性结膜炎 本病以直径＞1mm 的结膜乳头为主要临床特征（图 6-6），患者常有角膜接触镜、眼部假体或结膜缝线等诱因。

5. 特应性角膜结膜炎 本病除具有过敏性结膜炎的表现外，最主要的体征是面部伴发特应性皮炎，部分病情迁延患者甚至可出现睑球粘连和结膜囊狭窄。

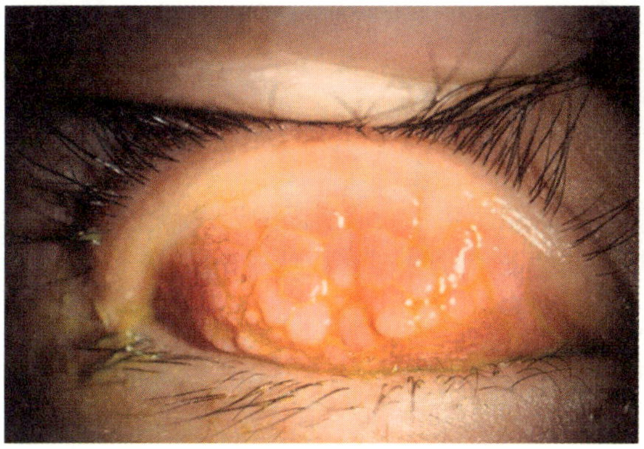

图 6-5 春季角膜结膜炎的睑结膜型

睑结膜巨大乳头呈铺路石样改变。

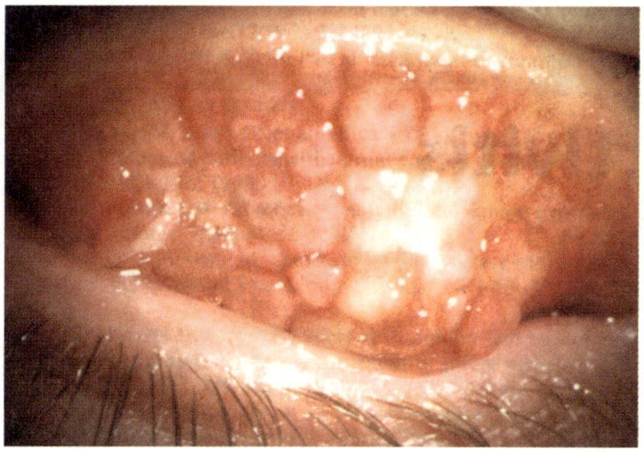

图 6-6 巨乳头性结膜炎

上睑结膜乳头增生＞1mm，呈蘑菇状。

【诊断与鉴别诊断】

1. 诊断 过敏性结膜炎的临床诊断需同时满足症状和体征两项必要条件。症状有眼痒，可伴有异物感，结膜囊分泌物增多。体征有结膜充血、结膜乳头、角膜特异性病变特征至少 1 项。在实验室辅助检查中，结膜刮片发现嗜酸性粒细胞，更有助于明确诊断过敏性结膜炎。

2. 鉴别诊断 需要与过敏性结膜炎鉴别的疾病包括感染性结膜炎、药物毒性结膜炎、自身免疫性角膜结膜炎及干眼症。部分泪道疾病，如泪道不完全阻塞和泪小管炎等也易与之混淆。详细询问病史对诊断及鉴别诊断非常有帮助，如全身其他部位的过敏性疾病史、过敏性疾病家族史、生活环境、接触镜配戴史及眼部手术史等。

【治疗】 过敏性结膜炎的治疗原则包括健康教育、脱离变应原、减轻患者症状及体征。对于多数患者，主要缓解眼痒、眼红等不适。对于长期发作或病情迁延患者，则以控制炎症反应状态为主。

1. 脱离变应原及健康教育 尽量避免或减少接触变应原、改善生活环境，有助于缓解和控制过敏性结膜炎病情。尘螨过敏患者应做好室内清洁和除螨工作，花粉过敏症患者则需要在花粉季节尽量采取保护措施。空气污染严重时患者应适当减少户外活动时间。眼部清洁及凉敷能一定程度减缓眼痒等不适。

2. 药物治疗

（1）抗组胺药：抗组胺药局部点眼仅可治疗轻至中度过敏性结膜炎。严重或频发者可联合口服抗组胺药，但起效较慢，对于已经发作的过敏性结膜炎疗效欠佳。使用口服抗组胺药可能会加重干眼症患者的症状，进一步加重眼部不适，须加以注意。闭角型青光眼患者慎用抗组胺药。

（2）肥大细胞稳定剂：常用的有色甘酸钠及奈多罗米等，最好在接触变应原之前使用，对于已经发作的患者治疗效果较差。目前多主张在易发季节每日滴用细胞膜稳定剂 4～5 次，预防病情发作或维持治疗效果。

（3）抗组胺药及肥大细胞稳定剂双向药物：可同时起到拮抗组胺及稳定肥大细胞膜双重作用，是过敏性结膜炎的首选基础药物。

（4）糖皮质激素药物：糖皮质激素局部点眼能有效抑制多种免疫细胞的活化和炎症反应介质的释放，对病情严重或反复迁延的患者可短期使用，以免引起白内障、青光眼、真菌感染及角膜上皮愈合延迟等并发症。

（5）免疫抑制剂：免疫抑制剂如环孢素、他克莫司局部点眼，具有抑制多种炎症反应介质的作用，并可抑制由肥大细胞和 T 淋巴细胞介导的结膜过敏性炎症反应。对于重度过敏性结膜炎，尤其不耐受糖皮质激素药物的患者，可考虑使用该类药物的眼用制剂。

（6）其他药物：人工泪液可稀释结膜囊内的变应原，润滑眼表，缓解患者症状。缩血管药物局部点眼可收缩血管，降低毛细管通透性，减轻眼红、水肿和分泌物增多症状，但不能阻止炎症反应和缓解眼痒，不建议常规使用。非甾体抗炎药局部点眼可抑制Ⅰ型超敏反应中前列腺素的产生，适用于部分轻度的季节性过敏性结膜炎，对于急性过敏性结膜炎疗效有限。

二、泡性角膜结膜炎

泡性角膜结膜炎（phlyctenular keratoconjunctivitis）是由微生物蛋白质引起的迟发型免疫反应性疾病。常见致病微生物包括：结核分枝杆菌、金黄色葡萄球菌、白念珠菌、球孢子菌属，以及沙眼衣原体等。

【临床表现】 多见于女性、青少年及儿童，春夏季节好发。有轻微的异物感，如果累及角膜则症状加重。泡性结膜炎初起为实性、隆起的红色小病灶（1～3mm），周围有充血区。角膜缘处三角形病灶，尖端指向角膜，顶端易溃烂形成溃疡，多在10～12天愈合，不留瘢痕。病变发生在角膜缘时，有单发或多发的灰白色小结节，结节较泡性结膜炎者为小，病变处局部充血，病变愈合后可留有浅淡的瘢痕，使角膜缘齿状参差不齐。初次泡性结膜炎症状消退后，遇有活动性睑缘炎、急性细菌性结膜炎等诱发因素可复发。反复发作后疱疹可向中央进犯，新生血管也随之长入，称为束状角膜炎，痊愈后遗留带状薄翳，血管则逐渐萎缩。极少数患者疱疹可以发生于角膜或睑结膜。

【诊断】 根据典型的角膜缘或球结膜处实性结节样小疱，其周围充血等症状可正确诊断。

【治疗】 治疗诱发此病的潜在性疾病。局部糖皮质激素滴眼液滴眼，结核菌体蛋白引起的泡性结膜炎对激素治疗敏感，使用激素后24小时内主要症状减轻，继续用24小时病灶消失。伴有相邻组织的细菌感染应给予抗生素治疗。补充各种维生素并注意营养，增强体质。对于反复束状角膜炎引起角膜瘢痕导致视力严重下降的患者，可以考虑行角膜移植进行治疗。

三、自身免疫性结膜炎

自身免疫性结膜炎（autoimmune conjunctivitis）可引起眼表上皮损害、泪膜稳定性下降，导致眼表泪液疾病的发生，严重影响视力。主要有Sjögren综合征、瘢痕性类天疱疮、Stevens-Johnson综合征等疾病。

（一）Sjögren综合征

【病因】 Sjögren综合征（Sjögren syndrome，SS）是一种累及全身多系统的疾病，该综合征包括：干眼症、口干、结缔组织损害（关节炎）。三个症状中两个存在即可诊断。绝经期妇女多发。泪腺有淋巴细胞和浆细胞浸润，造成泪腺增生，结构功能破坏。

【临床表现】 本病可导致干眼症状。睑裂区结膜充血、刺激感，有轻度结膜炎症和黏丝状分泌物，角膜上皮点状缺损，多见于下方角膜，丝状角膜炎也不少见，疼痛有朝轻暮重的特点。泪膜消失，泪液分泌试验异常，结膜和角膜虎红染色及丽丝胺绿染色阳性有助于临床诊断。

【诊断】 唾液腺组织活检有淋巴细胞和浆细胞浸润，结合临床症状可确诊。

【治疗】 主要为对症治疗，缓解症状。可采用人工泪液、封闭泪点、湿房镜等措施。详见第七章角膜疾病 第五节干眼相关内容。

（二）Stevens-Johnson综合征

【病因】 Stevens-Johnson综合征（Stevens-Johnson syndrome）发病与免疫复合物沉积在真皮和结膜实质中有关。部分药物如氨苯磺胺、抗惊厥药、水杨酸盐、青霉素、氨苄西林和异烟肼，或单纯疱疹病毒、金黄色葡萄球菌、腺病毒感染可诱发此病。

【临床表现】 该病的特征是黏膜和皮肤的多形性红斑，该病好发于年轻人，35岁以后很少发病。患者接触了敏感药物或化合物后，在出现眼部和皮肤损害之前可有发热、头痛或上呼吸道感染等前驱症状，严重者可伴有高热、肌肉痛、恶心、呕吐、腹泻和游走性关节痛、咽炎。数天后发生皮肤和黏膜损害，典型病程持续4～6周。

眼部表现分成急性和慢性两类。急性期患者主诉有眼疼刺激、分泌物和畏光等，双眼结膜受累。最初表现为黏液脓性结膜炎和浅层巩膜炎，急性期角膜溃疡少见，某些患者可以出现严重的前部葡膜炎。强烈的眼表炎症反应导致结膜杯状细胞的丢失，造成黏蛋白缺乏，泪膜稳定性下降，结膜杯状细胞破坏加上泪腺分泌导管的瘢痕性阻塞可致严重干眼。结膜炎症引起的内翻、倒睫和睑缘角化导致角膜慢性刺激，引起持续性上皮损害，患者角膜血管瘢痕化，严重影响视力。

【治疗】 全身使用糖皮质激素可延缓病情进展，急性期可局部使用激素以减轻炎症反应、改善症状。结膜炎分泌物清除后给予人工泪液可减轻不适症状。出现倒睫和睑内翻要手术矫正。

（三）瘢痕性类天疱疮

瘢痕性类天疱疮（cicatricial pemphigoid）是病因未明、治疗效果不佳的一种非特异性慢性结膜炎，伴有口腔、鼻腔、瓣膜和皮肤的病灶。女性患者严重程度高于男性。部分有自行减轻的趋势。

【临床表现】 常表现为反复发作的中度、非特异性的结膜炎，偶尔出现黏液脓性分泌物。特点为结膜病变形成瘢痕，造成睑球粘连，特别是下睑，以及睑内翻、倒睫等。根据病情严重程度可分为Ⅰ期结膜下纤维化，Ⅱ期穹窿部缩窄，Ⅲ期睑球粘连，Ⅳ期广泛的睑球粘连而导致眼球运动障碍。

结膜炎症的反复发作可以损伤杯状细胞，结膜瘢痕阻塞泪腺导管的分泌。泪液中水样液和黏蛋白的缺乏最终导致干眼。合并睑内翻和倒睫时，出现角膜损伤、角膜血管化、瘢痕加重、溃疡、眼表上皮鳞状化生。

【诊断】 根据临床表现，结膜活检有嗜酸性粒细胞，基底膜有免疫荧光阳性物质（IgG、IgM、IgA）等可诊断。在某些类天疱疮患者的血清中可以检测到抗基底膜循环抗体。

【治疗】 治疗应在瘢痕形成前就开始，减少组织受损程度。口服氨苯砜和免疫抑制剂环磷酰胺等对部分患者有效。病程长者多因角膜干燥、完全性睑球粘连等严重并发症而失明，可酌情行眼表重建手术。

第六节　其他结膜疾病

一、结膜变性疾病

（一）睑裂斑

睑裂斑（pinguecula）是睑裂区角巩膜缘连接处水平性的、三角形或椭圆形、隆起的、灰黄色的球结膜结节。

【病因】 病理显示睑裂斑上皮下连接组织透明样变性，嗜碱性弹力纤维、颗粒状物质增多，通常病变区没有炎症细胞，这被认为是紫外线诱发胶原变性的结果。

【临床表现】 鼻侧发生多且早于颞侧，多为双侧性。外观常像脂类渗透至上皮下组织，内含黄色透明弹性组织（图6-7）。睑裂部接近角膜缘处的球结膜出现三角形隆起的斑块，三角形基底朝向角膜。睑裂斑通常无症状，至多影响外观。偶尔睑裂斑可能会充血、表面变粗糙，发生睑裂斑炎。

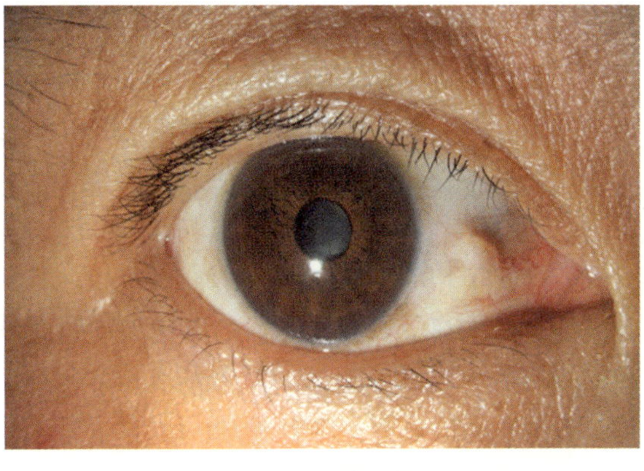

图6-7　睑裂斑
鼻侧邻近角膜缘处黄白色结节状突起。

【治疗】 一般无须治疗。发生睑裂斑炎，给予作用较弱的糖皮质激素或非甾体抗炎药滴眼即可。严重影响外观、反复慢性炎症或干扰角膜接触镜的成功配镜时可考虑予以切除。

（二）翼状胬肉

翼状胬肉（pterygium）是一种向角膜表面生长的与结膜相连的纤维血管样组织，常发生于鼻侧的睑裂区。翼状胬肉的存在不仅影响美观，还会引起角膜散光导致视力下降，如果胬肉遮盖视轴区，会严重影响患者的视力。

【病因】 翼状胬肉的确切病因与发病机制虽然尚未完全弄清，但流行病学显示，紫外线可能是引起翼状胬肉的主要原因。另外，遗传也是其发病中不可忽视的一个因素，家族成员中有翼状胬肉病史者较正常人更易发生翼状胬肉。其他尚有许多因素包括局部泪液异常、I型变态反应、人乳头瘤病毒（HPV）感染等都被认为与胬肉的发生有重要联系。胬肉的病理表现为结膜上皮角化不全，结膜下胶原纤维和弹力纤维变性，角膜前弹力层被玻璃样或弹性组织所代替。

【临床表现】 多双眼发病，以鼻侧多见。一般无明显自觉症状，或仅有轻度异物感，当病变接近角膜瞳孔区时，因引起角膜散光或直接遮挡瞳孔区而引起视力下降。睑裂区肥厚的球结膜及其下纤维血管组织呈三角形向角膜侵入，当胬肉较大时，可妨碍眼球运动（图6-8）。

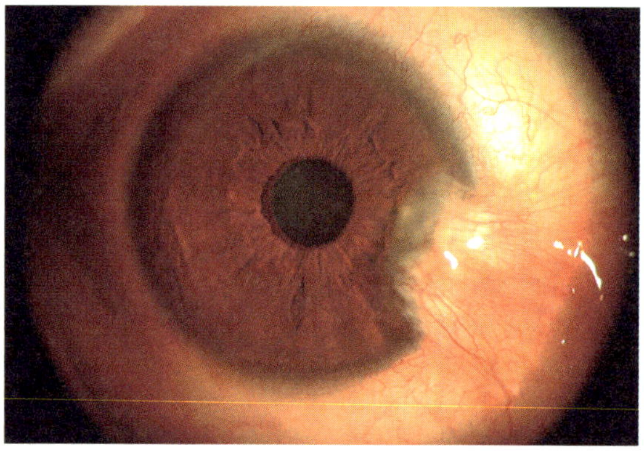

图6-8　翼状胬肉外观

典型的胬肉可分为头、颈、体3部分，它们之间没有明显的分界。翼状胬肉的体部通常起自球结膜，偶尔起自半月皱襞或穹窿部结膜（特别是复发胬肉）。在角巩膜缘翼状胬肉的体部转为颈部。翼状胬肉的头部指的是位于角膜的部分，此处的胬肉与下面的角膜紧密相连。Stocker线指的是含金属的色素在上皮的沉积，它的存在常常是胬肉生长缓慢的表现。胬肉外形上的不同常常提示了病变发展的不同阶段：进展期胬肉充血肥厚，静止期胬肉色灰白，较薄，呈膜状。

【诊断和鉴别诊断】 由于翼状胬肉的病变直观，诊断并不困难，但是需要和其他一些疾病鉴别。

1. 假性胬肉　假性胬肉是由于外伤、手术、炎症伤及角膜缘区而导致的结膜与角膜的粘连。与真性胬肉的不同在于：它没有清晰的头、颈、体的外形特点；可以发生在角膜的任何位置；之前常常有明确的外伤及炎症病史；另外假性胬肉的下方常常可以被探针通过。

2. 睑裂斑　睑裂斑位于睑裂区角膜两侧的球结膜，微隆起于结膜，呈黄白色的三角形外观。很少侵及角膜。

3. 结膜肿瘤　一些结膜的肿瘤在发病初期易与翼状胬肉相混淆，但良性肿瘤一般很少侵犯角膜，而恶性肿瘤生长迅速，呈不规则外观。病理检查可明确诊断。

【治疗】 胬肉小而静止时一般不需治疗，尽可能减少风沙、阳光等刺激。胬肉进行性发展，侵及瞳孔区，可以进行手术治疗，但有一定的复发率。手术方式有单纯胬肉切除、胬肉切除联合角膜缘干细胞移植、自体结膜移植或羊膜移植术，联合手术可以减少胬肉复发率。术后局部应用抗菌药物预防感染，局部应用糖皮质激素减轻术后炎症反应，并能抑制毛细血管和成纤维细胞增生，预防复发。人工泪液可润滑眼表面，促进翼状胬肉切除术后泪膜修复，减轻患者不适症状，还可以稀释眼表的可溶性炎症介质。

（三）结膜结石

结膜结石（conjunctival concretion）是在睑结膜表面出现的黄白色凝结物，常见于慢性结膜炎患者或老年人。结石由脱落的上皮细胞和变性白细胞凝固而成。患者一般无自觉症状，无须治疗。如结石突出于结膜表面引起异物感，导致角膜擦伤，可在表面麻醉下用异物针或尖刀剔除。

二、球结膜下出血

球结膜下血管破裂或其渗透性增加可引起球结膜下出血（subconjunctival hemorrhage）（图6-9）。由于球结膜下组织疏松，出血后易积聚成片状。严格地说，结膜下出血是症状，而不是真正的病种，极少能找到确切的病因。单眼多见，可发生于任何年龄组。偶尔可有激烈咳嗽、呕吐等病史。其他可能相关的病史有：外伤（眼外伤或头部挤压伤）、结膜炎症、高血压、动脉硬化、肾炎、血液病（如白血病、血友病）、某些传染性疾病（如伤寒）等。

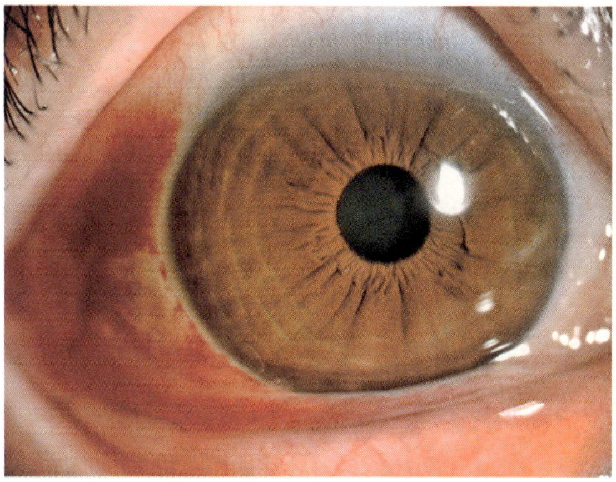

图 6-9　球结膜下出血

【临床表现】初期呈鲜红色，以后逐渐变为棕色。一般 7～12 天自行吸收。出血量大可沿眼球全周扩散。如果反复发作，应着重全身系统疾病的检查。

【治疗】首先寻找出血原因，针对原发病进行治疗。出血早期可局部冷敷，2 天后热敷，每天 2 次，可促进出血吸收。向患者做好解释工作，以消除其顾虑。

（张凤妍）

本章思维导图

本章目标测试

07章

本章数字资源

第七章 角膜疾病

角膜病是主要致盲性眼病之一，炎症、外伤、变性和遗传因素等均可导致角膜病，其病理过程复杂，临床表现多样，延误诊治将导致不可逆的后果。本章将系统阐述角膜病的病理过程，常见角膜病变的临床表现及治疗原则。

第一节 概 述

一、角膜的组织结构和生理

角膜（cornea）和巩膜一起构成眼球最外层的纤维膜，对眼球有重要的保护作用。同时角膜也是重要的屈光间质，是外界光线进入眼内的必经通路。从前到后角膜可分为上皮层、前弹力层、基质层、后弹力层和内皮层共 5 层结构，上皮层表面还覆盖有一层泪膜。

角膜的透明是由完整的角膜上皮细胞和泪膜、基质层胶原纤维束的规则排列、角膜无血管以及内皮细胞的功能来共同维持的。紧密排列的上皮细胞和表面覆盖的泪膜形成了光滑的光学界面，使光散射降低。基质中胶原纤维规则的网格状排列起到了衍射光栅的作用，通过破坏干涉来减少光散射。角膜的透明也依赖于角膜基质层的半脱水状态，主要由上皮和内皮的机械性屏障以及内皮细胞的能量依赖性 Na^+-K^+ 泵来控制，内皮细胞以耗能的运输方式将基质层的水分从内皮细胞顶部胞质泵入房水中。此外，泪液蒸发的动力和渗透压梯度促使角膜浅基质水分排出，对保持角膜的脱水状态也起到一定作用。

角膜代谢所需的营养物质主要来源于房水中的葡萄糖和泪膜弥散的氧。此外，周边角膜还接受来自角膜缘血管供应的氧。角膜是机体神经末梢分布密度最高的器官之一，感觉神经纤维从睫状长神经发出分支，穿过前弹力层在上皮下形成上皮下神经丛，因此，任何深、浅层角膜病变都能导致疼痛和畏光，眼睑活动可使疼痛加剧，所以角膜的炎症大多伴有畏光、流泪、眼睑痉挛等症状。

角膜表面并非标准球面，前表面中央 1/3 区域接近球面，称光学区，周边部较扁平，鼻侧扁平较颞侧更明显。中央角膜的平均曲率半径是 7.8mm（6.7～9.4mm），角膜总屈光力约为 43.25D，占正常人眼总屈光力（58.60D）的 74%。因此，通过角膜屈光手术改变角膜的屈光力可改变眼的屈光状态，达到矫正屈光不正的目的。

二、角膜的病理生理

角膜疾病主要有炎症、外伤、先天性异常等，其中感染性角膜炎症最多见。除极少数细菌（如淋球菌、白喉杆菌等）能直接感染角膜外，其他病原菌则需要在角膜局部防御机制被破坏或机体抵抗力下降时才致病。角膜缘血供丰富，角膜周边部和中央部的免疫活性细胞和活性因子的分布存在显著差异，周边部和角膜缘的淋巴细胞及补体成分含量高于中央部。而且，角膜的周边和角膜缘含有抗原提呈细胞（如树突状细胞、朗格汉斯细胞等），血管黏附分子和细胞因子还可以把血管内的白细胞吸引到角膜缘。因此，角膜周边部或角膜缘易发生免疫性角膜病（如蚕蚀性角膜溃疡、泡性角膜结膜炎和边缘性角膜溃疡等），而一些感染性角膜病则易发生于角膜中央部。

角膜上皮是抵御病原微生物侵袭的第一道屏障，如果角膜上皮受损伤，则更容易发生微生物感

NOTES

染。上皮层损伤后可以再生，不留瘢痕。角膜前弹力层受损后不能再生，由上皮细胞或瘢痕组织填充。角膜基质层对维持角膜的透明性及抵抗眼压有重要作用，损伤后由瘢痕组织修复，使角膜失去透明性。角膜后弹力层受损后可以由内皮细胞分泌再生。在体状态下角膜内皮细胞不能再生，损伤后毗邻的细胞可通过细胞移行、增大和迁徙覆盖损伤区，重建完整的内皮单层结构。如果内皮损伤严重，则出现不可逆的角膜水肿。

角膜是重要的屈光介质，角膜病变尤其是位于中央部的病变将严重影响视力。角膜移植是重要的复明手段。由于多种因素和多种机制的共同作用，角膜处在“免疫赦免”的特殊状态，使角膜移植成为成功率最高的一种器官移植。然而当角膜出现病变时，“免疫赦免”状态将发生改变，角膜移植后容易出现免疫排斥反应。

三、角膜炎的病理变化过程

角膜炎的病因虽然不一，但具有基本类似的病理变化过程，可以分为浸润期、溃疡形成期、溃疡消退期和愈合期 4 个阶段。

第 1 阶段为浸润期。致病因子侵袭角膜，引起角膜缘血管网充血，炎性渗出液及炎症细胞随即侵入病变区，形成局限性灰白色混浊灶，称角膜浸润（corneal infiltration）（图 7-1）。此时患眼有明显的刺激症状，伴有视力下降。视力下降的程度与病灶所处的部位有关，病变位于瞳孔区者视力下降明显。经治疗后浸润可吸收，角膜能恢复透明。

第 2 阶段为溃疡形成期。病情未得到控制，浸润继续加重，浸润区角膜组织因细菌分泌的毒素或组织释放的酶的损害及营养障碍而发生变性、坏死，坏死的组织脱落形成角膜溃疡（corneal ulcer）（图 7-2）。溃疡底部灰白污秽，边缘不清，病灶区角膜水肿。随着炎症的发展，角膜组织坏死、脱落加重，溃疡逐渐加深，使角膜基质逐渐变薄。当变薄区靠近后弹力层时，在眼压作用下后者呈透明水珠状膨出，称为后弹力层膨出（descemetocele）（图 7-3）。若病变穿破后弹力层，即发生角膜穿孔（corneal perforation），此时房水急剧涌出，虹膜被冲至穿孔口，部分脱出（图 7-4）。若穿孔口位于角膜中央，则常引起房水不断流出，导致穿孔区不能完全愈合，可形成角膜瘘（corneal fistula）。角膜穿孔或角膜瘘容易继发眼内感染，可致眼球萎缩而失明。

第 3 阶段即溃疡消退期。经过正确的治疗，抑制了致病因子对角膜的侵袭，角膜炎症逐渐消退，溃疡边缘浸润减轻，基质坏死、脱落停止。此期患者症状和体征明显改善。

第 4 阶段为愈合期。炎症得到控制后，角膜浸润逐渐吸收，溃疡的基底及边缘逐渐清洁平滑，周围角膜上皮再生修复覆盖溃疡面，溃疡凹面为增殖的结缔组织充填，形成瘢痕（图 7-5）。溃疡愈合后，根据溃疡深浅程度的不同而遗留厚薄不等的瘢痕。浅层的瘢痕性混浊薄如云雾状，通过混浊部分仍能看清后面虹膜纹理者称角膜云翳（corneal nebula）；混浊较厚略呈白色，但仍可透见虹膜者称角膜斑翳（corneal macula）；混浊很厚呈瓷白色，不能透见虹膜者称角膜白斑（corneal leukoma）（图 7-6）。如果角膜瘢痕组织中嵌有虹膜组织时，便形成粘连性角膜白斑（adherent leukoma of cornea），提示角膜有穿孔史。若角膜白斑面积大，而虹膜又与之广泛粘连，则可能堵塞房角，使房水流出受阻导致眼压升

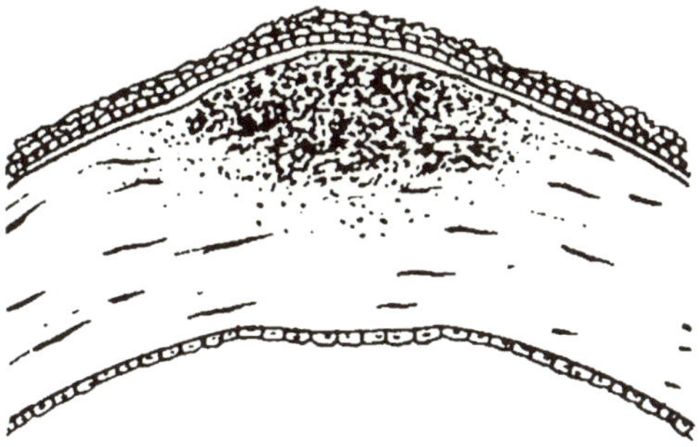

图 7-1　角膜浸润示意图

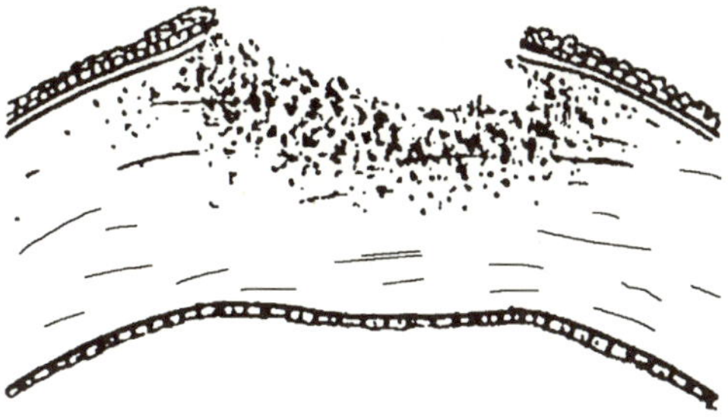

图 7-2　角膜溃疡示意图

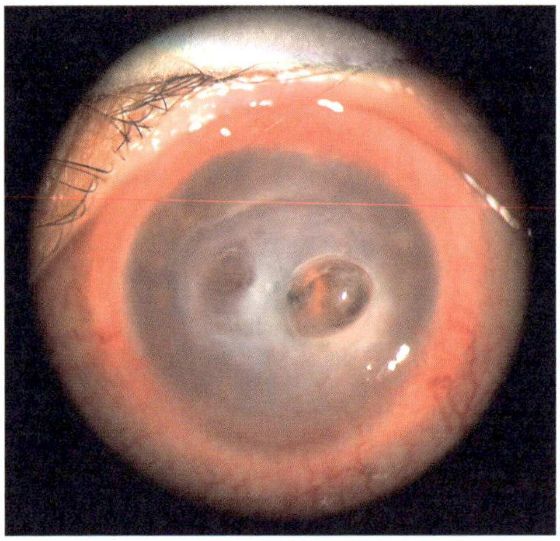

图 7-3　角膜后弹力层膨出
角膜变薄区靠近后弹力层时，在眼压作用下后弹力层呈透明水珠状膨出。

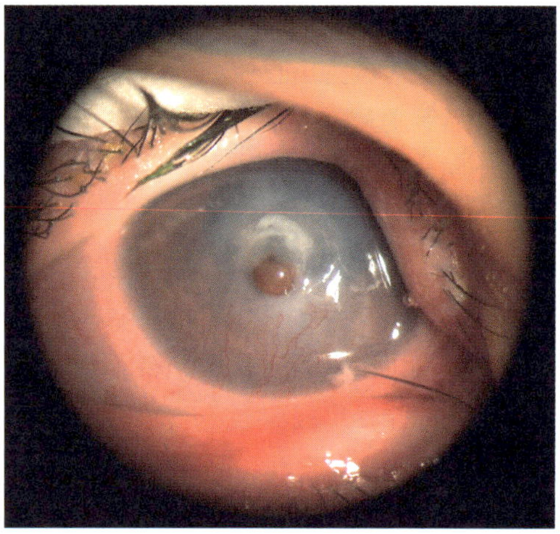

图 7-4　角膜溃疡穿孔
角膜病变穿破后弹力层，发生角膜穿孔，房水急剧涌出，虹膜被冲至穿孔口，部分脱出。

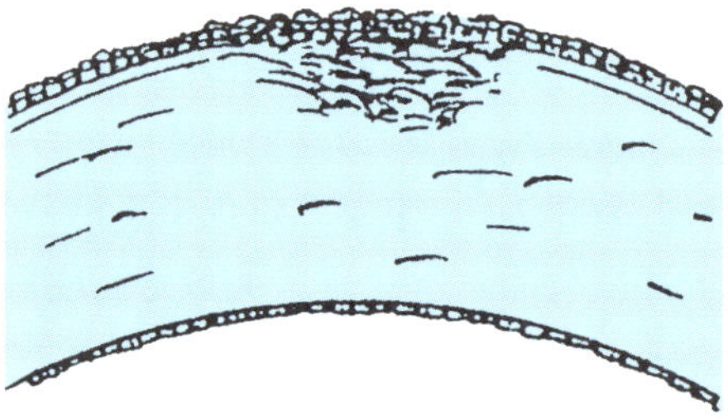

图 7-5　角膜瘢痕示意图

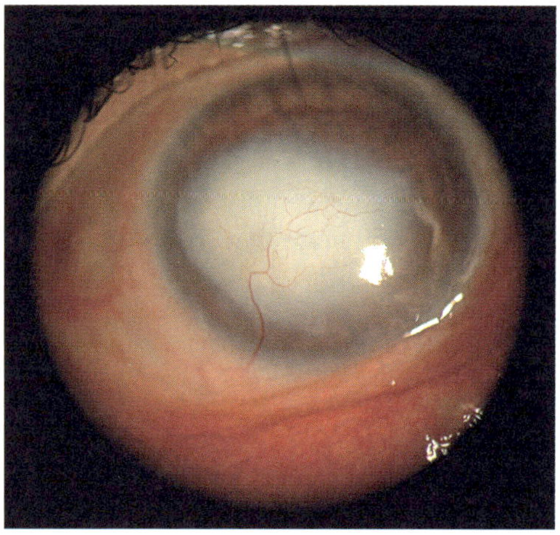

图 7-6　角膜白斑
角膜溃疡愈合后，残留的角膜混浊很厚，呈瓷白色，不能透见虹膜纹理。

高，引起继发性青光眼。在高眼压作用下，混杂有虹膜组织的角膜瘢痕膨出形成紫黑色隆起，称为角膜葡萄肿（corneal staphyloma）。

内因性角膜炎常发生在角膜基质层，一般不引起角膜溃疡，修复后瘢痕亦位于角膜深层，但在角膜炎症消退和组织修复过程中，可能有新生血管长入角膜。任何性质的角膜炎，若炎症持续时间长，都可引起角膜新生血管。

严重的角膜炎可引起虹膜睫状体炎，多为无菌性、反应性炎症，但也可由病原体直接感染引起。值得注意的是，真菌性角膜炎即使未发生角膜穿孔，真菌也可侵入眼内，发生真菌性眼内感染。

第二节　角膜炎

角膜的防御能力减弱，外界或内源性致病因素侵袭角膜组织引起炎症，称为角膜炎（keratitis），其在角膜病中占有重要地位。目前按其致病原因分为感染性、免疫性、营养不良性、神经麻痹性及暴露性角膜炎等。其中感染性角膜炎根据致病微生物的不同，进一步分为细菌性、真菌性、病毒性、棘阿米巴性等。

一、感染性角膜炎

（一）细菌性角膜炎

细菌性角膜炎（bacterial keratitis）是指由细菌感染引起的角膜炎症，导致角膜上皮缺损和角膜基质坏死，又称为细菌性角膜溃疡（bacterial corneal ulcer）。病情多较危重，如果得不到有效治疗，可发生角膜溃疡穿孔，甚至眼内感染。即使病情能控制也会残留广泛的角膜瘢痕、角膜新生血管或角膜脂质变性等后遗症，严重影响视力甚至失明。

【病原学】引起角膜炎的细菌种类繁多，最常见的主要有葡萄球菌、铜绿假单胞菌、肺炎链球菌和大肠埃希菌等。葡萄球菌一直是细菌性角膜炎最常见的致病菌，在一些欧美国家，其检出率逐年增加。铜绿假单胞菌是细菌性角膜炎的另一个主要致病菌，通常与配戴角膜接触镜有关。在发达国家，肺炎链球菌性角膜炎的发病率已逐渐下降，但在发展中国家仍然常见。在不同的时期或不同的地区，细菌性角膜炎致病菌的种类可能不同，这可能与结膜囊正常菌群分布、居住环境的温度和湿度、气候等因素有关。

细菌性角膜炎的诱发因素包括眼局部因素及全身因素。局部因素最常见为角膜外伤或剔除角膜异物，常由于无菌操作不严格或滴用污染的表面麻醉剂或荧光素而发生感染。配戴角膜接触镜和慢性泪囊炎也是重要的危险因素。此外，干眼、眼局部长期使用皮质类固醇激素等是常见的局部因素。全身因素包括年老衰弱、维生素 A 缺乏、糖尿病、免疫缺陷等。这些因素可降低机体对致病菌的抵抗力，也可增强角膜对致病菌的易感性。

【临床表现】严重的细菌性角膜炎起病急骤，出现畏光、流泪、疼痛、视力障碍、眼睑痉挛等症状。眼睑及球结膜水肿，睫状或混合性充血，病变早期表现为角膜上皮溃疡，溃疡下有边界模糊、致密的浸润灶，周围组织水肿。浸润灶迅速扩大，继而基质溶解形成溃疡，溃疡表面和结膜囊多有脓性或黏液脓性分泌物。可伴有不同程度的前房积脓。非结核分枝杆菌和一些毒力弱的细菌引起的角膜炎则起病隐匿，症状较轻。

严重的细菌性角膜炎通常由金黄色葡萄球菌、肺炎链球菌、β-溶血性链球菌、铜绿假单胞菌等引起。金黄色葡萄球菌性角膜溃疡通常表现为圆形或椭圆形局灶性脓肿，周围有灰白色浸润区，边界清晰（图 7-7），常发生于已受损的角膜，如大泡性角膜病变、单纯疱疹病毒性角膜炎、角膜结膜干燥症、眼部红斑狼疮、过敏性角膜结膜炎等。如果得不到有效治疗，可导致严重的基质脓疡和角膜穿孔。肺炎链球菌性角膜炎常见于外伤或慢性泪囊炎，表现为中央基质深部椭圆形溃疡，带匍行性边缘，其后弹力膜有放射状皱褶，常伴有前房积脓及角膜后纤维素沉着，也可导致角膜穿孔。

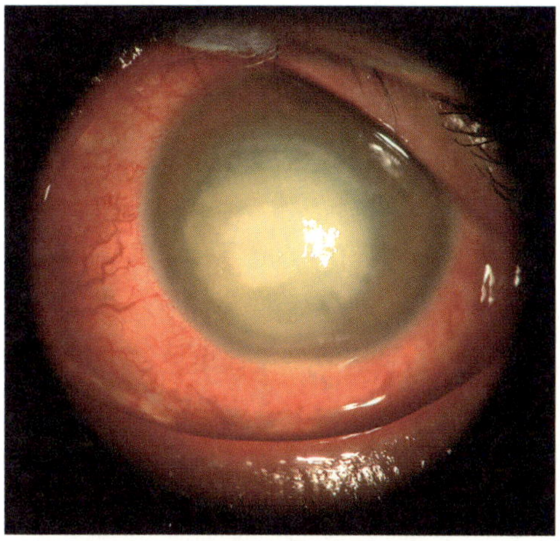

图 7-7　葡萄球菌性角膜溃疡
角膜中央偏下方近圆形局灶性脓肿，周围有灰白色浸润区，边界清晰。

铜绿假单胞菌所致角膜炎多表现为迅速发展的角膜液化性坏死，常发生于角膜异物剔除后或戴角膜接触镜引起的感染。起病急骤，发展迅猛，眼痛等症状明显，伴有严重混合性充血和球结膜水肿。角膜浸润扩展迅速，基质广泛液化性坏死，溃疡表面有大量黏稠的脓性分泌物，略带黄绿色，溃疡周围基质可见灰白色或黄白色浸润环，伴有大量的前房积脓（图 7-8）。感染如未控制，可导致角膜坏死穿孔和眼内容物脱出或全眼球炎。

其他的革兰氏阴性杆菌引起的角膜感染缺乏特殊体征，一般前房炎症反应轻微。克雷伯菌引起的感染常继发于慢性上皮病变。摩拉氏菌性角膜溃疡多见于酒精中毒、糖尿病、免疫缺陷等机体抵抗力下降人群，表现为角膜下方的卵圆形溃疡，逐渐向基质深层浸润，边界清楚，前房积脓少（图 7-9）。

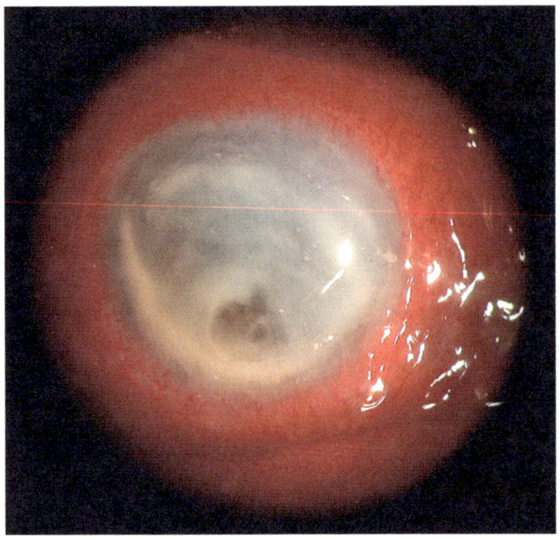

图 7-8　铜绿假单胞菌性角膜溃疡

角膜基质广泛液化性坏死，溃疡表面有大量黏稠的脓性或黏液脓性分泌物，溃疡周围基质可见黄白色浸润环。

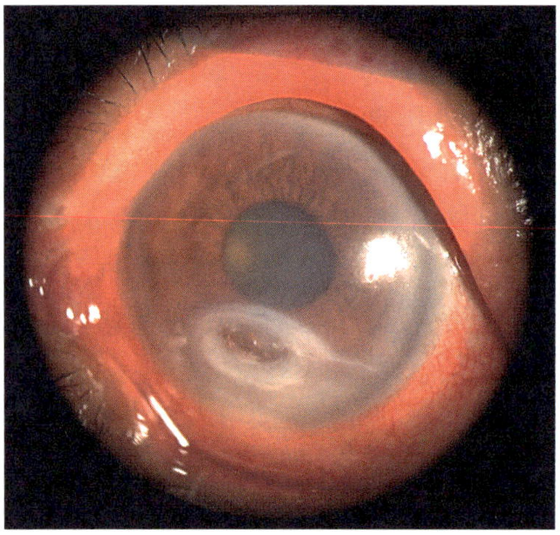

图 7-9　摩拉氏菌性角膜溃疡

角膜下方卵圆形溃疡，逐渐向基质深层浸润，边界清楚，伴少量前房积脓。

奈瑟菌属的淋球菌或脑膜炎球菌感染所致的角膜炎来势凶猛，发展迅速。表现为眼睑高度水肿、球结膜水肿和大量脓性分泌物，伴有角膜基质浸润、坏死及溃疡。新生儿患者常致角膜穿孔。

【诊断】 病原菌致病力的差别、患者角膜的健康状况、局部使用抗生素等因素均可使角膜炎的症状和体征失去原有的特征，使用激素也可减轻角膜炎症的临床体征。这些因素都可使角膜炎的临床表现不典型。因此，根据临床表现通常不能作出病因诊断。在开始药物治疗前，从浸润灶边缘刮取病变组织，涂片染色查找细菌，有助于早期病因诊断。明确的病原学诊断需要做细菌培养，并同时进行药物敏感试验，为筛选敏感抗生素提供依据。

【治疗】 细菌性角膜炎可造成角膜组织的迅速破坏，因此对疑似细菌性角膜炎患者应立即给予积极治疗。初诊患者可以根据临床表现和溃疡的严重程度给予广谱抗生素治疗，然后根据细菌培养和药敏试验结果调整使用敏感的抗生素。抗生素治疗的目的在于尽快清除病原菌，由于每一种抗生素都只有特定的抗菌谱，因此初诊患者需要使用广谱抗生素或联合使用 2 种或多种抗菌药物。

对于革兰氏阳性（G^+）球菌感染，头孢菌素是首选药物，50mg/ml 头孢唑林是这类药物的代表。革兰氏阴性（G^-）杆菌角膜炎的首选抗生素是氨基糖苷类，可选择 1.3%～1.5% 妥布霉素。对于多种细菌引起的角膜炎或革兰氏染色结果不明确者，推荐联合使用头孢菌素和氨基糖苷类作为初始治疗。氟喹诺酮类有强力的杀菌作用，抗菌谱广，对 G^- 菌和许多 G^+ 菌都有抗菌作用，对耐药葡萄球菌也有作用，与头孢菌素联合使用能加强抗菌效果。联合应用头孢菌素和氟喹诺酮类是治疗威胁视力的细菌性角膜炎的合理选择。链球菌属、淋球菌属引起的角膜炎首选青霉素 G，对青霉素耐药的淋球菌感染可使用头孢曲松（ceftriaxone）。万古霉素对 G^+ 球菌或杆菌均有良好的抗菌活性，尤其对耐药的表皮葡萄球菌和金黄色葡萄球菌的敏感性较高，可作为细菌性角膜炎的二线用药。

局部使用抗生素是治疗细菌性角膜炎最有效的途径。使用剂型包括眼药水、眼膏、凝胶剂、缓释剂。急性期使用强化的局部抗生素给药模式即高浓度的抗生素眼药水频繁滴眼，使角膜基质很快达到抗生素治疗浓度。眼膏剂型和凝胶剂型可增加药物在眼表停留，保持眼表润滑，同时保证用药的延续性，特别适合儿童及夜间使用。

结膜下注射能提高角膜和前房的药物浓度，但存在局部刺激性。一些研究表明强化的抗生素滴眼液滴眼具有与结膜下注射同样的效果。故此种治疗方法仅在某些特定情况下使用。

本病一般不需全身用药，但如出现角膜溃疡穿孔、角膜炎可能向眼内及全身扩散时，应在局部用药的同时全身应用抗生素。治疗过程中应根据细菌学检查结果和药物敏感试验，及时调整使用有效抗生素。病情控制后局部应维持用药一段时间，防止感染复发，特别是铜绿假单胞菌性角膜溃疡。

并发虹膜睫状体炎者应给予1%阿托品眼药水或眼膏散瞳。局部使用胶原酶抑制剂如谷胱甘肽、半胱氨酸等，抑制溃疡发展。对于药物治疗无效、溃疡不愈合，或病情发展，可能或已经出现溃疡穿孔者，应酌情考虑结膜瓣遮盖或角膜移植术。

（二）真菌性角膜炎

真菌性角膜炎（fungal keratitis）是一种由致病真菌引起的感染性角膜炎症。此病致盲率高，多见于温热潮湿气候，在热带、亚热带地区，特别是赤道地区发病率高。在我国以农作物为主的地区，特别在收割季节多见。随着抗生素和糖皮质激素的广泛使用及对本病的认识和诊断水平的提高，其发病率不断增高。

【病原学】 引起角膜感染的真菌种类较多，但大多数患者主要由镰孢菌属（茄病镰刀菌、尖孢镰刀菌）、曲霉菌属（烟曲霉菌）、弯孢菌属（月状弯孢霉）和念珠菌属（白念珠菌）等4大类引起，前三类属丝状真菌，丝状真菌引起的角膜感染多见于农业或户外工作人群，其工作或生活环境多潮湿，外伤（尤其是植物性外伤）是最主要的诱因；其他诱因包括长期使用激素/抗生素造成眼表免疫环境改变或菌群失调、过敏性结膜炎、配戴角膜接触镜、角膜移植或角膜屈光手术等。念珠菌属酵母菌，此型感染多继发于已有眼表疾病（干眼、眼睑闭合不全、病毒性角膜炎）或全身免疫力低下（糖尿病、免疫抑制）患者。

【临床表现】 多有植物性（如树枝、甘蔗叶、稻草等）角膜外伤史或长期使用激素和抗生素病史。起病缓慢，亚急性经过，刺激症状较轻，伴视力障碍。角膜浸润灶呈白色或乳白色，致密，表面欠光泽呈牙膏样或苔垢样外观，溃疡周围有基质溶解形成的浅沟或抗原-抗体反应形成的免疫环。有时在角膜感染灶旁可见“伪足”或卫星样浸润灶，角膜后可有斑块状沉着物。前房积脓呈灰白色，黏稠或呈糊状（图7-10）。此外，某些菌种引起的角膜感染有一些特殊表现：茄病镰刀菌性角膜炎进展迅速，病情严重，易向角膜深部组织浸润，数周内可引起角膜穿孔，还可由于真菌在眼内尤其是虹膜后的繁殖及炎症反应引起恶性青光眼等严重并发症。曲霉菌性角膜炎的病情和进展速度较茄病镰刀菌者慢，药物治疗效果较好。弯孢菌角膜感染通常为局限于浅基质层的羽毛状浸润，进展缓慢，对那他霉素治疗反应较好，角膜穿孔等并发症发生率低。

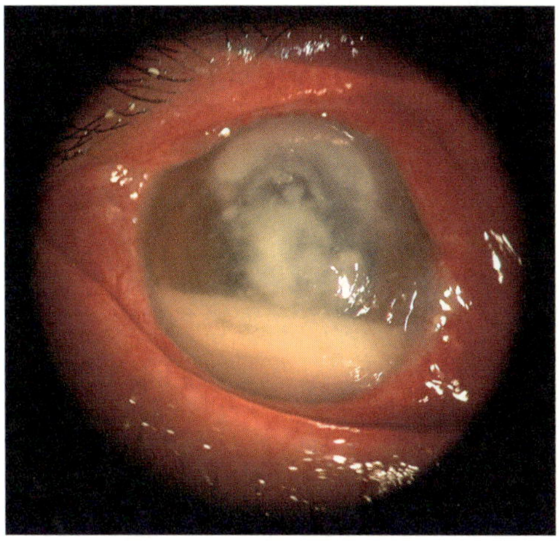

图7-10　**真菌性角膜溃疡**
角膜中央部浸润灶呈乳白色，致密，表面欠光泽，干燥呈牙膏样外观，前房积脓呈灰白色，黏稠或呈糊状。

丝状真菌穿透力强，菌丝能穿过深层基质侵犯角膜后弹力层，甚至进入前房侵犯虹膜和眼内组织。眼内的真菌感染主要位于后房，通常局限于虹膜与晶状体之间的后房周边部，可形成顽固的真菌性虹膜炎及瞳孔膜闭，甚至继发青光眼，还可导致并发性白内障及真菌性眼内炎。因此，真菌一旦进入前房，病情将难以控制。

【诊断】 根据植物性外伤的病史，结合角膜病灶的特征可以作出初步诊断。角膜共聚焦显微镜作为非侵入性检查手段，可在病变早期阶段直接发现病灶内的真菌病原体。角膜共聚焦显微镜发现菌丝、实验室检查找到真菌和菌丝可以确诊。常用的快速诊断方法有角膜刮片革兰氏和吉姆萨染色、10%～20%氢氧化钾湿片法、乳酚棉蓝（LPCB）染色、乌洛托品银染色、钙荧光白染色、PAS染色等。真菌培养可使用血琼脂培养基、巧克力培养基、马铃薯葡萄糖琼脂培养基和Sabouraud培养基，30～37℃培养3～4天即可见真菌生长，应培养4～6周，培养阳性时可镜检及联合药敏试验。此外，免疫荧光染色、电子显微镜检查和PCR技术也用于真菌性角膜炎的诊断。

【治疗】 局部使用抗真菌药物治疗。包括多烯类（如0.15%两性霉素B、5%那他霉素眼药水）、咪唑类（如0.5%咪康唑眼药水）或嘧啶类（如1%氟胞嘧啶眼药水）。目前，0.15%两性霉素B和5%那他霉素眼药水是抗真菌性角膜炎的一线药物。丝状真菌应首选5%那他霉素或伏立康唑，酵母菌属则可选用0.15%两性霉素B、2%氟康唑或5%那他霉素。联合使用抗真菌药物有协同作用，可减少单一用药的药物用量，降低毒副作用。目前常用的联合用药方案有那他霉素+两性霉素B或氟康唑，利福平可加强两性霉素B的抗菌作用，也常联合使用。

抗真菌药物局部使用，开始时每0.5～1小时滴用1次，增加病灶区药物浓度，晚上涂抗真菌眼膏。感染明显控制后逐渐减少使用次数。病情严重者可联合全身使用抗真菌药物，如口服氟康唑、酮康唑、伊曲康唑、伏立康唑等，或静脉滴注咪康唑、氟康唑、伏立康唑等。全身使用时应特别注意抗真菌药物的毒副作用，尤其是对肝功能的损害。抗真菌药物起效慢，治疗过程中需仔细观察临床体征的变化以评估疗效。治疗有效的体征包括疼痛减轻、浸润范围缩小、卫星灶消失、溃疡边缘圆钝等。即使治疗有效，使用抗真菌药物也应至少持续6周。治疗过程中注意药物的眼表毒性，如结膜充血水肿、角膜点状上皮脱落等。

近年研究表明免疫抑制剂环孢素和他克莫司（FK506）可抑制茄病镰刀菌、尖孢镰刀菌及烟曲霉菌的生长，对白念珠菌虽无效，但和氟康唑联合使用可增强其抗念珠菌效果。利福平是大环内酯类药物，对酵母菌和新型隐球菌感染有治疗作用。

并发虹膜睫状体炎者，应使用1%阿托品眼药水或眼膏散瞳。不宜使用糖皮质激素。

病情严重者需考虑手术治疗，包括清创术、结膜瓣遮盖术和角膜移植术。早期施行病灶清创术可促进药物进入角膜基质，提高病灶中的药物浓度和清除病原体。结膜瓣遮盖术可利用结膜瓣的血供为病变区输送抗炎因子，达到杀灭真菌的目的。药物治疗无效，而病变未侵犯深层基质者，应考虑行板层角膜移植术。角膜溃疡即将或已经穿孔者，可考虑穿透性角膜移植术。术后继续抗真菌药物治疗，以防止术后感染复发。

（三）单纯疱疹病毒性角膜炎

单纯疱疹病毒（herpes simplex virus，HSV）引起的角膜感染称为单纯疱疹病毒性角膜炎（herpes simplex keratitis，HSK），简称单疱性角膜炎。此病非常常见，是致盲性角膜病最主要的原因。其临床特点为反复发作，使角膜混浊逐次加重，最终可导致失明。

【病原学及发病机制】 HSV是一种DNA病毒，人是其唯一的自然宿主。HSV分为2个血清型，眼部和口唇感染多数为HSV-1型，少数为HSV-2型。

HSV感染分为原发和复发两种类型。原发感染多见于婴幼儿，原发感染后，HSV潜伏在三叉神经节，三叉神经任何一支支配区的皮肤、黏膜等靶组织的原发性HSV感染均可导致HSV潜伏在三叉神经节的感觉神经元。绝大多数成年人常为复发性HSV，人群中HSV-1的血清抗体阳性率为50%～90%，复发性HSV感染是由潜伏病毒的再活化所致，但大部分不出现临床症状。近年来，从无复发感染征象的慢性HSK患者切除的角膜组织中培养出HSV，提示角膜组织也是HSV潜伏的部位。此外，通过PCR或原位杂交（ISH）技术在虹膜组织或泪液中也能扩增出病毒DNA序列，说明HSV还可能潜伏在其他组织。

复发性HSV感染是由潜伏病毒的再活化所致。当机体抵抗力下降，如感冒发热、全身或局部使用糖皮质激素或免疫抑制剂等时，潜伏的病毒被激活，活化的病毒在三叉神经内逆轴浆流移行到达角膜组织，引起HSK复发。

【临床表现】

1. 原发性单纯疱疹病毒感染　超过94%感染HSV的幼儿并不发病，而且发病的幼儿通常表现在口唇部，眼部较少受累。患儿表现为全身发热、耳前淋巴结肿大、唇部或皮肤疱疹等，这一时期的病变常有自限性。眼部受累表现为急性滤泡性结膜炎、假膜性结膜炎、眼睑皮肤疱疹、点状或树枝状角膜炎。树枝状角膜炎特点为树枝短，出现时间晚，持续时间短。原发感染主要表现为角膜上皮病变，且临床表现不典型，只有不到10%的患儿发生角膜基质炎和葡萄膜炎。

2. 复发性单纯疱疹病毒感染　与原发性感染不同，复发性HSK通常有典型的临床表现。由于病毒对靶细胞的毒力和机体对病毒感染的反应不同，使HSK具有不同的临床表现，据此将HSK分为不同的类型（表7-1）。

表7-1　HSK的分类

	上皮型角膜炎	神经营养性角膜病变	基质型角膜炎	内皮型角膜炎
发病机制	病毒在上皮细胞内活化复制	角膜神经功能异常，基质浸润、药物毒性	病毒侵袭伴免疫炎症反应	病毒引起的免疫反应
基质损害特点	继发于上皮损害的基质瘢痕	溃疡引起的瘢痕	组织浸润坏死伴新生血管	内皮功能受损，慢性水肿引起基质混浊
其他病变	树枝状、地图状边缘性角膜溃疡	持续性上皮缺损	角膜变薄，可继发上皮型角膜炎	盘状、线状、弥漫性KP

（1）上皮型角膜炎：2/3以上HSK为上皮型。感染初期角膜上皮层可见灰白色、近乎透明、稍隆起的针尖样水疱，点状或排列成行或聚集成簇，一般仅持续数小时至十余小时，因此常被忽略，此时角膜上皮荧光素染色阴性，但虎红染色阳性。感染的上皮细胞坏死崩解，出现点状角膜炎。坏死崩解的细胞释放出大量的HSV感染周围的细胞，使点状病灶逐渐扩大融合，中央上皮脱落，形成树枝状溃疡。这种溃疡的特点为树枝末端可见分叉和结节状膨大，周围可见水肿的边界，荧光素染色中央部溃疡呈深绿色，病灶边缘为淡绿色。在树枝状溃疡的周围，上皮细胞内含有大量活化的病毒。若病情进展，则发展为地图状角膜溃疡（图7-11）。

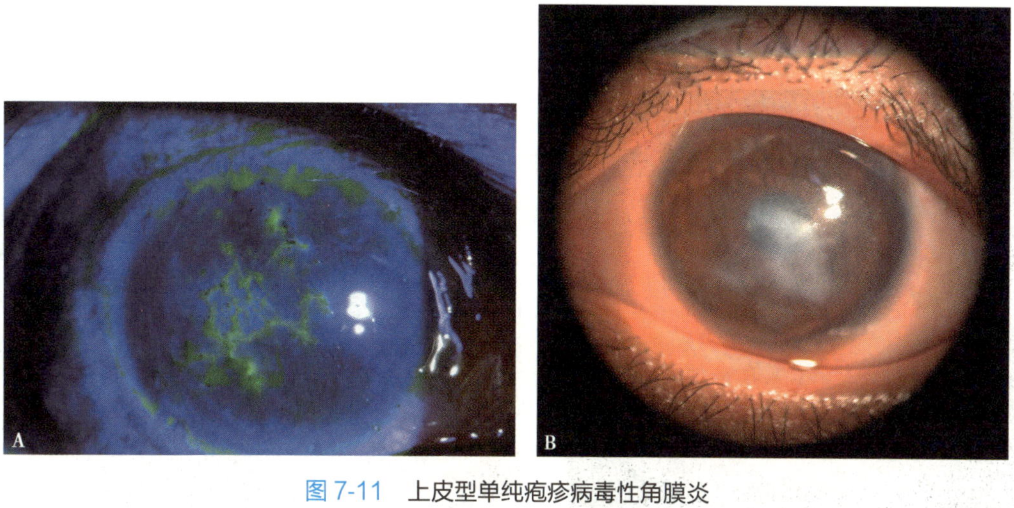

图7-11　上皮型单纯疱疹病毒性角膜炎

A. 角膜中央部溃疡呈树枝状，荧光素钠染色钴蓝光下染成深绿色，病灶边缘为淡绿色；B. 树枝状角膜炎继续发展，出现地图状角膜溃疡。

上皮型HSK由病毒对上皮细胞的直接破坏引起，机体出现的免疫性炎症不明显。病变组织中除少数中性粒细胞外，很少出现免疫性炎症细胞。

角膜知觉减退是上皮型HSK的特征。知觉减退的分布取决于角膜病变的范围、病程和严重程度。病灶处的知觉虽减退，但其周围的敏感性可相对增强，因此患者仍然有显著疼痛、摩擦感和流泪等症状。

上皮型HSK多位于上皮层或基质浅层，少数未经控制的患者，病变可继续向深部发展，出现角膜基质溃疡。

上皮型HSK多能获得有效治疗而缓解，但可出现持续性角膜上皮点状缺损、复发性角膜上皮缺损和上皮囊样化。浅层溃疡经积极治疗，多数患者可在1～2周内愈合，但基质浅层的浸润需历时数周至数个月才能吸收，可能留下角膜云翳，一般对影响视力较小。

（2）神经营养性角膜病变：引起神经营养性角膜病变的原因包括基底膜损伤、泪液分泌减少及神经受损等。抗病毒药物的毒性作用可加重病情，使溃疡难以愈合，经久不愈可能会引起角膜穿孔。神经营养性角膜病变多发生在HSK的恢复期或静止期，病灶可局限于角膜上皮表面及基质浅层，也可向基质深层发展，溃疡一般呈圆形或椭圆形，多位于睑裂区，浸润轻微，边缘呈灰色增厚。

（3）基质型角膜炎：几乎所有基质型角膜炎患者都同时或曾经患过角膜上皮炎。根据临床表现可分为免疫性和坏死性两种。

1）免疫性基质型角膜炎：是单纯疱疹病毒性角膜炎中最常见的类型，表现为角膜基质水肿、浸润及混浊，常伴有新生血管长入；后弹力层可有皱褶；伴有前葡萄膜炎时，在水肿区域角膜内皮面出现沉积物。炎症的反复发作可导致角膜瘢痕形成或角膜变薄、新生血管化及脂质沉积。

2）坏死性基质型角膜炎：表现为角膜基质内单个或多个黄白色坏死浸润灶、基质溶解坏死及上皮广泛性缺损，严重者可形成灰白色脓肿病灶、角膜后沉积物、虹膜睫状体炎和眼压增高等。部分患者可表现为免疫环或边缘性血管炎。基质病变由病毒活动性感染与免疫性炎症共同引起。坏死性基质型角膜炎常诱发基质层新生血管，表现为一条或多条中、深层基质新生血管，从周边角膜伸向中央基质的浸润区。少数患者可引起角膜迅速变薄穿孔（图7-12）。

（4）内皮型角膜炎：内皮型角膜炎可分为盘状、弥漫性和线状3种类型，发病机制为内皮对病毒抗原的迟发型超敏反应，病毒对内皮细胞的侵袭也是重要因素。盘状内皮型角膜炎是最常见的类型，通常表现为角膜中央或旁中央角膜基质水肿，角膜失去透明性呈现毛玻璃样外观，在水肿区的内皮面有角膜沉积物（图7-13），伴有轻、中度虹膜炎。线状角膜炎则表现为从角膜缘开始的内皮沉积物，伴有周边角膜基质和上皮水肿，引起小梁炎时可导致眼压增高。角膜内皮的功能通常要在炎症消退数个月后方可恢复，严重者可导致角膜内皮功能失代偿。

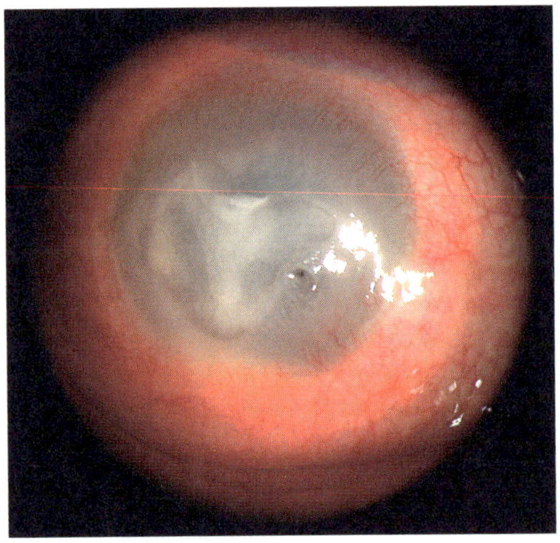

图7-12　坏死性基质型角膜炎
角膜基质内黄白色坏死浸润灶，基质溶解坏死及上皮广泛性缺损，出现灰白色脓肿病灶。

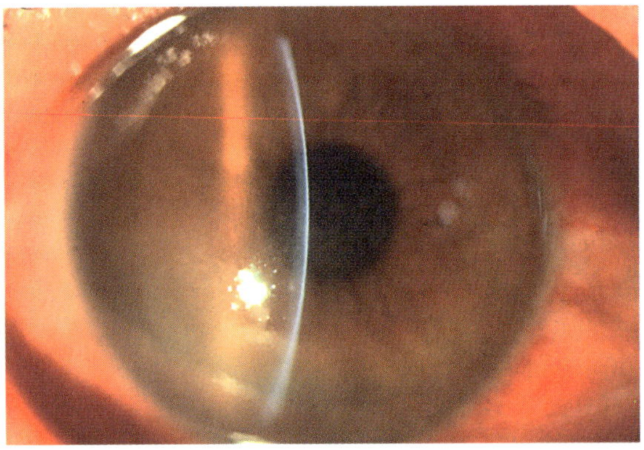

图7-13　内皮型角膜炎
在角膜水肿区的内皮面可见角膜沉积物。

【诊断】根据病史，角膜树枝状、地图状溃疡灶或角膜基质浸润等体征可以诊断。实验室检查有助于诊断，刮片发现多核巨细胞或细胞核内包涵体，角膜病灶分离到单纯疱疹病毒，分子生物学，血清学病毒抗体滴度测定等。

【治疗】HSK的治疗目的是抑制病毒在角膜内的复制，减轻炎症反应引起的角膜损害。不同类型的HSK治疗重点有所差异。上皮型角膜炎是由于病毒在上皮细胞内复制增殖、破坏细胞引起，必须给予有效的抗病毒药物抑制病毒活性才能控制病情。基质型角膜炎和内皮型角膜炎以机体的免疫

NOTES

性炎症反应为主，因此除抗病毒外，皮质类固醇激素抗炎治疗尤为重要。神经营养性角膜病变的治疗原则与神经麻痹性角膜溃疡类似。

1. 药物治疗 常用抗病毒药物有更昔洛韦（ganciclovir，GCV），眼药水和眼膏剂型均为 0.15%；阿昔洛韦（acyclovir，ACV），眼药水为 0.1%，眼膏为 3%；三氟胸苷（trifluoridine），眼药水为 1%。ACV 局部滴用角膜穿透性不好，对基质型和内皮型角膜炎治疗效果欠佳。因此，美国不使用 ACV 局部滴用治疗 HSK，而使用 3%ACV 眼膏。

GCV 对常见病毒的 MIC_{90} 值比 ACV 高 10～100 倍，且生物利用度高，半衰期达 8 小时，进入病毒感染细胞的速度快，在病毒感染细胞中存留时间长，已经成为抗病毒治疗的一线药物。此外，泛昔洛韦和伐昔洛韦对 HSK 也有较好的疗效，也可用于 HSK 的治疗。

病情严重、多次复发或角膜移植术后的患者，需口服 ACV、GCV 等抗病毒药物，用药时间一般不少于 2 周。有虹膜睫状体炎时，要及时使用阿托品眼药水或眼膏扩瞳。

2. 手术治疗 已穿孔的患者可行穿透性角膜移植术。对 HSK 痊愈后形成的角膜瘢痕明显影响视力者，角膜移植是复明的有效手段。术后局部使用激素同时应局部和全身使用抗病毒药物，以预防复发。

3. 预防复发 单纯疱疹病毒性角膜炎容易复发，约 1/3 复发患者出现在原发感染 2 年内。疱疹性眼病研究（herpetic eye disease study，HEDS）证明，预防性口服 ACV 可以减少 HSK 复发，尤其是对上皮型和基质型患者。使用更昔洛韦、泛昔洛韦和伐昔洛韦口服，也可降低 HSK 的复发率。控制诱发因素对于降低复发率也很重要。

（四）棘阿米巴角膜炎

棘阿米巴角膜炎（acanthamoeba keratitis）由棘阿米巴原虫感染引起，是一种严重威胁视力的角膜炎。该病常表现为一种慢性、进行性角膜溃疡，病程可持续数个月之久。

【病原学】 已知的棘阿米巴有 50 余个种属，广泛存在于土壤、淡水、海水、泳池、谷物和家畜中，以活动的滋养体和潜伏的包囊两种形式存在。其中 8 个种属和人类感染有关，以卡氏棘阿米巴最为常见。由于棘阿米巴的形态可以随局部环境而变化，因此难以从形态学特征对其进一步细分和鉴定。采用免疫荧光、酶学特征和基因检测技术。

【临床表现】 约 90% 的患者与角膜接触镜的使用有关，角膜外伤和接触棘阿米巴污染的土壤和水源也是常见的原因。多为单眼发病，患眼畏光、流泪伴视力减退，眼痛剧烈，病程可长达数个月。本病临床表现多样，容易和单纯疱疹病毒性角膜炎、真菌性角膜溃疡相混淆，而且不同阶段的临床表现也不同。感染初期表现为上皮混浊、微囊样水肿或假树枝状，上皮可完整，少数患者（2.0%～6.6%）可出现特征性放射状角膜神经炎。随着病变进展，角膜出现中央或旁中央环状浸润，可伴有上皮缺损；也可表现为中央盘状病变，基质水肿增厚并有斑点或片状混浊（图 7-14）。晚期由于组织中蛋白酶和胶原酶的释放，导致基质溶解、形成脓肿、角膜溃疡甚至穿孔。但前房反应少见。

棘阿米巴角巩膜炎是棘阿米巴角膜炎的严重并发症，其发生率为 14%～16%，临床表现为弥漫性前巩膜炎，个别有后巩膜炎、神经炎，症状一般较重，治疗困难，发生机制尚不清楚。

【诊断】 棘阿米巴角膜炎的诊断建立在从角膜病灶中取材涂片染色找到棘阿米巴原虫或从角膜刮片培养出棘阿米巴的基础上。必要时可做角膜活检。角膜共聚焦显微镜有助于棘阿米巴角膜炎的活体诊断。

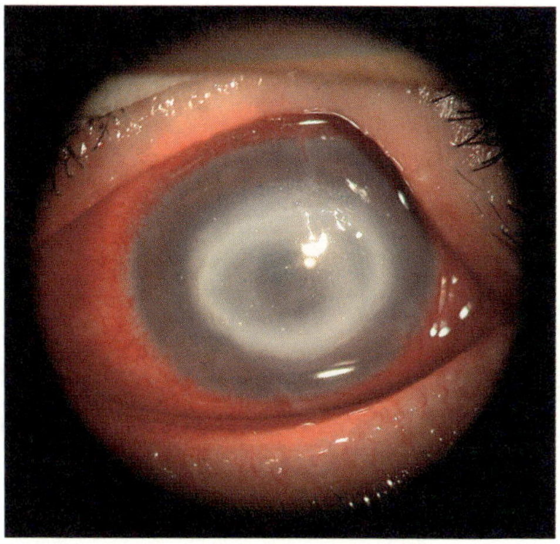

图 7-14 棘阿米巴角膜炎
角膜中央盘状溃疡，病灶周边部出现环形浸润。

【治疗】 早期诊断、早期治疗是改善本病预后的关键。早期可试行病灶区角膜上皮刮除。药物治疗可选用氨基糖苷类、聚双胍类、双脒或联脒类和咪唑类，通常采用联合用药。0.02%~0.1% 氯己定、0.01%~0.02% 聚六亚甲基双胍（PHMB）、0.15% 羟乙磺酸双溴丙脒、1% 咪康唑等均有成功治疗棘阿米巴角膜炎的报道。口服伊曲康唑或酮康唑也可用于棘阿米巴角膜炎的治疗。棘阿米巴药物治疗一般疗程较长，治疗初期局部用药可 1 次/h，待症状明显改善后逐渐减少为每天 4~6 次，疗程 4 个月以上，直至感染完全控制，虫体全部被杀死。若治疗期间中断用药可能导致病变反复，使病情恶化。糖皮质激素有导致病情恶化的危险，一般不主张使用。

药物治疗无效、溃疡不愈合或病情发展，可能出现角膜溃疡穿孔者应酌情考虑角膜移植术治疗。治愈后形成角膜混浊严重影响视力者，可行穿透性角膜移植术。术后应继续药物治疗以减少术后复发。棘阿米巴感染蔓及巩膜时，药物或手术治疗效果不佳，预后不良。

二、非感染性角膜炎

（一）角膜基质炎

角膜基质炎（interstitial keratitis）是以细胞浸润和血管化为特点的角膜基质非化脓性炎症，通常不累及角膜上皮和内皮。机体对感染源的迟发型超敏反应与本病发病有关。先天性梅毒为最常见的原因，结核、单纯疱疹、带状疱疹、麻风、腮腺炎等也可引起本病。

【临床表现】 梅毒性角膜基质炎是先天性梅毒最常见的迟发表现，多在青少年时期（5~20 岁）发病。发病初期为单侧，数周至数个月后常累及双眼。女性发病多于男性。起病时可有眼痛、流泪、畏光等刺激症状，视力明显下降。早期可见典型的扇形或弥漫性角膜炎症浸润，可伴有或不伴有角膜后沉着物（KP）。随着病情进展，角膜基质深层出现新生血管，在角膜板层间呈红色毛刷状，最终炎症扩展至角膜中央，角膜混浊、水肿（图 7-15）。炎症消退后，水肿消失，少数患者遗留厚薄不等的瘢痕，萎缩的血管在基质内表现为灰白色纤细丝状物，称为幻影血管。先天性梅毒除引起角膜基质炎外，还常合并 Hutchinson 齿、马鞍鼻、口角皲裂、马刀胫骨等先天性梅毒体征。梅毒血清学检查和特异性梅毒螺旋体抗体测定有助于诊断。

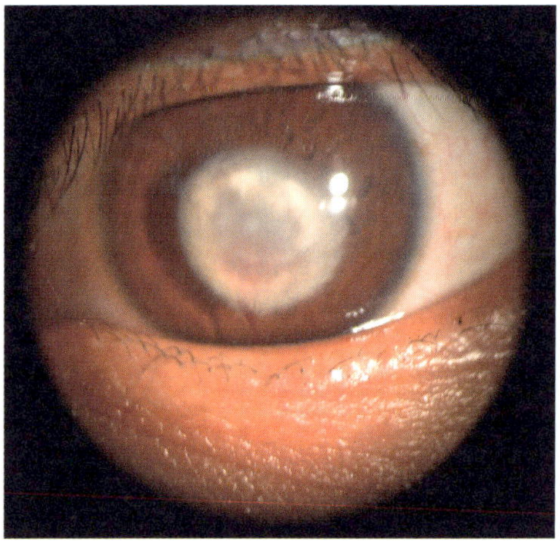

图 7-15　角膜基质炎

角膜中央部近圆形混浊，角膜基质深层出现新生血管，在角膜板层间呈红色毛刷状。

后天性梅毒所致的角膜基质炎少见，多单眼受累，炎症反应比先天性梅毒引起者轻，常侵犯角膜某一象限，伴有前葡萄膜炎。

结核性角膜基质炎较少见，多单眼发病，侵犯部分角膜，在基质的中、深层出现灰黄色斑块状或结节状浸润灶，有分支状新生血管侵入。病程缓慢，可反复发作，晚期角膜遗留浓厚瘢痕。

其他的角膜基质炎见于 Cogan 综合征（眩晕、耳鸣、听力丧失和角膜基质炎）、水痘-带状疱疹病毒感染、EB 病毒感染、腮腺炎、风疹、莱姆病（Lyme disease）、性病淋巴肉芽肿、盘尾丝虫病等。

【治疗】 全身给予抗梅毒、抗结核治疗。在炎症急性期，应局部使用睫状肌麻痹剂和糖皮质激素，以减轻炎症及预防虹膜后粘连、继发性青光眼等并发症。患者畏光强烈，可戴深色眼镜减少光线刺激。角膜瘢痕形成造成视力障碍者，可行角膜移植术。

（二）神经麻痹性角膜炎

神经麻痹性角膜炎（neuroparalytic keratitis）为三叉神经遭受外伤、手术、炎症或肿瘤等破坏时，使失去神经支配的角膜失去知觉和反射性瞬目功能，而且营养障碍，对外界有害因素的防御能力减弱，因而角膜上皮出现干燥及易受机械性损伤。遗传性因素包括遗传性感觉神经缺失和家族性自主神经异常。

【临床表现】 由于角膜知觉丧失，即使角膜炎症严重，患者也可无明显的自觉症状。在病变早期，暴露于睑裂部位的角膜上皮出现点状脱落，逐渐扩展成片状上皮缺损，甚至出现大片无上皮区域，继之形成溃疡。一旦继发感染则演变为化脓性角膜溃疡，且极易穿孔。患眼反射性瞬目减少，可伴有充血、视力下降、分泌物增加等。

【治疗】 治疗措施包括使用不含防腐剂的人工泪液，以保持眼表湿润。用抗生素眼药水及眼膏等预防感染。羊膜遮盖、戴用软性接触镜或包扎患眼等可促进角膜缺损灶的愈合。但药物治疗效果通常较差，可行睑缘缝合术保护角膜。如已演变成化脓性角膜溃疡，则按角膜溃疡病治疗原则处理。另外要积极治疗导致三叉神经损害的原发疾病。

（三）暴露性角膜炎

暴露性角膜炎（exposure keratitis）是角膜失去眼睑的保护而暴露在空气中，引起干燥、上皮脱落进而继发感染的角膜炎症。引起暴露的常见原因有眼睑缺损、眼球突出、睑外翻、手术源性上睑滞留或睑闭合不全。此外也可见于面神经麻痹、深度麻醉或昏迷。

【临床表现】 病变多位于下 1/3 的角膜。初期角膜、结膜上皮干燥、粗糙，暴露部位结膜充血、肥厚，角膜上皮由点状糜烂逐渐融合成大片的缺损，新生血管形成（图 7-16）。继发感染时则出现化脓性角膜溃疡症状及体征。

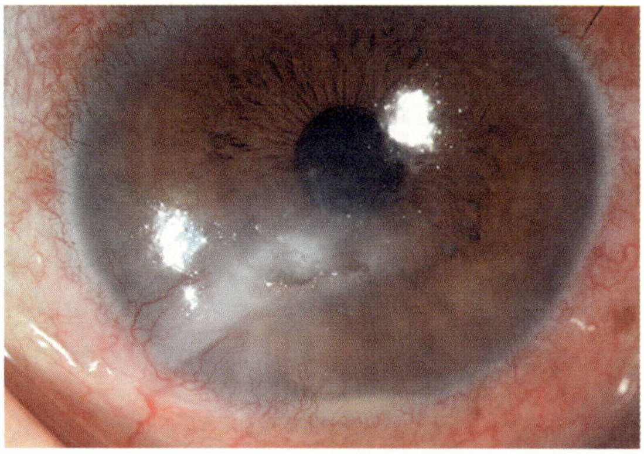

图 7-16 暴露性角膜炎
角膜上皮片状缺损，病灶旁可见新生血管形成。

【治疗】 治疗目的是祛除暴露因素、保护角膜上皮和维持眼表的湿润。根据角膜暴露原因行眼睑缺损修补术、睑植皮术、眼睑重建术等；上睑下垂矫正术所造成的严重睑闭合不全，应再次手术恢复闭睑功能。夜间使用抗生素眼膏预防感染，或形成人工湿房保护角膜，其他措施同神经麻痹性角膜炎。

（四）丝状角膜炎

角膜表面出现由变性的上皮及黏液组成的丝状物称为丝状角膜炎（filamentary keratitis）。本病可由多种原因引起。临床症状严重，治疗较困难，易复发。

【临床表现】 自觉症状有异物感、畏光、流泪等。瞬目时症状加重，而闭眼时症状可减轻。角膜上可见卷曲的丝状物，一端附着于角膜上皮面，另一端游离，可被推动，长度从 0.5mm 到数毫米不等（图 7-17）。丝状物附着处角膜下方可出现小的灰白色上皮下混浊。与角膜的黏附通常较牢固，由于瞬目动作，丝状物可能会弯曲折叠，用力闭眼动作可能使丝状物从角膜面脱落，而残留角膜上皮缺损区，在此缺损区又可重新形成新的丝状物。丝状物可在不同位置反复出现。

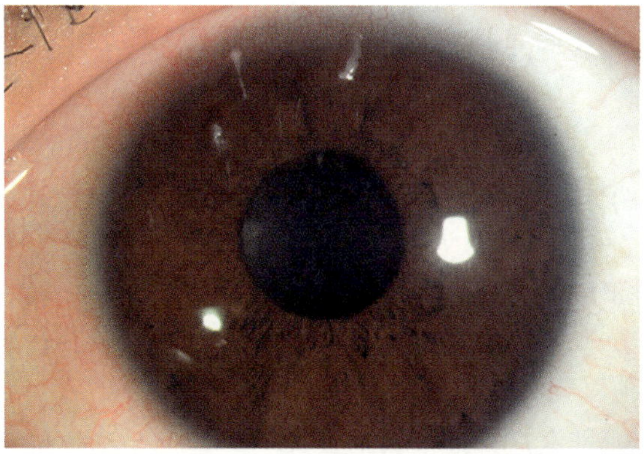

图 7-17 丝状角膜炎
角膜中上方可见卷曲的丝状物，一端附着于角膜上皮面，另一端游离。

【治疗】 应针对病因进行治疗。因丝状物引起异物感明显时，可表面麻醉后机械拭去角膜丝状物，然后配戴角膜绷带镜减轻症状。应用抗生素眼药水预防感染。局部可使用不含防腐剂的人工泪液和保护角膜上皮的药物。

（五）免疫性角膜炎

由于角膜的病理生理学特点，角膜的免疫性炎症通常发生于角膜周边部或角膜缘。其中，蚕蚀性角膜溃疡是最典型、最有代表性的免疫性角膜炎。

蚕蚀性角膜溃疡（Mooren's ulcer）是一种原发性、慢性、疼痛性角膜溃疡，通常位于角膜周边部，呈进行性发展。其确切病因尚不清楚，可能的因素包括角膜外伤、手术或感染（蠕虫、带状疱疹、梅毒、结核、丙型肝炎、沙门菌等）。

【病理及免疫学特点】 确切的病理机制尚不清楚，但一般认为是一种自身免疫性疾病。在病变受累区的结膜有大量浆细胞、淋巴细胞、肥大细胞和嗜酸性粒细胞浸润，血清免疫复合物水平比正常人群高。而且患者对正常角膜基质也可产生淋巴细胞增殖反应，体内全身性抑制性T淋巴细胞与辅助性T淋巴细胞的比例下降。这些研究结果表明，细胞免疫和体液免疫均参与了本病的发病过程。

【临床表现】 多发于成年人，男女发病率相似。多数为单眼发病，多见于老年人，症状相对较轻，病情进展缓慢；少数为双眼发病，多见于年轻人，临床症状重，病情进展迅速。主要症状有剧烈眼痛、畏光、流泪及视力下降。病变初期，周边部角膜出现浅基质层浸润，常位于角膜内侧或外侧，随后浸润区出现角膜上皮缺损，继而形成溃疡。溃疡沿角膜缘呈环状发展，并向中央区浸润，浸润缘呈潜掘状，略为隆起，最终可累及全角膜（图7-18）。少数患者溃疡向深层发展，可引起角膜穿孔。在溃疡区与角膜缘之间无正常角膜组织分隔，且溃疡不超过角膜缘侵犯巩膜是本病的特点。当溃疡向中央发展时，溃疡周边区上皮可逐渐修复，伴新生血管长入，出现周边部纤维血管膜样增殖。

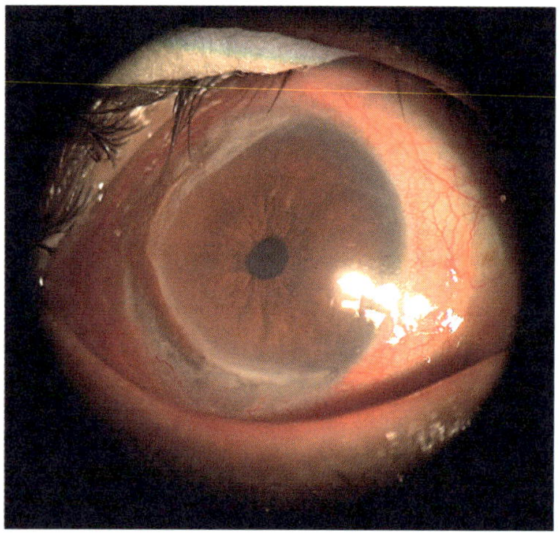

图7-18　蚕蚀性角膜溃疡
周边部角膜出现溃疡，溃疡沿角膜缘呈环状发展，并向中央区浸润，浸润缘呈潜掘状，略为隆起。

诊断本病前应排除其他可能引起周边部角膜溃疡的全身性疾病如类风湿关节炎、Wegener肉芽肿等。相应的实验室检查有助于排除这些疾病。

【治疗】 此病治疗相当棘手。局部可用糖皮质激素或胶原酶抑制剂（如2%半胱氨酸眼药水）滴眼。1%～2%环孢素滴眼液或他克莫司（FK506）滴眼剂滴眼对本病有一定疗效。局部使用抗生素眼药水及眼膏预防继发感染。适当补充维生素类药物。对病情严重或双眼患者，全身应用免疫抑制剂如环磷酰胺、甲氨蝶呤和环孢素有一定疗效。

此病多需手术治疗。病灶局限于周边部且较表浅者，行角巩膜病灶浅层切除联合相邻区结膜切除术，可望控制病情；如病变较大或已侵犯瞳孔区，可根据病变范围采用新月形、指环形全板层角膜移植；如溃疡深、有穿孔危险或角膜已穿孔，可行穿透性角膜移植。术后应继续药物治疗，使用环孢素或他克莫司对预防复发有一定疗效。

（六）浅层点状角膜炎

浅层点状角膜炎（superficial punctate keratitis，SPK）是一种病因未明的角膜上皮性病变。本病的发生与感染无关，它是角膜的活动性炎症，但不诱发角膜新生血管。

（1）临床表现：任何年龄均可发病，多见于中、青年。部分患者有异物感、畏光、轻度视力下降，伴或不伴结膜轻度充血。角膜上皮层出现散在分布的圆形或椭圆形、细小的结节状或灰色点状混浊，通常位于角膜中央部或视轴区。其中央隆起，突出于上皮表面，荧光素及孟加拉红染色呈阳性（图7-19）。可伴有上皮及上皮下水肿，但无浸润。病灶附近角膜上皮呈现放射状或树枝状外观，有时可

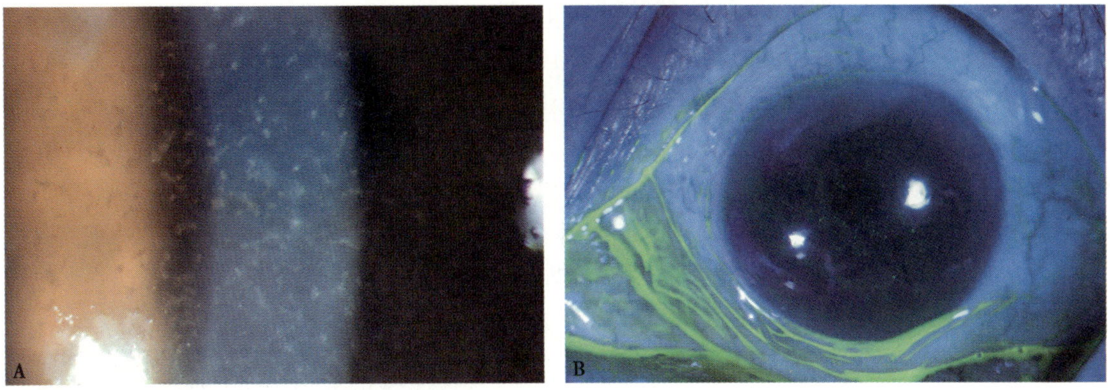

图 7-19　浅层点状角膜炎

A. 角膜中央部上皮层可见圆形细小的结节状或灰色点状混浊；B. 荧光素染色检查呈阳性，病灶点状隆起，突出于角膜上皮表面。

误诊为单纯疱疹病毒性角膜炎。即使不经治疗，病变也可于 1～2 个月愈合，但经过一段时间（通常为 6～8 周）又复发。在病变缓解期，角膜上皮缺损完全消失，但有时可在上皮残留轻微的混浊。

（2）治疗：急性期症状严重时，局部使用低浓度糖皮质激素治疗有较好的效果。但应低浓度、短疗程使用。也可使用治疗性角膜接触镜。选用自体血清、纤维连接蛋白、透明质酸钠、细胞生长因子等药物保护和促进角膜上皮修复。补充维生素类药物。

Thygeson 浅层点状角膜炎（superficial punctate keratitis of Thygeson）是一种原因不明的浅层点状角膜炎，可能和病毒感染有关，是宿主对慢病毒感染产生的免疫反应。

Thygeson 浅层点状角膜炎主要表现为角膜上皮圆形或椭圆形混浊，直径 0.1～0.5mm，呈颗粒状白色或灰白色，轻度隆起，数量为 1～20 个。极少或无荧光素着色。上皮混浊可发生于任何部位，但以瞳孔区最常见。病情时轻时重，加重与缓解交替出现，可迁延数个月至数年之久。病情加重时出现的病灶缓解期可减少或消退，再次加重时可再出现，但最终多完全消退不留痕迹。角膜知觉一般正常。无结膜充血和角膜水肿。治疗参见浅层点状角膜炎。

第三节 | 角膜变性与角膜营养不良

一、角膜变性

角膜变性（corneal degeneration）指由于某些既往疾病引起的角膜组织退行性变和功能减退。引起角膜变性的原发病通常为眼部炎症性疾病，少部分原因未明，但与遗传无关。

常见的变性性角膜疾病有：

（一）角膜老年环

角膜老年环（cornea arcus senilis）是角膜周边部基质内的类脂质沉着。病理组织学上，类脂质主要沉积于靠近前、后弹力层的部位。50～60 岁的人约 60% 有老年环，超过 80 岁的老人几乎全部有老年环。双眼发病。起初混浊在角膜上下方，逐渐发展为环形。该环呈白色，通常约 1mm 宽，外侧边界清楚，内侧边界稍模糊，与角膜缘之间有透明角膜带相隔（图 7-20）。偶尔可作为一种先天性异常出现于青壮年，又称“青年

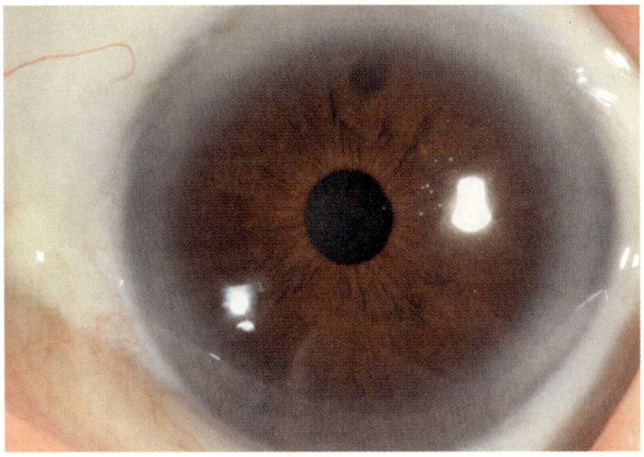

图 7-20　角膜老年环

环"，这时病变常局限于角膜缘的一部分，而不形成环状，也不伴有血脂异常。老年环通常是一种有遗传倾向的退行性改变，但有时也可能是高脂蛋白血症（尤其为低密度脂蛋白）或血清胆固醇增高的表现，尤其当40岁以下患者出现时，可作为诊断动脉粥样硬化的参考依据。本病不需治疗。

（二）带状角膜病变

带状角膜病变（band-shaped keratopathy）是主要累及前弹力层的表浅角膜钙化变性，常继发于各种眼部或系统性疾病。多见于慢性葡萄膜炎、各种原因引起的高钙血症（如甲状旁腺功能亢进）、血磷增高而血钙正常（如慢性肾衰竭）等疾病，以及长期接触汞剂或含汞溶液（如长期使用某些含汞的滴眼液）。

【临床表现】 早期无症状。病变起始于睑裂区角膜边缘部，在前弹力层出现细点状灰白色钙质沉着。病变外侧与角膜缘之间有透明的角膜分隔，内侧呈火焰状逐渐向中央发展，汇合成一条带状混浊横过角膜的睑裂区（图7-21），当混浊带越过瞳孔时，视力下降。沉着的钙盐最终变成白色斑片状，常高出于上皮表面，可引起角膜上皮缺损，出现刺激症状和异物感。有时伴有新生血管。

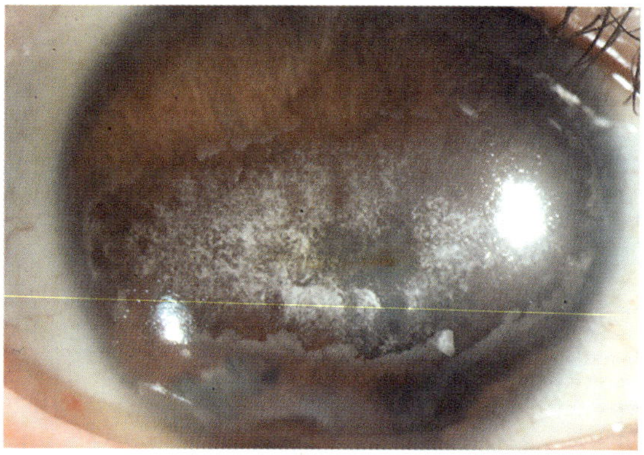

图7-21　带状角膜病变
角膜中央可见灰白色带状混浊病灶横过睑裂区。

【治疗】 积极治疗原发病。病症轻微者局部使用依地酸二钠滴眼液滴眼，重症者表面麻醉后刮去角膜上皮，用2.5%依地酸二钠溶液浸洗角膜，通过螯合作用去除钙质。配戴浸泡有依地酸二钠溶液的接触镜也有较好疗效。混浊严重者可行板层角膜移植或准分子激光治疗性角膜切削术（PTK）。

（三）边缘性角膜变性

边缘性角膜变性（marginal degeneration）又称Terrien边缘变性（Terrien marginal degeneration），是一种双侧性周边部角膜扩张病。病因未明，发病早期其角膜上皮、后弹力层及内皮层正常，而Bowman膜缺损或不完整，基质层有大量的酸性黏多糖沉着。目前认为其发病和免疫性炎症有关。男女发病比为3∶1，常于青年时期（20～30岁）开始，进展缓慢，病程长。多为双眼，但可先后发病，两眼的病情进展也可不同。

【临床表现】 一般无疼痛、畏光，视力呈慢性进行性下降。单眼或双眼对称性角膜边缘部变薄扩张，鼻上象限多见。部分患者上、下方角膜周边部均变薄扩张，随着病情进展，上、下方变薄区逐渐汇合，形成全周边缘部变薄扩张（图7-22）。变薄区厚度通常仅为正常的1/4～1/2，最薄处甚至仅残留上皮和膨出的后弹力层，部分患者可因轻微创伤而穿孔，但自发穿孔少见。变薄区有浅层新生血管。进展缘可有类脂质沉积。由于角膜变薄扩张导致不规则近视散光，视力进行性减退且不能矫正。

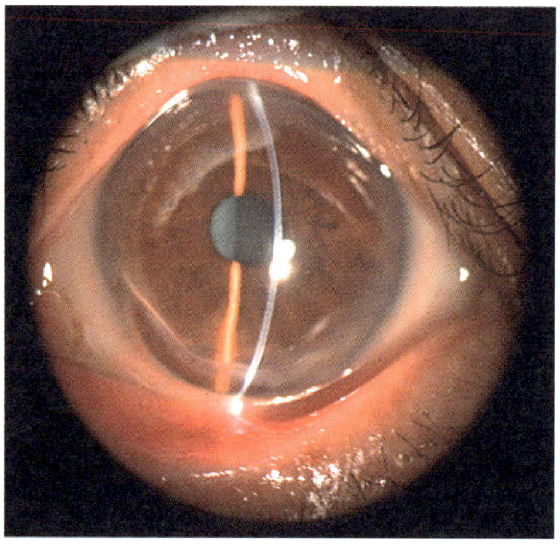

图7-22　边缘性角膜变性
下方角膜周边部变薄扩张，致下方角膜向前膨隆。

【治疗】 药物治疗无效，以手术治疗为主。早期应验光配镜提高视力。患眼角膜进行性变薄，有自发性穿孔或轻微外伤导致破裂的危险者，可行板层角膜移植。出现角膜微小穿孔者仍可行板层角膜移植，穿孔范围较大或伴眼内容物脱出者，需行穿透性角膜移植。

（四）角膜脂质变性

角膜脂质变性（corneal lipid degeneration）是脂质在角膜基质的异常沉积，分为原发性与继发性两种。原发性脂质变性罕见，病因未明，可能与角膜缘血管通透性增加有关。继发性脂质变性常见于引起角膜新生血管的疾病，如角膜基质炎、外伤、角膜水肿及角膜溃疡等。

临床表现为致密的灰色或黄白色病灶，常位于无炎症反应的新生血管区域。脂质沉积沿着角膜内的血管分布，使脂质变性形如扇形，有羽毛状边缘，病灶边缘可见胆固醇结晶。少数情况下，脂质变性也可发生于急性炎症的区域，多表现为致密的圆盘状病灶。

原发性脂质变性为双侧性，可位于角膜中央，表现为盘状致密病灶，也可位于周边部，外观上像扩大的老年环。除影响美容外，还可影响视力。诊断原发性脂质变性必须具有下述条件：无眼部外伤史、无角膜新生血管、家族成员中无类似病史、全身无脂质代谢性疾病、血脂在正常水平。原发性脂质变性引起视力下降者，可考虑行穿透性角膜移植，但术后植片上可出现脂质变性复发。继发性脂质变性由急性炎症引起者，脂质沉着通常逐渐消退，但当视力下降时可考虑行穿透性角膜移植术。

（五）大泡性角膜病变

大泡性角膜病变（bullous keratopathy）是由于各种原因严重损伤角膜内皮细胞，导致内皮细胞功能失代偿而失去液体屏障和主动液泵功能，所引起的角膜基质水肿和上皮下水疱。眼前段手术尤其是白内障晶状体摘除和/或人工晶状体植入、角膜内皮营养不良、无晶状体眼的玻璃体疝接触内皮、长期高眼压或抗青光眼手术、单纯疱疹病毒或带状疱疹病毒感染损伤内皮等，均可导致本病。

【临床表现】 患者多有上述病史。患眼雾视，轻症者晨起最重，午后可有改善。重者刺激症状明显，疼痛、流泪、难以睁眼，在上皮水疱破裂时症状最明显。患眼混合性充血，角膜基质水肿增厚，上皮呈气雾状或有大小不等的水疱，角膜后切面不清或皱褶混浊（图 7-23）。病程持久者可出现角膜基质新生血管形成和基质层混浊，视力明显减退。

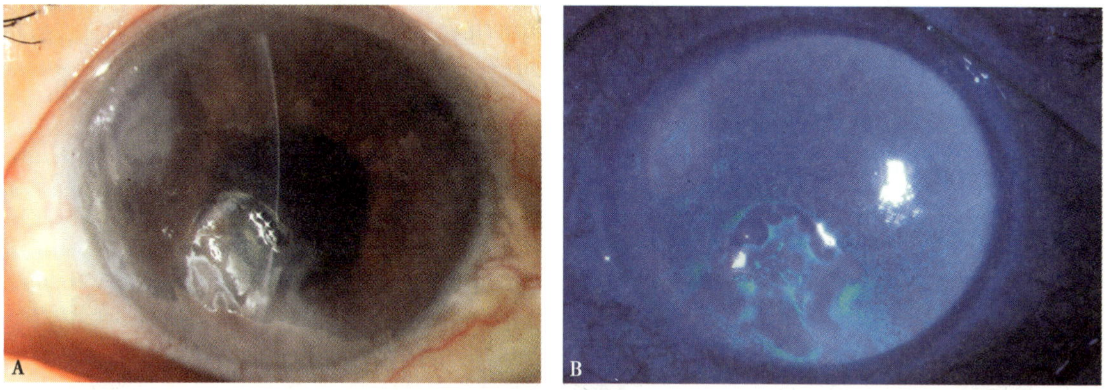

图 7-23　大泡性角膜病变

A. 角膜上皮可见气雾状及大小不等的水疱；B. 荧光素钠染色检查可见角膜上皮多个水疱样病灶。

【治疗】 轻症可局部应用高渗剂和保护、湿润角膜的药物，上皮有缺损时用抗生素滴眼剂预防感染。症状顽固或明显影响视力者应考虑角膜内皮移植术或穿透角膜移植术以缓解疼痛和恢复视力。其他的方法如角膜层间烧灼术可用于缓解症状。

二、角膜营养不良

角膜营养不良（corneal dystrophy）指由于基因异常引起的角膜组织结构或功能的进行性损害，常伴有病理组织学特征性改变，与系统性疾病无关。根据受累角膜层次分为前部、基质及后部角膜营养不良 3 类。本节各举一种常见的典型类型进行介绍。

(一) 上皮基底膜营养不良

上皮基底膜营养不良(epithelial basement membrane dystrophy)也称地图-点状-指纹状营养不良(map-dot-finger print dystrophy),是最常见的前部角膜营养不良。病理组织学检查可见基底膜异常增生,异常基底膜向上皮内突出,上皮细胞缺乏半桥粒,上皮内有囊肿,通常位于基底膜下,囊肿内含细胞和细胞核碎屑。大部分患者不存在遗传模式,仅是一种退行性病变。少部分可能为常染色体显性遗传,表现为家族性。

【临床表现】 发病率约5%,女性患病较多见,为双眼性。主要症状是自发性反复发作的眼痛、眼刺激症状及暂时性视物模糊。角膜中央上皮层及基底膜内可见灰白色小点或斑片、地图样和指纹状细小线条。可发生上皮反复性剥脱(图7-24)。

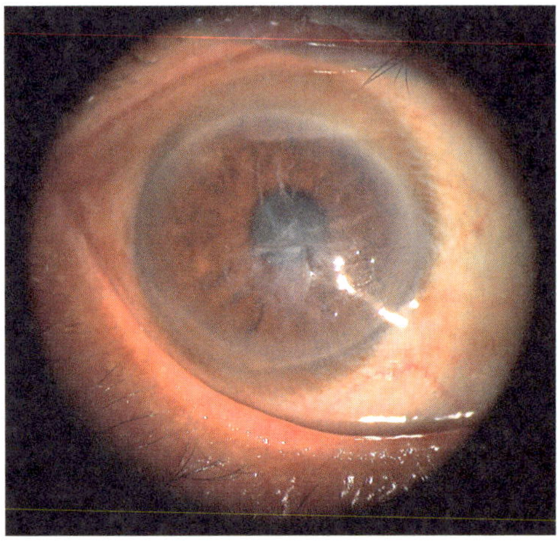

图7-24　地图-点状-指纹状营养不良
角膜中央上皮层及基底膜内可见灰白色小点或斑片、地图样和指纹状细小线条,上皮出现剥脱。

【治疗】 局部使用人工泪液等黏性润滑剂。上皮剥脱时可配戴软性角膜接触镜,也可刮除上皮后压迫绷带包扎。部分患者采用准分子激光去除糜烂角膜上皮,可促进新上皮愈合,有较满意的效果。

(二) 颗粒状角膜基质营养不良

颗粒状角膜基质营养不良(granular corneal stromal dystrophy)是角膜基质营养不良的一种,属常染色体显性遗传,由于5q31染色体上转化生长因子β诱导基因(*TGFBI*)中p.(Arg-555Trp)突变所致。病理组织学具有特征性:角膜颗粒为玻璃样物质,颗粒物的确切性质和来源仍然不清,可能是细胞膜蛋白或磷脂异常合成或代谢的产物。

【临床表现】 通常在10～20岁发病,但可多年无症状。双眼对称性发展,青春期后明显。发病时除视力有不同程度下降外,可不伴随其他症状。当角膜上皮出现糜烂时可出现眼红与畏光。角膜中央前弹力层下可见灰白点状混浊,合成大小不等、界限清楚的圆形或不规则团块,形态各异,逐步向角膜实质深层发展。病灶之间的角膜完全正常(图7-25)。

【治疗】 早、中期不需治疗。当视力下降明显影响工作与生活时,考虑进行角膜移植术或准分子激光治疗性角膜切削术(PTK),但术后可能复发。

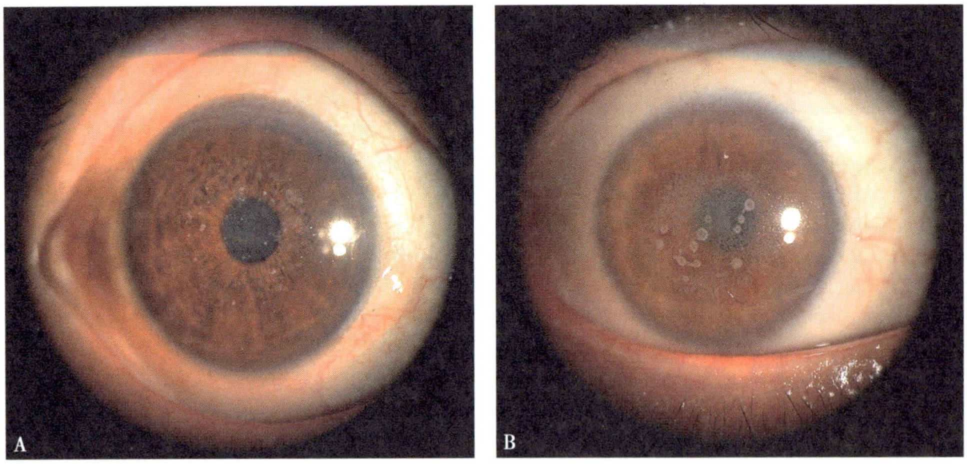

图7-25　颗粒状角膜基质营养不良
A.角膜中央前弹力层下可见灰白色点状混浊,大小不等,界限清楚,病灶之间角膜完全正常;B.角膜中央前弹力层下可见灰白色混浊,大小不等,界限清楚,呈圆形或不规则团块状,病灶之间角膜完全正常。

（三）Fuchs 角膜内皮营养不良

Fuchs 角膜内皮营养不良（Fuchs endothelial dystrophy of cornea）是一种典型的角膜后部营养不良，以角膜内皮的进行性损害，最后发展为角膜内皮功能失代偿为特征。为常染色体显性遗传，可能由于第 1 号染色体短臂 1p34.3-p32 内的Ⅷ型胶原基因 *COL8A2* 突变所致。病理组织学显示角膜后弹力层散在灶性增厚，形成角膜小滴，凸向前房，其尖端处的内皮细胞变薄，内皮细胞数量减少。HE 染色和 PAS 染色可显示蘑菇状半球形或扁顶砧样的角膜小滴轮廓。

【临床表现】 多见于绝经期妇女，常于 50 岁以后出现症状并逐渐加重，为双眼性。早期病变局限于内皮及后弹力层时无自觉症状，角膜后弹力层出现滴状赘疣，推压内皮突出于前房。后弹力层可呈弥漫性增厚。有时内皮面有色素沉着。当角膜内皮功能失代偿时，基质和上皮出现水肿，主觉视力下降、虹视和雾视。发展为大泡性角膜病变时出现疼痛、畏光及流泪。

【治疗】 早期患者无症状，不需治疗。出现间歇性角膜水肿时可试用高渗透剂和保护、营养角膜的药物。角膜水肿严重、内皮功能失代偿者治疗方案参见大泡性角膜病变。

第四节 | 角膜先天异常

一、圆锥角膜

圆锥角膜（keratoconus）是一种表现为局限性角膜圆锥样突起，伴突起区角膜基质变薄的先天性发育异常。其发病与遗传因素有关，但遗传背景和遗传方式复杂。可伴有其他先天性疾病如先天性白内障、Marfan 综合征、无虹膜、视网膜色素变性等。最新研究发现，此病与过敏性结膜炎引起的揉眼密切相关。

【临床表现】 多见于青春期前后，双侧性，但双眼可先后发病，病情可不一致。表现为视力进行性下降，初期能用镜片矫正，后期因不规则散光而须戴接触镜才能矫正视力。典型体征为角膜中央或旁中央锥形扩张，为圆形或卵圆形，角膜基质变薄区在圆锥的顶端最明显。圆锥突起可导致严重的不规则散光及高度近视，视力严重下降，即使戴接触镜也不能矫正视力（图 7-26）。用钴蓝光照明时，部分患者在圆锥底部可见泪液浸渍后铁质沉着形成的褐色 Fleischer 环。角膜深层见基质板层皱褶增多而引起的垂直性 Vogt 线纹，平行于圆锥较陡的散光轴，角膜表面轻轻加压可使 Vogt 线纹消失。患眼下转时，可见锥体压迫下睑缘形成的角状皱褶即 Munson 征。圆锥进一步发展可导致后弹力层破裂，

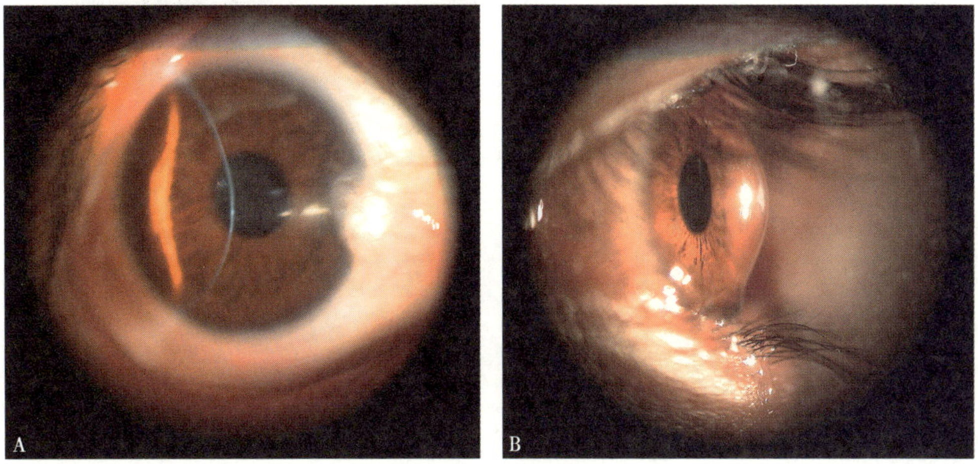

图 7-26　圆锥角膜

A. 正面观，角膜中央锥形扩张，裂隙灯显微镜下角膜明显变薄；B. 侧面观，角膜中央锥形扩张，为圆形或卵圆形，角膜基质变薄区在角膜顶端最明显。

发生急性圆锥角膜，出现角膜急性水肿，视力明显下降。急性水肿一般于 6~8 周后消退，遗留中央区灶性角膜混浊。长期配戴接触镜导致角膜表面磨损，也可引起圆锥顶端的瘢痕或角膜上皮下的组织增生，这些混浊可引起严重的眩光，也可引起视力下降。

【诊断】 典型的圆锥角膜不难诊断。但病变早期临床表现不典型时，圆锥角膜的诊断较困难。目前最有效的早期诊断方法为角膜地形图检查，显示角膜中央地形图畸变，颞下象限角膜变陡斜，随着病变进展，角膜陡斜依次扩张到鼻下、颞上、鼻上象限。对可疑的进行性近视、散光的青少年，应常规进行角膜地形图检查。

【治疗】 早、中期患者可配戴框架眼镜或硬性角膜接触镜矫正视力。视力不能矫正或圆锥角膜发展较快者应行角膜移植术。穿透性角膜移植和深板层角膜移植均是有效的手术方法，使患者获得良好的视力。但对角膜内皮层无异常的患者，倾向于选择深板层角膜移植术。近年开展的紫外线核黄素交联治疗也取得较好的疗效，但远期结果尚需进一步观察。

二、大角膜

大角膜（megalocornea）是一种角膜直径较正常大而眼压、眼底和视功能在正常范围的先天性发育异常。如不合并其他异常，也称为单纯性大角膜。该病为 X 染色体连锁隐性遗传，基因位点已被证实位于 Xq21.3-q22。

大角膜患者绝大多数为男性，为双侧性，对称，无进展。角膜水平径＞13mm，垂直径＞12mm，眼前段不成比例扩大。大角膜透明，角膜缘界限清晰。少数患者可合并眼部其他异常如虹膜、睫状体、瞳孔及晶状体异常，或全身先天性异常如 Marfan 综合征，又称为前部大眼球。诊断大角膜时应与先天性青光眼鉴别，后者角膜大而混浊，角膜缘扩张而界限不清，眼压升高等。

三、小角膜

小角膜（microcornea）是一种角膜直径小于正常的先天性发育异常。少数患者可单独出现，大多数患者伴有眼部其他先天性异常。发生原因不明，可能与婴儿生长停滞有关，也可能与视杯前嵴过度发育使角膜发育的空间减少有关。常染色体显性或隐性遗传。

单眼或双眼发病，无性别差异。角膜直径＜10mm，角膜扁平，曲率半径增大，眼前节不成比例缩小（图 7-27）。常伴有虹膜缺损、脉络膜缺损、先天性白内障等眼部先天异常和肌强直营养不良、胎儿酒精综合征和 Ehlers-Danlos 综合征等全身性疾病。此外，小角膜常伴浅前房，易发生闭角型青光眼。不伴有闭角型青光眼的患者中，20% 以后可能会发展为开角型青光眼。

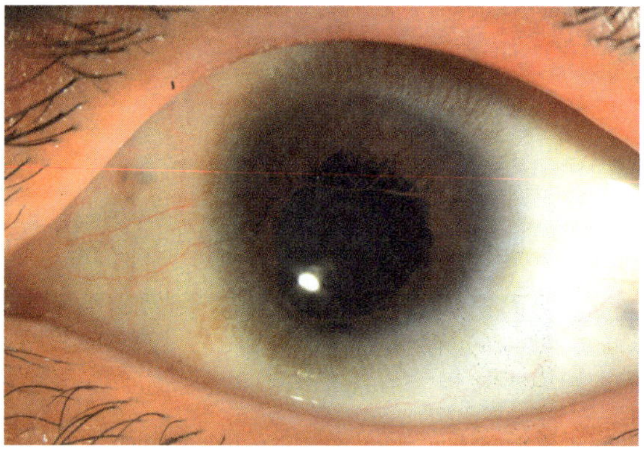

图 7-27　小角膜

第五节 ｜ 干　眼

干眼是除屈光不正以外最常见的眼部疾病。近年来，干眼的发病率在世界范围内有所上升，尤其是随着手机、计算机等各种视频终端的不断普及，熬夜等不良生活习惯的养成，人口老龄化的加速，糖尿病、高脂血症、抑郁焦虑等慢性全身性疾病的影响，使得干眼患者数量逐年递增。随着青少年视频终端使用量的增加，干眼有向低龄化发展的趋势。流行病学调查显示，我国干眼发病率为 21%~30%。

干眼（dry eye）又称角结膜干燥症（keratoconjunctivitis sicca），为多因素引起的慢性眼表疾病，是由泪液的质、量及动力学异常导致的泪膜不稳定或眼表微环境失衡，可伴有眼表炎症、组织损伤及神经异常，造成眼部多种不适症状和/或视功能障碍。

【病因与分类】 干眼病因繁多。由泪腺、眼球表面（角膜、结膜和睑板腺）和眼睑，以及连接它们的感觉与运动神经构成了一个完整的功能单位，这一功能单位中任何因素发生改变，都可能引起干眼。这些因素主要包括：环境因素，如干燥环境、空调或暖气环境、高海拔、风沙大及雾霾等；生活方式，如长时间注视视频终端、接触镜的配戴、眼部化妆、睡眠障碍等；全身和局部疾病，如眼局部疾病包括睑缘炎、睑板腺功能障碍、过敏性结膜炎、眼睑闭合不全等，全身疾病包括自身免疫性疾病、糖尿病、性激素水平降低、长期应用抗焦虑药等药物，因此干眼的病理过程较复杂。

干眼发病机制的复杂性正是目前干眼分类尚不完善的重要原因。2017 年国际泪膜和眼表协会将干眼分为泪液生成不足型、蒸发过强型和混合型 3 种类型。泪液生成不足型是由于泪腺疾病或者功能不良导致的干眼，即为水液缺乏型干眼（aqueous tear deficiency，ATD），根据发病原因又可分为 Sjögren 综合征（Sjögren syndrome，SS）所致干眼（SS-ATD）及非 SS-ATD。蒸发过强型主要指睑板腺功能障碍（Meibomian gland dysfunction，MGD）。

《中国干眼专家共识（2020 年）》提出了我国的干眼分为 5 种类型：①水液缺乏型干眼；②蒸发过强型干眼；③黏蛋白缺乏型干眼；④泪液动力学异常型干眼；⑤混合型干眼：为以上 2 种或 2 种以上原因所引起的干眼。临床上混合型干眼最常见。

【临床表现及检查】

1. 症状及问卷调查表 干眼症状缺乏特异性，常见症状包括眼干涩感、异物感、烧灼感、眼痒、疼痛、眼红、视疲劳、视物模糊、视力波动等。部分患者很难确切形容其感觉，仅形容为“眼不适”。干眼如果合并其他全身性疾病则具有相应疾病的症状，如口干、关节痛、皮肤病损等。根据干眼的常见症状及相关性疾病病史等为指标设计问卷，将受试者对问卷的回答量化评分判断是否存在干眼。常用的问卷量表如 OSDI 干眼评分量表、标准干眼症状评估（SPEED）等，可为干眼评估提供简单、易行的初级评价。

2. 泪液分泌量的检查

（1）泪液分泌试验（Schirmer test）检查：使用 Schirmer 试纸（5mm×35mm），头端内折 5mm 置入下睑外中 1/3 交界处的结膜囊，测量 5 分钟后泪液浸湿试纸的长度。《中国干眼专家共识（2020 年）》推荐诊断界值是 SchirmerⅠ试验≤10mm/5min（无麻醉情况下）。

（2）泪河高度评估：裂隙灯显微镜下观察泪液与睑缘交接处形成的内凹形弧面，通过测量泪液潴留高度，间接评估泪液分泌量，高度≤0.35mm 考虑为泪液分泌减少。

（3）酚红棉线检查（phenol red thread，PRT）：酚红棉线置于眼睑颞侧 1/3 结膜囊，测量放置 15 秒后泪液湿润棉线后变色长度，≤20mm 提示泪液分泌减少。

3. 泪膜稳定性的检查 泪膜破裂时间（breakup time of tear film，BUT）：是目前最常使用方法，需在常温、湿度适宜、避光室内环境下进行。标准操作为：灭菌滴管吸取 1% 荧光素钠（少于 2μl）溶液滴于结膜囊或使用眼药水湿润的荧光素试纸接触下方睑结膜，患者瞬目多次使染料涂布于眼表，双眼平视前方不再瞬目后角膜上出现第一个黑斑的时间记录为泪膜破裂时间，测量 3 次取平均值。《中国干眼专家共识（2020 年）》推荐诊断界值≤5 秒。

4. 眼表上皮细胞染色

（1）荧光素染色：结膜囊内滴少量荧光素钠溶液或者被浸湿的荧光素试纸条接触下方睑结膜，裂隙灯显微镜钴蓝光下观察。正常的角膜上皮不染色，染为绿色表示角膜上皮缺损（图 7-28），钴蓝光下可表现为绿色的点状、片状着色，染色程度与眼表损害严重程度密切相关，因此眼表染色可评价上皮细胞的屏障功能和完整性，作为干眼严重程度的评价指标之一。

（2）丽丝胺绿染色：可将失活变性的细胞和缺乏黏蛋白覆盖的角、结膜上皮细胞染色。由于没有

NOTES

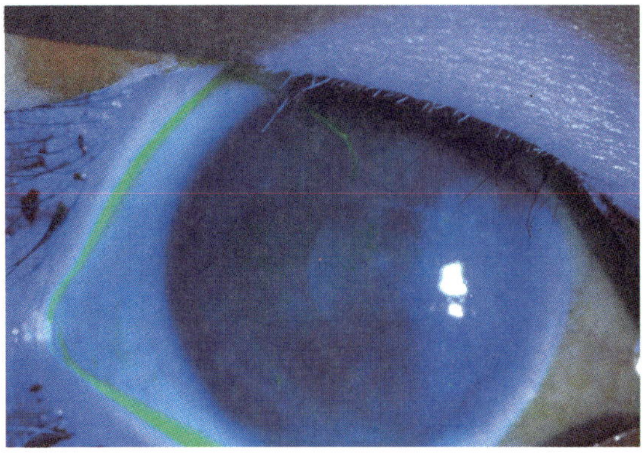

图 7-28　干眼患者角膜荧光素染色
荧光素钠染色后，钴蓝光下角膜上皮呈弥漫性点状着色。

虎红染料的刺激性，容易为被检者接受，可为黏蛋白缺乏性干眼的诊断提供依据。

5. 干眼影像学及其他辅助检查

（1）睑板腺成像：通过红外线成像原理可透视睑板腺的形态，观察睑板腺有无缺失，以及形态的变化，是评估睑板腺形态改变的客观检查方法。

（2）结膜印迹细胞学检查：表面麻醉后采用醋酸纤维素膜在颞上象限球结膜进行压力接触取材，对取样标本进行 PAS 染色分析结膜杯状细胞和上皮细胞的密度及形态。对黏蛋白缺乏性干眼有诊断价值。

【诊断与鉴别诊断】

1. 干眼诊断流程　干眼患者临床评估时，应遵循由非接触到接触、无创到有创、局部到全身的检查顺序进行。病史询问、症状评估、裂隙灯显微镜检查及泪膜稳态评估是干眼诊断的主要检查内容，其他辅助检查可帮助干眼的病因学诊断和严重程度的判断。

2. 干眼的诊断标准

（1）患者主诉有眼部干燥感、异物感、烧灼感、疲劳感、不适感、视力波动等主观症状，患者 BUT≤5 秒或 SchirmerⅠ试验（无麻醉）≤5mm/5min 可诊断干眼。

（2）患者有干眼相关症状。5 秒<BUT≤10 秒或 5mm/5min<SchirmerⅠ试验结果（无麻醉）≤10mm/5min，则需有角结膜荧光素染色阳性（≥5 个点）可诊断干眼。

3. 干眼的鉴别诊断　鉴于许多眼表疾病的症状与干眼相似，干眼也常与其他眼表疾病伴发，因此仔细问诊和全面的体征检查有助于鉴别诊断。临床上常见的易混淆疾病如过敏性结膜炎、倒睫、结膜松弛、视力疲劳等。

【治疗】　干眼的治疗目标是尽量祛除病因、缓解症状、保护视功能。

1. 眼表润滑和促进分泌

（1）人工泪液：人工泪液为治疗干眼的一线用药，适用于各种类型的干眼，主要功能是润滑眼表，稀释眼表面的可溶性炎症介质。补充水分的人工泪液主要成分包括玻璃酸钠、羧甲基纤维素、聚乙烯醇等。补充脂质的人工泪液为含脂质成分或模拟脂质结构的人工泪液。此外，还有模拟黏蛋白增加泪膜与角膜之间黏附性的人工泪液。

（2）促进泪液分泌的滴眼液：目前在我国促进泪液分泌的药物主要是促进黏蛋白分泌的 P2Y2 受体激动剂即地夸磷索钠，主要是通过刺激眼表上皮细胞的分泌黏蛋白，对水液和脂质的分泌也有一定的促进作用。

2. 抗炎治疗　临床常用的抗炎药物主要包括糖皮质激素和免疫抑制剂，主要用于中至重度干眼的治疗。

其他：以表皮生长因子、成纤维细胞生长因子、维生素 A 等为主要有效成分，具有促进上皮增生，维护眼表微环境的作用。有一些抗生素如四环素、阿奇霉素及夫西地酸等具有抗菌效果的同时兼有一定的抗炎作用，对于 MGD 等睑缘异常的患者优先选择这类药物。

3. 物理治疗

（1）睑缘清洁：睑缘的清洁对于治疗各种眼睑异常（尤其睑缘炎）相关的干眼都非常重要，正确清洁睑缘可减少脂质等有害产物的堆积及清除螨虫等相关病原体繁殖。

（2）热敷熏蒸：通过局部加热使黏稠度增高的睑酯重新具有流动性，利于排出以改善或恢复睑板腺腺体功能。建议热敷时睑板腺温度能达到 40℃。患者可使用热敷物品如热毛巾、热敷眼罩等。在

NOTES

医院应用专业的眼部熏蒸设备进行定期熏蒸会更好地促进睑板腺睑酯的流动和排出。

（3）睑板腺按摩：基本原理是通过机械挤压睑板腺，疏通堵塞的睑板腺开口，排出睑板腺内的异常睑酯。

（4）其他：对于上述治疗效果不佳的患者，可酌情考虑应用泪道栓塞、湿房镜、巩膜镜，伴有角膜上皮损伤者可考虑配戴角膜绷带镜。

4. 手术治疗 对于泪液分泌明显减少，常规治疗方法效果不佳且有可能导致视力严重受损者可以考虑手术治疗。手术方式主要包括睑缘缝合术、结膜松弛症矫正术、羊膜移植术、下颌下腺及唇腺移植术等。

5. 健康宣教及心理疏导 应帮助患者认识干眼，告知患者干眼的自然病程和治疗目标，向患者提倡健康生活理念。对出现心理问题的干眼患者应积极沟通疏导，必要时协助心理专科进行心理干预治疗。

第六节 | 睑板腺功能障碍

睑板腺功能障碍（Meibomian gland dysfunction，MGD）是睑板腺的慢性、非特异性炎症，以睑板腺导管的阻塞或睑板腺分泌物异常为特征，是蒸发过强型干眼的主要原因。

【病因】 发病机制尚未完全明了，可能是睑板腺的退行性改变所致。其发病与某些皮肤疾病密切相关，如酒渣鼻、脂溢性皮炎、特应性皮炎、银屑病和红斑狼疮等。研究表明，蠕形螨与 MGD 的发病有密切关系。睑板腺分泌的睑酯组成成分异常，胆固醇酯和游离脂肪酸酯升高，刺激金黄色葡萄球菌的生长，引起睑缘炎。凝固酶阴性葡萄球菌、丙酸杆菌和金黄色葡萄球菌所产生的酯酶和脂酶能分解睑板腺分泌的睑酯，形成的脂肪酸和甘油酯释放入泪膜中，形成泡沫影响泪膜稳定，也可刺激睑缘加重眼部不适症状。晚期可出现睑板腺萎缩，腺泡消失，睑板腺导管角化和瘢痕化。

【临床表现及检查】 多见于老年人，油性皮肤更常见，常伴有睑缘炎。无明显性别差异，寒冷地带的发病率高于温暖气候地区。主要症状有眼部烧灼感、异物感、干燥感、刺激感、视疲劳等。睑缘常增厚，可伴有红斑、过度角化等体征，睑缘后层出现自后向前的永久性血管扩张，睑板腺开口有白色角质蛋白堵塞而凸起变形，挤压后分泌物呈泡沫样、颗粒样或牙膏样（图 7-29）。病变进展时睑板腺会有黄色的黏液样分泌物，睑板腺炎症持续多年后，睑板腺广泛萎缩。其他常见的伴随体征有睑板腺囊肿、结膜结石、结膜充血、乳头增生、角膜点状着色等，严重者出现角膜血管翳、角膜溃疡与睑外翻。干眼检查可发现泪液缺乏、泪膜不稳定和泪液渗透压增加。

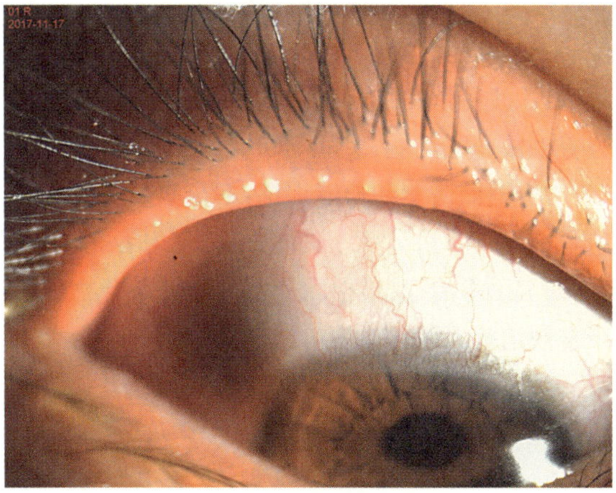

图 7-29 睑板腺功能障碍
睑板腺开口有白色角质蛋白堵塞而凸起变形，挤压后分泌物呈牙膏样。

睑缘及睑板腺是泪膜功能单位的重要组成结构，评估眼睑、睑缘及睑板腺的改变对于干眼的分类具有重要价值。

（1）睑缘异常征象：睑板腺功能障碍患者可出现睑缘增厚、圆钝，睑缘形态不规则，睑缘充血、新生血管形成等。睫毛异常者出现“袖套征”，可进一步进行螨虫相关检查。

（2）睑板腺形态和功能检查：是 MGD 诊断的常规选项，评估方法除上述睑板腺影像学检查外，还可通过观察睑板腺开口状态及挤压睑板腺后睑酯排出难易度进行评估。

【诊断】 根据《中国睑板腺功能障碍专家共识:定义和分类(2023年)》,诊断MGD应重点关注两方面体征,即睑板腺开口状态和睑板腺分泌情况。

(1)睑板腺开口异常:包括睑板腺开口堵塞、狭窄、移位、闭锁、先天性缺乏等。

(2)睑板腺分泌异常:包括睑板腺排出能力异常和/或分泌物性状异常。

(1)和(2)出现任意一条,即可诊断为MGD。

当患者具备以上任意一条但无临床症状时,诊断为无症状型MGD。及时对此类患者进行诊断并启动治疗,有助于延缓和阻止疾病进展。

【治疗】

1. 治疗原则 祛除或减少病因,防控易感因素,恢复睑板腺功能,改善眼表微环境,抑制炎症反应,预防并发症。

2. 治疗方法

(1)物理治疗

1)眼睑热敷、睑缘清洁及睑板腺按摩:详见本章第五节干眼。

2)强脉冲光及热脉动治疗:强脉冲光主要通过热效应、杀菌等作用减轻睑缘炎症、缓解MGD及相关干眼的症状和体征。热脉动治疗是在眼睑加热的同时对睑板腺进行脉冲式按摩。

(2)药物治疗

1)人工泪液:详见本章第五节干眼。

2)局部抗菌祛螨治疗:明确细菌感染或蠕形螨寄生时应给予局部抗菌、祛螨药物,通常选用眼用凝胶或眼膏涂抹于眼睑。常用抗菌药物包括四环素类、大环内酯类、喹诺酮类、氨基糖苷类等。常用祛螨药物包括甲硝唑、茶树油、秋葵制剂。

3)局部抗炎治疗:详见本章第五节干眼。

4)全身抗炎治疗:对于重度MGD,建议全身使用抗生素治疗(主要应用其抗炎特性而不是抗菌作用),包括四环素类药物及大环内酯类药物。对于合并酒渣鼻、脂溢性皮炎、玫瑰痤疮等全身皮肤炎症反应者,建议与皮肤科联合治疗。

(3)其他治疗

1)改善饮食结构:建议减少高糖、高油脂、辛辣、刺激性食物摄入量。增加ω-3脂肪酸摄入量可改善泪液分泌功能,缓解MGD症状。

2)辅助治疗和功能训练:不全瞬目可导致睑板腺排出功能障碍而引起MGD,因此对于不全瞬目患者须进行瞬目训练。具体方法:嘱患者完全闭眼2～3秒,再睁眼,每天训练100～200次。

3)手术治疗:睑板腺导管探通术联合物理治疗或药物治疗可有效改善MGD的症状和体征,适用于常规治疗无效的患者。

4)中医治疗:治疗方法包括中药内服、中药熏洗与雾化、使用含中药成分的眼贴等。

(洪　晶)

本章思维导图　　本章目标测试

NOTES

第八章 葡萄膜疾病

本章数字资源

第一节 病因与分类

葡萄膜是眼球壁的中层组织，富含色素，也富含黑色素相关抗原，附近的视网膜及晶状体也含有多种具有致葡萄膜炎活性的抗原，脉络膜血流丰富且缓慢，这些特点都使其易于受到自身免疫、感染、代谢、血源性、肿瘤等因素的影响。葡萄膜病是常见病，其中以炎症最为常见，其次为肿瘤，还有先天异常、退行性改变等疾病。

葡萄膜炎（uveitis）过去是指葡萄膜本身的炎症，但目前在国际上通常将发生于葡萄膜、视网膜、视网膜血管以及玻璃体的炎症统称为葡萄膜炎。葡萄膜炎多发于青壮年，易合并全身性自身免疫性疾病，常反复发作，治疗棘手，可引起一些严重并发症，是一类常见而又重要的致盲性眼病。

一、病因和发病机制

1. 感染因素 细菌、真菌、病毒、寄生虫、立克次体等可通过直接侵犯葡萄膜、视网膜、视网膜血管或眼内容物引起炎症，也可通过诱发抗原-抗体及补体复合物反应而引起葡萄膜炎，还可通过病原体与人体或眼组织的交叉反应（分子模拟）而引起免疫反应和炎症。感染可分为内源性和外源性（外伤或手术）感染两大类。

2. 自身免疫因素 正常眼组织中的抗原，如视网膜S抗原、光感受器间维生素A类结合蛋白、黑素相关抗原等，在机体免疫功能紊乱时被免疫系统所识别，造成Th17细胞和Th1细胞过度激活，调节性T细胞功能紊乱或数量降低，从而引起葡萄膜炎的发生、复发及慢性化。

3. 创伤及理化损伤 创伤和理化损伤主要通过激活花生四烯酸代谢产物而引起葡萄膜炎，花生四烯酸在环氧合酶作用下形成前列腺素和血栓素A_2，在脂氧合酶作用下形成白三烯等炎症介质，这些介质可引起葡萄膜炎症反应。

4. 免疫遗传机制 已发现多种类型的葡萄膜炎与特定的HLA抗原相关，如强直性脊柱炎伴发的葡萄膜炎与HLA-B27抗原密切相关，最近还发现Vogt-小柳原田病与*HLA-DR4*、*HLA-DRw53*、*CTLA4*、*OPN*、*IL-17*、*STAT3*、*PDCD*等基因相关，Behcet病与*HLA-B5*、*HLA-B51*、*IL-10*、*IL-23R*/*IL-12RB2*、*STAT4*、*STAT3*、*CCR1*/*CCR3*、*PDGFRL*等基因相关。

二、葡萄膜炎的分类

目前虽然有多种分类方法，但尚无满意的分类方法。常用的分类方法有以下几种：

1. 病因分类 按病因可将其分为感染性和非感染性两大类，前者包括细菌、真菌、螺旋体、病毒、寄生虫等所引起的感染，后者包括特发性、创伤性、自身免疫性、风湿性疾病伴发的葡萄膜炎、伪装综合征等类型。

2. 临床和病理分类 根据炎症的临床和组织学改变，可将其分为肉芽肿性和非肉芽肿性葡萄膜炎。以往认为肉芽肿性炎症主要与病原体感染有关，而非肉芽肿性炎症与过敏有关。实际上感染和非感染因素均可引起两种类型的炎症，并且一些类型的葡萄膜炎在疾病的不同阶段以及不同个体，既可表现为肉芽肿性炎症，又可表现为非肉芽肿性炎症。

3. 解剖位置分类 此种分类方法是由国际葡萄膜炎研究组（1979）制定的，并得到国际眼科学会的认可。最近，国际葡萄膜炎命名工作小组对此种分类方法进行了修改和完善。按解剖位置可将葡萄膜炎分为前葡萄膜炎、中间葡萄膜炎、后葡萄膜炎和全葡萄膜炎。病程小于或等于 3 个月为急性炎症，大于 3 个月为慢性炎症。

在临床诊断中，上述 3 种分类方法往往联合使用，如“急性特发性非肉芽肿性前葡萄膜炎”“炎症性肠道疾病伴发的肉芽肿性前葡萄膜炎”“结核性肉芽肿性葡萄膜炎”等。

第二节 | 前葡萄膜炎

前葡萄膜炎（anterior uveitis）包括虹膜炎、虹膜睫状体炎和前部睫状体炎 3 种类型。它是葡萄膜炎中最常见的类型，占我国葡萄膜炎总数的 50% 左右。

从病因和病程上大致可将前葡萄膜炎分为 3 类：①急性前葡萄膜炎，此类患者多呈 HLA-B27 阳性，可伴有强直性脊柱炎、银屑病关节炎、反应性关节炎和炎症性肠道疾病；②慢性前葡萄膜炎，如 Fuchs 葡萄膜炎综合征、儿童白色葡萄膜炎；③既可出现急性炎症又可出现慢性炎症，如幼年型特发性关节炎、结核、梅毒等均可引起此类炎症。

一、前葡萄膜炎的临床表现

1. 症状　急性炎症者可出现眼痛、畏光、流泪、视物模糊，前房有大量纤维蛋白渗出或反应性黄斑水肿或视盘水肿时，可出现视力下降或明显下降，慢性炎症者症状可不明显，但易发生并发性白内障或继发性青光眼，可导致视力严重下降。

2. 体征

（1）睫状充血或混合性充血：睫状充血是指位于角膜缘周围的表层巩膜血管的充血，是急性前葡萄膜炎的一个常见体征。角膜炎、急性闭角型青光眼也可引起此种充血，应注意鉴别。

（2）角膜后沉着物（keratic precipitate，KP）：炎症细胞或色素沉积于角膜后表面，被称为 KP。其形成需要角膜内皮损伤和炎症细胞或色素同时存在。根据 KP 的形状，可将其分为 3 种类型，即尘状、中等大小和羊脂状（图 8-1）。前两种主要由中性粒细胞、淋巴细胞和浆细胞沉积而成，后者则主要由单核巨噬细胞和类上皮细胞构成。尘状 KP 主要见于非肉芽肿性前葡萄膜炎，也可见于肉芽肿性葡萄膜炎的某一个时期；中等大小 KP 主要见于 Fuchs 葡萄膜炎综合征、青光眼睫状体炎综合征和病毒性角膜炎伴发的前葡萄膜炎；羊脂状 KP 主要见于肉芽肿性葡萄膜炎。

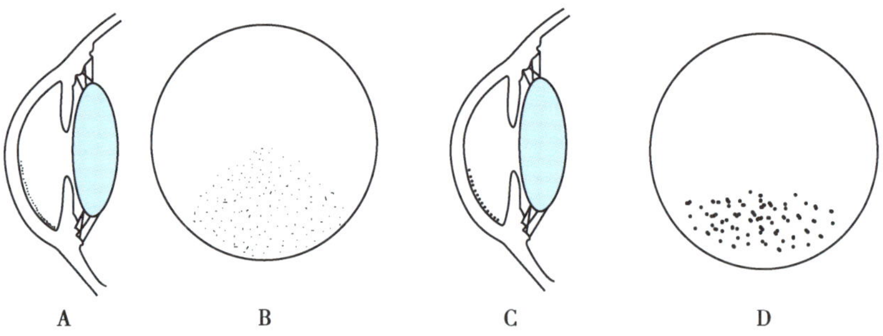

图 8-1　葡萄膜炎患者的 KP 形态与分布类型示意图
A 与 B 示中等大小 KP，在角膜下方呈三角形分布；C 与 D 示羊脂状 KP，在角膜下方分布。

KP 有 3 种分布类型：①下方的三角形分布，是最常见的一种分布形式；②角膜瞳孔区分布，主要见于葡萄膜炎 Fuchs 综合征、青光眼睫状体炎综合征和病毒性角膜炎伴发的前葡萄膜炎；③角膜后弥漫性分布，主要见于 Fuchs 葡萄膜炎综合征和病毒性角膜炎伴发的前葡萄膜炎。

（3）前房闪辉（anterior chamber flare）：是由血-房水屏障功能破坏，蛋白进入房水所造成的，裂隙灯显微镜检查时表现为前房内白色光束（图 8-2）。活动性前葡萄膜炎常引起前房闪辉，前葡萄膜炎

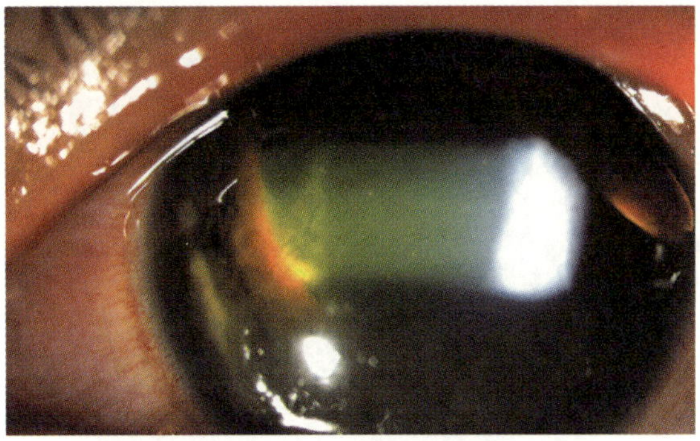

图 8-2　前房闪辉
裂隙灯显微镜检查见前房白色光束。

消退后，血-房水屏障功能破坏可能尚需要一段时间始能恢复，所以仍可有前房闪辉。急性闭角型青光眼、眼钝挫伤也可导致血-房水屏障功能破坏而引起前房闪辉，因此前房闪辉并不一定代表有活动性炎症，也不是局部使用糖皮质激素的指征。

（4）前房细胞（anterior chamber cells）：在病理情况下，房水中可出现炎症细胞、红细胞、肿瘤细胞或色素细胞。葡萄膜炎时主要为炎症细胞，裂隙灯显微镜检查可见大小一致的灰白色尘状颗粒（图 8-3），近虹膜面向上运动，近角膜面则向下运动。炎症细胞是反映眼前段炎症的可靠指标。当房水中大量炎症细胞沉积于下方房角内，可见到液平面，称为前房积脓（hypopyon）（图 8-4）。在炎症严重时可出现大量纤维性渗出，使房水处于相对凝固状态。

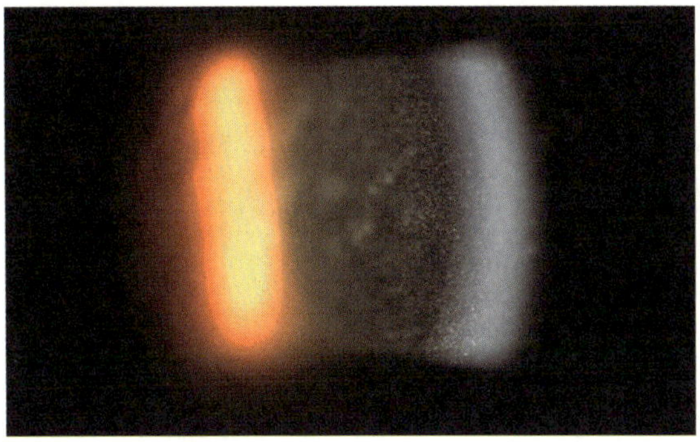

图 8-3　前房细胞
裂隙灯显微镜检查见前房大量大小一致的尘状颗粒。

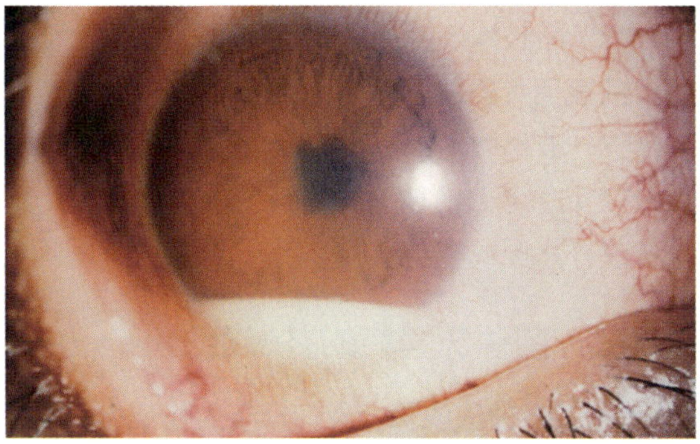

图 8-4　前房积脓
前房下方可见约 2mm 白色积脓。

（5）虹膜改变：虹膜可出现多种改变，虹膜与晶状体前表面的纤维性渗出和增殖可使二者黏附在一起，称为虹膜后粘连（posterior synechia of the iris）（图 8-5，图 8-6）；如果出现广泛虹膜后粘连，房水不能由后房流向前房，导致后房压力升高，虹膜被向前推移而呈膨隆状，称为虹膜膨隆（iris bomb）；虹膜与角膜后表面的黏附则称为虹膜前粘连（anterior synechia of the iris）（图 8-7）；此种粘连发生于房角处，则称为房角粘连（goniosynechia）。炎症损伤可导致虹膜脱色素、萎缩、异色等改变。炎症可引起 3 种结节：①Koeppe 结节，是发生于瞳孔缘的结节，可见于非肉芽肿性和肉芽肿性炎症；②Busacca 结节，是发生于虹膜实质内的白色或灰白色半透明结节，主要见于肉芽肿性炎症；③虹膜肉芽肿，是发生于虹膜实质中的粉红色不透明结节，主要见于结节病所引起的前葡萄膜炎。

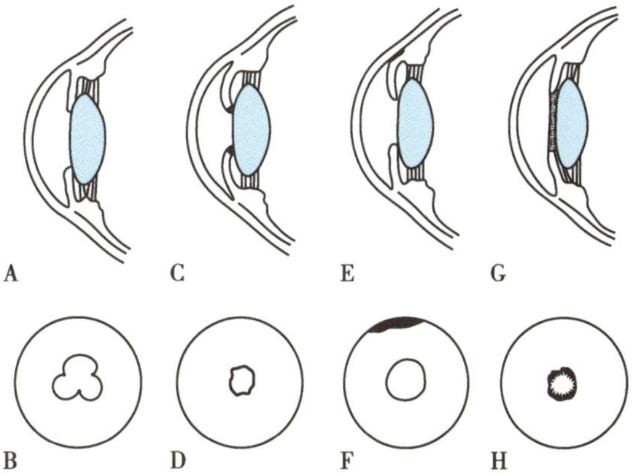

图 8-5　虹膜粘连及瞳孔变形示意图
A. 点状虹膜后粘连；B. 散瞳可形成梅花状瞳孔；C. 虹膜全周后粘连；D. 瞳孔闭锁；E. 虹膜前粘连发生于房角处；F. 形成房角粘连；G. 渗出膜覆盖整个瞳孔区；H. 形成瞳孔膜闭。

（6）瞳孔改变：炎症时因睫状肌痉挛和瞳孔括约肌的持续性收缩，可引起瞳孔缩小；虹膜部分后粘连不能被完全拉开，散瞳后常出现多种形

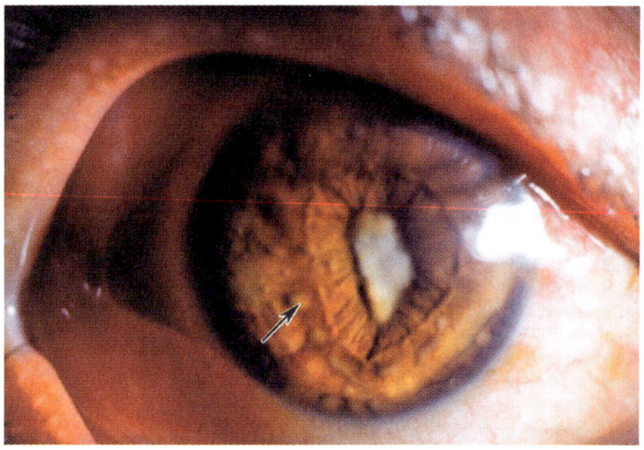

图 8-6　虹膜粘连及瞳孔闭锁

瞳孔区白色膜状物致瞳孔膜闭，箭头所示为 Busacca 结节。

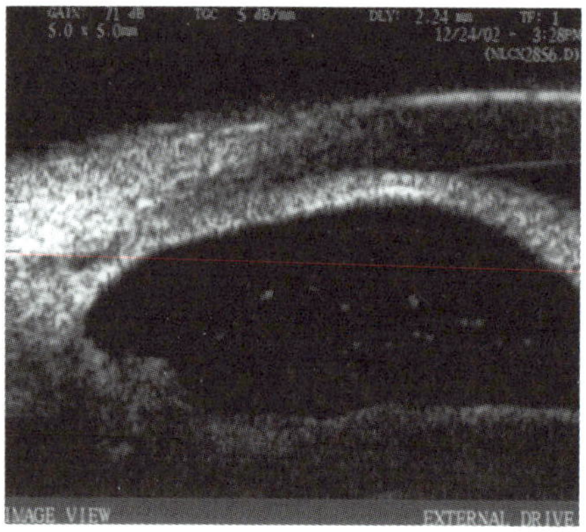

图 8-7　虹膜前粘连（超声活体显微镜）

超声生物显微镜显示虹膜在房角处与角膜后表面粘连，形成房角粘连。

状的瞳孔外观，如梅花状、梨状或不规则状，如虹膜发生 360° 的粘连，则称为瞳孔闭锁（seclusion of pupil）；如纤维膜覆盖整个瞳孔区，则称为瞳孔膜闭（occlusion of pupil）。

（7）晶状体改变：前葡萄膜炎时，色素可沉积于晶状体前表面，在新鲜的虹膜后粘连被拉开时，晶状体前表面可遗留下环形色素沉着。

（8）玻璃体及眼后段改变：在虹膜睫状体炎和前部睫状体炎时，前玻璃体内可出现炎症细胞，单纯虹膜炎患者的前玻璃体内一般无炎症细胞。前葡萄膜炎一般无玻璃体混浊，但偶尔可出现反应性黄斑囊样水肿或视盘水肿。

二、前葡萄膜炎的并发症

1. 并发性白内障　炎症反复发作或慢性化造成房水改变，影响晶状体代谢，可引起白内障，多表现为晶状体后囊下混浊。此外，在前葡萄膜炎时，由于长期使用糖皮质激素滴眼剂，也可引起晶状体后囊下混浊。

2. 继发性青光眼　前葡萄膜炎时，可因以下因素引起眼压升高或继发性青光眼：①炎症细胞、纤维素性渗出以及组织碎片阻塞小梁网；②虹膜周边前粘连或小梁网的炎症，使房水引流受阻；③瞳孔闭锁、瞳孔膜闭阻断了房水由后房进入前房。

3. 低眼压及眼球萎缩　炎症反复发作或慢性化，可导致睫状体脱离或萎缩，房水分泌减少，引起眼压下降，严重者可致眼球萎缩。

三、急性前葡萄膜炎

【临床表现】通常有突发眼痛、眼红、畏光、流泪等症状，检查时可见睫状充血、尘状 KP、前房闪辉明显、大量前房细胞，可伴有纤维素渗出、前房积脓、瞳孔缩小、虹膜后粘连等改变。

【诊断】根据患者临床表现可作出诊断。由于多种全身性疾病都可引起或伴发此种葡萄膜炎，确定病因和伴随的疾病对指导治疗、判断预后有重要价值。因此对急性前葡萄膜炎应详细询问病史，特别是要询问有无腰骶部疼痛、关节红肿、尿道炎、消化道异常、呼吸系统异常、银屑病、皮肤病变等全身病变，以确定是否伴有强直性脊柱炎、反应性关节炎、炎症性肠道疾病、银屑病关节炎、结核、梅毒等疾病。实验室检查包括血常规、红细胞沉降率、HLA-B27 抗原分型等，对怀疑病原体感染所致者，应进行相应的病原学检查。

【鉴别诊断】

1. 急性结膜炎　呈急性发病，有异物感、烧灼感，分泌物多，检查见眼睑肿胀，结膜充血，这些表现与急性前葡萄膜炎的畏光、流泪、视物模糊、睫状充血以及前房炎症反应有明显不同。

2. 急性闭角型青光眼　呈急性发病，视力突然下降，头痛、恶心、呕吐、角膜上皮水肿、角膜雾状混浊、前房浅、前房闪辉等，但无前房炎症细胞，瞳孔呈椭圆形散大，眼压增高，与急性前葡萄膜炎的角膜透明、大量 KP、前房深度正常、房水大量炎症细胞、瞳孔缩小、眼压正常或偏低等易于鉴别。

3. 与能引起前葡萄膜炎的全葡萄膜炎相鉴别　一些类型的葡萄膜炎，如 Behcet 病性葡萄膜炎、Vogt-小柳原田病的某一阶段等均可表现为前葡萄膜炎，但这两类葡萄膜炎往往伴有眼外表现，因此在诊断时应注意鉴别。

【治疗】治疗原则是立即扩瞳以防止和拉开新鲜的虹膜后粘连，迅速抗炎以防止眼组织破坏和并发症的发生。由于前葡萄膜炎绝大多数为非感染因素所致，因此一般不需要抗生素治疗，对高度怀疑或确诊为病原体感染所致者，则应给予相应抗感染治疗。对非感染因素所致的葡萄膜炎，由于局部用药在眼前段能够达到有效浓度，所以一般不需要全身用药治疗，但在前房炎症严重时，可给予糖皮质激素眼周注射或短期全身治疗。

1. 睫状肌麻痹剂　是治疗急性前葡萄膜炎的必需药物，一旦发病应立即给药。其目的在于：①防止和拉开虹膜后粘连，避免并发症的发生；②解除睫状肌、瞳孔括约肌的痉挛，以减轻充血、水肿及疼痛，促进炎症恢复和减轻患者痛苦。最常用的睫状肌麻痹剂为后马托品眼膏（1%、2%、4%），作用 18～36 小时，可使瞳孔处于不断运动状态，因此可有效预防虹膜后粘连的发生。后马托品的扩瞳及睫状肌麻痹作用不及阿托品，但是阿托品的睫状肌麻痹作用和瞳孔扩大作用持续时间长（10～14 天），使瞳孔处于相对固定的开大状态，易发生瞳孔开大状态下的虹膜后粘连，给患者带来更为严重的后果。因此，对于严重的急性前葡萄膜炎，应给予 1%～2% 阿托品眼膏一日 1～2 次，治疗数天，待炎症有所减轻时，改用 2% 后马托品眼膏滴眼，一日 1～2 次；新鲜的虹膜后粘连不易拉开时，可结膜下注射散瞳合剂（1% 阿托品、1% 可卡因、0.1% 肾上腺素等量混合）0.1～0.2ml，对炎症轻微和恢复期可给予 0.5%～1% 托吡卡胺滴眼液滴眼，一日 1 次。

2. 糖皮质激素滴眼液　常用的制剂有醋酸氢化可的松（0.2%、2.5%）、醋酸地塞米松（0.1%）、醋酸泼尼松龙（0.12%、0.125%、0.5%、1%）和地塞米松磷酸盐（0.1%）悬液或溶液。对严重的急性前葡萄膜炎，可给予 0.1% 地塞米松磷酸盐溶液每 15 分钟点眼 1 次，连续 4 次后改为每小时 1 次，连续应用数天后，根据炎症消退情况逐渐减少点眼次数，并应改为作用缓和的糖皮质激素滴眼剂。

3. 非甾体抗炎药　非甾体抗炎药主要通过阻断前列腺素、白三烯等花生四烯酸代谢产物而发挥其抗炎作用。已经证明，手术后或外伤后所致炎症由花生四烯酸代谢产物引起，因此可给予非甾体抗炎药点眼治疗，每日 3～6 次。一般不需要口服治疗。

4. 糖皮质激素眼周和全身治疗　对于有角膜上皮病变不宜用糖皮质激素点眼治疗者，可给予地塞米松结膜下注射；对于出现反应性视盘水肿或黄斑囊样水肿的患者，可给予地塞米松 2.5mg 后 Tenon 囊下注射；对于不宜后 Tenon 囊下注射者，或双侧急性前葡萄膜炎出现反应性黄斑水肿、视盘水肿者，可给予泼尼松口服，开始剂量为 20～30mg，早晨顿服，使用 1 周后减量，一般治疗时间为 2～4 周。

5. 全身免疫抑制剂治疗　对伴有全身病变者可考虑给予糖皮质激素联合其他免疫抑制剂治疗，也可根据所伴有的疾病给予抗肿瘤坏死因子抗体治疗。

6. 并发症治疗　①继发性青光眼：可给予降眼压药物点眼治疗，必要时联合口服或静脉使用降眼压药（参见第十章青光眼），对有瞳孔阻滞者应在积极抗炎治疗下，尽早行激光虹膜切开术或虹膜周边切除术，如房角粘连广泛者可行相应的抗青光眼手术；②并发性白内障：应在炎症得到很好控制的情况下，行白内障超声乳化摘除和人工晶状体植入术，术前、术后应局部或全身使用糖皮质激素，必要时联合其他免疫抑制剂治疗，以预防术后葡萄膜炎的复发。

四、慢性前葡萄膜炎

【临床表现】患者常无睫状充血或有轻微睫状充血，KP 可为尘状、中等大小或羊脂状，可出现 Koeppe 结节和/或 Busacca 结节、虹膜脱色素、萎缩和后粘连等改变，易发生并发性白内障、继发性青光眼等。

【诊断】 根据临床表现一般易于诊断,但应注意合并的全身性疾病,特别是发生于16岁以下者应详细询问关节炎、皮疹等病史,并进行抗核抗体检查,以确定是否合并幼年型特发性关节炎等疾病。

【治疗】 糖皮质激素和睫状肌麻痹剂是常用的局部治疗药物(详见急性前葡萄膜炎的治疗),但点眼频度应视炎症严重程度而定。对于合并有全身性疾病(如幼年型特发性关节炎、炎症性肠道疾病、Vogt-小柳原田病等)患者,除了局部用药外,尚需全身使用糖皮质激素和/或其他免疫抑制剂,少数患者可能还需要生物制剂进行治疗。

第三节 中间葡萄膜炎

中间葡萄膜炎(intermediate uveitis)是一组累及睫状体扁平部、玻璃体基底部、周边视网膜和脉络膜的炎症性和增殖性疾病。在以往文献中此病有多种名称,如后部睫状体炎、慢性后部睫状体炎、睫状体扁平部炎或周边葡萄膜炎等。国际葡萄膜炎研究组将此类疾病统一命名为中间葡萄膜炎。本病多发于40岁以下人群,男女发病比例相似,常累及双眼,可同时或先后发病,通常表现为一种慢性炎症过程。

【临床表现】

1. 症状 发病隐匿,多不能确定确切发病时间,轻者可无任何症状或仅出现飞蚊症,重者可有视物模糊、暂时性近视;黄斑受累或出现白内障时可有明显视力下降,少数患者可出现眼红、眼痛等表现。

2. 体征 玻璃体雪球状混浊、睫状体扁平部雪堤样(snowbank)改变、周边视网膜静脉周围炎以及炎症病灶是最常见的改变,同时也可出现眼前段受累和后极部视网膜改变。

(1)眼前段改变:可有羊脂状或尘状KP,轻度前房闪辉,少量至中等量前房细胞,可出现虹膜后粘连、前粘连及天幕状房角粘连。儿童患者可出现睫状充血、房水中大量炎症细胞等急性前葡萄膜炎体征。

(2)玻璃体及睫状体扁平部改变:玻璃体雪球状混浊最为常见,多见于下方玻璃体基底部,呈大小一致的灰白色点状混浊。雪堤样改变是特征性改变,是指发生于睫状体扁平部并伸向玻璃体中央的一种舌形病灶,多见于下方,严重者可累及鼻侧和颞侧,甚至所有象限。

(3)视网膜脉络膜损害:可出现下方周边部视网膜炎、视网膜血管炎和周边部的视网膜脉络膜炎。

【并发症】

1. 黄斑病变 黄斑囊样水肿最常见,还可出现黄斑前膜、黄斑裂孔等改变。

2. 并发性白内障 常见,主要表现为后囊下混浊。

3. 其他 视网膜新生血管、玻璃体积血、增生性玻璃体视网膜病变、视盘水肿或视神经萎缩等也可发生。

【诊断】 根据典型的玻璃体雪球样混浊、雪堤样改变以及下方周边视网膜血管炎等改变,可作出诊断。但在临床上易被误诊或漏诊,因此应进行详细的检查。对以下情况应进行三面镜、双目间接检眼镜及周边眼底检查:①出现飞蚊症并有加重倾向;②其他原因难以解释的晶状体后囊下混浊;③不能用其他原因解释的黄斑囊样水肿。FFA检查可发现视网膜血管炎、黄斑囊样水肿、视盘水肿等改变,有助于诊断。

【治疗】 对于有活动性炎症者应积极治疗:①单眼受累,应给予糖皮质激素后Tenon囊下注射,可选用曲安西龙(20~40mg/ml)或醋酸泼尼松龙(40mg/ml),一般注射量为0.5ml。②双侧受累者,宜选用泼尼松口服,初始剂量为0.6~1mg/(kg·d),随着病情好转逐渐减量,用药时间一般在半年以上。在炎症难以控制时,宜选用其他免疫抑制剂,如苯丁酸氮芥、环磷酰胺、环孢素等,在使用此类药物过程中应注意全身毒副作用。③药物治疗无效者，可行睫状体扁平部冷凝；出现视网膜新生血管，可行激光光凝治疗或玻璃体内注射抗血管内皮生长因子（vascular endothelial growth factor，VEGF）治疗；玻璃体切割术可清除玻璃体内炎症介质、有毒有害物质、抗原等，有助于控制顽固性炎症。④眼前段受累者，应给予糖皮质激素滴眼剂和睫状肌麻痹剂。

第四节 | 后葡萄膜炎

后葡萄膜炎（posterior uveitis）是一组累及脉络膜、视网膜、视网膜血管和玻璃体的炎症性疾病，临床上包括脉络膜炎、视网膜炎、脉络膜视网膜炎、视网膜脉络膜炎和视网膜血管炎等类型。

【临床表现】

1. 症状 主要取决于炎症的类型、受累部位及严重程度。可有眼前黑影或暗点、闪光、视物变形、视物模糊或视力下降，合并全身性疾病者则有相应的全身症状。

2. 体征 视炎症受累部位、水平及严重程度而定。常见的有：①玻璃体内炎症细胞和混浊；②局灶性脉络膜视网膜浸润病灶，大小可不一致，晚期形成瘢痕病灶；③弥漫性脉络膜炎；④视网膜血管炎，出现血管鞘、血管闭塞和出血等；⑤视网膜水肿或黄斑水肿。此外，还可出现渗出性视网膜脱离、增生性玻璃体视网膜病变、视网膜新生血管、脉络膜新生血管或玻璃体积血等改变。一般不出现眼前段改变，偶尔可出现前房闪辉、房水中少量炎症细胞。

【诊断】 根据典型的临床表现，可作出诊断。FFA 对判断视网膜及其血管炎、脉络膜色素上皮病变有很大帮助，ICGA 有助于确定脉络膜及其血管的病变，B 型超声、OCT、CT 和 MRI 对确定炎症所引起的病变或在追溯病因方面都可能有一定帮助。此外，根据患者的临床表现可选择相应的实验室检查。

【治疗】 ①确定为感染因素所致者，应给予相应的抗感染治疗。②由免疫因素引起的炎症主要使用免疫抑制剂治疗。③单侧受累者可给予糖皮质激素后 Tenon 囊下注射治疗。④双侧受累或单侧受累不宜行后 Tenon 囊下注射者，可口服糖皮质激素、苯丁酸氮芥、环磷酰胺或环孢素等，顽固性非感染性后葡萄膜炎可根据病情使用抗肿瘤坏死因子抗体。由于一些类型的后葡萄膜炎较为顽固，治疗时间应足够长，联合用药常能降低药物的副作用，增强疗效。在治疗过程中应定期检查肝肾功能、血常规、血糖等，以免出现严重的药物毒副作用。⑤对于出现视网膜新生血管或脉络膜新生血管者可考虑给予激光光凝、抗 VEGF 等治疗。

第五节 | 几种常见的特殊葡萄膜炎

一、强直性脊柱炎

强直性脊柱炎（ankylosing spondylitis）是一种病因尚不完全清楚、主要累及中轴骨骼的特发性炎症疾病，20%～25% 的患者并发急性前葡萄膜炎。

【临床表现】 此病多发于青壮年，男性占大多数，常诉有腰骶部疼痛和僵直，早晨最为明显，活动后减轻。绝大多数患者表现为急性、非肉芽肿性前葡萄膜炎。多为双眼受累，但一般先后发病，易复发，双眼往往呈交替性发作。

【诊断】 主要根据腰骶部疼痛、骶髂关节、脊柱改变和葡萄膜炎的临床特点进行诊断。X 线检查可发现软骨板模糊、骨侵蚀、骨硬化、关节间隙纤维化、钙化、骨化及骨性强直等改变，磁共振或 CT 检查可能发现骶髂关节的早期改变，HLA-B27 抗原阳性对诊断有一定帮助。

【治疗】 前葡萄膜炎的治疗主要使用糖皮质激素滴眼液、睫状肌麻痹剂（详见急性前葡萄膜炎的治疗）。全身病变则应给予糖皮质激素和其他免疫抑制剂，必要时应就诊于风湿科。

二、Vogt-小柳原田病

Vogt-小柳原田病（Vogt-Koyanagi-Harada disease，VKH 病）是以双侧肉芽肿性全葡萄膜炎为特征的疾病，常伴有脑膜刺激征、听力障碍、白癜风、毛发变白或脱落。此病也被称为“特发性葡萄膜大脑炎”，是我国常见的葡萄膜炎类型之一。

【病因】 由自身免疫反应所致，此病发生中尚有遗传因素参与。

【临床表现】 对 410 例 VKH 病研究发现，我国患者有典型的临床进展规律：①前驱期（葡萄膜炎发病前 1～2 周内），患者可有颈强直、头痛、耳鸣、听力下降和头皮过敏等改变；②后葡萄膜炎期（葡萄膜炎发生后 2 周内），典型表现为双侧弥漫性脉络膜炎、视盘炎、视网膜神经上皮脱离、视网膜脱离等；③前葡萄膜受累期（发病后 2 周～2 个月），除后葡萄膜炎期的表现外，出现尘状 KP、前房闪辉、前房细胞等非肉芽肿性前葡萄膜炎改变；④前葡萄膜炎反复发作期（约发病 2 个月后），典型表现为复发性肉芽肿性前葡萄膜炎，常有眼底晚霞状改变、Dalen-Fuchs 结节（图 8-8）和眼部并发症。上述 4 期并非在所有患者均出现，及时治疗可使疾病终止于某一期，并可能获得完全治愈。

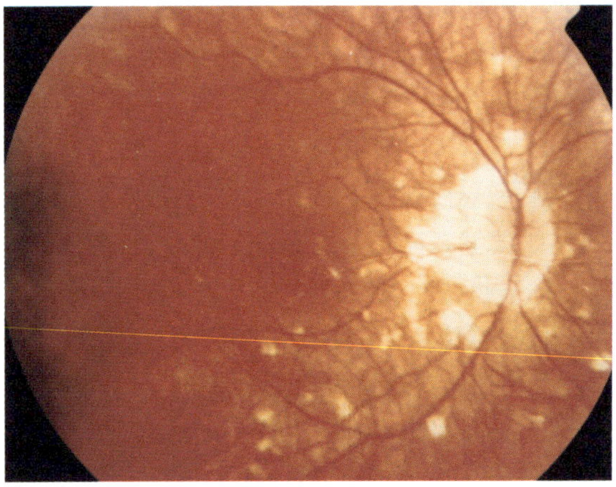

图 8-8　VKH 病患者眼底照相
脱色素形成晚霞状眼底以及 Dalen-Fuchs 结节。

除上述表现外，在疾病的不同时期还可出现脱发、毛发变白、白癜风等眼外改变。常见的并发症有并发性白内障、继发性青光眼或渗出性视网膜脱离。

【诊断】 目前国际上有多个标准，这些标准基本上是基于西方国家患者的资料制定的。我国学者根据国人患者的资料制定出 VKH 综合征诊断的新标准，发表在国际著名杂志上，经大量患者资料验证，中国诊断标准在特异性方面与国际改良标准相似，但在敏感性方面则明显高于改良标准，使得在疾病不同时期均可获得正确诊断。该标准将 VKH 综合征分为早期和晚期，两者均需满足无眼外伤或内眼手术史、双眼受累、无明显感染性葡萄膜炎这三个必要条件。在此基础上，若有下列表现之一可诊断为早期 VKH 综合征：①弥漫性脉络膜炎或渗出性视网膜脱离；②浆液性视网膜脱离合并脉络膜增厚；③眼底荧光素造影（FFA）早期示多灶性强荧光合并晚期视网膜下多湖状强荧光；④已接受糖皮质激素治疗的患者 FFA 示视盘高荧光。若出现双眼复发性肉芽肿性前葡萄膜炎合并下列表现之一，可诊断为晚期 VKH 综合征：①晚霞状眼底或视网膜色素上皮增殖移行；②Dalen-Fuchs 结节或多灶性脉络膜视网膜萎缩；③FFA 示窗样缺损或虫蚀样荧光；④对有严重屈光介质混浊者则应有明确的早期 VKH 综合征病史和表现。

【治疗】 对初发者主要给予泼尼松口服，一般开始剂量为 0.6～0.8mg/（kg·d），于 8～14 天开始减量，维持剂量为 15～20mg/d（成人剂量），治疗多需 1 年以上。对于复发的患者，一般应给予其他免疫抑制剂，如苯丁酸氮芥、环磷酰胺、环孢素、硫唑嘌呤等，通常联合小剂量糖皮质激素治疗。对这些药物不敏感者可考虑糖皮质激素联合抗肿瘤坏死因子抗体治疗，但在治疗前应排除活动性结核、肝炎等感染性疾病以及肿瘤等全身性疾病治疗中，也应定期随访观察。对于继发性青光眼和并发性白内障，应给予相应的药物或手术治疗。

三、Behcet 病

Behcet 病（Behcet disease）是一种以复发性葡萄膜炎、口腔溃疡、皮肤损害和生殖器溃疡为特征的多系统受累的疾病。此病被认为是一种自身炎症性的疾病。

【病因】 可能与细菌、疱疹病毒感染有关,Th17 细胞、Th1 细胞过度激活在发病中起着重要作用,遗传因素在其发病中起着一定作用。

【临床表现】

1. **眼部损害** 多表现为反复发作的全葡萄膜炎,呈非肉芽肿性,约 25% 的患者出现前房积脓。典型的眼底改变为视网膜炎、视网膜血管炎,后期易出现视网膜血管闭塞(幻影血管)。常见并发症为并发性白内障、继发性青光眼、增生性玻璃体视网膜病变、视网膜萎缩和视神经萎缩等。

2. **口腔溃疡** 为多发性,反复发作,疼痛明显,一般持续 7～14 天。

3. **皮肤损害** 呈多形性改变,主要表现为结节性红斑、痤疮样皮疹、溃疡性皮炎、脓肿等。针刺处出现结节或脓疱(皮肤过敏反应阳性)是此病的特征性改变。

4. **生殖器溃疡** 为疼痛性,愈合后可遗留瘢痕。

5. **其他** 可出现关节红肿、血栓性静脉炎、神经系统损害、消化道溃疡、附睾炎、肛周脓肿等。

【诊断】 日本 Behcet 病研究委员会和国际 Behcet 病研究组制定的标准最为常用。前者将患者分为完全型和不完全型,出现反复发作的葡萄膜炎、复发性口腔溃疡、多形性皮肤病变和生殖器溃疡 4 种主征称为完全型,出现 3 种主征或 2 种主征及其他一些病变则称为不完全型。国际 Behcet 病研究组制定的诊断标准为:

1. 复发性口腔溃疡(一年内至少复发 3 次)。

2. 下面 4 项中出现 2 项即可确诊:①复发性生殖器溃疡或生殖器瘢痕;②眼部损害(前葡萄膜炎、后葡萄膜炎、玻璃体内细胞或视网膜血管炎);③皮肤损害(结节性红斑、假毛囊炎或脓丘疹或发育期后的痤疮样皮疹);④皮肤过敏反应试验阳性。

【治疗】

1. **糖皮质激素** 不宜长期大剂量使用,出现以下情况可考虑使用:①眼前段受累,特别是出现前房积脓者可给予糖皮质激素滴眼液点眼;②出现严重的视网膜炎或视网膜血管炎,在短期内即可造成视功能严重破坏,可大剂量短期使用;③与其他免疫抑制剂联合应用,使用剂量一般为 20～30mg/d。

2. **免疫抑制剂** 环孢素 3～5mg/(kg·d),待病情稳定后逐渐减量,一般治疗时间在 1 年以上。此外尚可选用秋水仙碱(0.5mg,2 次/d)、硫唑嘌呤[1～2mg/(kg·d)]、苯丁酸氮芥[0.1mg/(kg·d)]、环磷酰胺(50～100mg/d)、吗替麦考酚酯(0.5～1g/d)。在治疗过程中,应每 2 周行肝肾功能、血常规和血糖等检查,如发现异常应减药或停药。一些药物尚可引起不育,在治疗过程中应定期进行精液检查。一些生物制剂已开始试用于顽固性 Behcet 病的治疗,如抗肿瘤坏死因子的单克隆抗体、干扰素 α-2a 等,使用前者时应排除感染性疾病,并在治疗过程中进行随访观察。

3. **睫状肌麻痹剂** 用于眼前段受累者。

4. **其他** 出现并发性白内障,应在炎症完全控制后考虑手术治疗。出现继发性青光眼,应给予相应的药物治疗,药物治疗不能控制者,应考虑给予相应的手术治疗。

四、交感性眼炎

交感性眼炎(sympathetic ophthalmia)是指发生于一眼穿通伤或内眼手术后的双侧肉芽肿性葡萄膜炎,受伤眼被称为诱发眼,另一眼则被称为交感眼。

【病因】 主要由外伤或手术造成眼内抗原暴露并激发自身免疫应答所致。

【临床表现】 可发生于外伤或手术后 5 天至数十天,但多发生于 2 周至 2 个月内。一般发病隐匿,多为肉芽肿性炎症。可出现与 VKH 病相似的晚霞状眼底和 Dalen-Fuchs 结节,也可出现一些眼外病变,如白癜风、毛发变白、脱发、听力下降或脑膜刺激征等,但眼外病变的发生率较低。

【诊断】 眼球穿通伤或内眼手术史对此病诊断有重要价值,也是与 VKH 病相鉴别的重要依据,

FFA 检查可见早期多灶性渗漏及晚期染料积存现象，可伴有视盘染色。

【治疗】 对眼前段受累者，可给予糖皮质激素滴眼剂和睫状肌麻痹剂等点眼治疗。对于表现为后葡萄膜炎或全葡萄膜炎者，则应选择糖皮质激素口服或其他免疫抑制剂治疗，效果不佳时可使用抗肿瘤坏死因子的生物制剂（参考本节“二、Vogt-小柳原田病”的治疗）。

【预防】 眼球穿通伤后及时修复创口，避免葡萄膜嵌顿及预防感染，对此病可能有预防作用。有关摘除伤眼眼球是否具有预防作用尚有争议。对有望保存视力和眼球者，应尽可能修复伤口。对修复无望的眼球破裂伤，可考虑进行眼球摘除术。

五、Fuchs 综合征

Fuchs 葡萄膜炎综合征（Fuchs uveitis syndrome）是一种以虹膜脱色素为特征的慢性非肉芽肿性葡萄膜炎，90% 为单眼受累。此病也被称为 Fuchs 虹膜异色性虹膜睫状体炎或 Fuchs 虹膜异色性葡萄膜炎等。

【临床表现】 可有视物模糊、眼前黑影，并发性白内障、继发性青光眼时可有严重的视力下降。检查可见中等大小 KP 或星形 KP，多呈弥漫分布，前房轻度闪辉和少量细胞，虹膜弥漫性脱色素，由于国人虹膜色素浓集，虹膜脱色素一般不会引起虹膜异色。可出现 Koeppe 结节，但不发生虹膜后粘连。易发生晶状体后囊下混浊和眼压升高，前玻璃体内可有混浊和细胞。

【诊断】 我国学者制定出此综合征的诊断标准，发表在英国眼科杂志上，已被国际同行所接受。该标准包括必备体征和参考体征，必备体征有：①弥漫性虹膜脱色素；②无虹膜后粘连；③前房轻度炎症反应。参考体征有单侧受累、白内障、玻璃体混浊、缺乏急性炎症的体征和特征性虹膜结节。具有 3 项必备体征即可作出诊断，参考体征对诊断有一定的帮助。

【治疗】 一般不需要糖皮质激素滴眼剂点眼治疗，更不需要全身治疗。前房炎症明显时，可给予短期点眼治疗。对并发性白内障，可行超声乳化和人工晶状体植入术，多数病例可获得较好的效果。对于眼压升高者可给予降眼压药物，个别需行抗青光眼手术治疗。

六、急性视网膜坏死综合征

急性视网膜坏死综合征（acute retinal necrosis syndrome，ARN）的确切病因尚不完全清楚，可能由疱疹病毒感染引起，表现为视网膜坏死、以视网膜动脉炎为主的血管炎、玻璃体混浊和后期的视网膜脱离。可发生于任何年龄，以 15～75 岁多见，性别差异不大，多单眼受累。

【临床表现】 多隐匿发病，出现眼红、眼痛或眶周疼痛，早期出现视物模糊、眼前黑影，病变累及黄斑区时可有严重视力下降。眼前段可有轻至中度的炎症反应，可出现羊脂状 KP，易发生眼压升高。视网膜坏死病灶呈黄白色，边界清晰，早期多见于周边部，呈斑块状（“拇指印”状），以后融合并向后极部推进。视网膜血管炎是另一重要体征，动脉、静脉均可受累，但以动脉炎为主，可伴有视网膜出血。疾病早期可有轻至中度玻璃体混浊，以后发展为显著的混浊并出现纤维化。在恢复期，坏死区常形成多个视网膜裂孔，引起视网膜脱离。

【诊断】 根据典型的临床表现，此病诊断一般不难。在进行玻璃体切割术时可取少量标本进行血清和玻璃体抗体测定与聚合酶链反应检测，以确定病毒类型。值得说明的是这些检查不是诊断必需的。依据临床表现诊断，但对于不典型病例需借助于实验室检查，如血清、眼内液抗体测定、玻璃体及视网膜组织活检等。聚合酶链反应可用于检测眼内液中水痘-带状疱疹病毒、单纯疱疹病毒的 DNA。

【治疗】

1. **抗病毒制剂**　阿昔洛韦 10～15mg/kg，静脉滴注，每日 3 次，治疗 10～21 天，改为 400～800mg 口服，一日 5 次，连用 4～6 周；或更昔洛韦 5mg/kg，静脉滴注，每日 2 次，治疗 3 周后改为维持用量

NOTES

5mg/（kg·d），治疗 4 周。

2. 糖皮质激素　在抗病毒治疗的同时可选用泼尼松（30～50mg/d）口服治疗，1 周后逐渐减量。

3. 激光光凝及手术光凝　对预防视网膜脱离可能有一定的作用。发生视网膜脱离时，应行玻璃体切割联合玻璃体内气体填充、硅油填充等手术治疗。

（杨培增　胡　柯）

本章思维导图　　本章目标测试

第九章　晶状体疾病

本章数字资源

晶状体为双凸面、有弹性、无血管的透明组织，具有复杂的代谢过程，其营养主要来源于房水和玻璃体。正常情况下晶状体能将光线准确聚焦于视网膜，并通过调节作用看清远、近物体，是屈光介质的重要组成部分。晶状体的主要病变有：①透明度改变，形成白内障（cataract）；②位置的改变，产生异位和脱位；③先天性晶状体形成和形态异常。上述晶状体病变都会产生明显的视力障碍。

白内障是最常见的晶状体疾病，是全球和我国主要的致盲原因之一。白内障是指晶状体透明度降低或者颜色改变所导致的光学质量下降的退行性改变。白内障的发病机制较为复杂，是机体内外各种因素对晶状体长期综合作用的结果。晶状体处于眼内液体环境中，任何影响眼内环境的因素，如老化、遗传、代谢异常、外伤、辐射、中毒、局部营养障碍以及某些全身代谢性或免疫性疾病，都可以直接或间接破坏晶状体的组织结构、干扰其正常代谢而使晶状体混浊。流行病学研究表明，紫外线照射、糖尿病、高血压、心血管疾病、机体外伤、过量饮酒及吸烟等均与白内障的形成有关。

白内障可按不同方法进行分类：①按病因分为年龄相关性、外伤性、并发性、代谢性、中毒性、辐射性、发育性和后发性白内障等；②按发病时间分为先天性和后天获得性白内障；③按晶状体混浊形态分为点状、冠状和绕核性白内障等；④按晶状体混浊部位分为皮质性、核性、囊膜下和混合型白内障等（图 9-1）；⑤按晶状体混浊程度分为初发期、未成熟期、成熟期和过熟期。

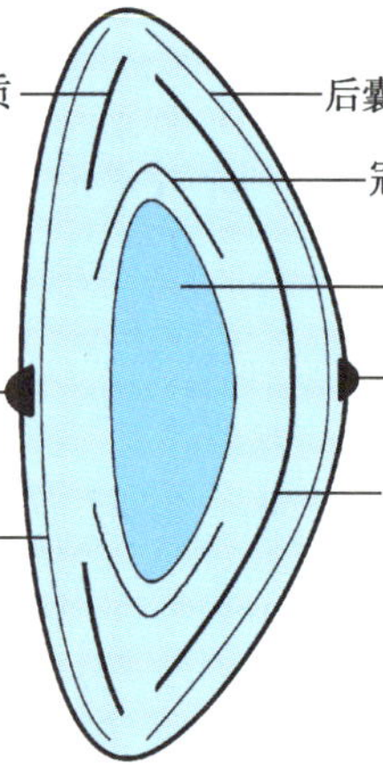

图 9-1　晶状体混浊部位示意图

第一节　年龄相关性白内障

年龄相关性白内障（age-related cataract）又称老年性白内障（senile cataract），是最为常见的白内障类型，多见于 50 岁以上的中老年人，随年龄增长其发病率明显升高。截至 2020 年，中国年龄相关性白内障患者数量已超过 1.2 亿，预计到 2050 年，中国年龄相关性白内障人群将超过 2.4 亿。年龄相关性白内障是晶状体老化后的退行性改变，是多种因素综合作用的结果。年龄、职业、性别、紫外线辐射、糖尿病、高血压和营养不良等均是白内障的危险因素。在我国，西藏地区因紫外线辐射较多而发病率最高。

【临床表现】　常常双眼患病，但发病有先后，严重程度也不一致。

1. 症状

（1）视力下降：这是白内障最明显也是最重要的症状。晶状体周边部的轻度混浊可不影响视力，而在中央部的混浊虽然可能范围较小、程度较轻，但也可以严重影响视力。特别在强光下瞳孔收缩，进入眼内的光线减少，此时视力反而不如弱光下。晶状体混浊明显时，视力可下降到仅有光感。

（2）对比敏感度下降：白内障患者在高空间频率上的对比敏感度下降尤为明显。

（3）屈光改变：核性白内障因晶状体核屈光指数增加，晶状体屈折力增强，产生晶状体性近视，原有的老视减轻。若晶状体内部混浊程度不一，也可产生晶状体性散光。

（4）单眼复视或多视：晶状体内混浊或水隙形成，使晶状体各部分屈光力不均一，类似棱镜的作

NOTES

用,产生单眼复视或多视。

（5）眩光:是由晶状体混浊使进入眼内的光线散射所致。

（6）色觉改变:混浊晶状体对光谱中位于蓝光端的光线吸收增强,使患者对这些光的色觉敏感度下降。晶状体核颜色的改变也可使患眼产生相同的色觉改变。

（7）视野缺损:晶状体混浊使白内障患者视野产生不同程度的缺损。

2. 体征　晶状体混浊可在肉眼、聚光灯或裂隙灯显微镜下观察并定量。不同类型的白内障具有其特征性的混浊表现。当晶状体混浊局限于周边部时,需散瞳后才能看到。

【分类】 根据晶状体开始出现混浊的部位,年龄相关性白内障分为 3 种类型:皮质性、核性以及后囊下白内障。

1. 皮质性白内障（cortical cataract）　这是最常见的年龄相关性白内障类型,典型的皮质性白内障按其病变发展可分为 4 期。

（1）初发期（incipient stage）:在裂隙灯显微镜下,晶状体皮质中可见到有空泡和水隙形成。水隙从周边向中央扩大,在晶状体周边前、后皮质形成楔形混浊(图 9-2),呈羽毛状,尖端指向中央。前、后皮质的楔形混浊可在赤道部汇合,最后形成轮辐状混浊。散大瞳孔后应用检眼镜检查可见红光反射中有轮辐状或片状阴影。早期较周边的混浊并不影响视力,病程发展缓慢,经数年才发展到下一期。

（2）膨胀期（intumescent stage）或未成熟期（immature stage）:晶状体混浊加重,因渗透压的改变导致皮质吸水肿胀,晶状体体积增大,前房变浅,有闭角型青光眼体质的患者此时可诱发青光眼急性发作。晶状体呈灰白色混浊,以斜照法检查时,投照侧虹膜在深层混浊皮质上形成新月形阴影,称为虹膜投影,为此期的特点(图 9-3)。患者视力明显下降,眼底难以清楚观察。

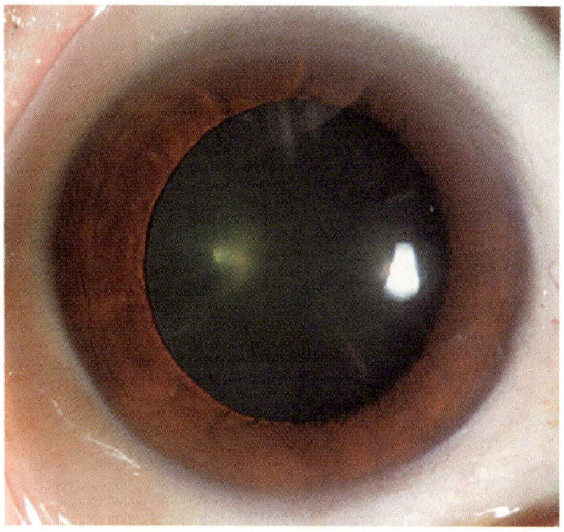

图 9-2　初发期白内障
晶状体周边出现楔形混浊。

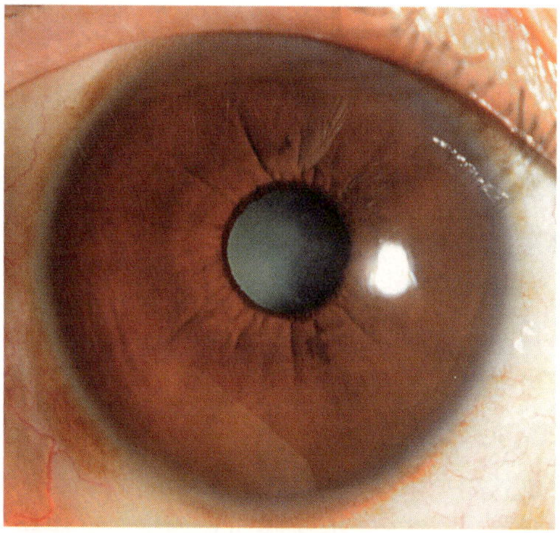

图 9-3　膨胀期白内障
出现新月形虹膜投影。

（3）成熟期（mature stage）:晶状体内水分溢出,肿胀消退,体积变小,前房深度恢复正常。此时晶状体完全混浊,呈乳白色,部分患者的囊膜上还可以看到钙化点(图 9-4)。患者视力可降至手动或光感,眼底不能窥入。

（4）过熟期（hypermature stage）:如果成熟期持续时间过长,经数年后晶状体内水分持续丢失,晶状体体积缩小,囊膜皱缩和有不规则的白色斑点及胆固醇结晶形成,前房加深,虹膜震颤。晶状体纤维分解液化,呈乳白色。棕黄色晶状体核沉于囊袋下方,可随体位变化而移动,称为 Morgagnian 白内障(图 9-5)。当晶状体核下沉后,视力可以突然提高。

过熟期白内障囊膜变性,通透性增加或出现细小的破裂,导致液化的皮质容易渗漏到晶状体囊膜外,可发生晶状体蛋白诱发的葡萄膜炎。长期存在于房水中的晶状体皮质可沉积于前房角,也可被巨噬细胞吞噬后堵塞前房角而引起晶状体溶解性青光眼。由于晶状体悬韧带变性,晶状体容易出现脱

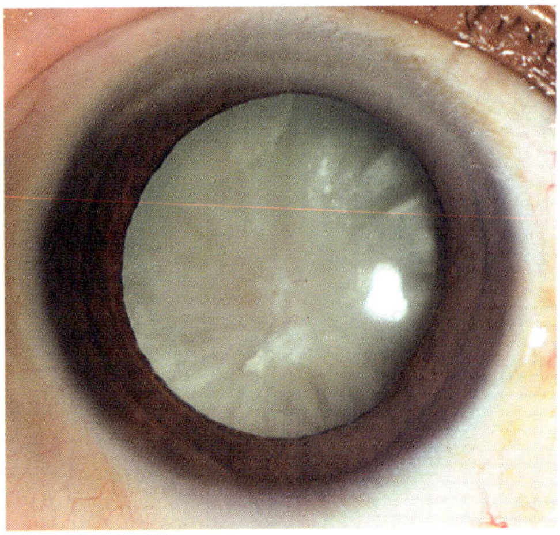

图 9-4　**成熟期白内障**
晶状体呈乳白色完全混浊。

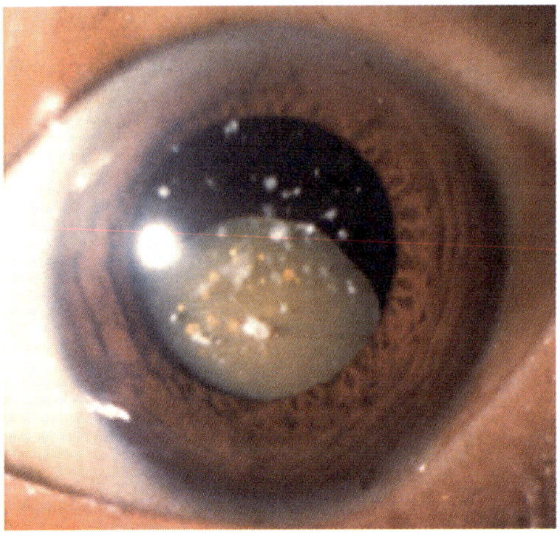

图 9-5　**过熟期白内障**
晶状体核下沉。

位或移位，囊膜破裂也可使核脱出，若脱位的晶状体或晶状体核堵塞瞳孔区，也可引起继发性青光眼。上述情况引起的葡萄膜炎和青光眼均须立即手术治疗。

2. 核性白内障（nuclear cataract）　此型白内障发病较早，进展缓慢。核的混浊从胎儿核或成人核开始，初期核为黄色，与正常人的核硬化不易区别。核硬化是生理现象，由于晶状体终身生长，随年龄增长，晶状体核密度逐渐增加，颜色变深，但对视力无明显影响。核性白内障随病程进展，核的颜色逐渐加深而呈黄褐色、棕色、棕黑色甚至黑色（图 9-6）。早期由于核屈光力的增强，患者可出现晶状体性近视，远视力缓慢下降。后期因晶状体核的严重混浊，眼底不能窥见，视力极度减退。

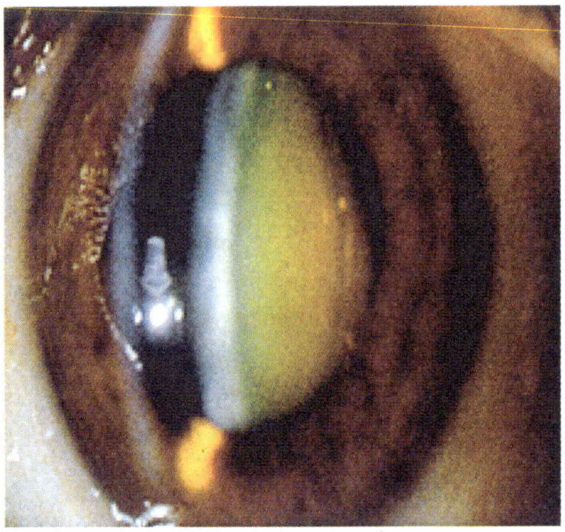

图 9-6　**核性白内障**
晶状体核呈黄褐色混浊。

3. 后囊下白内障（posterior subcapsular cataract）　晶状体后囊膜下浅层皮质出现棕黄色混浊，为许多致密小点组成，其中有小空泡和结晶样颗粒，外观似锅巴状。由于混浊位于视轴，所以早期就会出现明显视力障碍。后囊膜下白内障进展缓慢，后期合并晶状体皮质和核混浊，最后发展为完全性白内障。

4. 晶状体混浊的描述及分类　晶状体混浊分类方法（lens opacities classification system，LOCS）是一种用于判断晶状体混浊范围及程度的系统，使用时简单易行，可应用于白内障研究、流行病学调查和药物疗效评价等。

晶状体混浊分类方法Ⅱ（LOCSⅡ）曾长期使用，方法是将瞳孔充分散大，采用裂隙灯显微镜照相和后照法，将晶状体核性混浊（N）、皮质性混浊（C）和后囊下混浊（P）分别分成标准等级 N0～N3、C0～C5、P0～P4。近年来，晶状体混浊分类方法Ⅲ（LOCS Ⅲ）分类更为精细。LOCS Ⅲ使用一组标准彩色裂隙灯显微镜和后照明照片，将晶状体核混浊（NO）、皮质混浊（C）、后囊膜下混浊（P）和晶状体核颜色（NC）分成标准等级 NO1～NO6、C1～C5、P1～P5 及 NC1～NC6。使用时将患者散瞳后的前节照片与标准照片进行比较，以确定患者白内障程度，如混浊程度或颜色介于两个标准之间，则用小数点表示。

晶状体核硬度分级标准：晶状体核硬度的准确评价对白内障超声乳化吸除术选择适应证和手术方式有重要意义。临床上根据核的颜色进行分级，最常用的为 Emery-Little 核硬度分级标准。该标准将核硬度分为以下5级：

Ⅰ度：透明，无核，软性。

Ⅱ度：核呈黄白色或黄色，软核。

Ⅲ度：核呈深黄色，中等硬度核。

Ⅳ度：核呈棕色或琥珀色，硬核。

Ⅴ度：核呈棕褐色或黑色，极硬核。

【诊断】 应在散大瞳孔后，以检眼镜或裂隙灯显微镜检查晶状体。根据晶状体混浊的形态和视力情况可以做出明确诊断。当视力减退与晶状体混浊情况不相符合时，应当进一步检查，寻找导致视力下降的其他病变，避免因为晶状体混浊的诊断而漏诊其他眼病。

【治疗】

1. 白内障药物治疗 多年来人们对白内障的病因和发生机制进行了大量研究，针对不同的病因学说应用不同的药物治疗白内障。尽管目前临床上有包括中药在内的十余种抗白内障药物在使用，但其疗效均不十分确切。

2. 白内障手术治疗 手术治疗仍然是各种白内障的主要治疗手段。通常采用在手术显微镜下施行的白内障超声乳化吸除术、飞秒激光辅助的白内障手术或白内障晶状体囊外摘除术联合人工晶状体植入术，可以获得满意的效果。

（1）手术适应证：①白内障手术的主要适应证是视功能不能满足患者的需要，而手术后可提供改善视力的可能；②白内障晶状体摘除术也适用于当晶状体混浊妨碍诊断或处理眼后节疾病时，如视网膜脱离、糖尿病视网膜病变和眼内炎等；③有临床意义的屈光参差合并白内障存在时；④因晶状体引起其他眼部病变，如晶状体引起的炎症（晶状体溶解、晶状体过敏反应），晶状体膨胀诱发的闭角型青光眼；⑤虽然患眼已丧失视力，但成熟或过熟的白内障使瞳孔区变成白色而影响外观时，可以在患者要求下考虑施行白内障手术。

（2）手术禁忌证：①患者不愿手术，不能获得患者或其代理人的知情同意；②患者的生活质量没有受到影响，或能够通过眼镜或者其他辅助装置获得患者需要的视力时；③不能期望手术提高视力，而没有其他摘除晶状体的指征；④患者同时患有其他严重疾病，不能安全地完成手术。

（3）术前检查和准备

1）眼部检查包括：①检查患者的视力、光感及光定位、红绿色觉；②裂隙灯显微镜、检眼镜检查，记录角膜、虹膜、前房、视网膜情况以及晶状体混浊情况，排除眼部活动性炎症等病变。

2）特殊检查包括：①眼压；②角膜曲率以及眼轴长度测量，计算人工晶状体度数；③角膜内皮细胞；④眼部B超等检查。

3）全身检查包括：①对高血压、糖尿病患者控制血压和血糖；②心、肺、肝、肾等脏器功能检查，确保可耐受手术，必要时请内科会诊。

4）白内障术后视力预测：①光定位检查，是判断视网膜功能是否正常的一种简单、有效的方法，当光定位不准确时，提示患眼的视网膜功能可能较差；②视觉电生理检查，电生理包括视网膜电图（electroretinogram，ERG）检查和视觉诱发电位（visual evoked potential，VEP）检查，ERG检查可反映视网膜视锥细胞和视杆细胞功能，VEP检查可反映黄斑病变和视神经功能异常；③激光干涉仪检查，激光干涉仪能够穿过混浊的晶状体在视网膜上形成二维单色干涉条纹，可测出人眼视力的分离值，患者能够分辨出条纹的能力与黄斑视功能密切相关。

5）术前准备：包括术前冲洗结膜囊和泪道，散瞳剂扩大瞳孔等。

（4）手术方法：1 000多年以前，我国以及印度等国家就有针拨术治疗白内障的记载。近200多年来，白内障的手术技术得到了快速的发展。尤其近几十年内，显微手术和人工晶状体植入技术的发展应用，使白内障手术有了质的飞跃，成为现代眼科学中发展最新、最快的领域之一。

1）白内障针拨术（couching of lens）：用器械将混浊晶状体的悬韧带离断，使晶状体脱入玻璃体腔。因术后并发症较多,已基本被淘汰。

2)白内障晶状体囊内摘除术(intracapsular cataract extraction,ICCE):是将混浊晶状体完整摘除的手术。手术操作简单,但手术需在大切口下完成,并发症多,在我国目前极少应用。

3)白内障晶状体囊外摘除术(extracapsular cataract extraction,ECCE):是将混浊的晶状体核和皮质摘除而保留后囊膜的术式(图9-7)。手术需在显微镜下完成,对术者手术技巧要求较高。因为完整保留了后囊膜,减少了对眼内结构的干扰和破坏,防止了玻璃体脱出及其引起的并发症,同时为顺利植入后房型人工晶状体创造了条件。

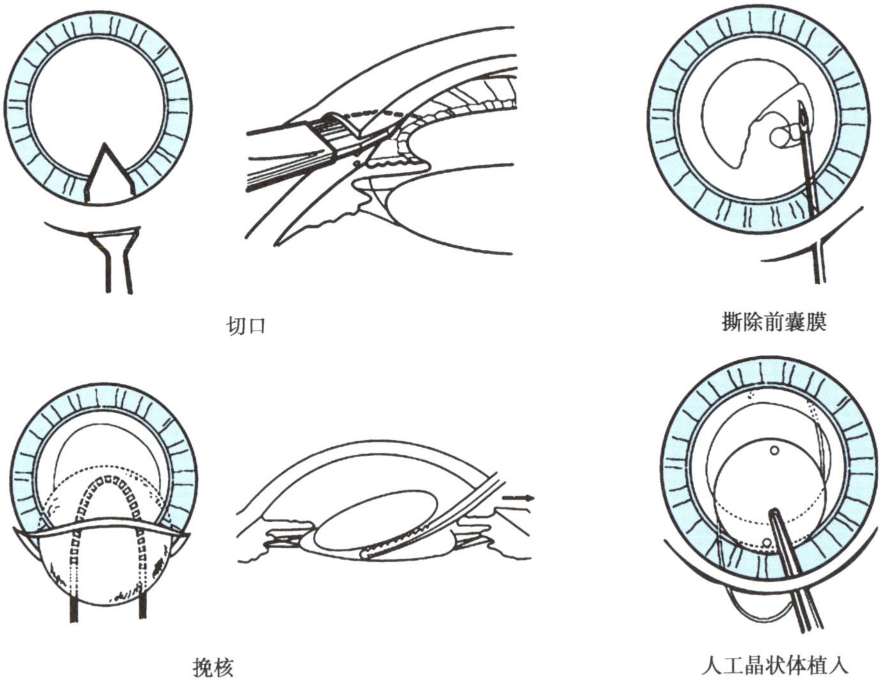

图9-7 白内障晶状体囊外摘除术手术示意图

4)白内障超声乳化吸除术(ultrasonic phacoemulsification):是应用超声能量将混浊晶状体核和皮质乳化后吸除、保留晶状体后囊的手术方法(图9-8)。超声乳化技术自20世纪60年代问世以来,发展迅速,配合折叠式人工晶状体的应用,技术趋于成熟,在国内外广泛应用。超声乳化技术将白内障手术切口缩小到3mm甚至更小,具有组织损伤小、切口不用缝合、手术时间短、视力恢复快、角膜散光小等优点,并可在表面麻醉下完成手术。目前,微切口超声乳化术已将白内障手术切口缩小至1.5~2.2mm,大大减少了组织损伤和术后角膜散光,术后视力恢复更快。

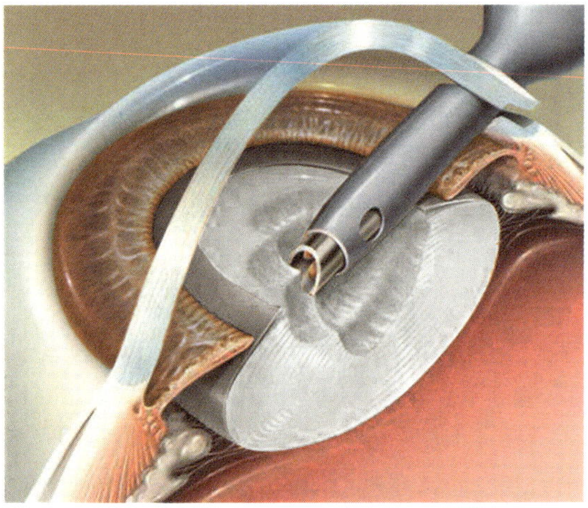

图9-8 白内障超声乳化吸除术示意图

在"十二五"全国防盲治盲规划的指导下,我国防盲工作取得重大成果,到2015年底已累计完成超过400万例公益白内障手术,大大普及了白内障手术在地方医院的开展,并促进了我国白内障手术由以往防盲手术向屈光手术的转变。

5)飞秒激光辅助下白内障手术(femtosecond laser-assisted cataract surgery):飞秒激光是一种以超短脉冲形式运转的激光,其具备瞬时功率大、聚焦尺寸小、穿透性强、精密度高的优势,为白内障领域近 10 年来的突破性医疗技术，也是一项类似外科手术机器人的先进技术。飞秒激光可应用于撕囊、预劈核、角膜切口制作等步骤，具有增加手术精准性、减少手术损伤、提高手术安全性等优点，尤其有助于提高硬核白内障、全白内障、合并浅前房、合并角膜内皮计数低或角膜内皮营养不良、合并轴性高度近视等复杂性白内障的手术成功率，减少手术并发症。

6）人工晶状体植入术（intraocular lens implantation）：人工晶状体为无晶状体眼屈光矫正的最好方法，已得到普遍应用。人工晶状体采用高分子聚合物材料，具有良好的光学物理性能和组织相容性，植入后可迅速恢复视力、双眼单视和立体视觉。目前临床上常规采用可折叠人工晶状体植入后房的手术方式。

随着白内障手术步入屈光手术时代，传统的单焦点人工晶状体（图 9-9）已不能完全满足白内障患者对术后裸眼远、中、近视力精准性的更高需求，老视矫正型人工晶状体从而应运而生，历经了多年发展，由早期的环形折射设计演变到此后的环形衍射设计、调节型设计、区域折射设计、衍射及折射交替设计等。目前老视矫正型人工晶状体根据其光学设计主要可分为双焦点人工晶状体（图 9-10）、三焦点人工晶状体（图 9-11）、景深延长型人工晶状体（衍射型或折射型）（图 9-12）、可调节人工晶状体等。同时，各种新型人工晶状体仍在不断研发和临床实践中。

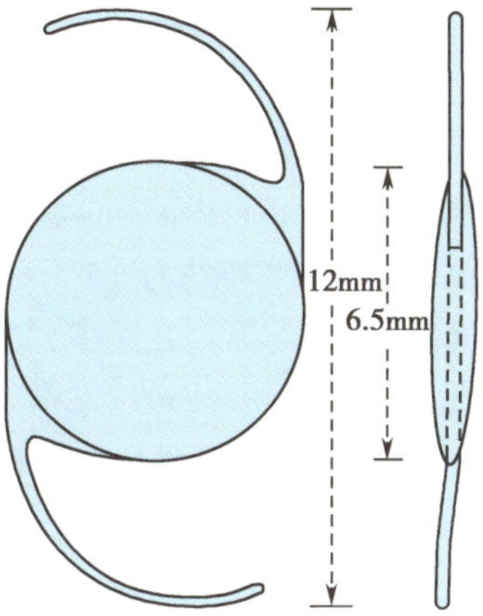

图 9-9 单焦点人工晶状体

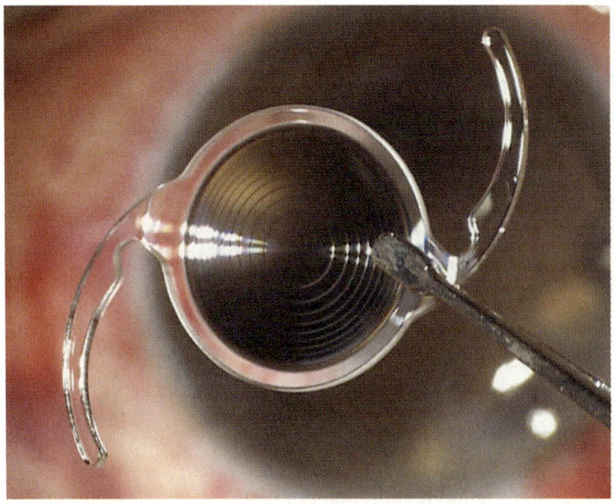

图 9-10 双焦点人工晶状体

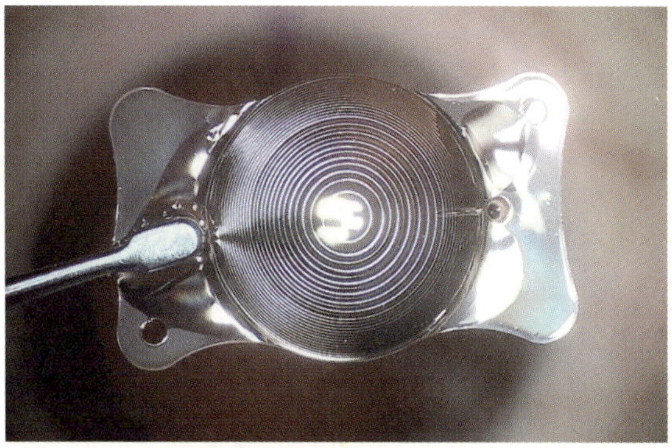

图 9-11 三焦点散光矫正型人工晶状体

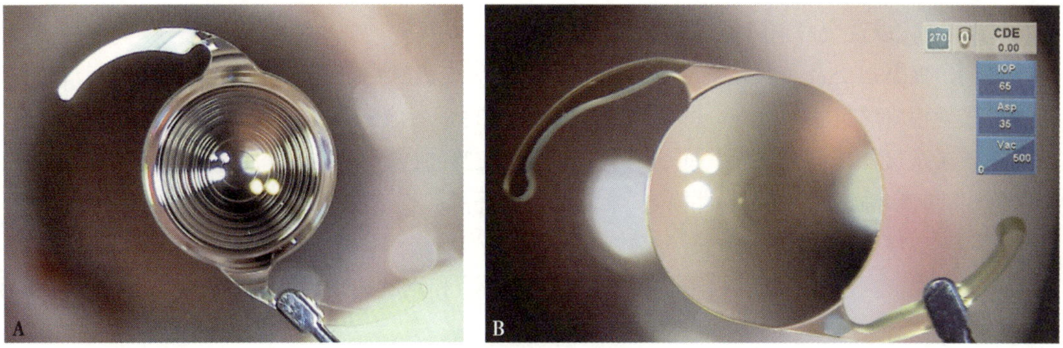

图 9-12 景深延长型人工晶状体

A. 衍射型；B. 折射型。

第二节 | 其他类型白内障

其他类型的白内障按病因可分为先天性、代谢性、并发性、中毒性、辐射性、发育性和后发性白内障等。在此介绍最常见的几种类型。

一、先天性白内障

先天性白内障是指出生前后即存在，或出生后1年内逐渐形成的先天遗传或发育障碍导致的白内障。先天性白内障是一种常见的儿童眼病，是造成儿童失明和弱视的重要原因。新生儿中先天性白内障的患病率约为0.5%，可以是家族性，也可散发，可以是单眼或双眼发病，有时伴有眼部或全身其他先天性异常。在天津、上海和北京盲童致盲原因的调查提示22%～30%盲童由先天性白内障致盲，占儿童失明原因的第2位。

【病因】 先天性白内障的病因可分为遗传因素、环境因素以及原因不明三大类。

1. 遗传因素 约一半先天性白内障的发生与遗传相关。遗传性先天性白内障有4种不同遗传方式：常染色体显性遗传（AD）、常染色体隐性遗传（AR）、X连锁隐性遗传（XR）和线粒体DNA遗传，其中以AD型最多见。遗传性白内障多数为基因突变所造成，少数由染色体异常或线粒体疾病所造成。遗传性先天性白内障有着明显的遗传异质性，即同一基因突变可有不同的临床表现，而同一临床表现可源于不同的致病基因突变。

2. 环境因素 环境因素的影响是引起先天性白内障的另一重要原因。在母亲妊娠前3个月，胎儿晶状体囊膜尚未发育完全，不能抵御病毒的侵犯，而此时晶状体蛋白合成活跃。此时期的病毒感染可严重影响胎儿晶状体上皮细胞的生长发育，同时又使晶状体代谢受到干扰和破坏，蛋白合成异常致晶状体混浊。众多致病病毒中，风疹病毒感染致胎儿先天性白内障最常见，此外，还有水痘、单纯疱疹、麻疹、带状疱疹和流感等病毒感染等。

妊娠期营养不良、盆腔受放射线照射、服用某些药物（大剂量四环素、激素、水杨酸制剂、抗凝剂等）、系统疾病（心脏病、肾炎、糖尿病、贫血、甲亢、手足搐搦症等）、缺乏维生素D等，都可导致胎儿晶状体发育不良。此外，早产儿、胎儿宫内缺氧等也可引起先天性白内障。

3. 原因不明 多为散发病例，难以确定是遗传因素还是环境因素的影响。在这些病例中可能有一部分是遗传性的，但由于是第一代新的染色体显性基因突变而家族史阴性，因此难以诊断为遗传性，也有一些隐性遗传的单发病例临床上难以确定是否为遗传性。

【临床表现】 可为单眼或双眼发生。多数为静止性的，少数出生后继续发展。一般根据晶状体混浊部位、形态和程度进行分类。先天性白内障因晶状体混浊的部位、形态和程度不同，临床上表现各异，常见的有膜性、核性、绕核性、前极、后极、粉尘状、点状、盘状（Coppock白内障）、缝状、珊瑚状、花冠状、硬核液化以及全白内障等（图9-13，图9-14）。

【诊断】 根据病史及晶状体混浊形态可明确诊断。先天性白内障合并其他系统畸形时，应针对不同情况选择相应的实验室检查。糖尿病、新生儿低血糖症者应进行血糖、尿糖和酮体检查。合并肾病者应检查尿常规和尿氨基酸。怀疑合并代谢病者应进行血氨基酸水平测定。此外，还可选做尿苯丙酮酸测定、同型半胱氨酸尿的定性检查、半乳糖尿的筛选。

【治疗】 治疗先天性白内障的目标是恢复视力，减少弱视和盲目的发生。

1. 对视力影响不大者，如前极白内障、花冠状白内障和点状白内障，一般不需治疗，宜定期随诊观察。

2. 明显影响视力者，如全白内障、绕核性白内障应当选择手术治疗，对于膜性白内障可选择膜性切开术等。手术愈早，患儿获得良好视力的机会愈大。对于明显影响视力的单眼白内障，在全身情况及麻醉许可的前提下，根据眼球发育情况，建议在出生后4～6周行白内障晶状体摘除手术。对于双

NOTES

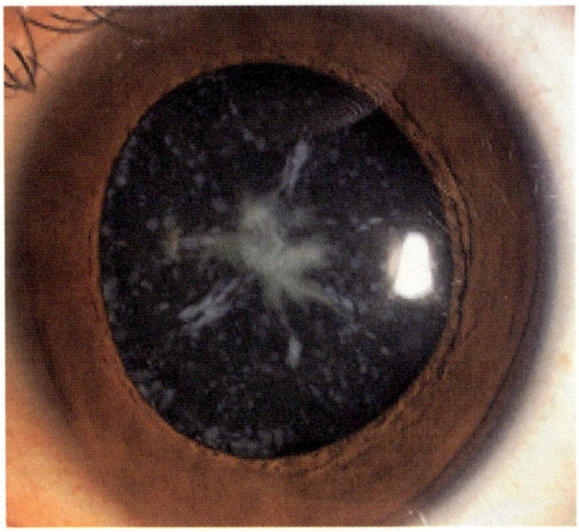

图 9-13　先天性白内障(蓝色簇状混浊)

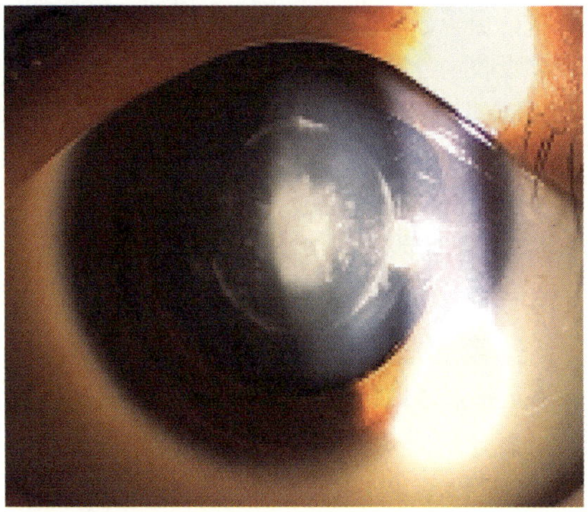

图 9-14　先天性白内障(核性粉尘状混浊)

眼全白内障或位于视轴中心、混浊程度明显的白内障,出生后 10 周内实施手术视力预后更好。双眼白内障者在完成一眼手术后,应在 2～4 周内完成另一眼手术。

3. 无晶状体眼需进行屈光矫正和视力训练,防治弱视,促进融合功能的发育。常用的矫正方法有①眼镜矫正:简单易行,容易调整更换。②角膜接触镜:适用于大多数单眼的无晶状体患儿,但经常取戴容易发生角膜上皮损伤和感染。③人工晶状体植入:由于显微手术技术的发展和人工晶状体质量的提高,人工晶状体植入术后严重并发症已较少见。考虑到婴幼儿眼球发育情况,一般认为在 2 岁左右施行人工晶状体植入术。

二、代谢性白内障

因代谢障碍引起的晶状体混浊称为代谢性白内障。常见的有:

(一) 糖尿病性白内障

白内障是糖尿病常见的并发症之一,糖尿病性白内障(diabetic cataract)可分为两种类型:真性糖尿病性白内障和糖尿病患者的年龄相关性白内障。

【病因】 晶状体的能量来自房水中的葡萄糖。晶状体糖代谢主要通过无氧酵解。在己糖激酶的作用下,葡萄糖被转化为 6-磷酸葡萄糖;而在醛糖还原酶和辅酶Ⅱ的作用下,葡萄糖被转化为山梨醇。糖尿病时血糖增高,晶状体内葡萄糖增多,己糖激酶作用饱和,葡萄糖转化为 6-磷酸葡萄糖受阻。此时醛糖还原酶的作用活化,葡萄糖转化为山梨醇。山梨醇不能透过晶状体囊膜,在晶状体内大量积聚,使晶状体内渗透压增加,吸收水分,纤维肿胀变性,导致混浊。

【临床表现】 真性糖尿病性白内障多见于青少年 1 型糖尿病患者。多为双眼发病,发展迅速,可于短时间内出现晶状体的完全混浊,表现为全白内障。常伴有屈光改变:血糖升高时,血液中无机盐含量下降,房水渗入晶状体使之变凸,出现近视;血糖降低时,晶状体内水分渗出,晶状体变扁平而出现远视。

【诊断】 根据糖尿病的病史和白内障的形态可做出诊断。

【治疗】 在糖尿病性白内障的早期应积极治疗糖尿病,晶状体混浊可能会部分消退,视力有一定程度的改善。

当白内障明显影响视力,妨碍患者的工作和生活时,可在血糖控制下进行白内障晶状体摘除术。如无增殖性糖尿病视网膜病变时,可植入后房型人工晶状体。术后应注意积极预防感染和出血。

(二) 半乳糖性白内障

半乳糖性白内障(galactose cataract)为常染色体隐性遗传疾病。

【病因】 患儿缺乏半乳糖-1-磷酸尿苷转移酶和半乳糖激酶,使半乳糖不能转化为葡萄糖而在体内积聚。组织内的半乳糖被醛糖还原酶还原为半乳糖醇。半乳糖醇的渗透性很强，在晶状体内的半乳糖醇吸收水分后，引起晶状体混浊。

【临床表现】 可在出生后数日或数周内发生。多为绕核性白内障。

【诊断】 对于先天性白内障患儿应当对尿中半乳糖进行筛选。如测定红细胞半乳糖-1-磷酸尿苷转移酶的活性，可明确诊断半乳糖-1-磷酸尿苷转移酶是否缺乏。应用放射化学法可测定半乳糖激酶的活性，有助于诊断。

【治疗】 给予无乳糖和半乳糖饮食，可控制病情的发展。

(三) 手足搐搦性白内障

手足搐搦性白内障（tetany cataract）又称低钙性白内障，由于血清钙过低引起。低钙血症患者常有手足搐搦，故称为手足搐搦性白内障。

【病因】 多由于先天性甲状旁腺功能不足，或甲状腺切除时误切了甲状旁腺，或因营养障碍，使血清钙过低。低钙增加了晶状体囊膜的渗透性，晶状体内电解质平衡失调，影响了晶状体代谢。

【临床表现】 患者有手足搐搦、骨质软化和白内障3项典型改变。双眼晶状体前、后皮质内有辐射状或条纹状混浊，与囊膜间有透明带隔开。囊膜下可见红、绿或蓝色结晶微粒。混浊逐渐发展至皮质深层。如果间歇发作低钙血症，晶状体可有板层混浊，发展为全白内障或静止发展。

【诊断】 有甲状腺手术史或营养障碍史，血钙过低，血磷升高，以及全身和眼部的临床表现可有助于诊断。

【治疗】 ①给予足量的维生素D、钙剂，纠正低钙血症，有利于控制白内障发展。②当白内障明显影响视力时可进行白内障晶状体摘除术。术前应纠正低钙血症。术中容易出血，应当予以注意。

三、并发性白内障

并发性白内障（complicated cataract）是指由于眼部疾病所导致的晶状体混浊。

【病因】 由于眼部炎症或退行性病变，使晶状体营养或代谢发生障碍而导致其混浊。常见于葡萄膜炎、视网膜色素变性、视网膜脱离、青光眼、眼内肿瘤及高度近视等。

【临床表现】 患者有原发病的表现，可为双眼或单眼发生。由眼前段疾病引起的多由前皮质开始。由眼后段疾病引起者，早期在晶状体后极部囊膜及囊膜下皮质出现颗粒状灰黄色混浊，并有较多空泡形成，逐渐向晶状体核中心部及周边部扩展，呈放射状，形成玫瑰花样混浊，继之向前皮质蔓延，逐渐使晶状体全混浊。以后水分吸收，囊膜增厚，晶状体皱缩，并有钙化等变化。由青光眼引起者多由前皮质和核开始。高度近视所致者多为核性白内障。

【诊断】 晶状体混浊的形态和位置有助于诊断。此外正确地诊断原发病对于并发性白内障的诊断和治疗也是至关重要的。

【治疗】 ①治疗原发病。②对于已影响工作和生活的并发性白内障，如果患眼光定位准确，红、绿色觉正常，可进行手术摘除白内障。对白内障晶状体摘除术后是否植入人工晶状体，应根据原发病的状况慎重考虑。③各种炎症引起的并发性白内障对手术的反应不同，有的可在术后引起严重的并发症，应根据原发病的种类，在眼部炎症得到很好控制以后再考虑手术。④术后局部或全身应用糖皮质激素的剂量与时间依据病程和病情变化进行调整。

四、后发性白内障

白内障晶状体囊外摘除（包括超声乳化摘除）术后或晶状体外伤后，残留的皮质或晶状体上皮细胞增生，形成混浊，称为后发性白内障（after-cataract）。白内障术后发生在后囊膜下的混浊又称后囊膜混浊（posterior capsular opacification），是白内障晶状体囊外摘除术后最常见的并发症。

【病因】 白内障晶状体囊外摘除术后持续存在于囊膜下的晶状体上皮细胞可增生，形成Elschnig

珠样小体。这些上皮细胞可发生肌成纤维细胞样分化，它们收缩后使晶状体后囊膜产生细小的皱褶。白内障晶状体摘除术和外伤性白内障部分皮质吸收后残留的部分皮质可加重混浊，导致视物变形和视力下降等变化。

【临床表现】 白内障晶状体囊外摘除术后3年以上的后囊膜混浊发生率可高达30%～50%。儿童期白内障术后几乎均发生。晶状体后囊膜出现厚薄不均的机化组织和Elschnig珠样小体（图9-15）。影响视力的程度与晶状体后囊膜混浊程度和厚度有关。

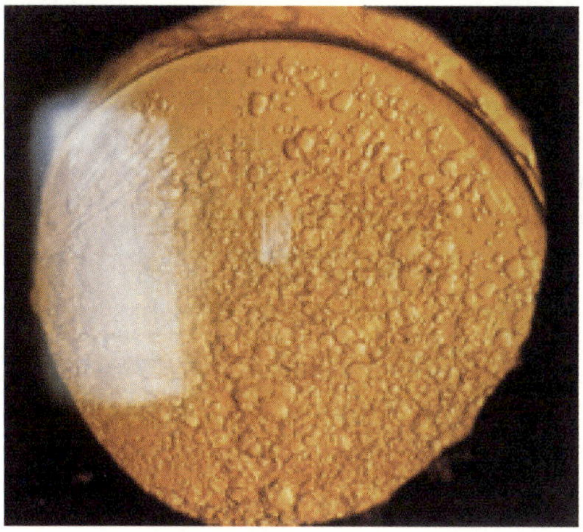

图9-15　白内障晶状体摘除术后后囊膜Elschnig珠样小体形成及混浊

【诊断】 有白内障晶状体囊外摘除术或晶状体外伤史。应用裂隙灯显微镜检查容易确定晶状体后囊膜是否混浊和混浊程度。

【治疗】 当后发性白内障影响视力时，可用Nd:YAG激光将瞳孔区的晶状体后囊膜切开。若无条件施行激光治疗或后囊膜混浊较厚而无法激光时，可进行手术将瞳孔区的晶状体后囊膜刺开或剪开。术后眼部滴用糖皮质激素或非甾体抗炎眼药水，预防炎症反应，并注意观察眼压的变化。

第三节 | 晶状体位置异常

正常情况下，晶状体由晶状体悬韧带悬挂于睫状体上。晶状体的前后轴与视轴几乎一致。如果晶状体悬韧带部分或全部破裂或缺损，可使悬挂力减弱，导致晶状体的位置异常。若出生时晶状体就不在正常位置，称为晶状体异位。若出生后由于先天因素、外伤或一些疾病使晶状体位置改变，称为晶状体脱位。

【病因】 先天性悬韧带发育不全或松弛无力；外伤引起悬韧带断裂；以及眼内一些病变，如葡萄肿、牛眼或眼球扩张使悬韧带机械性伸长，眼内炎症，如睫状体炎使悬韧带变性，均能导致晶状体脱位或半脱位。

【临床表现】 外伤性晶状体脱位者有眼部挫伤史及眼外其他损伤体征。先天性晶状体脱位多见于一些遗传病，如马方综合征（Marfan syndrome）、马切山尼综合征（Marchesani syndrome）和同型半胱氨酸尿症（homocystinuria）等。

1. 晶状体全脱位 晶状体悬韧带全部断裂，晶状体可脱位至下列部位。

（1）前房内：晶状体多沉于前房下方，晶状体直径比位于正常位置时小，但凸度增加，边缘带金色光泽而使透明晶状体的呈油滴状，混浊的晶状体则呈白色盘状物。虹膜被脱位的晶状体挤压，因影响到前房角，房水外流受阻而致眼压急性升高（图9-16）。

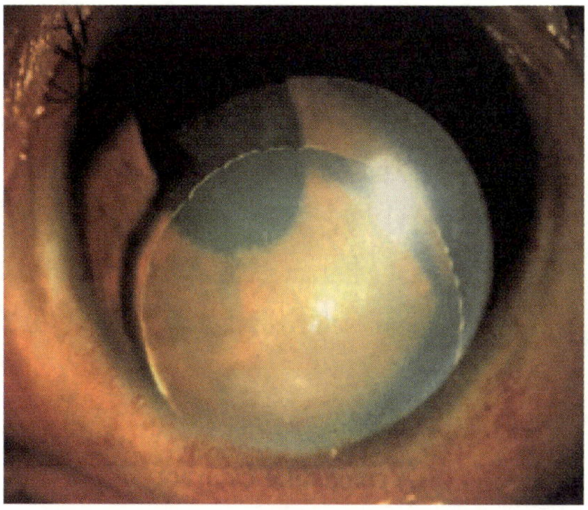

图9-16　晶状体脱入前房

（2）玻璃体腔内：呈一透明的球状物，早期尚可活动，脱位时间久则固定于下方，并与视网膜粘连。日久后晶状体变混浊。可导致晶状体过敏性葡萄膜炎和继发性青光眼。

（3）晶状体嵌于瞳孔区：晶状体一部分突至

前房内，影响房水循环而致眼压急性升高。

（4）晶状体脱位于眼球外：严重外伤时角巩膜缘破裂，晶状体可脱位至球结膜下，甚至眼外。

当晶状体全脱位离开瞳孔区后，患眼的视力为无晶状体眼视力，前房加深，虹膜震颤。脱位早期，晶状体可随体位的改变而移动。

2. 晶状体半脱位 瞳孔区可见部分晶状体，散大瞳孔后可见部分晶状体赤道部，该区悬韧带断裂（图 9-17）。所出现的症状取决于晶状体移位的程度。如果晶状体的前后轴仍在视轴上，则仅出现由于悬韧带松弛、晶状体凸度增加而引起晶状体性近视。晶状体半脱位后可产生单眼复视，一个像为通过晶状体区所形成，另一个像较小，为通过无晶状体区所见。

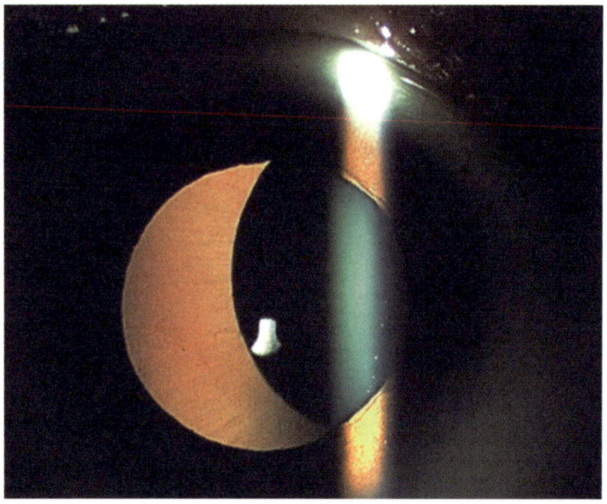

图 9-17 晶状体半脱位（马方综合征，Marfan syndrome）

【诊断】 根据病史、症状和裂隙灯显微镜下检查结果，可以做出较明确的诊断。

【治疗】

1. 非手术治疗 对晶状体尚透明、未引起严重并发症的晶状体不全脱位或玻璃体腔脱位者，可作密切随访。部分患者用凸透镜或角膜接触镜矫正以获得部分有用视力。

2. 手术治疗 随着现代玻璃体视网膜显微手术技术的发展，晶状体脱位手术治疗的适应证范围日益扩大。脱位的晶状体发生溶解、混浊者，引起严重并发症者，以及脱位于前房和瞳孔嵌顿的晶状体均需及时手术治疗。

第四节 | 先天性晶状体异常

先天性晶状体异常包括晶状体形成异常、形态异常、透明度异常和位置异常，它可发生于胚胎晶状体泡形成至出生的不同阶段。后两者已在白内障及晶状体位置异常中进行了介绍，本节只介绍前两种。

一、晶状体形成异常

晶状体形成异常包括先天性无晶状体、晶状体形成不全和双晶状体等。

【病因及临床表现】

1. 先天性无晶状体 胚胎早期未形成晶状体板，为原发性无晶状体，极为罕见。当晶状体形成后发生退行变性，使其结构消失，仅遗留其痕迹者为继发性无晶状体，多见于小眼球和发育不良的眼球。

2. 晶状体形成不全 晶状体泡与表面外胚叶分离延迟时，会发生角膜混浊和后部锥形角膜及晶状体前部圆锥畸形。晶状体纤维发育异常时可发生晶状体双核或无核或晶状体内异常裂隙。

【诊断】 根据裂隙灯显微镜下晶状体的形态可作出诊断。

【治疗】 无特殊治疗。

二、晶状体形态异常

【临床表现】

1. 球形晶状体 又名小晶状体，多为双侧。晶状体呈球形，直径较小，前后径较长。充分散大瞳

NOTES

孔后晶状体赤道部和悬韧带完全暴露。由于晶状体悬韧带松弛，晶状体前移，容易导致瞳孔阻滞而发生闭角型青光眼。滴用缩瞳剂后可使睫状肌收缩，晶状体悬韧带更松弛，晶状体前移而加重瞳孔阻滞。

球形晶状体屈折力增大，可致高度近视。常发生晶状体不全脱位，有时可发生全脱位。由于晶状体悬韧带延长牵拉力减弱，因而无调节功能。

2. 圆锥形晶状体 晶状体前面或后面突出，呈圆锥形，通常为皮质突出，多发于胎儿后期或出生后。为少见的晶状体先天异常，前圆锥更为少见，常伴有先天性白内障和高度近视。

3. 晶状体缺损 多为单眼，也可为双眼。晶状体下方偏内赤道部有切迹样缺损，形状大小不等。缺损处晶状体悬韧带减少或缺如。晶状体各方向屈光力不等，呈近视散光。

4. 晶状体脐状缺陷 极为少见。在晶状体前表面或后表面有一小的凹陷。

【诊断】 根据裂隙灯显微镜下晶状体的形态可作出诊断。

【治疗】 无症状和无并发症时一般不必治疗。球形晶状体者忌用缩瞳剂，合并晶状体脱位、白内障者可手术治疗，有弱视者积极治疗弱视。

（姚 克）

本章思维导图

本章目标测试

10章

本章数字资源

第十章　青光眼

青光眼，作为目前全球第二位致盲眼病，严重威胁着人类的视觉健康。部分青光眼患者发病急骤，如不能控制病情可在数天内致盲，部分患者无明显症状，在不知不觉中逐渐失明。什么是青光眼？青光眼发生的解剖基础是什么？房水循环的平衡和青光眼的关系是什么？患了青光眼该如何进行治疗？本章从青光眼的危险因素、发病机制、临床特征和治疗原则等方面对常见类型青光眼进行了深入浅出的描述。

第一节　概　述

一、青光眼的概念

青光眼（glaucoma）是一组以特征性视神经萎缩和视野缺损为共同特征的疾病，病理性眼压增高是其主要危险因素。眼压升高水平和视神经对压力损害的耐受性与青光眼视神经萎缩和视野缺损的发生及发展有关。青光眼是主要致盲眼病之一，有一定遗传倾向。在患者的直系亲属中，10%～15% 的个体可能发生青光眼。

二、眼压与青光眼

眼压是眼球内容物作用于眼球内壁的压力。从临床角度来看，正常眼压的定义应该是不引起视神经损害的眼压范围。正常人眼压平均值为 15.8mmHg（1mmHg=0.133kPa），标准差 2.6mmHg。从统计学概念来看，也就将正常眼压定义在 10～21mmHg（均数 ±2× 标准差），但实际上正常人群眼压并非呈正态分布。因此，不能机械地把眼压＞21mmHg 认为是病理值。临床上，部分患者眼压虽已超越统计学正常上限，但长期随访并不出现视神经、视野损害，称为高眼压症（ocular hypertension）；部分患者眼压在正常范围内，却发生了典型青光眼视神经萎缩和视野缺损，称为正常眼压性青光眼（normal tension glaucoma，NTG）。由此可见，高眼压并非都是青光眼，而正常眼压也不能排除青光眼。

正常眼压不仅反映在眼压的绝对值上，还有双眼对称、昼夜压力相对稳定等特点。正常人一般双眼眼压差异不应＞5mmHg，24 小时眼压波动范围不应＞8mmHg。生理性眼压的稳定性，有赖于房水生成量与排出量的动态平衡。房水自睫状突生成后，经后房越过瞳孔到达前房，然后主要通过两个途径外流：①小梁网通道，经前房角小梁网进入 Schlemm 管，再通过巩膜内集合管至巩膜表层睫状前静脉；②葡萄膜巩膜通道，通过前房角睫状体带进入睫状肌间隙，然后进入睫状体和脉络膜上腔，最后穿过巩膜胶原间隙和神经血管间隙出眼。正常人大约 20% 的房水经由葡萄膜巩膜通道外流。

眼压高低主要取决于房水循环中的 3 个因素：睫状突生成房水的速率；房水通过小梁网流出的阻力和上巩膜静脉压。如果房水生成量不变，则房水循环途径中任一环节发生阻碍，房水不能顺利流通，眼压即可升高。大多数青光眼眼压升高的原因为房水外流的阻力增高，或因房水引流系统异常（开角型青光眼），或是周边虹膜堵塞了房水引流系统（闭角型青光眼）。青光眼的治疗也着眼于增加房水排出，或减少房水生成，以达到降低眼压、保存视功能的目的。

三、青光眼视神经损害的机制

青光眼视神经损害的机制主要有两种学说，即机械学说和缺血学说。机械学说强调视神经纤维直接受压，眼压绝对升高和相对升高（眼颅压力梯度的增高），导致轴浆流中断的重要性；缺血学说则强调视神经供血不足，对眼压耐受性降低的重要性。目前一般认为青光眼视神经损害的机制很可能为机械压迫和缺血的合并作用。

目前已比较清楚地认识到，青光眼属于一种神经变性性疾病。青光眼视神经节细胞的凋亡及其轴突的变性，以及伴随而来的视功能进行性丧失，都源自急性或慢性神经节细胞损害的后遗变性。眼压升高、视神经供血不足作为原发危险因素，改变了视神经节细胞赖以生存的视网膜内环境；兴奋性谷氨酸、自由基、氧化氮增加，生长因子的耗损或自身免疫性攻击等继发性损害因素，都可能导致神经节细胞及其轴突的凋亡和变性。因此，治疗青光眼在降低眼压的同时，改善患者视神经血液供应，应用视神经保护性治疗也应该成为青光眼治疗的可选择方法之一。

四、青光眼的临床诊断

最基本的检查项目有眼压、房角、视野和视盘检查。

1. 眼压 临床眼压测量方法主要有 3 种：①以 Goldmann 眼压计为代表的压平眼压测量，其测量中央角膜被压平一定面积所需要的力量；②以 Schiötz 眼压计为代表的压陷眼压测量，测量固定重量施加在角膜上，角膜被压陷的程度；③非接触式眼压计测量，其测量一定力量的气流喷射在角膜上后，所回弹气流的强度。目前公认 Goldmann 眼压计是眼压测量的“金标准”。

2. 房角 房角的开放或关闭是诊断开角型青光眼或闭角型青光眼的依据，也是鉴别原发性青光眼和继发性青光眼的重要手段。目前最好的方法是通过房角镜检查直接观察房角结构。此外，UBM 以及眼前节光学相干断层扫描仪（anterior segment optical coherence tomography，AS-OCT）也可检测生理状态下的虹膜形态和房角结构。

3. 视野 视野改变是诊断青光眼的“金标准”。青光眼视野缺损的类型、发展方式，以及视野缺损与视盘改变的关系都具有一定特征性。定期视野检查对于青光眼的诊断和随访十分重要。

4. 视盘 青光眼视盘改变是诊断青光眼的客观依据。视杯扩大是青光眼视盘损害的重要特征。目前临床常用检测青光眼视盘改变的方法有方便易行的直接检眼镜检查，以观察视盘表面轮廓改变为特点的裂隙灯前置镜检查，以及对资料可作永久记录的眼底照相。

五、青光眼的分类

根据前房角形态（开角或闭角）、病因机制（明确或不明确）以及发病年龄 3 个主要因素，一般将青光眼分为原发性、继发性和儿童青光眼 3 大类。

1. 原发性青光眼 ①闭角型青光眼：急性闭角型青光眼、慢性闭角型青光眼；②开角型青光眼。

2. 继发性青光眼。

3. 儿童青光眼 ①原发先天性青光眼；②青少年开角型青光眼；③伴其他先天异常的青光眼。

第二节 | 原发性青光眼

原发性青光眼是指病因机制尚未充分阐明的一类青光眼。根据眼压升高时前房角的状态——关闭或是开放，又可分为闭角型青光眼和开角型青光眼。由于种族差异和眼球解剖结构方面的差异，中国人以闭角型青光眼居多，而欧美国家白种人则以开角型青光眼多见。随着我国社会经济和卫生事业的迅速发展，开角型青光眼的早期诊断技术提高，也随着中国人近视眼发病率的增加，眼球解剖结构发生改变，近年在我国开角型青光眼的构成比也有增高的趋势。

一、原发性闭角型青光眼

原发性闭角型青光眼（primary angle-closure glaucoma，PACG）是由于周边虹膜堵塞小梁网，或与小梁网产生永久性粘连，房水外流受阻，引起眼压升高造成视神经和视野损害的一类青光眼。患眼具有前房浅、房角狭窄的解剖特征。根据眼压升高是骤然发生还是逐渐发展，又可分为急性闭角型青光眼和慢性闭角型青光眼。

（一）概述

1. 原发性闭角型青光眼的危险因素　原发性闭角型青光眼的发病机制非常复杂，遗传、生理和环境因素均参与 PACG 发病。与原发性开角型青光眼患者一样，PACG 患病率随年龄增长而增加，且女性高于男性。当年龄增长时，晶状体位置偏前，瞳孔阻滞增加，房角变窄。对于急性闭角型青光眼而言，瞳孔阻滞是其发病的最重要因素。此外，闭角型青光眼家族史以及远视眼也是闭角型青光眼的危险因素。目前已经发现一些闭角型青光眼相关的致病基因，如 *COL11A1*（collagen type Ⅺ alpha 1 chain）及 *PLEKHA7*（pleckstrin homology domain containing A7）等。

年龄在 40 岁以上，具有角膜横径较小、前房变浅、晶状体位置偏前及睫状体位置前移等可疑原发性闭角型青光眼的患者应严密观察眼压及房角变化。

2. 原发性闭角型青光眼房角关闭机制　可为瞳孔阻滞型、非瞳孔阻滞型和多种机制共存型，这些亚型分类十分有助于指导临床治疗。

（1）瞳孔阻滞型：当虹膜与晶状体前表面接触紧密，房水越过瞳孔时阻力增加，限制房水从瞳孔进入前房时，则造成后房压力增加，导致周边虹膜向前膨隆，造成房角狭窄甚至关闭（图 10-1A），这就是闭角型青光眼的瞳孔阻滞机制。临床上表现为亚急性或急性发作。行周边虹膜切除术后，后房房水通过周边虹膜切除口形成的“捷径”到达前房，前后房压力达到平衡，周边虹膜变平坦，房角开放或增宽（图

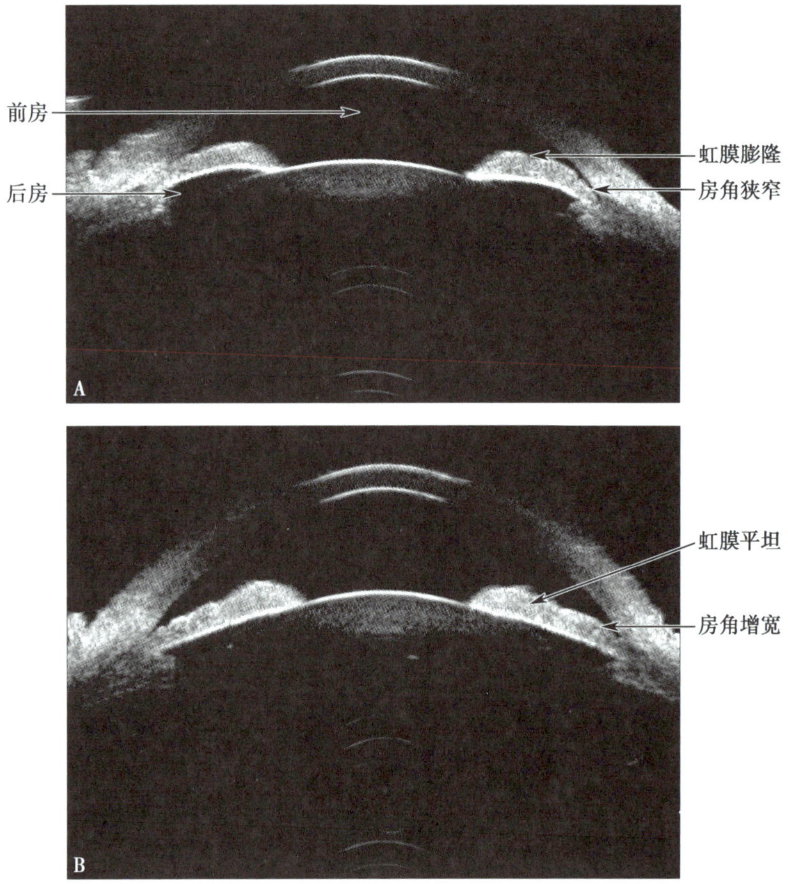

图 10-1　原发性闭角型青光眼房角关闭的瞳孔阻滞机制

A. 瞳孔阻滞力增加，限制房水从瞳孔进入前房，使后房压力增加，虹膜向前膨隆，导致房角更加狭窄甚至关闭；B. 周边虹膜切除术后，后房房水通过周边虹膜切除口直接到达前房，前后房压力达到平衡，周边虹膜变平坦，房角开放或增宽。

10-1B)。Mapstone 和 Kondo 通过力学分析提出相对瞳孔阻滞力测量公式(图 10-2)。

(2)非瞳孔阻滞型:可分为周边虹膜肥厚型(图 10-3)和睫状体前位型(图 10-4)。周边虹膜肥厚型的特点为肥厚的周边虹膜根部在房角入口处呈梯形,形成一急转的狭窄房角,也有学者将这一类型的患者称之为虹膜高褶型。睫状体前位型的特点为睫状体位置前移,将周边虹膜顶向房角,造成房角狭窄或关闭。

(3)多种机制共存型:可进一步分为瞳孔阻滞+周边虹膜肥厚型(图 10-5),瞳孔阻滞+睫状体前位型,瞳孔阻滞+周边虹膜肥厚型+睫状体前位型。

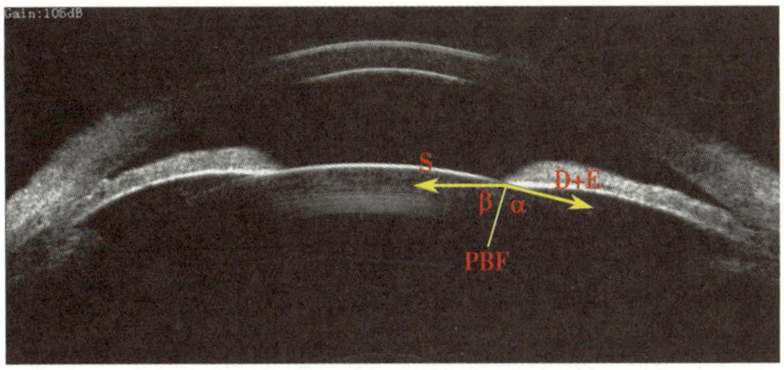

图 10-2　相对瞳孔阻滞力(PBF)测量示意图

PBF=(D+E)cosα+Scosβ:其中 PBF 为瞳孔阻滞力;D 为瞳孔开大肌力;E 为虹膜张力;S 为瞳孔括约肌力;α 角为(D+E)向量所指的方向和瞳孔缘到晶状体前曲率半径中心连线的夹角;β 角为向量 S 所指的方向和上述连线的夹角。

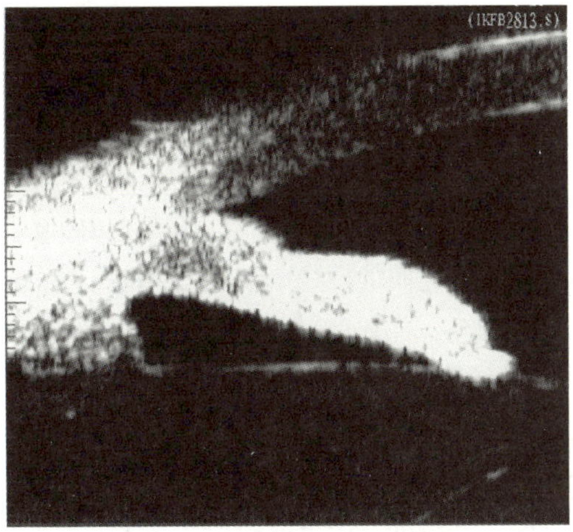

图 10-3　周边虹膜肥厚(虹膜高褶)

当瞳孔轻至中度散大时,肥厚的周边虹膜在房角处堆积并进一步增厚,造成房角狭窄或关闭。

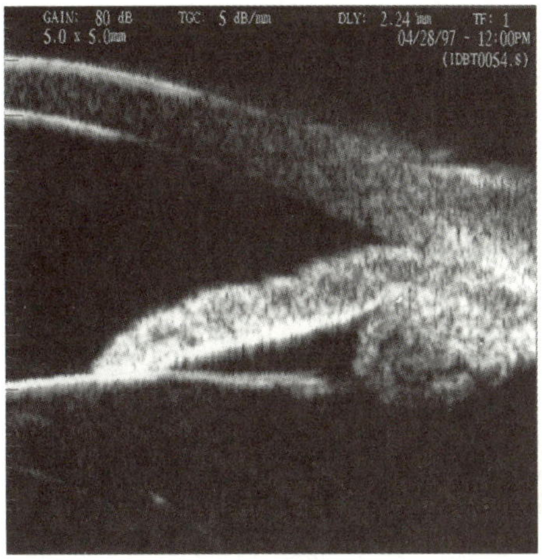

图 10-4　睫状体前位

UBM 图像显示前位的睫状体,将周边虹膜顶向房角,造成房角狭窄或关闭。

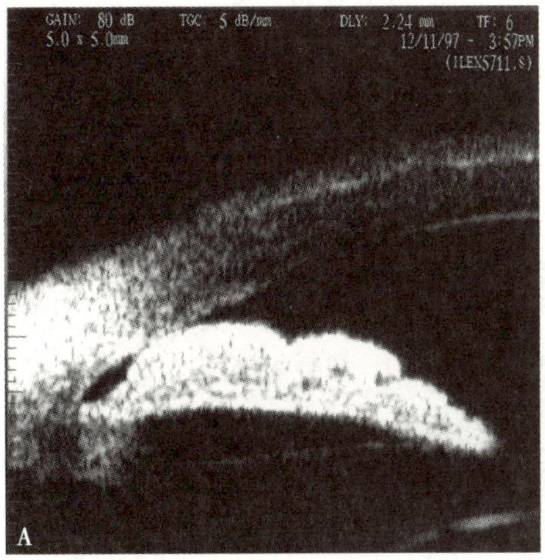

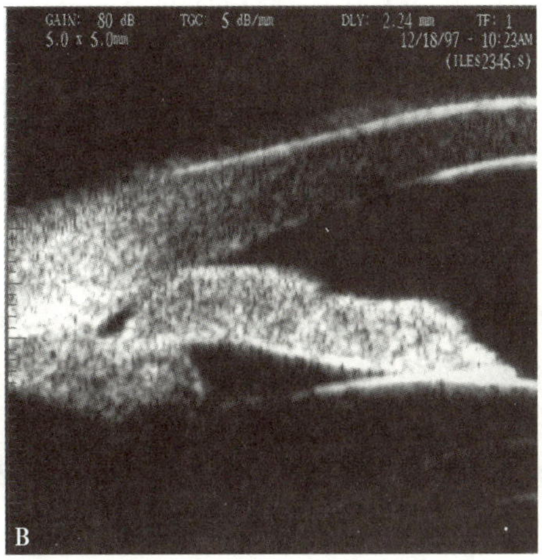

图 10-5　多种机制共存型

A. 瞳孔阻滞+周边虹膜肥厚堆积;B. 周边虹膜切除术后,周边虹膜变平坦,肥厚周边虹膜向房角处堆积造成房角狭窄。

3. 原发性闭角型青光眼的激发试验

（1）暗室试验：暗室试验是为原发性闭角型青光眼筛选、设计的一种激发试验，让受试者在暗室中静坐 1~2 小时后眼压升高≥8mmHg 为阳性。一般认为眼压升高是由于黑暗中瞳孔散大、虹膜根部增厚使房角狭窄或阻塞所致。

（2）暗室俯卧试验：暗室内，测量双眼眼压后，给患者戴上眼罩俯卧于诊查床上，患者俯卧时要求背部平衡，眼球不能受压，1.5 小时后尽快测眼压，如果眼压较俯卧前增高≥8mmHg 为阳性。其原理是暗室中瞳孔散大，房角阻塞，加上俯卧时晶状体虹膜隔前移，房角狭窄使眼压升高。临床工作中发现暗室俯卧试验敏感性不高，其原因为进入暗室环境时间过长后，虹膜中的瞳孔括约肌对光线异常敏感，导致暗室结束后行房角镜检查，即使裂隙灯显微镜的微弱光线也会造成瞳孔缩小，房角构型发生改变，从而降低了敏感性。有研究表明进入暗室 3 分钟后，瞳孔括约肌对于光线最为迟钝，因此通过 3 分钟暗室试验的房角评估，再联合 1.5 小时暗室俯卧试验的眼压评估，可以大大提高暗室俯卧试验的敏感性及特异性。

（二）急性闭角型青光眼

急性闭角型青光眼（acute angle-closure glaucoma）是一种以房角突然关闭，导致眼压急剧升高并伴有相应症状和眼前段组织病理改变为特征的眼病。多见于 50 岁以上老年人，女性更常见，男女之比约为 1∶2。患者常有远视，双眼先后或同时发病。情绪激动，暗室停留时间过长，局部或全身应用抗胆碱药物均可使瞳孔散大，周边虹膜松弛，从而诱发本病。长时间阅读、疲劳和疼痛也是本病的常见诱因。

【发病因素】 病因尚未充分阐明。眼球局部的解剖结构异常，被公认为本病的主要发病危险因素。这种具有遗传倾向的解剖变异包括眼轴较短、角膜较小、前房浅、房角狭窄，且晶状体较厚。随年龄增长，晶状体厚度增加，前房更浅，瞳孔阻滞加重，闭角型青光眼的发病率增高。一旦周边虹膜与小梁网发生接触，房角即告关闭，眼压急剧升高，引起急性发作。

【临床表现及病期】 典型的急性闭角型青光眼有几个不同的临床阶段（分期），不同的病期各有其特征及治疗原则。

1. 临床前期 急性闭角型青光眼为双侧性眼病，当一眼急性发作被确诊后，另一眼即使没有任何临床症状，也可以诊断为急性闭角型青光眼临床前期。另外，部分闭角型青光眼患者在急性发作以前可以没有自觉症状，但具有前房浅、虹膜膨隆、房角狭窄等表现，特别是在一定诱因条件下，如暗室试验后眼压明显升高者，也可诊断为本病的临床前期。

2. 先兆期 表现为一过性或反复多次的小发作。发作多出现在傍晚时分，突感雾视、虹视，可能有患侧额部疼痛，或伴同侧鼻根部酸胀。上述症状历时短暂，休息后自行缓解或消失。若即刻检查可发现眼压升高，常在 40mmHg 以上，眼局部轻度充血或不充血，角膜上皮水肿呈轻度雾状，前房极浅，但房水无混浊，房角大范围关闭，瞳孔稍扩大，光反射迟钝。小发作缓解后，除具有特征性浅前房外，一般不留永久性组织损害。

3. 急性发作期 表现为剧烈头痛、眼痛、畏光、流泪，视力严重减退，常降到指数或手动，可伴有恶心、呕吐等全身症状。体征有眼睑水肿，混合性充血，角膜上皮水肿，裂隙灯显微镜下上皮呈小水珠状，患者可有"虹视"的主诉。角膜后色素沉着，前房极浅，周边部前房几乎完全消失。如虹膜有严重缺血坏死，房水可有混浊，甚至出现絮状渗出物。瞳孔中等散大，常呈竖椭圆形，光反射消失，有时可见局限性后粘连。房角完全关闭，常有较多色素沉着。眼压常在 50mmHg 以上。眼底可见视网膜动脉搏动、视盘水肿或视网膜血管阻塞，但在急性发作期因角膜水肿，眼底多看不清。高眼压缓解后，症状减轻或消失，视力好转，眼前段常留下永久性组织损伤，如扇形虹膜萎缩、色素脱失、局限性后粘连、瞳孔散大固定、房角广泛性粘连。晶状体前囊下有时可见小片状白色混浊，称为青光眼斑。临床上凡见到上述改变，即可证明患者曾有过急性闭角型青光眼大发作。

4. 间歇期 指小发作后自行缓解，房角重新开放或大部分开放，小梁尚未遭受严重损害，不用药

NOTES

或仅用少量缩瞳剂，眼压不再升高。间歇期的主要诊断标准是：①有明确的小发作史；②房角开放或大部分开放；③不用药或单用少量缩瞳剂眼压能稳定在正常水平。从理论上讲，急性大发作经过积极治疗后也可进入间歇期，但实际上由于房角广泛粘连，这种可能性很小。

5. 慢性期 急性大发作或反复小发作后，房角广泛粘连（通常>180°），小梁功能已遭受严重损害，眼压中度升高，眼底常可见青光眼性视盘凹陷，并有相应视野缺损。

6. 绝对期 指高眼压持续过久，眼组织特别是视神经已遭严重破坏，视力已降至无光感且无法挽救的晚期病例，偶尔可因眼压过高或角膜变性而剧烈疼痛。

急性闭角型青光眼的发展过程如下：

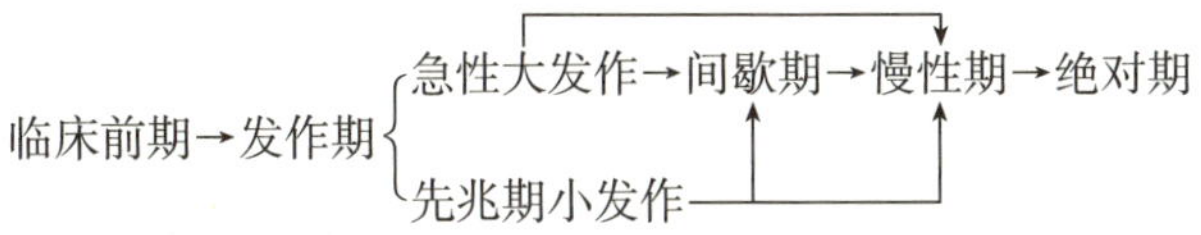

【诊断与鉴别诊断】 先兆期小发作持续时间很短，临床医生不易遇到，大多依靠一过性发作的典型病史、特征性浅前房、窄房角等表现作出诊断。先兆期小发作有时会误诊为偏头痛，对可疑患者可利用暗室试验进行检查，嘱患者在暗室内，清醒状态下静坐60～120分钟，然后在暗光下测眼压，如眼压较试验前明显升高，超过8mmHg为阳性。

大发作的症状和眼部体征都很典型，诊断多无困难，房角镜检查证实房角关闭则是重要诊断依据，有些患者需要首先药物降压和局部甘油滴眼，缓解角膜水肿后才能看清房角情况。加压房角镜检查可以鉴别虹膜根部与小梁是相贴还是粘连。经治疗后眼压下降，房水仍有不同程度混浊时，容易和急性虹膜睫状体炎相混淆，应掌握以下鉴别要点：①角膜后沉着物为棕色色素而不是灰白色细胞；②前房极浅；③瞳孔中等扩大而不是缩小；④虹膜有节段性萎缩；⑤晶状体前囊膜下可出现青光眼斑；⑥以往可有小发作病史；⑦对侧眼具有前房浅、虹膜膨隆、房角狭窄等解剖特征。急性虹膜睫状体炎虽然也有眼痛的症状，但是一般较少角膜上皮水肿，眼压也常常偏低，瞳孔缩小，前房可见房水闪辉，有时可见纤维素样渗出，以此可以鉴别。

由于急性闭角型青光眼大发作期常伴有恶心、呕吐和剧烈头痛，这些症状甚至可以掩盖眼痛及视力下降，临床上应注意鉴别，以免误诊为胃肠道疾病、颅脑疾病或偏头痛而贻误治疗。

（三）慢性闭角型青光眼

慢性闭角型青光眼（chronic angle-closure glaucoma）发病年龄较急性闭角型青光眼者为早。这类青光眼的眼压升高，同样也是由于周边虹膜与小梁网发生粘连，使小梁功能受损所致，但房角粘连是由点到面逐步发展的，小梁网的阻塞是渐进性的，眼压水平也随着房角粘连范围的缓慢扩展而逐步上升。

【发病因素】 慢性闭角型青光眼的眼球与正常人比较，亦有前房较浅、房角较狭窄等解剖危险因素。部分患者的房角粘连最早出现在虹膜周边部的表面突起处，可能与该处的虹膜较靠近小梁，更容易和小梁网接触有关。除了瞳孔阻滞机制外，慢性闭角型青光眼还存在其他非瞳孔阻滞机制，如周边虹膜堆积，也可以引起房角粘连。UBM检查可鉴别以虹膜膨隆为特点的瞳孔阻滞机制和以周边虹膜堆积为特征的非瞳孔阻滞机制。导致周边虹膜逐步与小梁网发生粘连的因素可能是多方面的，而房角狭窄是一个基本条件。

【临床表现】 由于房角粘连和眼压升高都是逐渐进展的，所以没有眼压急剧升高的相应症状，眼前段组织也没有明显异常，不易引起患者的警觉，而视盘则在高眼压的持续作用下渐渐萎缩，形成凹陷，视野也随之发生进行性损害。本病往往只是在做常规眼科检查时，或于病程晚期患者感觉到有视野缺损时才被发现。本病慢性进展过程与原发性开角型青光眼病程相类似，但其视神经损害的发展较原发性开角型青光眼更快。

【诊断】 慢性闭角型青光眼的诊断应根据以下要点：①周边前房浅，中央前房深度略浅或接近正常，虹膜膨隆现象不明显；②房角为中等狭窄，有程度不同的虹膜周边前粘连；③如双眼不是同时发病，则对侧的“健眼”尽管眼压、眼底、视野均正常，但有房角狭窄，或可见到局限性周边虹膜前粘连；④眼压中等度升高；⑤眼底有典型的青光眼性视盘凹陷；⑥伴有不同程度的青光眼性视野缺损。

慢性闭角型青光眼和开角型青光眼的鉴别主要依靠前房角镜检查，后者虽同样具有眼压升高、视盘凹陷萎缩和视野缺损，但前房不浅，在眼压升高时房角也是开放的。

二、原发性开角型青光眼

原发性开角型青光眼（primary open-angle glaucoma，POAG）病因尚不完全明了，可能与遗传有关。其特点是眼压升高房角始终是开放的，即房水外流受阻于小梁网 -Schlemm 管系统。组织学检查提示小梁网胶原纤维和弹性纤维变性，内皮细胞脱落或增生，小梁网增厚，网眼变窄或闭塞，小梁网内及 Schlemm 管内壁下有细胞外基质沉着，Schlemm 管壁内皮细胞的空泡减少等病理改变。

【临床表现】

1. 症状　发病隐匿，除少数患者在眼压升高时出现雾视、眼胀外，多数患者可无任何自觉症状，常常直到晚期，视功能遭受严重损害时才发觉。

2. 眼压　早期表现为不稳定性，有时可在正常范围。测量 24 小时眼压较易发现眼压高峰和较大的波动值。总的眼压水平多较正常值略为偏高。随病情进展，眼压逐渐增高。

3. 眼前节　前房深浅正常或较深，虹膜平坦，房角开放。除在双眼视神经损害程度不一致的患者可发现相对性传入性瞳孔障碍外，眼前节多无明显异常。

4. 眼底　青光眼视盘改变主要表现为：①视盘凹陷进行性扩大和加深（图 10-6）；②视盘上下方局限性盘沿变窄，垂直径 C/D 值（杯盘比，即视杯直径与视盘直径比值）增大，或形成切迹；③双眼凹陷不对称，C/D 差值 >0.2；④视盘上或盘周浅表线状出血；⑤视网膜神经纤维层缺损。

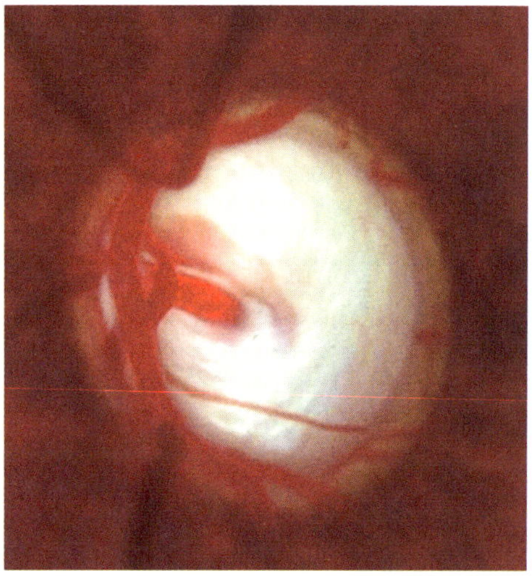

图 10-6　青光眼视盘凹陷（青光眼杯）

5. 视功能　视功能改变，特别是视野缺损，为青光眼诊断和病情评估的重要指标之一。青光眼视野损害具有一定的特征性，其视野损害表现的病理学基础与视网膜神经纤维层的分布和走向及青光眼对视盘和视网膜神经纤维层的损害特点有关。

青光眼视野检查的目的在于两方面，即检测有无视功能损害和监测病情进展情况。典型早期视野缺损，表现为孤立的旁中心暗点和鼻侧阶梯。旁中心暗点多见于 5°～25° 范围内，生理盲点的上、下方。随病情进展，旁中心暗点逐渐扩大和加深，多个暗点相互融合并向鼻侧扩展，绕过注视中心形成弓形暗点，同时周边视野亦向心性缩小，并与旁中心区缺损汇合形成象限型或偏盲型缺损。发展到晚期，仅残存管状视野和颞侧视岛（图 10-7）。采用计算机自动视野计做光阈值定量检查，可发现较早期青光眼视野改变，如弥漫性或局限性光阈值增高，阈值波动增大等。

过去认为青光眼对中心视力的影响不大，因为部分晚期甚至仅存管状视野的青光眼患者其中心视力仍可保留在 1.0 左右。然而近年发现，除视野改变外，青光眼也损害黄斑部功能，表现为获得性色觉障碍，视觉对比敏感度下降，以及某些电生理指标，如图形视网膜电图、视觉诱发电位等的异常，但这些指标的异常不如视野变化那样具有特异性。

POAG 一般为双眼性，但通常因双眼发病时间不一，表现为双眼眼压、视盘、视野改变以及瞳孔对光反射的不对称性。

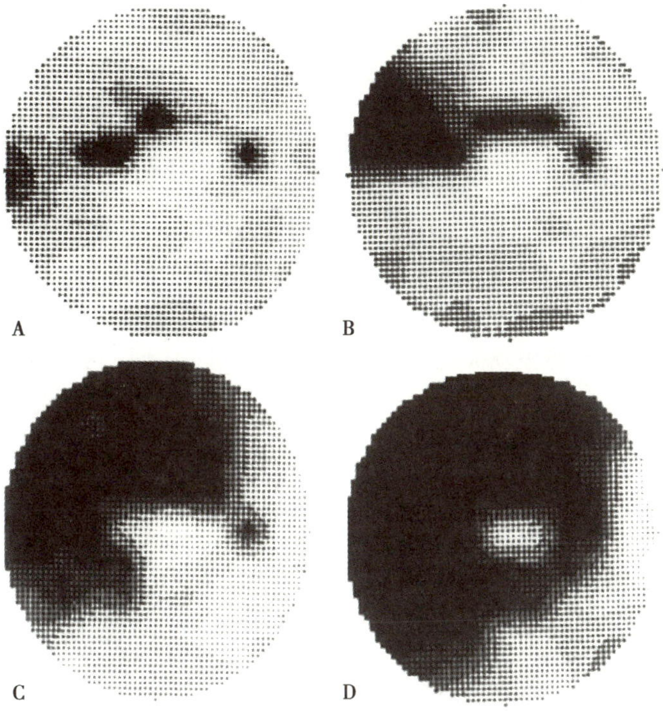

图 10-7　青光眼视野缺损

【诊断】 POAG 多无自觉症状，早期极易漏诊，很大程度上依靠健康普查来发现，其主要诊断指标有：

1. 眼压升高 应注意在疾病早期，眼压并不是持续性升高，约有 50% 的青光眼患者单次眼压测量低于 22mmHg，故不能依靠一两次正常眼压值就认为眼压不高，测定 24 小时眼压有助于发现眼压高峰值及其波动范围。在某些巩膜硬度偏低的患者，如高度近视者，常规 Schiötz 压陷式眼压计所测得的眼压往往比实际眼压偏低，须用压平眼压计测量或校正眼压，以了解此类患者的真实眼压。

2. 视盘损害 视盘凹陷进行性加深扩大，盘沿宽窄不一，特别是上、下方盘沿变窄或局部变薄，视盘出血和视网膜神经纤维层缺损均属青光眼特征性视神经损害。此外，双眼视盘形态变化的不对称，如 C/D 差值>0.2，也有诊断意义。

3. 视野缺损 可重复性旁中心暗点或鼻侧阶梯，常系青光眼早期视野损害的征象。采用 Goldmann 视野计超阈值静点检查或计算机自动视野计阈值定量检查，较容易发现早期视野缺损。视盘损害和视野缺损有密切对应关系，如两者相互吻合，其结果可相互印证。

眼压升高、视盘损害、视野缺损三大诊断指标，如其中两项为阳性，房角检查属开角，诊断即可成立。尚有一些辅助指标，如房水流畅系数降低、相对性传入性瞳孔障碍、获得性色觉异常、对比敏感度下降、某些视觉电生理的异常，以及阳性青光眼家族史等，对开角型青光眼的诊断也有一定参考价值。

具有特征性青光眼视盘损害和视野缺损，但眼压始终在统计学正常值范围，可诊断为正常眼压性青光眼（NTG）。一般认为，NTG 是由于视神经本身存在某种异常，如供血不足，视神经对眼压的耐受性降低，即使在正常眼压下视神经也受到损害。与 POAG 比较，NTG 患者更多伴有血管痉挛性疾病，如偏头痛、Raynaud 现象、缺血性血管疾病。视盘出血、盘沿下方或颞下方切迹、视盘周围萎缩在 NTG 也更为多见，视野缺损也更为局限性，更接近固视点。本病应注意与缺血性视盘病变、先天性视神经异常，以及某些颅内占位性病变引起的视神经萎缩相鉴别。最近发现低颅内压也是 NTG 的危险因素，低颅内压可导致眼颅压力梯度的增高进而导致视神经损害。此外，一部分中央角膜厚度偏薄的 POAG 患者因测量眼压低于实际眼压，可误诊为 NTG。也有部分 POAG 患者，其白天眼压值均在正常范围之内，然而对其进行 24 小时眼压监测时发现在夜间其眼压峰值高于正常水平，这类患者也可误诊为 NTG。NTG 的治疗包括视神经保护性治疗和采用药物或手术进一步降低眼压。

三、原发性青光眼的治疗

青光眼治疗的目的是保存视功能。治疗方法包括:①降低眼压,由于眼压是相对容易控制的危险因素,目前对青光眼的治疗主要是通过药物或手术,将眼压控制在视神经损害不进一步发展的水平,即所谓目标眼压。目标眼压值因人因眼而异,视神经损害程度越重,其残余神经纤维对眼压的耐受性越差,因此其目标眼压值也相对较低。对晚期病例,要求眼压比一般水平更低,以防止病情进一步恶化。目标眼压还与视神经损害出现时的眼压水平、青光眼病情进展速度、患者的年龄及可能的寿命有关。除了眼压峰值外,昼夜眼压波动大也是导致病情恶化的危险因素,因此 24 小时眼压测量对于观察眼压控制情况也十分重要。由于眼压不是青光眼发病的唯一危险因素,部分患者在眼压得到控制后,视神经萎缩和视野缺损仍然进行性发展,因此目标眼压仅是一个相对安全眼压水平。②视神经保护性治疗,即通过改善视神经血液供应和控制节细胞凋亡来保护视神经。

(一) 常用降眼压药

药物降低眼压主要通过 3 种途径:①增加房水流出;②抑制房水生成;③减少眼内容积。其中,通过增加房水流出降低眼压最符合正常房水生理功能的维持。

1. 拟副交感神经药(缩瞳剂) 最常用为 1%~4% 毛果芸香碱(pilocarpine)滴眼液,每日 3~4 次,或 4% 毛果芸香碱凝胶,每晚 1 次滴眼。毛果芸香碱直接兴奋瞳孔括约肌,缩小瞳孔和增加虹膜张力,解除周边虹膜对小梁网的堵塞,使房角重新开放,为治疗闭角型青光眼的一线药。对开角型青光眼,毛果芸香碱的降压机制为刺激睫状肌收缩,牵引巩膜突和小梁网,减小房水外流阻力,增加房水外流。

2. β 肾上腺素受体阻滞剂 常用 0.25%~0.5% 噻吗洛尔(timolol)、0.25%~0.5% 盐酸左布诺洛尔(levobunolol)和 0.25%~0.5% 倍他洛尔(betaxolol)等滴眼液,每日 1~2 次滴眼。β 受体阻滞剂通过抑制房水生成降低眼压,不影响瞳孔大小和调节功能,但其降压幅度有限,长期应用后期降压效果减弱。

3. 肾上腺素受体激动剂 α_2 受体激动剂有 0.2% 酒石酸溴莫尼定(brimonidine),其选择性兴奋 α_2 受体,可同时减少房水生成和促进房水经葡萄膜巩膜外流通道排出。酒石酸溴莫尼定对 α_1 受体作用甚微,不引起瞳孔扩大,对心肺功能无明显影响。

4. 前列腺素衍生物 目前已投入临床应用的制剂有 0.005% 拉坦前列素(latanoprost)、0.004% 曲伏前列素(travoprost)和 0.03% 贝美前列素(bimatoprost),其降眼压机制为增加房水经葡萄膜巩膜外流通道排出,但不减少房水生成。每日傍晚 1 次滴眼,可使眼压降低 20%~40%。本类药不影响心肺功能,副作用主要为滴药后局部短暂性烧灼、刺痛、痒感和结膜充血,长期用药可使虹膜色素增加、睫毛增长、眼周皮肤色素沉着。

5. 碳酸酐酶抑制剂 以乙酰唑胺(acetazolamide)为代表,每片 0.25g,其通过减少房水生成降低眼压,多作为局部用药的补充。剂量不宜过大,可给予 0.125g,2 次/d 或 0.062 5g,3 次/d。久服可引起口唇、面部及指(趾)麻木、全身不适、肾绞痛、血尿等副作用,故不宜长期服用。目前已研制出碳酸酐酶抑制剂局部用药制剂,如 1% 布林佐胺(brinzolamide),其降眼压效果略小于全身用药,但全身副作用也很少。

6. 高渗剂 常用 50% 甘油(glycerin)和 20% 甘露醇(mannitol)。前者供口服,2~3ml/kg;后者静脉快速滴注,1~2g/kg。这类药物可在短期内提高血浆渗透压,使眼组织特别是玻璃体中的水分进入血液,从而减少眼内容量,迅速降低眼压,但降压作用在 2~3 小时后即消失。高渗剂主要用于治疗闭角型青光眼急性发作和某些有急性眼压增高的继发性青光眼。使用高渗剂后因颅内压降低,部分患者可出现头痛、恶心等症状,宜平卧休息。甘油参与体内糖代谢,糖尿病患者慎用。

(二) 常用抗青光眼手术

1. 解除瞳孔阻滞的手术 如周边虹膜切除术(peripheral iridectomy)、激光虹膜切开术(laser iridotomy)。本手术的基本原理是通过切除或切开周边虹膜,使前后房沟通,瞳孔阻滞得到解除。术后前后房压力达到平衡,常常能有效地防止闭角型青光眼的再次发作。周边虹膜切除术、激光虹膜切开术主要适用于发病机制为瞳孔阻滞,房角尚无广泛粘连的早期原发性闭角型青光眼和继发性闭角型青光眼。

2. 解除小梁网阻力的手术 如前房角切开术(goniotomy)、小梁切开术(trabeculotomy)、选择性激光小梁成形术(selective laser trabeculoplasty,SLT)。前房角切开术或小梁切开术分别从内面和外部切开发育不良或通透性不够的小梁网,房水能经正常途径引流至静脉系统,本类手术对于原发先天性青光眼常常可达到治愈的效果。SLT 应用激光激活小梁网内细胞,产生基质金属蛋白酶,降解细胞间基质,减少房水外流阻力达到降低眼压的目的,主要用于治疗早期 POAG,或作为一种补充治疗用于药物治疗眼压控制不满意的 POAG。SLT 的远期降眼压效果不佳,但治疗可重复进行。

3. 建立房水外引流通道的手术(滤过性手术) 如小梁切除术(trabeculectomy)、非穿透性小梁手术(nonpenetrating trabecular surgery)、激光巩膜切除术(laser sclerostomy)、房水引流装置植入术(implantation drainage device)。滤过性手术的基本原理是切除一部分角巩膜小梁组织,形成一瘘管,房水经此瘘管引流到球结膜下间隙,然后再由结膜组织的毛细血管和淋巴管吸收,达到降低眼压的目的。本类手术主要适用于 POAG 和有广泛房角粘连的闭角型青光眼。

4. 减少房水生成的手术 如睫状体冷凝术(cyclocryosurgery)、睫状体透热术(cyclodiathermy)和睫状体光凝术(cyclophotocoagulation)。本类手术通过冷凝、透热、激光破坏睫状体及其血管,减少房水生成,以达到降低眼压、控制症状的目的。睫状体破坏手术主要用于疼痛症状较为显著的绝对期青光眼。

5. 青光眼白内障联合手术 晶状体膨胀、位置前移是引起闭角型青光眼患者瞳孔阻滞的主要因素,祛除晶状体因素可从发病机制上有效阻止闭角型青光眼的发生。

青光眼白内障联合手术适用于具有进行性的中等到严重青光眼视神经损害的青光眼患者,经两种以上抗青光眼药物治疗眼压控制在正常或临界水平的患者,对青光眼药物治疗依从性和随访条件较差的患者(不能应用和耐受),不具备行两期手术条件又迫切要求改善视力的患者,或者以前建立的滤过泡功能不良、眼压不能控制的患者。联合手术可减少与单纯白内障晶状体摘除术有关的术后一过性眼压升高可能导致视功能不可逆性损害发生的危险。

(三) PACG 的治疗

PACG 眼压增高的原因是周边虹膜堵塞了房水外流通道,通过解除瞳孔阻滞或周边虹膜成形,加宽房角,避免周边虹膜与房水外流通道接触和粘连是主要治疗目的。

急性闭角型青光眼的基本治疗原则是通过药物、激光或手术的方式重新开放房角或建立新的引流通道。术前应积极采用综合药物治疗以缩小瞳孔,使房角开放,迅速控制眼压,减少组织损害。在眼压降低、炎症反应控制后手术效果较好。

1. 缩小瞳孔 先兆期小发作时,用 1% 毛果芸香碱每半小时滴眼一次,2~3 次后一般即可达到缩小瞳孔、降低眼压的目的。急性大发作时,每隔 5 分钟滴眼一次,共滴 3 次,然后每隔 30 分钟一次,共 4 次,以后改为每小时 1 次,如瞳孔括约肌未受损害,一般用药后 3~4 小时瞳孔就能明显缩小,可减量至一日 4 次。如眼压过高,瞳孔括约肌受损麻痹,或虹膜发生缺血坏死,则缩瞳剂难以奏效。通常在全身使用降眼压药后再滴缩瞳剂,缩瞳效果较好。如频繁用高浓度缩瞳剂滴眼,每次滴药后应用棉球压迫泪囊部数分钟,以免药物通过鼻黏膜吸收而引起全身中毒症状。

2. 联合用药 急性发作期,除局部滴用缩瞳剂外常需联合用药,如全身应用高渗剂、碳酸酐酶抑制剂,局部滴用 β 受体阻滞剂以迅速降低眼压。

3. 辅助治疗 全身症状严重者,可给予止吐、镇静、安眠药物。局部滴用糖皮质激素有利于减轻充血及虹膜炎症反应。

4. 手术治疗 急性闭角型青光眼缓解后,眼压可以保持较低水平数周,原因是睫状体缺血,房水分泌功能减退，因此这时眼压不是房角功能好的指标。应该向患者强调指出，经药物治疗眼压下降后治疗尚未结束，必须进一步行手术治疗。术前应仔细检查前房角，并在仅用毛果芸香碱的情况下多次测量眼压。如房角仍然开放或粘连范围<1/3 周，眼压稳定在 21mmHg 以下，可做周边虹膜切除术或激光虹膜切开术，或者白内障晶状体摘除联合房角分离手术，目的在于沟通前后房，解除瞳孔阻滞，平衡前后房压力，减轻虹膜膨隆并加宽房角，防止虹膜周边部再与小梁网接触（图 10-8）。如房角已有广泛粘连，应用毛果芸香碱眼压仍超过 21mmHg，表示小梁功能已遭永久性损害，应做滤过性手术。

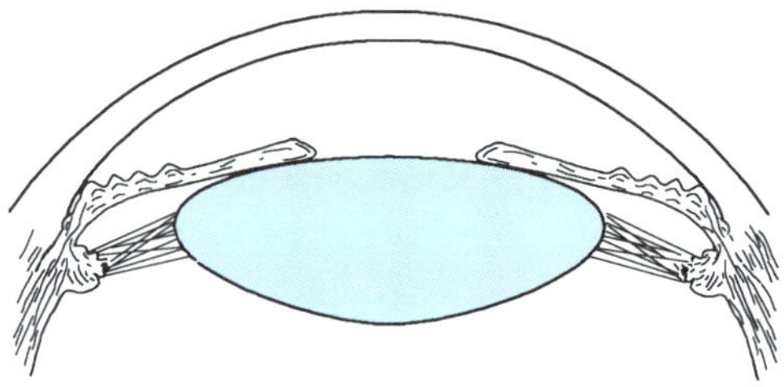
A

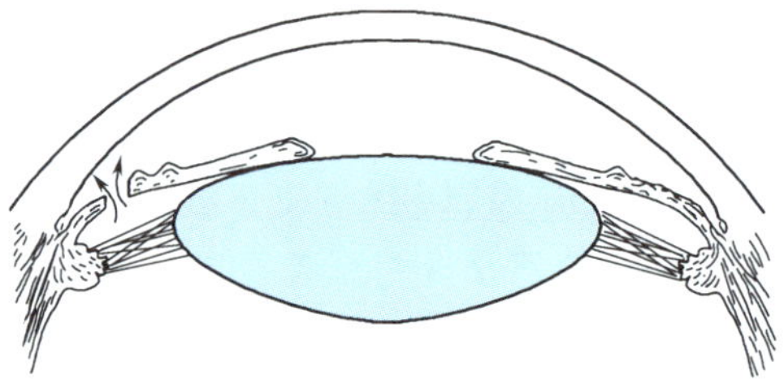
B

图 10-8　急性闭角型青光眼周边虹膜切除术原理示意图

A. 急性闭角型青光眼房角关闭示意图；B. 周边虹膜切除术后，膨隆消除，房角增宽。

临床上极少数病例虽然联合用药，但眼压仍居高不下，可在药物减轻角膜水肿的情况下，考虑激光周边虹膜成形术和激光虹膜切开术以迅速解除瞳孔阻滞。如果激光虹膜切开术不能实施，也可试行前房穿刺术，防止持续性过高眼压对视神经产生严重损害。

临床前期如不予治疗，其中 40%～80% 在 5～10 年内可能急性发作。长期使用毛果芸香碱不一定能有效地预防急性发作，因此对于具有虹膜膨隆、浅前房、窄房角的临床前期患者，应早期做预防性周边虹膜切除术或激光虹膜切开术。

慢性闭角型青光眼的治疗原则也是通过药物、激光或手术的方式控制眼压，达到保护视神经的目的。由于慢性闭角型青光眼瞳孔阻滞因素不明显，周边虹膜切除术不如在急性闭角型青光眼那样有针对性。但周边虹膜切除术后，对防止长期滴用毛果芸香碱可能引起的瞳孔阻滞有帮助，在一定程度上也可防止或减慢房角的进一步粘连。因此周边虹膜切除术可用于存在瞳孔阻滞，房角粘连范围不大，单用缩瞳剂即能控制眼压的早期病例。对于非瞳孔阻滞机制性慢性闭角型青光眼，单用周边虹膜切除术往往不能阻止房角进行性关闭，应采用氩激光周边虹膜成形术以加宽房角。对大部分房角已有广泛粘连，单用缩瞳剂眼压不能控制，或已有明显视神经损害的慢性闭角型青光眼患者，需行滤过性手术。

（四）POAG 的治疗

1. 药物治疗　POAG 眼压升高的主要原因是小梁网渗透性降低。增加小梁网房水外流的药物如缩瞳剂，可针对病因进行治疗，但缩瞳剂的副作用限制了其在 POAG 的应用。尽管通过减少房水生成来降低眼压并非病因治疗，但由于房水生成抑制剂副作用较少，故在临床上应用更广泛。前列腺素衍生物增加房水经葡萄膜巩膜通道排出，也是目前治疗 POAG 的重要药物。若局部滴用 1～2 种药物即可使眼压控制在安全水平，患者能配合治疗并定期复查，则可先试用药物治疗。如无禁忌证，目前国际和国内的青光眼指南均推荐前列腺素类药物为一线用药。一种药物不能控制眼压，可换用另一种药物。如滴用单一药物眼压仍未控制在安全水平，可联合用药，两种药物滴眼应间隔 10 分钟以上。滴药后压迫泪囊区并闭合眼睑 1～2 分钟，有助于维持局部药物浓度并减少全身吸收。

2. 激光治疗　如药物治疗不理想，可试用选择性激光小梁成形术（SLT）。

3. 滤过性手术　小梁切除术是最常用的术式。一般认为手术适应证是药物治疗无效或无法耐受长期用药，或没有条件进行药物治疗的病例。近来有人主张一旦诊断明确，且已有明显视盘、视野改变时，滤过性手术可作为首选的治疗手段，并认为早期手术比长期药物治疗失败后再做手术效果更好。

（五）视神经保护性治疗

青光眼以视神经节细胞进行性死亡为特征，研究表明节细胞死亡机制为凋亡。眼压升高或视经缺血是青光眼发病的始动因素，而自由基、神经营养因子的剥夺、眼内兴奋性毒素——谷氨酸增多，可能是节细胞凋亡的激发因子。因此除了降眼压外，合理的青光眼治疗应包括视神经保护性治疗。目前正在从中和凋亡激发因素，开发外源性和内源性神经营养因子，基因治疗和神经再生或移植诸方面进行研究，以控制节细胞凋亡，达到保护视神经的目的。

钙通道阻滞剂、谷氨酸拮抗剂、神经营养因子、抗氧化剂（维生素 C、维生素 E）以及某些中医中药可从不同环节起到一定的视神经保护作用。β_1 受体阻滞剂倍他洛尔除降低眼压外，尚可增加视神经血流量，α_2 受体激动剂酒石酸溴莫尼定也有一定的神经保护作用。

第三节 | 继发性青光眼

继发性青光眼（secondary glaucoma）是由于某些眼病或全身疾病干扰或破坏了正常的房水循环，使房水流出通路受阻而引起眼压增高的一组青光眼，其病因比较明确。继发性青光眼多累及单眼，一般无家族性。根据在高眼压状态下房角开放或关闭，继发性青光眼也可分为开角型和闭角型两大类。鉴于继发性青光眼除了眼压增高这一危害因素外，还有较为严重的原发病变同时存在，后者常已使眼组织遭受一定程度的破坏，在诊断和治疗上往往比原发性青光眼更为复杂，预后也较差。

一、青光眼睫状体炎综合征

青光眼睫状体炎综合征（glaucoma-tocyclitic syndrome）好发于中年男性。典型病例呈发作性眼压升高，可达 50mmHg 以上，在眼压升高的同时或前后出现羊脂状角膜后沉着物，前房深，房角开放，房水无明显混浊，不引起瞳孔后粘连，一般数天内能自行缓解，预后较 POAG 好，但易复发。滴用噻吗洛尔、糖皮质激素，服用乙酰唑胺可以缩短发作过程。

二、糖皮质激素性青光眼

长期滴用或全身应用糖皮质激素可引起眼压升高，导致糖皮质激素性青光眼（glucorticoid induced glaucoma）。对糖皮质激素的敏感性存在一定个体差异。眼压升高的程度也与滴药种类、浓度、频度和用药持续时间有关。糖皮质激素性青光眼临床表现与 POAG 相似，用药史有助于鉴别诊断。多数病例停用糖皮质激素后眼压可逐渐恢复正常，对少数停药后眼压仍持续升高的患者，可按开角型青光眼治疗原则处理。发病隐匿的 POAG 在应用糖皮质激素后眼压可明显升高，因此对于可疑青光眼或有青光眼家族史的个体特别应避免长期应用糖皮质激素。对临床需要长期糖皮质激素治疗的患者，则应密切观察眼压情况。

三、眼外伤所致的继发性青光眼

眼球钝挫伤后短期内发生的急性眼压升高，常和大量前房积血或小梁网直接损伤有关。这是由于红细胞堆积在小梁网上，或同时伴有血凝块阻滞瞳孔，以及小梁网损伤后炎性水肿，使房水排出受阻所致。药物治疗包括滴用糖皮质激素减轻炎症反应，滴用噻吗洛尔，必要时口服乙酰唑胺或静脉滴注甘露醇控制眼压。一般高眼压可随前房血液的吸收而缓解，个别患者如眼压过高，控制不满意，或有角膜血染趋势，需行前房切开，排出积血。

眼内出血特别是玻璃体积血有时可发生溶血性青光眼（hemolytic glaucoma）或血影细胞性青光眼（ghost cell glaucoma），其发病机制分别为吞噬了血红蛋白的巨噬细胞和退变的红细胞阻塞了小梁网，房水流出受阻而使眼压升高。这两种情况也可随眼内血液的清除，眼压逐渐正常化。因此应首选药物治疗控制眼压。对少数眼压不能控制者，可考虑前房冲洗术。

眼球钝挫伤数个月或数年后还可能发生房角后退性青光眼（angle-recession glaucoma），其临床表现与 POAG 相似，既往的眼球挫伤、前房出血病史以及房角检查异常增宽（后退），有助于诊断。治疗原则与 POAG 相同。

凡因眼外伤、角膜穿孔、粘连性角膜白斑以及眼前段手术后导致前房长期不形成，都可使周边虹膜和小梁网发生永久性粘连，使房角关闭而引起继发性闭角型青光眼。

四、晶状体源性青光眼

白内障的病程中晶状体膨胀，推挤虹膜前移，可使前房变浅，房角关闭，而发生类似急性闭角型青光眼的眼压骤然升高。治疗原则为晶状体摘除术，如房角已有广泛粘连，则可考虑白内障和青光眼联合手术。

白内障过熟期，晶状体皮质液化并漏入前房，被巨噬细胞吞噬。吞噬了晶状体蛋白的巨噬细胞以及大分子晶状体蛋白均可阻塞小梁网，使房水外流受阻，眼压升高。临床表现为眼胀痛、房水混浊、晶状体核下沉等。治疗原则为药物控制眼压后行白内障晶状体摘除术，术前局部滴用糖皮质激素眼液有助于缓解晶状体皮质过敏性眼内炎。

外伤性或自发性晶状体脱位（如 Marfan 综合征）可引起眼压升高。脱位的晶状体可前移嵌顿在瞳孔区，或脱入前房，也可向后进入玻璃体。对前脱位的晶状体，可行晶状体摘除术。晶状体脱入玻璃体并引起眼压升高者，可先试用药物治疗控制眼压。此外，晶状体脱位或半脱位时，晶状体前后径增加，或由于悬韧带断裂，玻璃体异位，都可造成瞳孔阻滞，使前房变浅，房角关闭，眼压升高。

球形晶状体是一种先天异常，表现为晶状体呈球形改变，导致瞳孔阻滞及房角关闭。睫状肌麻痹剂可以使晶状体变扁平并后退，解除瞳孔阻滞，而缩瞳剂可能加重病情。小球形晶状体可以有家族遗传史，也可散发，或与 Marchesani 综合征或 Marfan 综合征并存。

五、虹膜睫状体炎继发性青光眼

虹膜睫状体炎可引起瞳孔环状后粘连，房水无法通过瞳孔进入前房，后房压增加并推挤虹膜使之向前膨隆，闭塞前房角导致继发性青光眼。急性虹膜睫状体炎时，应该及时扩大瞳孔，防止虹膜后粘连。一旦发生瞳孔闭锁，虹膜膨隆，应及早行激光虹膜切开术，以防止周边虹膜前粘连和小梁网永久性损害。此外，虹膜睫状体炎时，也可因炎性产物阻塞小梁网、炎症累及小梁网或发生周边前粘连，房水外流通路受阻导致继发性青光眼。治疗一般可选用房水生成抑制剂降低眼压，缩瞳剂可能加重虹膜睫状体炎，故不宜使用。如房角已经发生不可逆性粘连，药物治疗不能控制眼压，可在炎症基本控制后行滤过性手术。

六、新生血管性青光眼

新生血管性青光眼（neovascular glaucoma）是一种继发于广泛性视网膜缺血，如视网膜静脉阻塞、糖尿病视网膜病变等之后的难治性青光眼。其临床特点是在原发性眼病基础上虹膜出现新生血管，疾病前期由于纤维血管膜封闭了房水外流通道，后期纤维血管膜收缩牵拉，使房角关闭，引起眼压升高和剧烈疼痛。本病治疗比较棘手，虽然局部滴用 β 受体阻滞剂和睫状肌麻痹剂可缓解症状，但仍难以控制病情发展。常规滤过性手术常常失败，术前全视网膜光凝术或冷凝术使新生血管退化，或术中、术后应用抗代谢药可提高手术成功率。房水引流装置或阀门植入手术近年来也用于治疗新生血管性青光眼。若上述方法失败，可考虑睫状体破坏手术减少房水形成，降低眼压以缓解症状。视网膜缺氧和毛细血管无灌注是虹膜新生血管形成的根源，一旦发现视网膜有缺血现象时应考虑做全视网膜光凝术，以预防虹膜新生血管的发生。此外，玻璃体腔注射抗 VEGF 药物可单独或联合手术治疗新生血管性青光眼，能有效地减少新生血管的活动性，降低新生血管的渗透性，促进虹膜和房角新生血管消退，有效地控制眼压。

七、睫状环阻塞性青光眼

睫状环阻塞性青光眼（ciliary block glaucoma）又称恶性青光眼（malignant glaucoma），其特点为房

水引流错向，多见于内眼手术后。发病机制主要为晶状体或玻璃体与水肿的睫状环相贴，后房的房水不能进入前房而向后逆流并积聚在玻璃体内或玻璃体后。玻璃体腔容积增加，推挤晶状体-虹膜隔前移，导致整个前房变浅，房角关闭。睫状环阻塞性青光眼最常发生于青光眼术后早期，特别是停用睫状肌麻痹剂或滴用缩瞳剂后。因此，抗青光眼手术后如前房不形成，伴有眼压升高、充血、疼痛等表现时，要考虑到发生本病的可能性。应尽快滴用1%～2%阿托品充分麻痹睫状肌，使前移的晶状体-虹膜隔后退，静脉滴注高渗剂如甘露醇减少玻璃体容积，服用乙酰唑胺降低眼压，全身和局部应用糖皮质激素控制炎症反应。部分患者通过以上药物治疗能得到缓解，但应长期滴用阿托品避免复发。如药物治疗无效，应抽吸玻璃体内积液并重建前房，必要时做晶状体摘除及前段玻璃体切割术。

八、虹膜角膜内皮综合征

虹膜角膜内皮综合征（iridocorneal endothelial syndrome，ICE）可能与疱疹病毒感染有关，多见于中青年女性，几乎都是单眼发病，包括进行性虹膜萎缩、科根-里斯（Cogan-Reese）虹膜痣综合征和Chandler综合征。这3种相关疾病均有角膜内皮病变，并伴有不同程度的前房角和虹膜表面内皮化，继发性青光眼是ICE的重要特征。进行性虹膜萎缩主要表现为瞳孔异位、虹膜基质和色素上皮萎缩、虹膜孔形成；虹膜痣综合征以虹膜表面结节或弥漫性色素病变为特点；而Chandler综合征则以角膜内皮功能障碍、角膜水肿为突出表现。前房角内皮化和虹膜周边前粘连是眼压增高，继发性青光眼的原因。本病尚无特殊治疗措施，针对继发性青光眼，早期可用房水生成抑制剂控制眼压，若无效可试行滤过性手术。

九、色素性青光眼

色素性青光眼（pigmentary glaucoma）为脱落色素沉积在小梁网，房水外流受阻导致的一类青光眼。本病多见于25～40岁男性，有一定家族性，为常染色体显性遗传，基因定位在第7号染色体。患者多为近视眼、深前房和宽房角。其发病特点是中周边虹膜向后凹陷，瞳孔运动时，虹膜与其下的悬韧带产生摩擦，色素颗粒脱落进入前房，沉着于角膜后和小梁网，色素性KP典型以垂直纺锤样分布（Krukenberg spindle），色素脱落也可使虹膜出现放射状裂隙透光区，中国人可无虹膜透照现象。UBM检查可揭示虹膜-悬韧带接触。药物治疗可用低浓度毛果芸香碱滴眼，通过缩小瞳孔，减少虹膜悬韧带摩擦，减少色素脱落，同时促进房水外流，清除小梁网色素颗粒并降低眼压。房水生成抑制剂可降低眼压，但不利于色素颗粒的清除。药物治疗眼压难以控制者，可考虑行滤过性手术。

第四节 | 儿童青光眼

儿童青光眼（pediatric glaucoma）分为原发性儿童青光眼和继发性儿童青光眼。原发性儿童青光眼分为原发先天性青光眼及青少年开角型青光眼。继发性儿童青光眼分为白内障术后继发青光眼、青光眼合并非获得性全身疾病或综合征、青光眼合并非获得性眼部异常、青光眼合并获得性疾病。

一、原发先天性青光眼

原发先天性青光眼（primary congenital glaucoma，PCG）见于新生儿或婴幼儿时期。发病率约为3万分之一，80%在1岁内得到确诊。65%的原发先天性青光眼为男性，双眼累及者约70%。

【病因】 原发先天性青光眼是因单纯房角发育异常（可合并虹膜异常）而导致房水外流受阻、眼压升高所致的青光眼。其病因尚未充分阐明。在病理组织学上，虹膜根部附着点前移，过多的虹膜突覆盖在小梁表面，葡萄膜小梁网致密而缺乏通透性等，与胚胎后期分化不完全的房角形态相似。在晚期病例中，还可见到Schlemm管闭塞，这可能是长期眼压升高的结果，而不是发病的原因。

【临床表现】

1. 畏光、流泪、眼睑痉挛为三大特征性症状。新生儿或婴幼儿出现这些症状时，应做进一步检查。

2. 具有角膜改变 角膜增大，新生儿角膜直径≥11mm、1岁以内婴儿角膜直径＞12mm、任何年龄儿童角膜直径＞13mm。由于眼压升高，患者角膜上皮水肿，角膜外观呈毛玻璃样混浊，有时伴有后弹力层膜破裂（Haab纹），典型表现为角膜深层水平或同心圆分布的条纹状混浊。长期持续的眼压升高将导致不同程度的角膜混浊。

3. 眼压升高、房角异常、青光眼性视盘凹陷及眼轴长度增加超过正常生长速度，这些体征对确诊原发先天性青光眼十分重要，单眼患者则表现为两眼明显的大小不等。

原发先天性青光眼常具有特征性深前房，房角检查可能发现虹膜前位插入，房角隐窝缺失，周边虹膜色素上皮掩蔽房角，或出现葡萄膜小梁网增厚致密。

视杯凹陷在婴幼儿患者中发生较迅速，呈进行性垂直性或同心圆性扩大，当眼压控制正常后视杯的凹陷可能逆转。

对于6个月以下的婴幼儿，可在哺乳或哺乳后熟睡时进行眼压测量。如全身麻醉下进行检查，在评估婴幼儿眼压测量值时应考虑麻醉剂和镇静剂因素。除氯胺酮（ketamine）外，大多数全身麻醉剂和镇静剂具有降低眼压作用。

4. 超声检查和随访眼轴长度对证明青光眼有无进展也有一定帮助。

【鉴别诊断】 本病流泪症状和角膜增大应与婴儿鼻泪管阻塞、睑内翻倒睫、角膜炎和先天性大角膜相鉴别。产伤也可导致角膜后弹力层膜破裂，患儿多有产钳助产史，角膜条纹多为垂直或斜行分布，无角膜增大和视神经改变。此外，还应排除先天性营养不良引起的角膜混浊。

【治疗】 本病原则上一旦诊断尽早手术治疗。由于药物的毒副作用，长期药物治疗的价值有限，药物治疗仅作为手术治疗前临时降眼压和术后辅助降眼压的手段。首选通过前房角切开术或小梁切开术控制眼压，首次手术成功率高，患儿在1～24月龄尤其1～12月龄时手术成功率更高，可多次施行。对于角膜混浊患者，可选择外路360°小梁切开术。对于角膜透明患者，可选择内路360°小梁切开术。前房角切开术或小梁切开术后眼压仍控制不理想的病例，可选用小梁切除等滤过性手术。由于儿童具有活跃的创伤愈合反应，滤过性手术术后防治滤过道瘢痕化仍是一个有待解决的问题。如仍控制不佳，可选择植管手术。

因为角膜混浊本身可导致弱视，眼球扩大可引起轴性近视，而后弹力层破裂可产生明显散光，眼压控制后还应尽早采取适当的措施防治弱视。

二、青少年开角型青光眼

青少年开角型青光眼（juvenile open angle glaucoma，JOAG）发病与遗传有关，部分常染色体显性遗传病例的致病基因已被定位于染色体1q21-31。由于眼压升高开始在3岁以后，3岁后眼球壁组织弹性减弱，眼压增高通常不引起畏光流泪、角膜增大等症状和体征。除眼压有较大的波动外，JOAG的临床表现与POAG基本一致，两者的诊断和处理也基本相同，药物治疗不能控制眼压时，可行小梁切开或小梁切除术。

三、伴其他先天异常的青光眼

这类青光眼均有明显的眼部和/或全身其他器官发育异常，常以综合征的形式表现。常见的有：

1. Axenfeld-Rieger综合征 是一组发育异常性疾病，具有家族性，为常染色体显性遗传，双眼发病，无性别差异。约50%的患者发生青光眼，较多见于儿童或少年期。①Axenfeld异常：裂隙灯显微镜检查见角膜后部近角膜缘处有白线样结构（后胚环），房角镜或UBM检查的主要特征是Schwalbe线明显增粗和前移。②Rieger异常：具有虹膜异常，虹膜从轻微基质变薄到显著萎缩伴裂洞形成不

NOTES

等，伴瞳孔移位，色素外翻。③眼外异常：包括牙齿和颌面骨的发育缺陷、脸尖长、脐旁皮肤突出尿道下裂、听力丧失、脑积水、心脏肾脏异常、先天性髋部移位等。

2. Peters 异常　临床特征为角膜中央先天性白斑、角膜后基质和 Descemet 膜缺损，伴或不伴中央虹膜粘连到白斑的周边部，前房常较浅，80% 的病例为双侧。全身异常包括颅面部异常、中枢神经系统异常、"Peters plus" 综合征等。

这一组青光眼的治疗主要依靠手术，但控制眼压只是诸多需要解决的问题之一，而其他眼部和全身的先天异常给控制眼压添加了许多困难与不利因素，往往预后不良。

第五节　高眼压症

眼压高于统计学正常上限，但无可检测出的视盘和视野损害，房角开放，临床上称为高眼压症或可疑青光眼。在 40 岁以上的人群中，约有 7% 的个体眼压超过 21mmHg，大多数高眼压症经长期随访观察，并不出现视盘和视野损害，仅有约 10% 的个体可能发展为青光眼。

高眼压症的诊断仅依靠单一眼压指标，在测量眼压时应充分注意测量误差。眼压测量值受多种因素影响，其中中央角膜厚度（central corneal thickness，CCT）是眼压测量的主要误差因素。用光学测量法测定中国人的 CCT，平均为 515μm；用超声测厚法测定，平均值为 541～544μm。CCT 与压平眼压测量值显著相关，CCT 越厚，测得眼压越高，如果 CCT 比正常厚 70μm，压平眼压值就可能高于实际值 5mmHg，反之就可能低 5mmHg。正常人 CCT 存在相当的变异，而这种 CCT 的变异可使部分 CCT 较厚的正常人被误诊为高眼压症，因此有必要根据个体 CCT 对眼压测量值进行校正，以获得较为真实的眼压值。

对高眼压症是否进行治疗，目前意见尚不一致。一般认为可选择性治疗那些具有危险因素的高眼压症患者，如眼压超过 30mmHg、青光眼家族史、高度近视、患有心血管疾病或糖尿病者。虽然大多数高眼压症不会发展为青光眼，但高眼压毕竟是青光眼发病的一种危险因素。因此，对于接受治疗或未治疗的高眼压症患者，都应定期进行随访。

（王宁利）

本章思维导图　　本章目标测试

11章

本章数字资源

第十一章 玻璃体疾病

玻璃体是眼内屈光间质的重要组成部分。玻璃体疾病除了年龄改变导致的病理状态，绝大部分来自视网膜和脉络膜疾病，内容涉及获得性改变和发育异常性改变。自20世纪70年代末期，玻璃体手术以巨大的成功迅速地发展起来，目前已成为眼科治疗的常规手段。学习本章可以对玻璃体疾病的病因、临床表现以及治疗方法有较为深入的了解。

第一节 玻璃体的组织结构与生理特点

玻璃体（vitreous body）是透明的凝胶体，主要由纤细的胶原（collagen）和亲水的透明质酸（hyaluronic acid）组成。玻璃体容积约4.5ml，构成眼内最大容积。玻璃体周围是由视网膜内界膜构成后部不完整的基底层（basal lamina）。连接视网膜的玻璃体厚100～200μm，称皮层玻璃体。

玻璃体与视网膜附着最紧的部位是玻璃体基底部（vitreous base），其次是视盘周围、中心凹部和视网膜的主干血管。玻璃体膝状凹前有一腔，玻璃体通过Wieger韧带附着到晶状体上。Wieger韧带断裂可导致玻璃体前脱离，使膝状凹的玻璃体凝胶与房水接触（图11-1）。

Cloquet管是原始玻璃体的残余，它从视盘延伸到晶状体后极的鼻下方，位于膝状凹内。覆盖Cloquet管的凝胶极薄，容易受损，在玻璃体前脱离、晶状体囊内摘除或Nd:YAG后囊切开时，Cloquet管很容易断裂。Cloquet管宽1～2mm，如果它缩聚在晶状体后，可以在裂隙灯显微镜下看到，称Mittendorf点，另一端则附着在视盘边缘。如果玻璃体动脉退化不完全，持续存在于视盘上，称Bergmeister视乳头。玻璃体视网膜的连接由玻璃体皮层和视网膜内界膜组成（图11-1）。

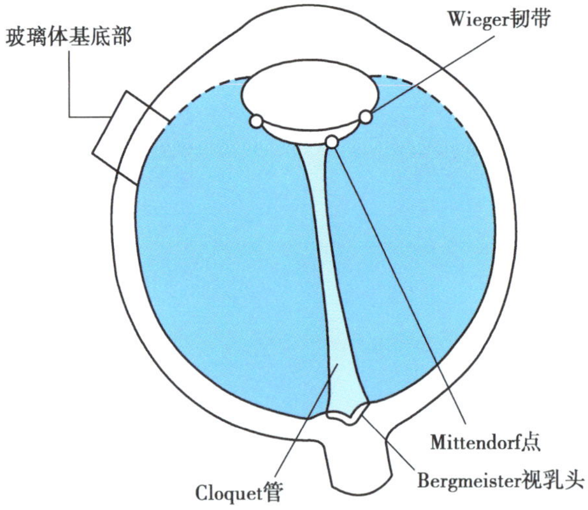

图11-1 玻璃体的解剖标志

玻璃体的主要分子成分是胶原和透明质酸，玻璃体胶原80%为Ⅱ型胶原，Ⅳ型胶原交联于胶原纤维的表面，Ⅴ/Ⅺ型胶原组成玻璃体胶原纤维的核心部分。透明质酸是由D-葡萄糖醛酸和N-乙酰氨基葡萄糖组成的黏多糖，玻璃体凝胶是由带负电荷的双螺旋透明质酸分子和胶原纤维相互作用形成的网状结构。

玻璃体是眼内屈光间质的主要组成，具有导光作用；玻璃体为黏弹性胶质，对视网膜起支撑作用，具有缓冲外力及抗振动作用；玻璃体构成血-玻璃体屏障（又称视网膜玻璃体屏障），能阻止视网膜血管内的大分子进入玻璃体；正常玻璃体能抑制多种细胞的增生，维持玻璃体内环境的稳定。

第二节 | 年龄相关性玻璃体疾病

人出生时玻璃体呈凝胶状，4 岁时玻璃体开始出现液化迹象。玻璃体液化（liquefaction）是指凝胶状的玻璃体逐渐脱水收缩，水与胶原分离。14～18 岁时，20% 的玻璃体腔为液体。45～50 岁时，玻璃体内的水成分明显增多，同时胶状成分减少。80～90 岁时，50% 以上的玻璃体液化。老年人玻璃体进一步液化导致玻璃体脱离，玻璃体和晶状体后囊的分开称玻璃体前脱离，玻璃体和视网膜内界膜的分离称玻璃体后脱离（posterior vitreous detachment，PVD）。PVD 在 50 岁以上人群发生率约 58%，65 岁以上人群为 65%～75%。

组织病理学改变：随年龄增长，玻璃体的组织学变化有（图 11-2）：

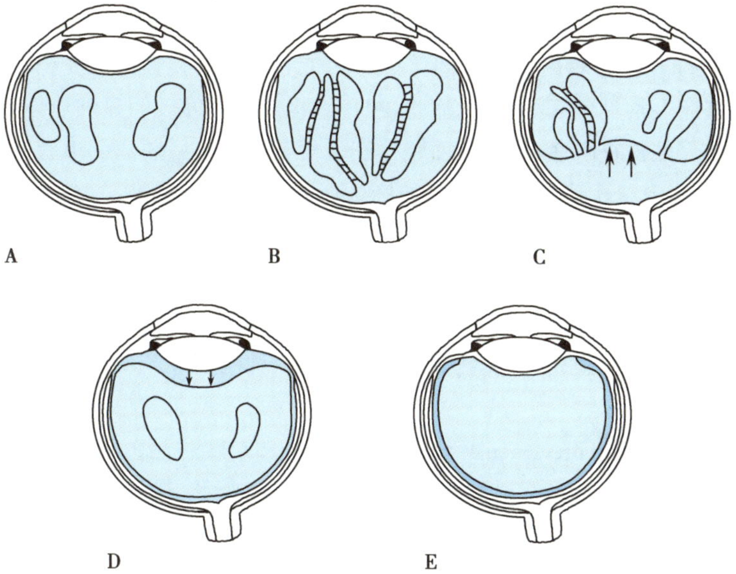

图 11-2 玻璃体的年龄改变

A. 玻璃体液化腔形成；B. 液化和纤维的出现；C. 玻璃体后脱离；D. 玻璃体前脱离；E. 基底层增厚。

1. 透明质酸逐渐耗竭溶解，胶原的稳定性被破坏，玻璃体内部分胶原网状结构塌陷，产生液化池，周围包绕胶原纤维，称玻璃体脱水收缩（syneresis）。

2. 玻璃体劈裂（vitreoschisis），玻璃体皮层内的劈裂。

3. 液化玻璃体通过皮层裂孔进入玻璃体后腔隙，开始仅部分玻璃体和视网膜分离，逐渐玻璃体完全后脱离。

4. 基底层（视网膜内界膜）增厚，与后部视网膜粘连变松。

除年龄外，无晶状体眼、眼内炎症、玻璃体积血、长眼轴等多种状态会引起 PVD。

一、玻璃体后脱离

【临床表现】

1. **症状** 闪光感，眼前有蜘蛛网样黑影飘动。

2. **眼部检查** 检眼镜检查可见一致密混浊环，为玻璃体和视盘附着部分离所致。裂隙灯显微镜检查可见玻璃体后部有一巨大的透明空腔，眼球转动时玻璃体飘动度大。如果裂隙灯显微镜下见到玻璃体内色素颗粒，应警惕视网膜裂孔和视网膜脱离的存在。

【并发症】 视网膜血管的破裂导致玻璃体积血；视网膜马蹄孔的形成，可导致视网膜脱离；不完全的玻璃体后脱离可导致特发性黄斑裂孔的形成；视网膜内界膜的缺损可刺激产生黄斑前膜。

【治疗】 无须特殊治疗，但应仔细检查眼底，以便早期发现视网膜裂孔或视网膜脱离，及时治疗。

二、飞蚊症

飞蚊症（muscae volitantes）是指眼前有飘动的小黑影，尤其看白色明亮背景时症状更明显，可伴有闪光感。玻璃体液化、浓缩及脱离可以是年龄性的改变，也可以是由于其他原因所引起的病理性改变，如：眼外伤，眼部手术时的电凝或冷凝，高度近视，葡萄膜炎等。这些原因都可以使玻璃体内的透明质酸解聚而液化。在液化的同时，玻璃体网状支架的纤维组织脱水收缩，变得致密，形成了玻璃体浓缩。因此，玻璃体液化与浓缩同时存在。由于液化及浓缩使玻璃体活动度增大并被牵拉，从而容易发生玻璃体脱离。大多玻璃体脱离都是后脱离。前脱离尤其是基底部脱离很少见，主要见于眼外伤。视网膜脉络膜炎症还会产生视网膜玻璃体的粘连，这时玻璃体后脱离有可能在粘连处产生牵拉性的视网膜皱褶、囊样变性、视盘小凹、视网膜裂孔、视网膜脱离、出血等并发症。玻璃体液化和后脱离是飞蚊症的主要原因，约70%患者由此引起，但约1/4可能具有威胁视力的病变，其中重要的是视网膜裂孔形成。此外，临床上常见到有“飞蚊”症状，经仔细检查并未发现明显玻璃体病变。对主诉有飞蚊症的患者，应散瞳仔细检查眼底，包括三面镜检查。仅有玻璃体后脱离的患者无须特殊治疗；对有危害视力的病变如视网膜裂孔等，按有关治疗原则处理。

三、玻璃体视网膜界面异常

玻璃体视网膜界面异常（vitreoretinal interface abnormalities）主要包括3种病变：①玻璃体黄斑牵拉综合征；②特发性视网膜前膜；③特发性黄斑裂孔。后两种病变在“第十二章　视网膜疾病”章节介绍。

玻璃体黄斑牵拉综合征（vitreomacular traction syndrome，VMTS）是由于在黄斑部的玻璃体后皮质分离不完全，存在异常粘连和牵拉所致，这种牵拉导致中心凹变平，甚至出现囊腔、黄斑异位，使患者视力下降、视物变形或复视。根据牵引程度分为玻璃体黄斑粘连和玻璃体黄斑牵引。黄斑部也可有浅脱离，可为双侧。如果中心凹周围玻璃体分离，但距中心凹3mm半径范围内的玻璃体皮质与黄斑附着且视网膜形态出现异常，出现包括中心凹表面变形、视网膜内结构改变或中心凹隆起等。有视物变形、视力下降时，可行玻璃体切割术以缓解对黄斑的牵引，可不同程度地提高视力或稳定视力。

四、玻璃体变性

（一）星状玻璃体变性

星状玻璃体变性（asteroid hyalosis）常发生于50岁以上人群，发病率1/200，单眼患病占75%，糖尿病患者该病发生率高于非糖尿病患者。混浊物的主要成分是脂肪酸和磷酸钙盐。临床无明显症状，极少影响视力，眼底检查：以玻璃体内散在大小不等含钙脂质的黄白色颗粒为特征。星状玻璃体变性不同于闪辉性玻璃体液化，多为单眼发病，无玻璃体液化。当眼球突然停止转动时，白色小点轻微移动回到原位，而不沉于玻璃体下方，无须特殊处理。

（二）闪辉性玻璃体液化

闪辉性玻璃体液化（synchysis scintillans）又称为玻璃体胆固醇沉着变性（cholesterolosis），比星状玻璃体变性少见，多为双侧。显微镜和化学检查玻璃体内混浊物为胆固醇结晶，病因不清，多发生在40岁以前，与玻璃体外伤性损害或手术后伴有大量眼内出血有关。临床无明显症状，视力无明显改变。眼部检查：裂隙灯显微镜或检眼镜检查，表现为黄白色、金黄或多色的胆固醇结晶小体位于玻璃

NOTES

体或前房。眼球转动时，混浊物自由漂动在液化的玻璃体腔内；眼球静止时，混浊物沉于玻璃体下方。闪辉性玻璃体液化眼常合并玻璃体后脱离。须与星状玻璃体变性鉴别，无须特殊治疗。

第三节 ｜ 其他玻璃体疾病

一、玻璃体积血

玻璃体本身无血管，不发生出血。玻璃体积血多因眼内血管性疾病和损伤引起，也可由全身性疾病引起。玻璃体的血液均来自周围病变的组织，其病因可以是全身疾病在眼部的表现，如糖尿病视网膜病变、高血压性视网膜病变、白血病等。也可以由眼部病变所引起，如眼外伤、眼部手术、视网膜血管阻塞、年龄相关性黄斑变性等。

【病因】

1. 视网膜裂孔和视网膜脱离。
2. 玻璃体后脱离。
3. 眼外伤。
4. **视网膜血管性疾病伴缺血性改变**　①增生性糖尿病视网膜病变（proliferative diabetic retinopathy，PDR）；②视网膜中央静脉阻塞（central retinal vein occlusion，CRVO）或视网膜分支静脉阻塞（branch retinal vein occlusion，BRVO）；③视网膜静脉周围炎（Eales 病）；④镰状细胞病（sickle cell disease）；⑤早产儿视网膜病变（retinopathy of prematurity，ROP）等。
5. 视网膜血管瘤（retinal angiomatosis）。
6. **炎性疾病伴可能的缺血性改变**　①视网膜血管炎（retinal vasculitis）；②葡萄膜炎。
7. **黄斑视网膜下出血**　常见于年龄相关性黄斑变性合并脉络膜新生血管膜，导致黄斑视网膜下出血，出血量大时血液由视网膜下进入玻璃体腔，最常见于息肉样脉络膜血管病变（polypoidal choroidal vasculopathy，PCV）。
8. **其他引起周边视网膜新生血管疾病**　①家族性渗出性玻璃体视网膜病变（familial exudative vitreoretinopathy，FEVR）；②视网膜劈裂症（retinoschisis）。
9. 视网膜毛细血管扩张症（retinal telangiectasia）。
10. Terson 综合征（蛛网膜下腔玻璃体积血综合征）。

【临床表现】

1. **症状**　玻璃体积血量少时，可有红色烟雾眼前飘动；积血量大时，视力急剧减退甚至仅存光感。

2. **眼部检查**　检眼镜检查可见玻璃体中有血性漂浮物，积血量大时整个眼底均不能窥见。大量积血吸收困难，玻璃体内可有胆固醇结晶沉着，血红蛋白沉着，玻璃体部分液化，部分浓缩，而且可以后玻璃体脱离。反复的玻璃体积血可以引起玻璃体内的增生反应，形成有新生血管的血管纤维性增生膜，从而可引起再次积血或者视网膜裂孔，甚至视网膜脱离。如不能得到及时治疗，陈旧性玻璃体积血可机化变白，晚期会出现并发性白内障、新生血管性青光眼及眼球萎缩等。

【诊断】依据症状和眼底检查进行诊断。应对患者行双眼眼底检查，以寻找可能的病因。眼底不能窥见时应行超声检查，排除视网膜脱离和眼内肿瘤等。也可令患者头高位卧床休息 2 天以后再行眼底检查。

【治疗】

1. 积血量少者无须特殊处理，可等待其自行吸收。
2. 怀疑存在视网膜裂孔时，令患者卧床休息，待血下沉后及时给予激光光凝或视网膜冷冻封闭裂孔。

3. 大量积血吸收困难者，未合并视网膜脱离和纤维血管膜，可观察4～6周，如玻璃体积血仍不吸收时，可行玻璃体切割术；合并视网膜脱离时，应及时行玻璃体切割术。

4. 对于存在视网膜新生血管或者脉络膜新生血管者，可给予抗新生血管药物治疗。

二、家族性渗出性玻璃体视网膜病变

家族性渗出性玻璃体视网膜病变（FEVR）是常染色体显性遗传为主的遗传性眼病（图11-3）。

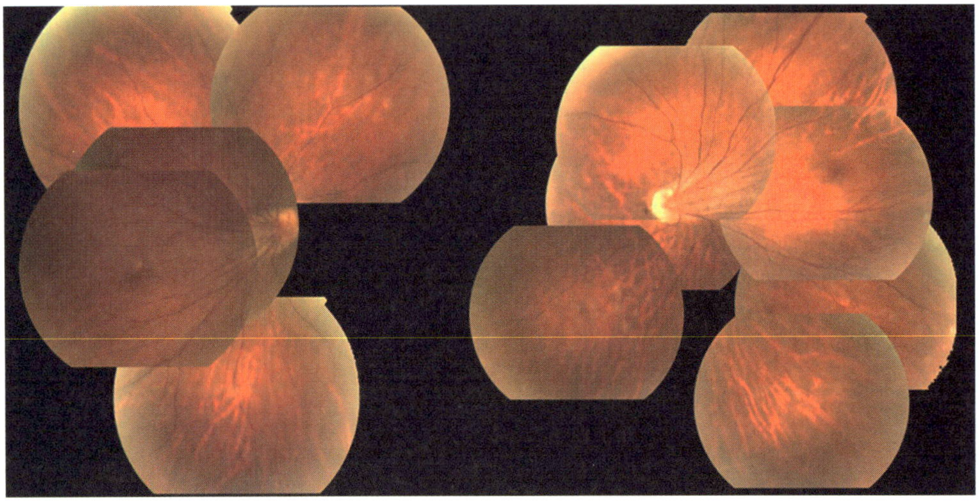

图11-3　家族性渗出性玻璃体视网膜病变
照片取自一名40岁男性患者，其子女均有相同改变。

【临床表现】

1. **症状**　轻症者常无症状。

2. **眼部检查**　检眼镜检查：早期主要表现可见颞侧周边部视网膜血管分支增多和僵直，视网膜毛细血管扩张、周边血管异常吻合、无血管区及新生血管形成及渗漏。随病情进展，玻璃体及纤维增殖产生的牵拉力可引起黄斑异位、视网膜皱襞及视网膜脱离，晶状体后纤维增殖等。新生儿期或青春期可伴有视网膜下渗出或渗出性视网膜脱离。晚期可累及眼前节，甚至出现眼球萎缩。FEVR的双眼改变可不对称，眼底改变与早产儿视网膜病变的改变相似。但发生在足月产婴儿时，有家族史，家族成员中眼底周边有血管牵引或无灌注区。

【鉴别诊断】早产儿视网膜病变发生于低体重的早产儿，常有大量吸氧史，眼底周边部血管分化不良致无血管区，最初发生增殖性病变在颞侧周边。FEVR常发生于无吸氧史的足月产儿。

【治疗】如病变有任何活动性证据，可应用激光光凝或冷冻治疗周边视网膜无血管区；玻璃体腔注射抗VEGF药物治疗可抑制视网膜新生血管；如并发视网膜脱离，需及时手术治疗。

三、玻璃体炎症

玻璃体炎症常继发于周围组织如中间葡萄膜炎、后葡萄膜炎等炎性疾病，也可由外伤或手术将病原微生物带入眼内引发。其可分为非感染性玻璃体炎症和感染性玻璃体炎症。

1. **非感染性玻璃体炎症**　炎症反应来源于周围组织如虹膜、睫状体和脉络膜。

2. **感染性玻璃体炎症**

（1）内源性：病原微生物由血流或淋巴进入眼内，或由于免疫功能抑制、免疫功能缺陷而感染。如细菌性心内膜炎、肾盂肾炎等可引发玻璃体的细菌性感染。器官移植或肿瘤患者化疗后、大量使用广谱抗生素后常发生真菌性感染，常见的致病菌为白念珠菌。

（2）外源性：玻璃体是微生物极好的生长基，细菌等微生物进入玻璃体可导致玻璃体炎，又称眼内炎（endophthalmitis）。①手术后眼内炎：可发生于任何内眼手术后，如白内障、青光眼、角膜移植、玻璃体切割术和眼穿孔伤修复术后等。最常见的致病菌为葡萄球菌。病原菌可存在于眼睑、睫毛、泪道内，手术缝线、人工晶状体等也可以成为感染源。②开放性眼外伤，尤其眼球破裂伤和眼内异物等。

（一）非感染性玻璃体炎症

【临床表现】

1. 症状　炎症细胞进入玻璃体腔后可产生视物漂浮感，严重时视物模糊，玻璃体炎的症状主要来自原发病灶如虹膜睫状体炎或脉络膜炎（详见第八章葡萄膜疾病）。另外，由白内障或其他眼前节手术后 12～24 小时发生的一组急性前房无菌性炎症反应，即眼前节毒性综合征（toxic anterior segment syndrome，TASS），主要症状是视物模糊，无明显疼痛或疼痛较轻。

2. 眼部检查　玻璃体腔的炎症细胞，虹膜睫状体和前部葡萄膜的炎症细胞可进入前部玻璃体，脉络膜的炎症细胞可进入后部玻璃体，前者在裂隙灯显微镜下、后者在检眼镜下均可见到点状混浊。随着炎症的好转，点状混浊逐渐减少甚至消失。TASS 标志性体征是弥漫性角膜水肿，可伴有轻度睫状充血。前房常有纤维性渗出。一般不影响眼后节，但有时因前房炎症反应较重而累及前部玻璃体。

【治疗】　非感染性玻璃体炎症的治疗同原发病的治疗（详见第八章葡萄膜疾病）。玻璃体混浊重者可在炎症控制后行玻璃体切割术。

（二）感染性玻璃体炎症

【临床表现】

1. 症状　视物模糊、眼痛、畏光、飞蚊症；手术后细菌性眼内炎常发生于术后 1～7 天，突然眼痛和视力下降；真菌性感染常易发生于手术后 3 周；术后 30 天发生的急性眼内炎常由于伤口缝线感染，伤口滤过泡破损引起。慢性眼内炎发生于术后几个月甚至 1 年，常见于人工晶状体植入术后，临床症状较急性者轻。

2. 眼部检查　①内源性感染常由眼后部开始，可同时存在视网膜炎症性疾病。脉络膜白色结节或斑块，边界清楚，可蔓延至视网膜前产生玻璃体混浊（图 11-4），也可发生前房积脓。②手术后细菌感染常有眼睑红肿，球结膜混合充血，伤口有脓液渗出，虹膜充血，前房积脓或玻璃体积脓。不治疗视力将很快丧失。③手术后真菌感染常侵及前部玻璃体，前部玻璃体表面积脓或膜形成。治疗不及时，感染可向后部玻璃体腔和前房蔓延。

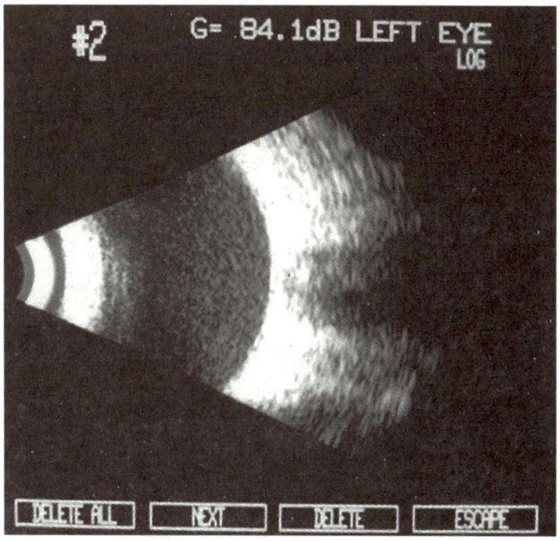

图 11-4　眼内炎 B 超图像
显示玻璃体内密集的点状混浊。

【治疗】

1. 抗生素或抗真菌药物　首先给予广谱抗生素控制感染，再根据细菌培养和药物敏感试验结果选择敏感抗生素治疗。给药途径：①眼内注药；②结膜下注射；③结膜囊点药；④静脉给药。

2. 玻璃体切割术　玻璃体切割能清除玻璃体腔脓肿和病原体，快速恢复透明度，目前广泛用于眼内炎的治疗。手术开始时可先抽取玻璃体液行染色和病原微生物培养，染色包括革兰氏、吉姆萨和真菌染色等，以便确定病原体。

四、玻璃体寄生虫

最常见的寄生虫为玻璃体猪囊尾蚴病（cysticercosis cellulosae），多见于我国北方地区。绦虫的卵和头节穿过小肠黏膜，经血液进入眼内。猪囊尾蚴首先停留在脉络膜，然后进入视网膜下腔，再穿透视网膜进入玻璃体（图 11-5）。

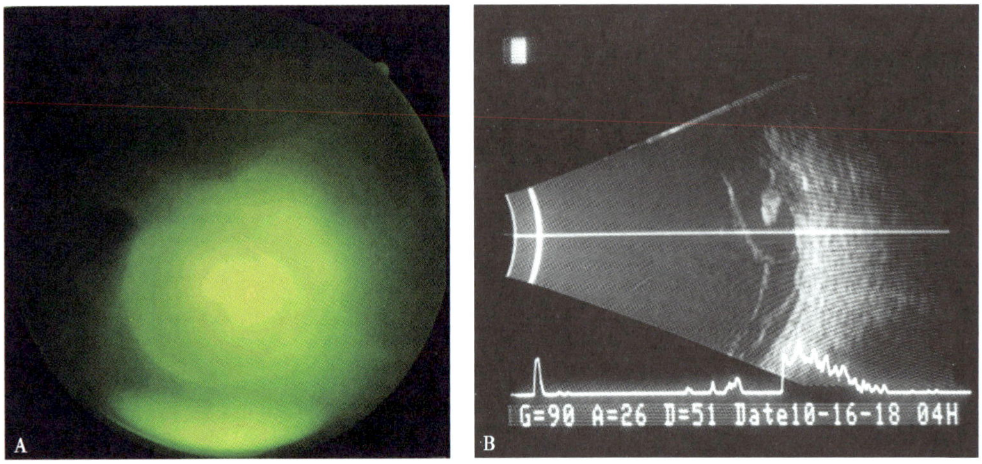

图 11-5　玻璃体猪囊尾蚴病

A. 玻璃体内黄白色半透明圆形囊尾蚴；B. 同一患者的 B 超。

【临床表现】

1. **症状**　虫体存活时炎症反应较轻，患者可偶尔看到其变形蠕动的阴影；虫体死亡后则可并发中毒性眼内炎，导致视力严重下降。

2. **眼底检查**　可见视网膜下或玻璃体内黄白色半透明圆形猪囊尾蚴，大小 1.5～6 视盘直径（DD），强光照射可引起囊尾蚴的头部产生伸缩动作，头缩入囊内时可见致密的黄白色圆点。虫体可引起周围组织的炎症反应，位于视网膜下时可导致视网膜脱离，进入玻璃体腔后引起玻璃体混浊。

【诊断】　依据眼内虫体典型表现诊断，无法确定时可行 ELISA 绦虫抗体检查。

【治疗】　周边部视网膜下的猪囊尾蚴可通过巩膜侧取出，进入玻璃体腔的猪囊尾蚴可采用玻璃体切割术取出。

（马　翔）

本章思维导图　　本章目标测试

NOTES

第十二章 视网膜疾病

本章数字资源

视网膜结构精细，功能复杂，特别是黄斑区的视网膜组织结构和生理功能特殊，脉络膜血流量大，极易受到内外致病因素的影响而发生病变。近年来，眼科学影像技术飞速发展，为深入了解视网膜疾病的发病机制、高效进行临床诊断提供了可能；新型药物和治疗设备的不断涌现，改善了许多视网膜疾病的治疗效果；基因诊断、基因或细胞疗法、人工视觉以及智慧医疗等新技术的广泛应用，为视网膜疾病的精准诊治创造了更多机会。

第一节 | 视网膜解剖结构特点和病变表现特征

视网膜（retina）为眼球后部最内层组织，结构精细复杂，其前界为锯齿缘，后界止于视盘。视网膜由神经上皮层与色素上皮层组成。神经上皮层有三级神经元，即视网膜光感受器（视锥细胞和视杆细胞）、双极细胞和神经节细胞。神经节细胞的轴突构成神经纤维层，汇集组成视神经，是形成各种视功能的基础。神经上皮层除神经元和神经胶质细胞外，还包含视网膜血管系统。

一、视网膜解剖结构特点

1. 胚胎来源 视网膜由神经外胚叶发育而成。胚胎早期神经外胚叶形成视杯，视杯的内层和外层分别发育分化形成视网膜神经上皮层和视网膜色素上皮（retinal pigment epithelium，RPE）层。神经上皮层和 RPE 层间粘合不紧密，存在潜在间隙，是这两层易发生分离（视网膜脱离，retinal detachment）的组织学基础。

2. RPE 的生物学功能 RPE 功能复杂，为视网膜神经上皮层的外层细胞提供营养，司吞噬和消化光感受器细胞外节盘膜、维持新陈代谢等重要功能。RPE 与脉络膜最内层的玻璃膜（Bruch 膜）连接紧密，并与脉络膜毛细血管层共同组成一个统一的功能单位，即 RPE-Bruch 膜-脉络膜毛细血管复合体，对维持光感受器微环境有重要作用。很多眼底病如年龄相关性黄斑变性（age-related macular degeneration，AMD）、视网膜色素变性（retinitis pigmentosa，RP）以及各种脉络膜视网膜病变等都与该复合体的损害有关。

3. 血液供应 视网膜的供养来自两个血管系统，内核层以内的视网膜由视网膜血管系统供应，其余外层视网膜由脉络膜血管系统供养。黄斑中心凹无视网膜毛细血管，其营养来自脉络膜血管。

4. 血-视网膜屏障 正常视网膜有两种血-视网膜屏障（blood-retinal barrier）使其保持稳态而透明，即血-视网膜内屏障和外屏障。视网膜毛细血管内皮细胞、内皮细胞间的闭合小带（zonula occludens）/亦称紧密连接（tight junction）和周细胞共同形成血-视网膜内屏障；RPE 和其间的闭合小带构成了血-视网膜外屏障。上述任何一种屏障受到破坏，将导致血浆等成分渗入神经上皮层，引起视网膜神经上皮层水肿或脱离。

5. 毗邻关系 视网膜通过视神经与大脑相通；视网膜的内面与玻璃体贴附，外面则与脉络膜紧邻。因此，玻璃体、脉络膜、神经系统病变和全身性疾病均可累及视网膜。

二、视网膜病变表现特征

（一）视网膜血管改变

1. 管径变化 主要有 3 种：①正常视网膜动、静脉管径比为 2∶3，因动脉痉挛或硬化而变细，管径比可达 1∶2 或 1∶3；②血管迂曲扩张；③某一段视网膜动脉或静脉管径可呈粗细不均表现。

2. 视网膜动脉硬化改变　动脉硬化时管壁增厚，血管反光带增强变宽，管壁透明性下降，动脉呈现“铜丝样”或“银丝样”外观。同时由于动脉硬化，动静脉交叉处动脉对静脉产生压迫，出现动静脉交叉压迫征（静脉偏向、静脉呈毛笔尖样变细等）。

3. 血管被鞘和白线　血管被鞘多为管壁及管周炎症细胞浸润，血管呈白线状改变提示管壁纤维化或管腔闭塞。

4. 异常血管　视网膜血管病变后期可出现侧支血管、动静脉短路（交通）、脉络膜 - 视网膜血管吻合及视盘或视网膜新生血管等。

（二）血 - 视网膜屏障破坏的表现

1. 视网膜水肿　分为细胞内水肿和细胞外水肿。细胞内水肿并非血 - 视网膜屏障破坏所致，主要由视网膜动脉阻塞造成的视网膜急性缺血缺氧引起，视网膜内层细胞水肿、肿胀，呈白色雾状混浊；细胞外水肿为血 - 视网膜内屏障破坏导致血管内血浆渗漏到神经上皮层内，荧光素眼底血管造影（fundus fluorescein angiography，FFA）可见视网膜毛细血管荧光素渗漏。视网膜灰白水肿，黄斑区常比较明显，严重者液体积聚于中心凹周围辐射状排列的 Henle 纤维间，形成多个积液小囊，称为黄斑囊样水肿（cystoid macular edema）。

2. 视网膜渗出　血浆内的脂质或脂蛋白从视网膜血管渗出，沉积在视网膜内，呈黄色颗粒或斑块状，称为硬性渗出（hard exudate）。其出现的时间一般在视网膜慢性水肿的水分逐渐吸收后，其形态可呈弥漫性、局限性（环形或半环形），在黄斑区可沿 Henle 纤维排列成星芒状或扇形。

3. 视网膜出血　视网膜出血依据其出血部位不同而表现各异。①深层出血：来自视网膜深层毛细血管，出血位于外丛状层与内核层之间，呈暗红色的小圆点状。多见于静脉性损害，如糖尿病视网膜病变（diabetic retinopathy，DR）等。②浅层出血：为视网膜浅层毛细血管出血，位于神经纤维层。血液沿神经纤维走向排列，多呈线状、条状及火焰状，色较鲜红。多见于动脉性损害，如高血压性视网膜病变（hypertensive retinopathy）等。③视网膜前出血：出血聚集于视网膜内界膜与玻璃体后界膜之间，多位于眼底后极部。受重力的作用血细胞下沉，可呈现为半月形或半球形，上方可见一水平液面。④玻璃体积血：来自视网膜新生血管的出血，或视网膜前出血突破内界膜与玻璃体后界膜进入玻璃体腔。少量积血可引起玻璃体片状或团块状混浊，大量积血可完全遮蔽眼底。⑤视网膜下出血：来自脉络膜新生血管或脉络膜毛细血管。出血位于 RPE 下时，常呈黑灰或黑红色边界清晰的隆起灶，易被误诊为脉络膜肿瘤。

4. 渗出性（浆液性）视网膜脱离　视网膜外屏障受到破坏，来自脉络膜的血浆经 RPE 的损害处渗漏入视网膜神经上皮层下，液体积聚于神经上皮层与 RPE 层之间，形成局限性边界清晰的扁平盘状视网膜脱离。广泛的外屏障破坏则可引起显著的渗出性（浆液性）视网膜脱离。

（三）视网膜色素改变

RPE 在受到各种损伤（变性、炎症、缺血、外伤等）后会发生萎缩、变性、死亡及增生，眼底出现色素脱失、色素紊乱、色素沉着等改变。

（四）视网膜增生性病变

1. 视网膜新生血管　由视网膜严重缺血缺氧、炎症或肿物诱发，多来自视盘表面或视网膜小静脉，沿视网膜表面生长，与玻璃体后界膜机化粘连。也可长入玻璃体内。新生血管周围伴有纤维组织增生，其收缩或受到牵拉易发生大量视网膜前出血或玻璃体积血。

2. 视网膜增生膜　由于出血、外伤、炎症及视网膜裂孔形成，在不同细胞介导和多种增生性细胞因子参与下，在视网膜前表面或视网膜下发生增生性病变，形成视网膜前膜或视网膜下膜等。

（五）周边视网膜变性改变

周边视网膜变性常为双眼，主要有两种类型，即视网膜内变性和视网膜玻璃体变性。视网膜内变性包括周边视网膜囊样变性和视网膜劈裂症（retinoschisis），后者指视网膜神经上皮层分为两层，劈裂

NOTES

可发生在外丛状层(见于获得性视网膜劈裂症),也可发生于神经纤维层(见于先天性视网膜劈裂症)。视网膜玻璃体变性多见于近视眼,主要包括格子样变性、蜗牛迹样变性及非压迫变白。格子样变性区内视网膜小血管闭塞呈白线样,相互交叉呈网格状。格子样变性区内易发生圆形萎缩裂孔,变性区的边缘和两端受玻璃体牵拉易发生马蹄形裂孔。蜗牛迹样变性可形成圆形萎缩孔。非压迫变白与玻璃体牵拉有关,一般很少形成视网膜裂孔。

第二节 | 视网膜血管病

一、视网膜动脉阻塞

视网膜动脉阻塞是严重损害视力的急性发作的眼病。从颈总动脉到视网膜内微动脉之间任何部位的阻塞都会引起相应区域的视网膜缺血。视网膜动脉阻塞可有多种临床表现型,本节将作如下分类:视网膜动脉急性阻塞[视网膜中央动脉阻塞(central retinal artery occlusion,CRAO)、视网膜分支动脉阻塞(branch retinal artery occlusion,BRAO)、睫状视网膜动脉阻塞(cilioretinal artery occlusion)、视网膜毛细血管前微动脉阻塞]和视网膜中央动脉慢性供血不足(眼缺血综合征)。

(一)视网膜中央动脉阻塞

【病因】 多数病例的致病因素包括①动脉粥样硬化:常为筛板水平的视网膜中央动脉(central retinal artery,CRA)粥样硬化栓塞所致。②视网膜中央动脉痉挛:常见于血管舒缩不稳定的青年人、早期高血压患者,也可发生于存在动脉硬化的老年人。③视网膜中央动脉周围炎:与全身性血管炎有关。④CRA 外部压迫,如青光眼、视盘埋藏性玻璃膜疣、眼眶创伤、球后肿瘤或出血压迫等。⑤凝血病,如 S 蛋白或 C 蛋白缺乏症、抗凝血酶Ⅲ缺乏症、黏性血小板综合征、妊娠、口服避孕药等。⑥栓子栓塞:20%~40% 的 CRAO 眼视网膜动脉系统内可查见栓子。根据栓子的来源可分为心源性栓子(钙化栓子、赘生物、血栓、心脏黏液瘤脱落物)、颈动脉或主动脉源性栓子(胆固醇栓子、纤维素性栓子及钙化栓子)和其他来源的栓子,如下鼻甲或球后注射泼尼松龙等药物偶可形成药物性栓子。近年也可见因额面部微注射透明质酸美容后致眼动脉栓塞或 CRAO 的病例。

【临床表现】 患眼突发无痛性视力显著下降。某些病例发病前有阵发性黑矇史。90% 的 CRAO 眼初诊视力在指数至光感之间。患眼瞳孔散大,直接对光反射极度迟缓,间接对光反射存在。眼底表现视网膜弥漫性水肿混浊,后极部尤为明显,水肿呈苍白或乳白色,中心凹呈樱桃红斑(图 12-1)。视网膜动、静脉变细,严重阻塞的病例,视网膜动脉和静脉均可见节段性血柱。

数周后,视网膜水肿消退,中心凹樱桃红斑也消失,遗留苍白色视盘和细窄的视网膜动脉。约有 25% 的急性 CRAO 眼有 1 支或多支睫状视网膜动脉供养部分或整个盘斑束,供血区视网膜呈一舌形橘红色区(图 12-2)。

【诊断】

1. 荧光素眼底血管造影(FFA) 阻塞后数小时至数日,表现为视网膜动脉充盈时间明显延迟,或可见视网膜动脉充盈“前锋”,即荧光素在血管中流动的最前端。视网膜动脉管腔内荧光素流变细,可呈节段状或搏动性充盈。数周后,视网膜动脉血流恢复,FFA 可无异常表现。

2. 光学相干断层扫描(OCT) 急性期视网膜内层水肿增厚,呈高反射信号。

【鉴别诊断】 眼动脉阻塞常常误诊为 CRAO,其鉴别要点见表 12-1。

【治疗】 本病为眼科急症,应尽快予以抢救性治疗,目前临床使用方法包括降低眼压的措施,如眼球按摩、前房穿刺术、口服醋甲唑胺等,使栓子松动向末支移动;吸入 95% 氧及 5% 二氧化碳混合气体;高压氧治疗;球后注射(妥拉苏林)或全身应用血管扩张剂(如亚硝酸异戊酯或硝酸甘油含片);全身应用抗凝剂(如口服阿司匹林等);如疑有巨细胞动脉炎,应给予全身皮质类固醇激素治疗,预防另一只眼受累。目前也有使用组织型纤溶酶原激活剂(tissue plasminogen activator,tPA)静脉溶栓或

NOTES

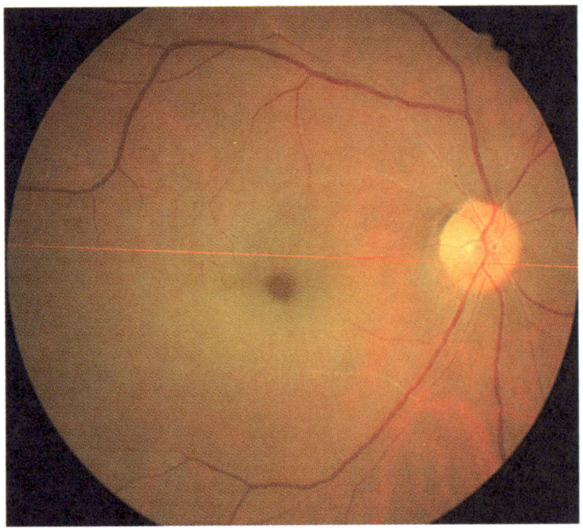

图 12-1　右眼视网膜中央动脉阻塞彩色眼底照相
视网膜苍白色，动脉和静脉变细，中心凹樱桃红斑。

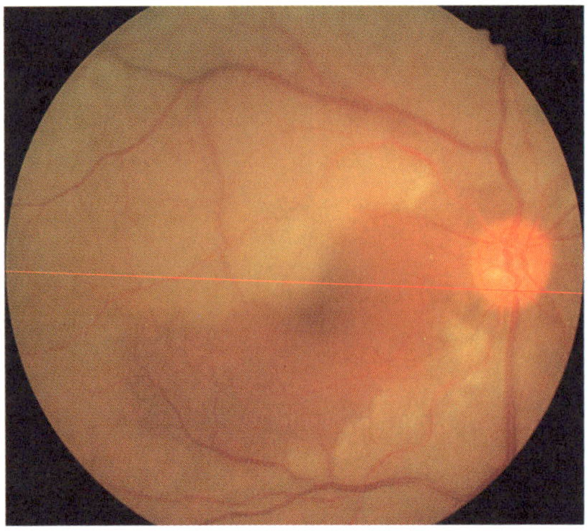

图 12-2　右眼急性视网膜中央动脉阻塞的睫状视网膜动脉供血区域
"橘红色舌形"的睫状视网膜动脉供血区。

表 12-1　视网膜中央动脉阻塞与眼动脉阻塞的鉴别要点

检查	视网膜中央动脉阻塞	眼动脉阻塞
视力	指数至手动	常无光感
视盘	无异常，FFA 晚期不同程度着染	水肿，弱荧光
黄斑	樱桃红斑	无樱桃红斑
视网膜	后极部视网膜苍白水肿	后极部水肿重，向周边延伸
脉络膜	FFA 一般正常	FFA 弱荧光，晚期 RPE 改变
ERG*	b 波下降	a 波和 b 波均下降或消失

注：* ERG，视网膜电图。

动脉内溶栓的报道。以上所有疗法目前尚需高等级循证医学证据支持。应尽快查找全身潜在的病因，CRAO 急性发作后合并心脑血管缺血性疾病的风险大，应立即排查。

（二）视网膜分支动脉阻塞

【病因】　同 CRAO，以栓子栓塞及炎症为主要原因。栓子的来源同 CRAO，有心源性栓子、颈动脉或主动脉源性栓子以及脂肪栓子。最常见为胆固醇栓子，这种栓子常来自颈动脉粥样硬化沉积斑块。钙化栓子一般比胆固醇栓子大，多来源于心瓣膜，极易引起更严重的阻塞。

【临床表现】　视力可有不同程度下降，视野某一区域有固定暗影。检眼镜下表现为阻塞支动脉变细，受累动脉供血区视网膜灰白水肿。沿阻塞血管的后极部视网膜灰白水肿最明显（图 12-3）。有时在阻塞的分支动脉内可见栓子。

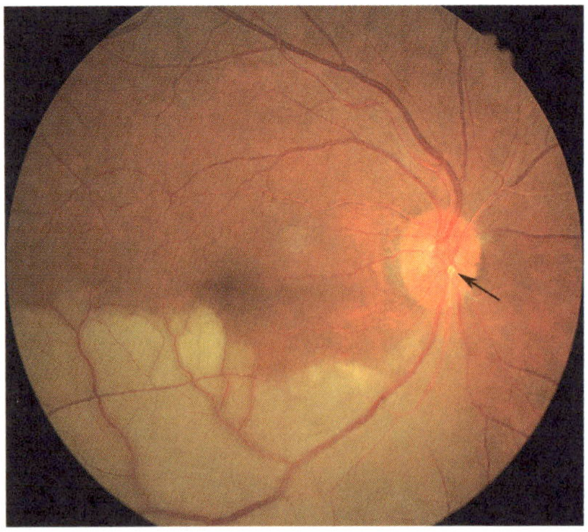

图 12-3　右眼视网膜分支动脉阻塞彩色眼底照相
右眼颞下视网膜动脉阻塞，动脉内可见栓子（黑箭头），受累动脉供血区视网膜灰白水肿。

【治疗】　应查找全身病因，对因治疗。其他治疗同 CRAO。

（三）睫状视网膜动脉阻塞

睫状视网膜动脉一般从视盘颞侧进入视网膜，

独立于CRA，FFA观察人群中约有32%的眼存在睫状视网膜动脉。在检眼镜下，睫状视网膜动脉阻塞表现为沿睫状视网膜动脉走行区域性表层视网膜苍白（图12-4）。在临床上有3种变型：①孤立性睫状视网膜动脉阻塞；②伴视网膜中央静脉阻塞（CRVO）的睫状视网膜动脉阻塞；③伴前部缺血性视神经病变的睫状视网膜动脉阻塞。

孤立性睫状视网膜动脉阻塞全身病因检查与CRAO病因检查相同，伴CRVO的病例一般是局部病因。对伴有前部缺血性视神经病变的病例，巨细胞动脉炎应作为一个潜在的病因予以排查。

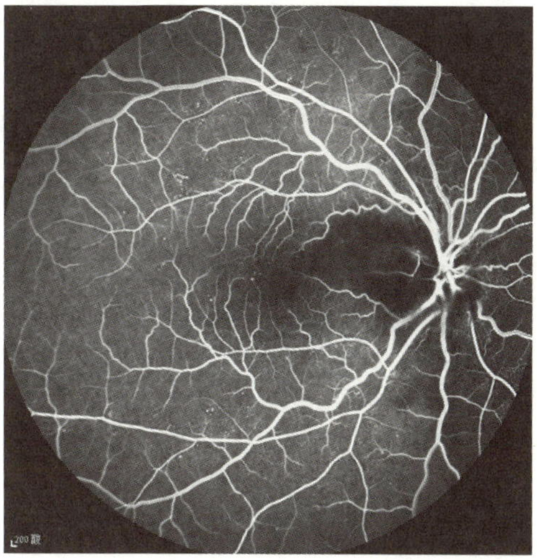

图12-4　右眼睫状视网膜动脉阻塞的荧光素眼底血管造影

睫状视网膜动脉供血区血流信号微弱，呈现充盈缺损状态。

（四）视网膜毛细血管前微动脉阻塞

视网膜毛细血管前微动脉阻塞表现为视网膜表层形态不规则、大小不一、边界不清的棉絮状灰白色斑片状病灶，又称棉绒斑（cotton-wool spot），其为视网膜神经纤维层微小的缺血性梗死，一般小于1/4视盘面积（图12-5），大多在5～7周内消退，但糖尿病患者则会持续较长时间。多见于DR、高血压性视网膜病变、肾病性视网膜病变、系统性红斑狼疮、白血病、获得性免疫缺陷综合征（acquired immune deficiency syndrome，AIDS）等患者。眼底如发现棉绒斑，应查找全身性病因。约有95%的病例可发现有隐藏的严重全身性疾病。

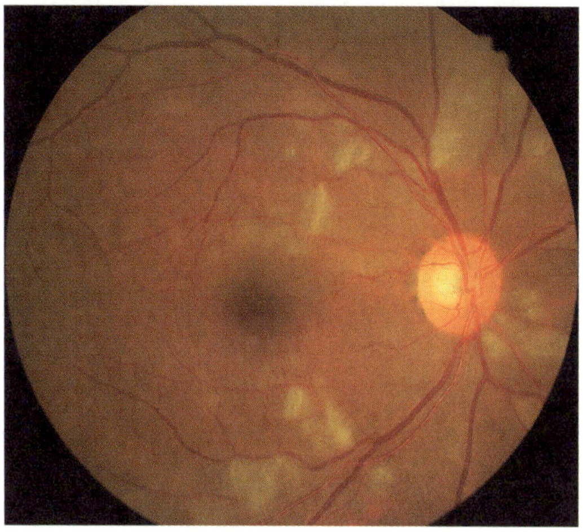

图12-5　右眼视网膜毛细血管前微动脉阻塞（示棉绒斑）

视网膜表层散在黄白色斑点状病灶。

（五）视网膜中央动脉慢性供血不足（眼缺血综合征）

【病因】　主要由颈动脉粥样硬化或炎症造成的慢性阻塞或大动脉炎所致供血不足引起。

【临床表现】　患者初期多有一过性黑矇，随后出现间歇性眼痛，严重者出现视力下降。眼底检查：视网膜动脉变细，静脉轻度迂曲扩张。视网膜散在红色斑点状出血和微动脉瘤，多分布于周边视网膜。FFA检查显示脉络膜充盈迟缓，臂-视网膜循环时间明显延长及视网膜循环时间延长。超广角FFA可以发现周边部视网膜小静脉、毛细血管渗漏及片状无灌注区形成。如不及时治疗，则多数病例会出现虹膜新生血管，半数病例眼压升高。一旦出现虹膜新生血管，患眼会因新生血管性青光眼而失明。颈部彩色多普勒超声检查显示在同侧颈总动脉分叉处或颈内动脉起始段有内膜增厚或粥样斑块形成，使血管内腔表面不光滑，管腔狭窄，严重者动脉管腔可完全闭塞。

【治疗】　主要针对全身病因治疗，如颈动脉内膜剥脱术或颈动脉支架植入术。全视网膜光凝术（panretinal photocoagulation）和玻璃体腔注射抗血管内皮生长因子（VEGF）药物有助于消退眼前节新生血管，常可作为预防或治疗新生血管性青光眼的辅助方法。

二、视网膜静脉阻塞

视网膜静脉阻塞（retinal vein occlusion，RVO）是仅次于DR的第2位常见的视网膜血管性疾病，按阻塞发生部位可分为以下两种类型。

（一）视网膜中央静脉阻塞

【病因】视神经经筛板区明显狭窄，神经纤维拥挤，对视网膜中央静脉（central retinal vein，CRV）产生压力。此外，筛板处 CRA 和 CRV 位置最靠近，因此阻塞多在筛板或紧邻其后部的 CRV 内，大多为血栓形成。促使血栓形成的因素有①血管壁的改变：高血压和 CRA 硬化对 CRV 的压迫为最常见危险因素，多见于 50 岁以上患者。其次为 CRV 炎症，管壁水肿、内膜受损、内皮细胞增殖等使管腔变窄，血流受阻。血管炎症主要见于 45 岁以下患者。②血液流变学改变：一些全身性疾病特别是糖尿病，可以引起血液黏度增高、血小板数量增多和凝集性增高、血栓素 B_2 含量增高等。③血流动力学改变：心脏功能不全、颈动脉狭窄或阻塞、大动脉炎等均可使视网膜灌注压过低或静脉回流受阻。此外眼局部因素如高眼压、视盘玻璃膜疣等的压迫可使 CRV 内血液回流受阻。CRVO 病因复杂，常为多因素共同致病。

【临床表现】患者可处于各年龄段。多为单眼发病，视力呈不同程度下降。眼底表现特点为各象限的视网膜静脉迂曲扩张，视网膜内出血呈火焰状，沿视网膜静脉分布。视盘和视网膜水肿，黄斑区尤为明显，久之多形成黄斑囊样水肿。OCT 可以观察并定量测量黄斑水肿程度（图 12-6）。根据临床表现和预后，CRVO 可分为非缺血型和缺血型（表 12-2）。

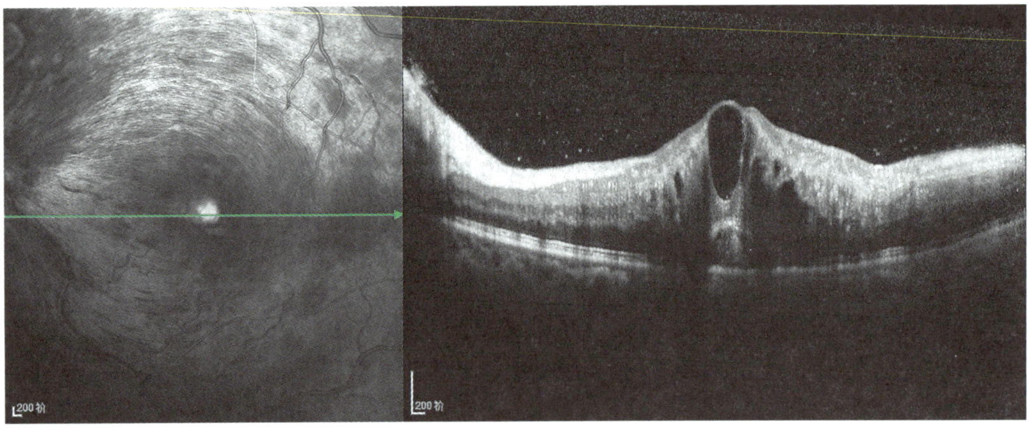

图 12-6 左眼视网膜中央静脉阻塞黄斑囊样水肿 OCT 图像

黄斑高度囊样水肿，视网膜层间多个液性囊腔。

表 12-2 视网膜中央静脉阻塞分型及特点

鉴别要点	非缺血型	缺血型
视力	轻至中度下降	明显下降，多低于 0.1
眼底	视网膜出血和水肿较轻	视网膜大量融合性出血、视盘和视网膜重度水肿，棉绒斑
瞳孔对光反射	无相对性传入性瞳孔障碍	相对性传入性瞳孔障碍
FFA	无或少量无灌注区	大面积无灌注区（大于 10 个视盘面积）
视野	周边正常，中心有或无相对暗点	周边异常，常有中心暗点
ERG	b 波振幅正常，b/a 值正常或轻度降低	b 波振幅降低，b/a 值降低
新生血管形成	无	常有

缺血型 CRVO 多伴有黄斑囊样水肿，发病 3～4 个月内易发生虹膜新生血管和新生血管性青光眼，预后不良。

【治疗】目前尚无有效治疗药物，不宜用止血药、抗凝药及血管扩张药。应查找全身病因，治疗全身系统性疾病；眼局部重点在预防和治疗并发症。针对黄斑水肿，玻璃体腔注射抗 VEGF 药物因其疗效确切和安全性良好，已成为一线疗法，可迅速消退水肿，改善视力，但需要多次重复给药，且易复发；玻璃体腔注射地塞米松缓释剂疗效也较明显，但有发生激素性白内障和青光眼的风险，部分患者易复发。非缺血型预后相对良好，但在 3 年随访期内约有 34% 的非缺血型会转变为缺血型。缺血型患者应缩短随访周期，定期检查周边眼底情况，若有视网膜无灌注区形成，可在周边视网膜无灌注区行播散光凝。当出现眼前节新生血管和新生血管青光眼时，全视网膜光凝术或联合玻璃体腔注射抗 VEGF 药物是更合理的选择。若发生玻璃体积血、视网膜脱离和新生血管性青光眼等晚期并发症，需采用玻璃体切割术或抗青光眼手术等综合治疗。

（二）视网膜分支静脉阻塞

【病因】 视网膜动静脉交叉处，增厚硬化的动脉壁对静脉的压迫为视网膜分支静脉阻塞（branch retinal vein occlusion，BRVO）主要原因。其次为局部和全身炎症诱发。

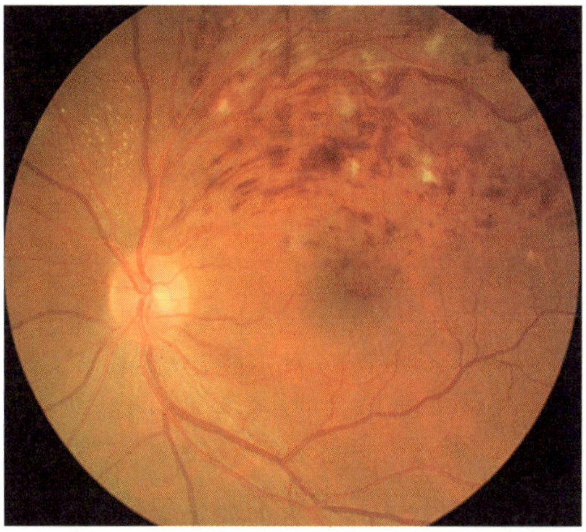

图 12-7　左眼视网膜分支静脉阻塞彩色眼底照相
左眼颞上视网膜分支静脉迂曲扩张，受阻静脉引流区视网膜浅层出血、视网膜水肿及棉绒斑。

【临床表现】 患眼视力不同程度下降。阻塞点多见于静脉第一至第三分支的动静脉交叉处，黄斑小分支静脉也可发生阻塞。颞上支阻塞最常见，鼻侧支阻塞较少。由于解剖学变异，也可有上或下半侧静脉阻塞。阻塞支静脉迂曲扩张，受阻静脉引流区视网膜浅层出血、视网膜水肿及棉绒斑（图 12-7）。颞侧分支阻塞常累及黄斑，造成黄斑水肿，可导致视力严重下降。OCT 可以观察并定量测量黄斑水肿程度。

根据 FFA 检查，BRVO 可分为两型。①非缺血型：阻塞区毛细血管扩张渗漏，在阻塞支静脉近端与远端之间侧支形成，半侧静脉阻塞眼的侧支位于视盘，无明显毛细血管无灌注区形成。②缺血型：有大片毛细血管无灌注区（>5 个视盘面积），甚至累及黄斑区，视力预后差。该型 BRVO 发病 3～6 个月以后易出现视网膜新生血管，进而引发玻璃体积血，甚至牵拉性/孔源性视网膜脱离。

【治疗】 首先应针对全身性疾病进行病因治疗。如有血管炎症，可使用糖皮质激素治疗。黄斑水肿和视网膜新生血管形成是 BRVO 眼视力丧失的两个主要原因。玻璃体腔注射抗 VEGF 药物为治疗黄斑水肿的一线疗法，也可玻璃体腔注射地塞米松缓释剂进行治疗。黄斑局部或格栅样光凝可作为非缺血型 BRVO 继发黄斑水肿的二线治疗方案。视网膜存在大面积无灌注区或新生血管时，应在阻塞缺血区行视网膜播散性激光光凝，可预防新生血管形成或促使新生血管萎缩消退。发生大量难吸收的玻璃体积血和/或视网膜脱离时，宜行玻璃体切割术和眼内光凝治疗。

三、视网膜静脉周围炎

视网膜静脉周围炎（periphlebitis of retina）又名 Eales 病（Eales disease），是导致青年人视力丧失的重要视网膜血管病。

【病因】 病因不明。该病在西方国家少见，而在我国、印度及部分中东国家比较常见。由于有地域分布差异，过去认为与结核菌感染有关，部分患者结核菌素皮肤试验阳性。

【临床表现】 患者多为青年男性，双眼多先后发病。早期表现为视物模糊和眼前漂浮感。由于该病为特发性视网膜周边血管阻塞性病变，小动、静脉均受累，无灌注区和/或新生血管形成，易突发玻璃体积血，患眼可表现为无痛性急剧视力下降，仅有光感或指数视力。出血可快速吸收，视力部分恢复，但玻璃体积血常反复发生，最终导致牵拉性视网膜脱离而失明。眼底检查可见病变主要位于周边部，病变视网膜小静脉迂曲扩张，管周白鞘，伴视网膜浅层出血（图 12-8）。出血可进入玻璃体腔，造成程度不等的血性混浊。反复出血者，可见机化膜或条索，严重者有牵拉性视网膜脱离。FFA 表现为受累小静脉管壁着色，毛细血管扩张，荧光素渗漏，周边大片毛细血管无灌注区和新生血管膜形成。

【治疗】 首先应查找病因，伴有其他炎症疾病时应予治疗。可给予糖皮质激素口服或球旁注射。新鲜出血时，对症治疗。在玻璃体积血基本吸收后，在 FFA 指导下，对病变区视网膜行激光光凝治疗，消除无灌注区，促进新生血管消退，减少出血。对严重的玻璃体积血，观察 4～6 周无吸收好转或发生牵拉性视网膜脱离时，应行玻璃体切割术。

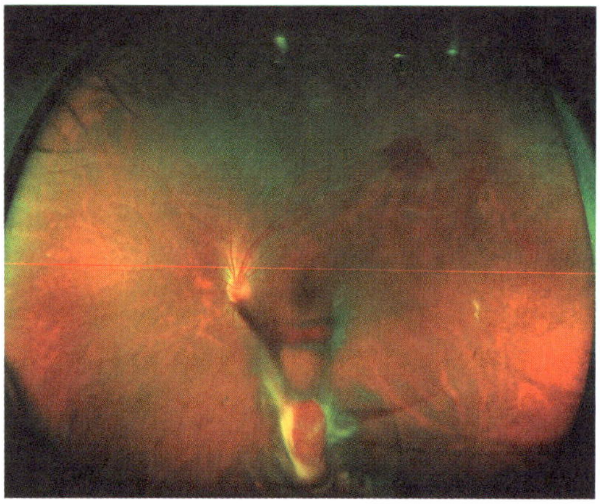

图 12-8　左眼 Eales 病超广角眼底照相

左眼颞上方周边部视网膜小静脉迂曲扩张，管周白鞘，伴视网膜浅层出血，下方玻璃体血性混浊，部分积血机化。

四、Coats 病

Coats 病（Coats disease）病因尚不清楚。好发于健康男童，多在 10 岁前发病，多单眼受累。其他年龄段及成年发生 Coats 病亦非罕见。

【临床表现】 婴幼儿患者常因家长发现患眼斜视、白瞳征，学龄儿童在视力检查时发现一眼低视力来诊。就诊时眼底改变多为晚期。病变早期多位于颞侧，病变大多位于视网膜血管第二分支后，呈显著扭曲、不规则囊样扩张或串珠状，病变视网膜点（片）状出血，较少伴发新生血管。病变区视网膜深层和视网膜下黄白色脂性渗出，呈片状沉积于视网膜下或围绕病变血管呈环形分布，间有发亮的胆固醇结晶，累及黄斑时可见星状或环形硬性渗出，晚期可见黄斑视网膜下纤维化。大量液性渗出可造成渗出性视网膜脱离。严重者可继发虹膜睫状体炎、新生血管性青光眼、并发性白内障，终致眼球萎缩。FFA 示病变区小动、静脉及毛细血管异常扩张、扭曲，微动脉瘤形成及片状毛细血管闭塞，可有异常荧光素渗漏（图 12-9）。

儿童患者临床诊断需与视网膜母细胞瘤相鉴别。

【治疗】 早期病变可行激光光凝或冷冻治疗。已发生渗出性视网膜脱离者，可联合使用玻璃体腔注射抗 VEGF 药物、激光光凝或冷凝术、巩膜外放液术。晚期患者行玻璃体切割、视网膜复位、视网

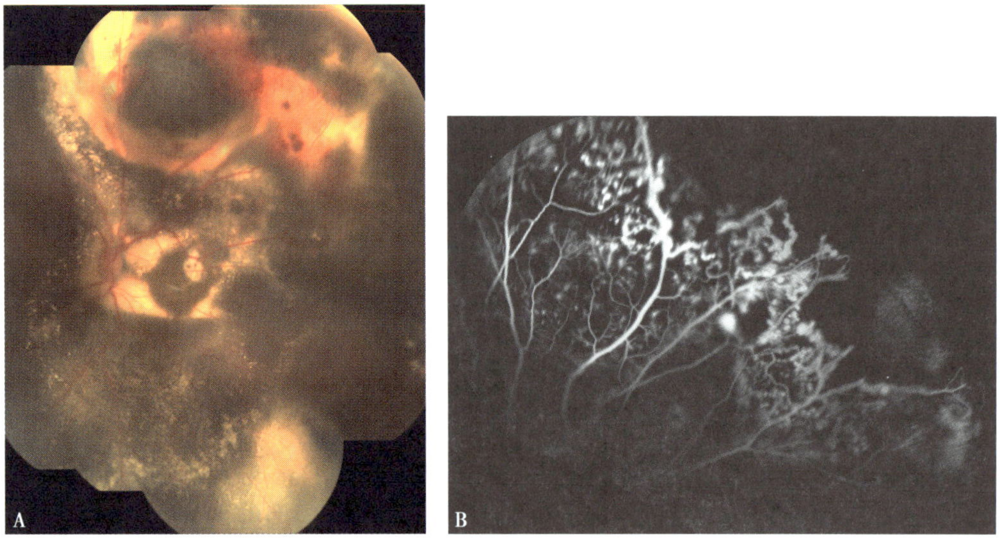

图 12-9　左眼 Coats 病

A. 眼底彩照，视网膜下黄白色的脂质渗出沉积，伴局限性视网膜脱离，颞上周边可见毛细血管扩张和微动脉瘤；B. FFA，颞上周边的视网膜微血管扩张及末端瘤样膨大，周边无灌注区存在。

膜激光光凝或冷凝术、玻璃体腔注射抗 VEGF 药物等综合疗法以挽救部分患眼。

五、糖尿病视网膜病变

糖尿病视网膜病变（diabetic retinopathy，DR）是临床上最常见的视网膜血管病，是工作年龄人群主要致盲眼病之一。早期无自觉症状，随病变发展逐渐出现不同程度的视力减退。传统上认为 DR 主要是一种微血管疾病，但近年研究认为它同时也是神经退行性疾病。由视网膜的血管内皮细胞、神经元和胶质细胞功能耦合构成的神经血管单元（neurovascular unit，NVU）的结构破坏和功能受损，在 DR 发生发展中起着关键作用。

【临床分期或分级】 我国最新推荐的分期方法是基于 1984 年全国眼底病学术会议制定的 DR 分期标准，结合 2003 年国际分类法，按疾病发展阶段和严重程度，将糖尿病视网膜病变分为非增生性糖尿病视网膜病变（nonproliferative diabetic retinopathy，NPDR）（图 12-10）和增生性糖尿病视网膜病变（proliferative diabetic retinopathy，PDR）两种类型（图 12-11）（表 12-3）。两型都可发生糖尿病黄斑水肿（diabetic macular edema，DME）。

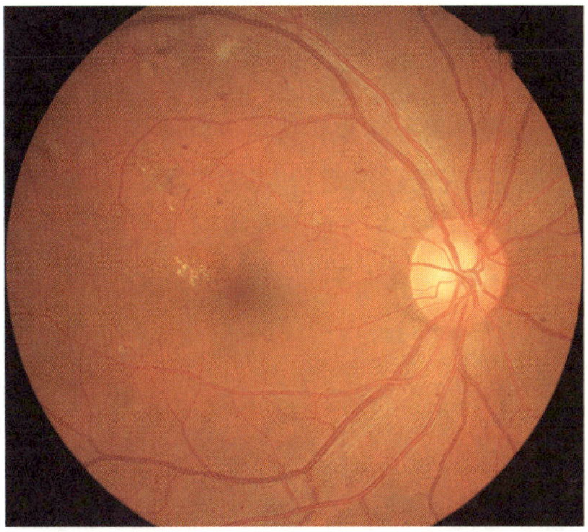

图 12-10　右眼非增生性糖尿病视网膜病变眼底彩照
后极部视网膜散在微动脉瘤、出血点和黄白色硬性渗出。

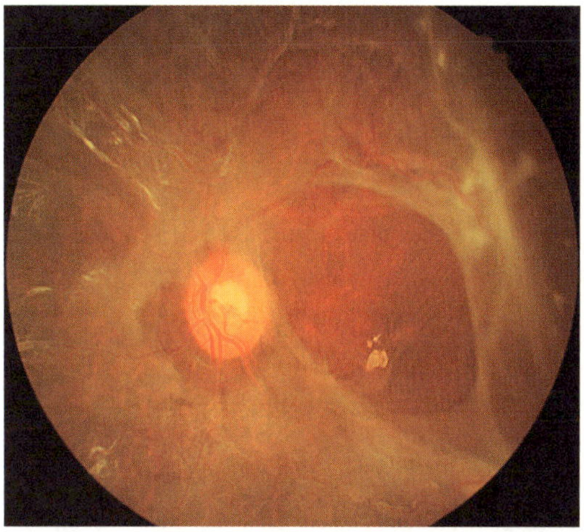

图 12-11　左眼增生性糖尿病视网膜病变眼底彩照
视网膜新生血管及纤维增殖，牵拉性视网膜脱离。

表 12-3　我国最新推荐的糖尿病视网膜病变分型分期和糖尿病黄斑水肿分类

疾病	分期（分型）或分类	眼底病变
DR	Ⅰ期（轻度非增生期）	仅有毛细血管瘤样膨出改变
	Ⅱ期（中度非增生期）	介于轻度到重度的视网膜病变，可合并视网膜出血、硬性渗出和/或棉绒斑
	Ⅲ期（重度非增生期）	每一象限视网膜内出血≥20 个出血点，或者至少 2 个象限已有明确的静脉“串珠样”改变，或者至少 1 个象限 IRMA
	Ⅳ期（增生早期）	出现 NVE 或 NVD
	Ⅴ期（纤维增生期）	出现纤维膜，可伴视网膜前出血或玻璃体积血
	Ⅵ期（增生晚期）	出现牵拉性视网膜脱离，合并纤维血管膜
DME	NCI-DME	黄斑视网膜增厚未累及中心凹直径 1mm 范围内
	CI-DME	黄斑视网膜增厚累及中心凹直径 1mm 范围内

注：DR，糖尿病视网膜病变；DME，糖尿病黄斑水肿；IRMA，视网膜内微血管异常；NVE，视网膜新生血管；NVD，视盘新生血管；NCI-DME，未累及黄斑中心凹的 DME；CI-DME，累及黄斑中心凹的 DME。

DME 指由于血-视网膜内屏障破坏引起黄斑区毛细血管渗漏所致的黄斑中心视网膜增厚，主要影响中心视力。我国采纳最新的国际分类法（2017 年），根据是否累及黄斑中心凹将 DME 分为未累及黄斑中心凹的 DME（noncenter-involving DME，NCI-DME）和累及黄斑中心凹的 DME（center-involving DME，CI-DME）两类（表 12-3）。

【治疗】 包括全身性疾病的管理和眼局部治疗。应科学地控制血糖、血压和血脂。眼局部治疗包括视网膜激光光凝、抗 VEGF 和糖皮质激素药物、手术治疗。轻至中度 NPDR 以观察为主；对于重度 NPDR 和 PDR，采取全视网膜光凝治疗或激光联合玻璃体腔注射抗 VEGF 药物，以抑制新生血管形成，促使已形成的新生血管消退，阻止病变继续恶化。已发生玻璃体积血长时间不吸收、牵拉性视网膜脱离，特别是黄斑受累时，应行玻璃体切割术，或联合全视网膜光凝和抗 VEGF 药物治疗。针对 DME，抗 VEGF 药物已成为 CI-DME 的一线治疗方法，对于 NCI-DME 可以考虑局部激光光凝或联合抗 VEGF 药物治疗。若抗 VEGF 药物治疗应答不良或无应答，可考虑更换玻璃体腔注射激素治疗。玻璃体腔注射抗 VEGF 药物和/或长效糖皮质激素可有效抑制视网膜血管渗漏，消除黄斑水肿，改善视力。对中央视网膜厚度（CRT）<400μm 的 DME 行黄斑区微脉冲激光治疗也有效。

六、高血压性视网膜病变

视网膜小动脉对系统性高血压的基本反应是收缩，随着时间推移和病情加重，进一步出现渗出、棉绒斑、视网膜水肿与浅层出血、动脉硬化性改变（动脉变窄、铜丝或银丝状改变及动静脉交叉压迫征）、渗出性视网膜脱离及脉络膜病变（仅见于急进性高血压）。有高血压性视网膜病变者易发生 BRVO、视网膜动脉阻塞、视网膜大动脉瘤及前部缺血性视神经病变。高血压性视网膜病变的分类和分级详见“第十九章　常见全身疾病的眼部表现”。

七、早产儿视网膜病变

早产儿视网膜病变（retinopathy of prematurity，ROP）是一种发生在早产、低出生体重儿的视网膜血管增生性疾病。其发病早、病情重、治疗窗口期窄，若不能及时发现、合理治疗，视网膜将发生纤维新生血管增生、收缩，引起牵拉性视网膜脱离，可导致终身失明。ROP 是儿童盲的首要致盲原因，其病因、临床特征、筛查和治疗等详见“第十九章　常见全身疾病的眼部表现”。

第三节 | 黄斑疾病

一、中心性浆液性脉络膜视网膜病变

中心性浆液性脉络膜视网膜病变（central serous chorioretinopathy，CSC）多见于健康状况良好的青壮年男性（25～50 岁），单眼或双眼发病，通常表现为自限性疾病，但可复发。

【病因与发病机制】 原因不明。脉络膜血管可能为本病的原发受累部位。目前认为其发病机制为脉络膜毛细血管通透性增加引起浆液性 RPE 脱离，后者进一步诱发 RPE 屏障功能破坏，导致 RPE 渗漏和后极部浆液性视网膜脱离。导致脉络膜毛细血管通透性增加的病因尚有争议。有研究证实，患者血清中儿茶酚胺浓度升高。此外还与外源性和内源性糖皮质激素有关。A 型性格者易患病。该病诱发或加重因素包括情绪波动、精神压力、妊娠及大剂量全身应用糖皮质激素等。

【临床表现】 患眼视力下降，视物变暗、变形、变小、变远，伴有中心相对暗区；眼底黄斑区可见 1～3 视盘直径（disc diameter，DD）大小、圆形或椭圆形扁平盘状浆液性脱离区，沿脱离缘可见弧形光晕，中心凹反射消失。病变后期，盘状脱离区视网膜下可有众多细小黄白点。FFA 检查，静脉期在视网膜浆液性脱离区内出现一个或数个荧光素渗漏点，呈喷射状上升或墨渍样弥散扩大。渗漏较重

NOTES

者，晚期视网膜下液荧光素积存，可显示出浆液性脱离区轮廓（图 12-12）。吲哚菁绿血管造影（indocyanine green angiography，ICGA）可见脉络膜大血管异常扩张和高充盈状态。增强深度成像 OCT（EDI-OCT）或扫频 OCT 显示患眼脉络膜厚度增加。

多数病例在 3～6 个月内自愈，视力恢复，但视物变形和变小可持续 1 年以上。有些多次复发或慢性迁延不愈的患者，有向脉络膜新生血管（choroidal neovascularization，CNV）或息肉样脉络膜血管病变（polypoidal choroidal vasculopathy，PCV）转化的可能。临床上越来越多联合使用 OCT 和光学相干断层扫描血管造影（OCTA）以发现 CNV 或 PCV。

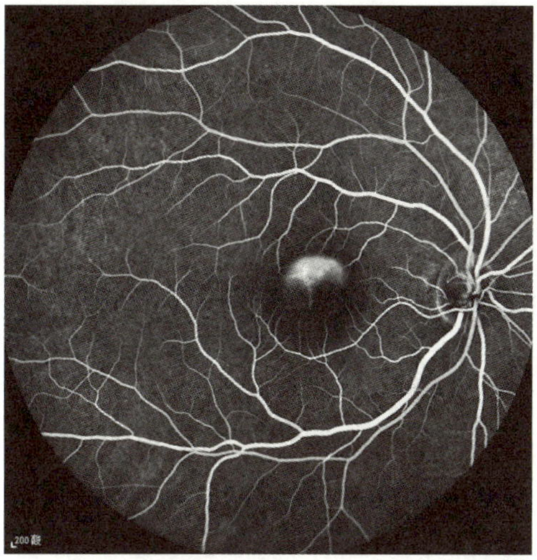

图 12-12　右眼中心性浆液性脉络膜视网膜病变荧光素眼底血管造影

静脉期在视网膜浆液性脱离区内出现一个荧光素渗漏点，呈“炊烟状”扩大。

【治疗】 本病为自愈性疾病，早期可以观察。禁用糖皮质激素和血管扩张剂。口服盐皮质激素受体拮抗剂（依普利酮或螺内酯）的效果尚待更多研究证实。半剂量维替泊芬光动力疗法（photodynamic therapy，PDT）能有效促进视网膜下液吸收、使脉络膜厚度变薄、降低脉络膜血管的高渗透性，可用于慢性 CSC 的治疗。也可选择阈值下微脉冲激光进行治疗。如渗漏点位于中心凹外（距中心凹 500μm 以外），也可采用激光光凝渗漏点，以促进 RPE 屏障修复和视网膜下液吸收，但光凝有诱发 CNV 风险。如存在 CNV 或 PCV，可考虑抗 VEGF 药物治疗。

二、脉络膜新生血管

脉络膜新生血管（CNV）是许多疾病共有的一种体征，发生机制尚未阐明，通常认为与 RPE-Bruch 膜-脉络膜毛细血管复合体完整性破坏有关，病因包括变性、炎症、外伤和特发性等，也可继发于遗传性视网膜病变、肿瘤、慢性 CSC 等。CNV 常发生于黄斑区，可引发出血、渗出及瘢痕形成等一系列病理改变，导致眼部结构和功能的破坏，严重损害视功能。CNV 相关疾病至少有 40 余种，是一类严重的致盲性疾病，临床上最常见的如湿性年龄相关性黄斑变性和病理性近视（pathological myopia）黄斑变性等。

【临床表现】 可发生于任何年龄段人群，单眼或双眼发病，常因视力下降、视物变形、中心暗点等就诊。眼底检查可见黄斑区灰白色病灶，周围伴有出血、水肿和渗出；CNV 病灶大小依病因而不同，同时眼底可见原发疾病的相应表现。FFA 检查新生血管渗漏呈强荧光，ICGA 能显示 CNV 形态；OCT 检查可见团状不均匀高反射信号位于 RPE 层下，或穿透 RPE 层进入视网膜神经上皮层下，周围可伴神经上皮脱离；OCTA 可检测到黄斑区 CNV 的管网状高血流信号（图 12-13）。

【治疗】 首先针对病因进行治疗。近年针对 CNV 的治疗取得明显进展，玻璃体腔注射抗 VEGF 药物已成为一线治疗方案，目前我国已批准用于 CNV 临床治疗的药物有雷珠单抗（ranibizumab）和康柏西普（conbercept）等。对于伴有炎症病变的患者，可局部或全身应用糖皮质激素。光动力疗法和激光光凝可用于部分 CNV 疾病，基因疗法正在研究中。

三、年龄相关性黄斑变性

年龄相关性黄斑变性（AMD）患者多为 50 岁以上，双眼先后或同时发病，视力呈进行性损害。该病是老年人群视力不可逆性损害的首要原因。其发病率随年龄增长而升高。

【病因和病理生理改变】 确切病因尚未明了，可能与遗传因素、黄斑长期慢性光损伤、代谢及营养因素等有关。其主要病理生理改变是外层视网膜、RPE、Bruch 膜及脉络膜毛细血管层的退行性病

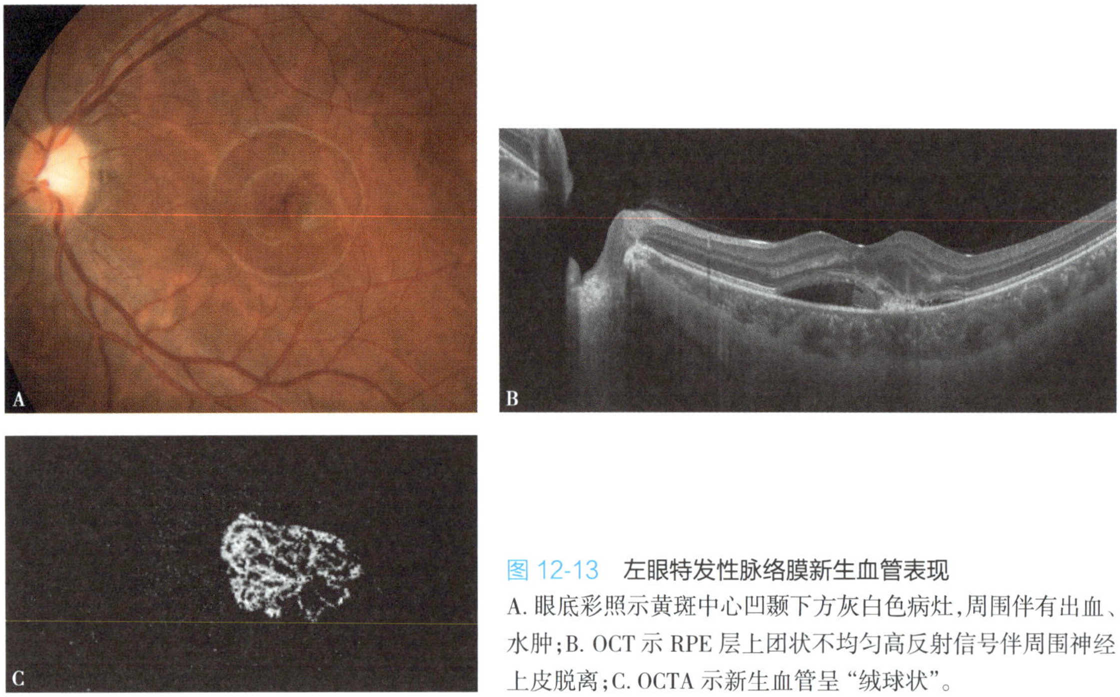

图 12-13 **左眼特发性脉络膜新生血管表现**

A. 眼底彩照示黄斑中心凹颞下方灰白色病灶，周围伴有出血、水肿；B. OCT 示 RPE 层上团状不均匀高反射信号伴周围神经上皮脱离；C. OCTA 示新生血管呈“绒球状”。

变，以黄斑区细胞外沉积物为典型特征。早期病理表现为基板沉积物和基线沉积物，晚期出现视网膜或脉络膜的萎缩或新生血管形成。

【临床表现】 临床上有两种表现类型。

1. 干性 AMD 又称萎缩性或非新生血管性 AMD。起病缓慢，双眼视力逐渐减退，可有视物变形。该型患者后极部视网膜外层、RPE 层、Bruch 膜及脉络膜毛细血管呈缓慢进行性变性萎缩，特征性表现为黄斑区玻璃膜疣（drusen）、色素紊乱及地图样萎缩。病程早期后极部可见大小不一、黄白色类圆形玻璃膜疣。其中，硬性玻璃膜疣呈小圆形、边界清晰；软性玻璃膜疣较大、边缘不清，可扩大相互融合。软性玻璃膜疣是 RPE 萎缩及渗出性 AMD 的危险因素。此外，RPE 的变性萎缩还表现为色素紊乱、脱色素或地图样萎缩。脉络膜毛细血管萎缩，可显露脉络膜大中血管。

2. 湿性 AMD 又称渗出性或新生血管性 AMD。Bruch 膜的变性损害可诱发 CNV 形成，并长入 RPE 层下或视网膜神经上皮层下，引发渗出性或出血性脱离，晚期纤维瘢痕形成。临床上患眼视力突然下降、视物变形或中心暗点。眼底可见后极部视网膜神经上皮层下或 RPE 下暗红甚至暗黑色出血。病变区可隆起，大小不一，大的可超越上、下血管弓。病变区内或边缘有黄白色硬性渗出及玻璃膜疣（图 12-14）。大量出血时，出血可突破视网膜进入玻璃体腔，导致玻璃体积血。病程晚期黄斑下出血机化，形成盘状瘢痕，中心视力丧失。FFA 不仅能显示 CNV，而且可区分 CNV 的类型（典型性和隐匿性）。典型性 CNV 在造影早期即出现花边状或绒球状、边界清晰的血管形态，随即荧光素渗漏、边界不清。隐匿性 CNV 则在造影中晚期才出现荧光素渗漏，呈边界不清强荧光斑点。ICGA 能更清楚地显示 CNV，将 FFA 表现为隐匿性的 CNV 进一步分为焦点状、斑片状和混合型 CNV。

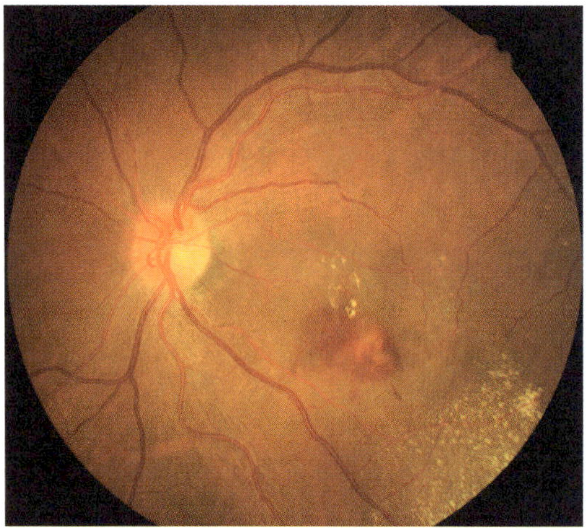

图 12-14 **左眼湿性年龄相关性黄斑变性眼底彩照**

黄斑区视网膜下暗红色出血，病变区可隆起，其周可见黄白色脂性渗出。

3. 湿性 AMD 的特殊亚型

（1）息肉样脉络膜血管病变（PCV）：发病机制尚未明确，属于 AMD 的亚型还是单独病种尚无定论。典型病例眼底后极部可见橘红色结节样病灶，周围可伴有出血、渗出及色素上皮脱离。伴有较大色素上皮脱离灶的 PCV 易发生视网膜下大量出血，预后较差。ICGA 检查是该病诊断的“金标准”。如果 ICGA 发现有单发或者多发性的来自脉络膜循环的息肉样病灶，伴（或不伴）有分支血管网（branch vascular net，BVN）即可诊断（图 12-15）。OCT 检查可见“指样凸起”“双层征”等表现，对 PCV 也有较高的诊断价值。

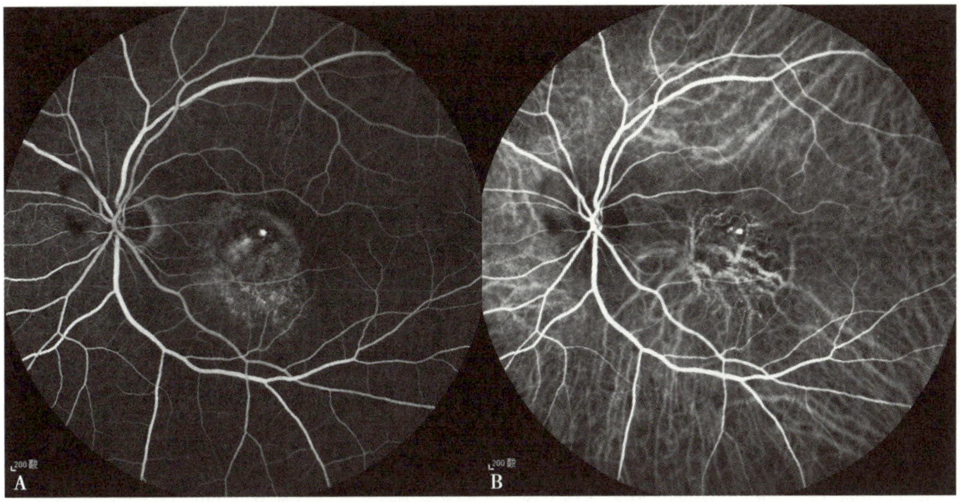

图 12-15　左眼息肉样脉络膜血管病变荧光素（FFA）及吲哚菁绿眼底血管造影（ICGA）
A. FFA 见黄斑区结节状强荧光，其周围荧光素渗漏；B. ICGA 可见结节状息肉样强荧光病灶，伴有粗大扩张的脉络膜毛细血管及分支血管网。

（2）视网膜血管瘤样增生（retinal angiomatous proliferation，RAP）：目前多数学者认为 RAP 本质上是 AMD 的一种特殊类型。与典型 AMD 不同的是，其病理特征是新生血管起源于视网膜神经上皮层毛细血管，伴有扩张的视网膜血管以及视网膜前、视网膜内、视网膜下出血和渗出，视网膜血管瘤样增生扩展至视网膜深层以及视网膜下间隙，形成视网膜脉络膜吻合。预后较差。

【更新概念】 鉴于 AMD 中特殊类型 RAP 的新生血管来源于视网膜，使用“CNV”无法准确涵盖 AMD 中所有类型的新生血管，国际 AMD 命名共识研究组（2020 年）建议用黄斑区新生血管（macular neovascularization，MNV）替代 CNV 术语。MNV 指长入黄斑区视网膜、视网膜下腔或 RPE 下腔的新生血管，依据 OCT 图像中 MNV 的起源和位置，将其分为 1、2 和 3 型。新术语与以往疾病有着一定的对应关系。1 型 MNV 起源于脉络膜毛细血管，向 RPE 下间隙生长，OCT 显示位于 RPE 层下，既往称为隐匿型 CNV；PCV 是 1 型 MNV 的重要亚类，OCT 表现与 1 型 MNV 相似，ICGA 可见血管瘤样扩张或/和分支血管网，称作动脉瘤 1 型 MNV。2 型 MNV 起源于脉络膜毛细血管，穿过 RPE 后在视网膜下间隙生长，OCT 显示其位于 RPE 层上，既往称为典型性 CNV；2 型 MNV 可与其他类型 MNV 同时存在。3 型 MNV 既往被称为 RAP，异常血管并非起源于脉络膜，可能起源于视网膜深层毛细血管丛，并向外层视网膜延伸，OCT 显示新生血管向 RPE 方向生长，甚至穿过 RPE 层。

【诊断和鉴别诊断】 通过询问病史，常规眼科检查，结合 FFA、ICGA、OCT 和 OCTA 等多模影像检查多可明确诊断。由于 OCT 和 OCTA 具有无创、便捷、安全、可重复检查等优势，已成为临床诊断和随访 AMD 的重要手段。湿性 AMD 发生视网膜下较大量出血时，应与脉络膜黑色素瘤鉴别。

【治疗】 干性 AMD 患者可补充抗氧化维生素（维生素 C、维生素 E）、矿物质（锌和铜）、叶黄素、玉米黄质等。软性玻璃膜疣可行激光光凝或微脉冲激光照射，以促进吸收。针对 MNV，玻璃体腔注射抗 VEGF 药物是一线治疗方法，通过抑制 VEGF 发挥作用，疗效确切；存在的问题是易复发，需要多次注射。光动力疗法通过特殊的光敏剂产生光化学反应，可使新生血管内皮细胞产生细胞毒损伤，破坏新生血管组织，但不能防止患眼严重视力丧失。对位于黄斑中心凹外的 MNV，抗 VEGF 治疗或视网膜激光光凝术均是可采用的治疗方法。黄斑手术治疗包括清除视网膜下出血、去除 CNV 及黄斑转位术等，治疗效果有待进一步评价。对于 PCV，单纯抗 VEGF 治疗或抗 VEGF 治疗联合光动力疗法是目前最有效的疗法；对黄斑中心凹外的息肉样病灶可行激光光凝。对视力严重损害的晚期患者可行低视力矫治。

四、近视性黄斑变性

近视性黄斑变性（myopic macular degeneration）见于病理性近视眼。随患者年龄增长眼轴进行性变长，眼球后极部向后扩张，形成后巩膜葡萄肿，出现以下眼底改变：视盘颞侧出现脉络膜萎缩弧（即近视弧），严重者萎缩弧围绕视盘全周；黄斑区 RPE 和脉络膜毛细血管层萎缩，可有大小不等数片，可相互融合。萎缩区内可见裸露的脉络膜大血管及不规则色素沉着；由于后极部向后扩张，黄斑部玻璃膜线样破裂产生漆样裂纹（黄白色条纹）、中心凹下出血、Fuchs 斑（黑色类圆形微隆起斑）及 CNV；患者常因黄斑出血视力突然明显降低、视物变形或中心固定暗点来诊。OCT 或 OCTA 有助于判断 CNV 是否存在，FFA 检查有助于确定 CNV 是否渗漏。此外，由于上述黄斑区视网膜和脉络膜的萎缩变性改变、玻璃体液化、视网膜劈裂以及玻璃体黄斑交界面异常，易发生黄斑视网膜前膜和黄斑裂孔，继之发生视网膜脱离。

依据近视眼病史和典型眼底改变即可诊断。针对病理性近视 CNV，目前主要的治疗方法是玻璃体腔注射抗 VEGF 药物。

五、黄斑裂孔

黄斑裂孔（macular hole）是指黄斑区神经上皮层的局限性全层缺损，按发病原因分为继发性和特发性黄斑裂孔。继发性黄斑裂孔可由眼外伤、黄斑变性、长期黄斑囊样水肿、高度近视等引起。特发性黄斑裂孔发生在老年人相对健康眼，多见于女性，病因不明，目前认为玻璃体后皮质收缩对黄斑切线方向的牵拉力起到重要作用。根据发病机制，Gass 将特发性黄斑裂孔分为 4 期：Ⅰ期为裂孔形成前期，仅中心凹脱离，视力轻度下降，中心凹可见黄色斑点或黄色小环，半数病例会自发缓解；Ⅱ～Ⅳ期为全层裂孔，Ⅱ期裂孔<400μm，呈偏心的半月形、马蹄形或椭圆形；Ⅲ期为>400μm 圆孔，Ⅱ～Ⅲ期时玻璃体后皮质仍与黄斑粘连；Ⅳ期为已发生玻璃体后脱离的较大裂孔，可见 Weiss 环（图 12-16）。

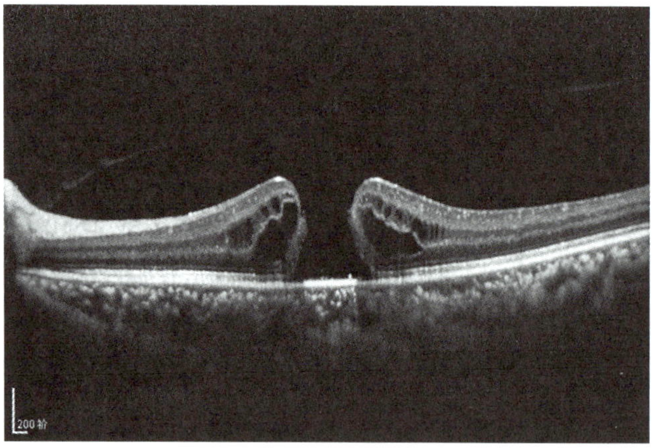

图 12-16　左眼黄斑裂孔 OCT 图像

黄斑裂孔（Ⅳ期）：视网膜神经上皮全层离断，隐约可见已脱离的玻璃体后皮质，未见裂孔“盖膜”。

黄斑全层裂孔者视力显著下降（多为 0.05～0.2），存在中心暗点；裂隙灯前置镜检查可见裂孔处光带中断现象；OCT 检查可直观显示玻璃体后皮质与黄斑裂孔的关系，以及黄斑裂孔处组织病变状况，为黄斑裂孔的诊断和鉴别诊断提供了“金标准”。

继发于高度近视眼的黄斑裂孔发生视网膜脱离的风险大，需行玻璃体切割术等手术治疗。特发性黄斑裂孔一般不发生视网膜脱离，半数以上的Ⅰ期黄斑裂孔可自行闭合，因此可以观察；Ⅱ期以上的裂孔可行玻璃体手术治疗。对于陈旧性、大裂孔，即使手术可使裂孔闭合，但视力难以提高。

六、黄斑视网膜前膜

视网膜前膜是由多种原因引起视网膜胶质细胞及 RPE 细胞迁徙至玻璃体视网膜交界面，并增殖形成纤维细胞膜。视网膜前膜可在视网膜任何部位发生，发生在黄斑及其附近的视网膜前膜称为黄斑视网膜前膜（macular epiretinal membrane），简称黄斑前膜。其发病与以下因素有关①内眼手术后：视网膜脱离术、玻璃体手术、视网膜光凝或冷凝术后；②某些炎症性眼病：眼内炎、视网膜血管炎等；③出血性视网膜血管性疾病；④眼外伤等。特发性黄斑前膜见于无其他眼病的老年人，多有玻璃体后脱离。

黄斑前膜根据发展阶段与临床表现，可分为玻璃纸样黄斑病变（cellophane maculopathy）与黄斑皱褶（macular pucker）。玻璃纸样黄斑病变较常见，通常为特发性，黄斑视网膜表面仅有一层透明薄膜，患眼视力正常或仅有轻微视物变形。眼底检查黄斑区呈不规则反光或强光泽，似覆盖一层玻璃纸。随着膜的增厚和收缩，可出现视网膜表面条纹和小血管扭曲。黄斑皱褶是由前膜的增厚和收缩所致，可为特发性或继发性。患眼视力明显减退（≤0.5）、视物变形。眼底可见后极部灰白纤维膜，边界不清，视网膜皱纹，黄斑区视网膜血管严重扭曲，可向中央牵拉移位。可伴有黄斑水肿、异位或浅脱离。OCT 检查可见黄斑前线状高反射信号，中心凹被牵拉变形、隆起（图 12-17），有的发生劈裂甚至形成裂孔。FFA 检查可见明显扭曲的血管、血管渗漏等。

目前尚无有效治疗药物，如患眼视力轻度下降，无须处理。如视力进行性下降，有明显的视物变形，可行玻璃体切割黄斑前膜剥除术，视物变形可得到改善，约 50% 病例视力获得提高。

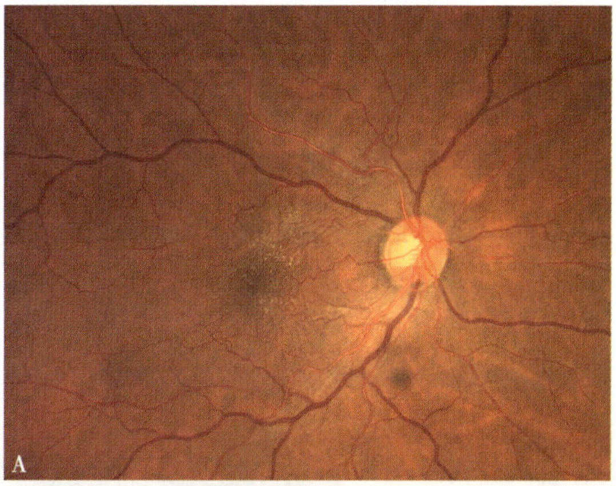

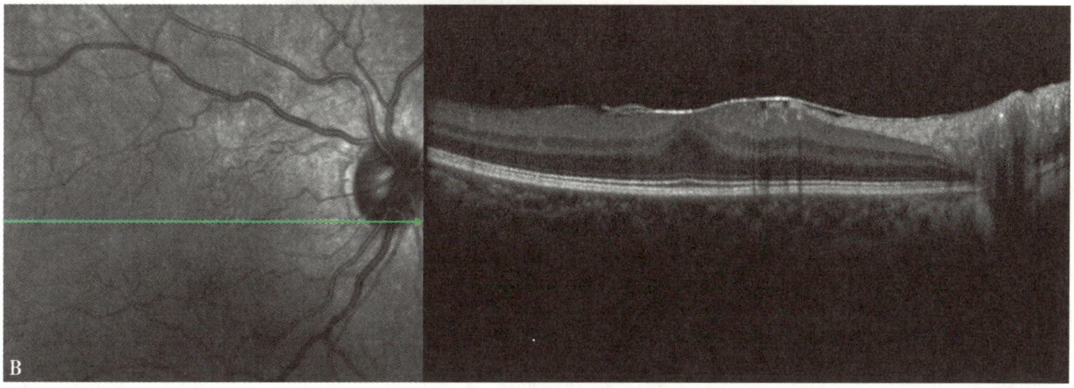

图 12-17　**右眼黄斑前膜表现**

A. 眼底彩照，示黄斑区呈不规则黄白色反光，视网膜表面条纹和小血管扭曲；B.OCT，水平扫描（如绿线所示）可见黄斑前线状高反射信号，中心凹隆起。

第四节 | 视网膜脱离

视网膜脱离指视网膜神经上皮与色素上皮的分离，根据发病原因分为孔源性、牵拉性和渗出性三类。

一、孔源性视网膜脱离

孔源性视网膜脱离（rhegmatogenous retinal detachment）发生在视网膜裂孔形成的基础上，液化的玻璃体经视网膜裂孔进入视网膜神经上皮下，引起视网膜神经上皮与色素上皮的分离。

【病因与发病机制】 孔源性视网膜脱离发生的两大要素：①视网膜裂孔形成；②玻璃体牵拉与液化。裂孔形成因素有视网膜变性萎缩、玻璃体后脱离及牵拉。视网膜变性多位于视网膜周边部，可形成裂孔的最常见变性为格子样变性，还有蜗牛迹样变性、囊样变性、视网膜劈裂等。变性的视网膜可形成较小的萎缩圆孔，如无玻璃体牵拉可不引起视网膜脱离；玻璃体的液化与后脱离对附着部位视网膜的反复牵拉，易形成马蹄形裂孔，常伴有一个与牵拉玻璃体粘连的翘起瓣。眼球钝挫伤后，由于玻璃体的牵拉易形成锯齿缘离断。伴有玻璃体牵拉的裂孔形成后，液化的玻璃体经裂孔进入视网膜神经上皮层下形成视网膜脱离。

老年人、高度近视、无晶状体眼、人工晶状体眼、眼外伤等易发生孔源性视网膜脱离。

【临床表现】 ①发病初期有眼前漂浮物、闪光感及幕状黑影遮挡（与视网膜脱离区对应），并逐渐变大。视网膜脱离累及黄斑时视力明显减退。②眼底检查见脱离的视网膜呈灰白色隆起，脱离范围可由局限性脱离至全视网膜脱离。大范围的视网膜脱离区呈波浪状起伏不平。严重者，视网膜表面增殖，可见固定皱褶。

【诊断】 ①超广角眼底照相：用于展示视网膜脱离范围，发现明显视网膜裂孔，提示可疑视网膜变性区域，是一种快速非接触的无创检查（图 12-18）。②眼部超声：对于屈光间质条件较差的患者，可以大致判断视网膜脱离的可能性，加入多普勒血流信号，可以提高视网膜脱离诊断的正确率。③散瞳后前置镜、间接检眼镜或三面镜检查：是明确视网膜脱离范围、准确定位裂孔的必要检查，此检查可发现大多数裂孔，必要时可在巩膜压迫下检查，利于寻找赤道之前的远周边裂孔。裂孔最多见于颞上象限，其次为颞下、鼻侧。裂孔在脱离视网膜的灰白色背景下呈红色。无晶状体眼、人工晶状体眼或慢性下方视网膜脱离眼的视网膜裂孔不易被发现。

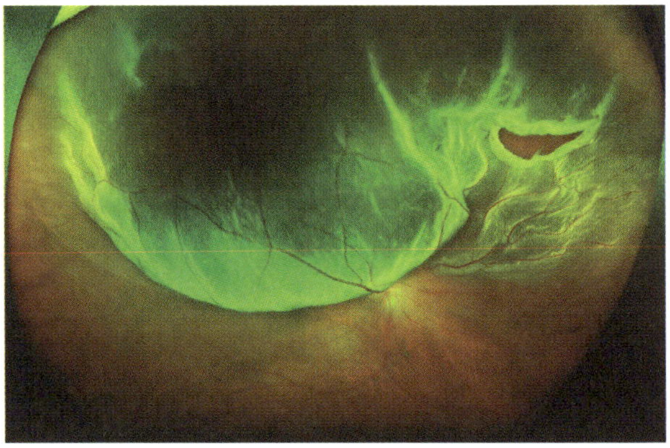

图 12-18　**右眼孔源性视网膜脱离广角眼底照相**
脱离区视网膜青灰色隆起，累及黄斑中心凹，鼻上方视网膜可见“马蹄形”裂孔。

【治疗原则】 封闭裂孔，复位视网膜。要点是术前、术中查清所有裂孔并进行准确定位。手术方法有巩膜外垫压术、巩膜环扎术，复杂病例选择玻璃体切割手术。裂孔封闭方法可采用激光光凝或冷凝裂孔周围，产生的炎症反应使裂孔处视网膜神经上皮与色素上皮粘连封闭裂孔。视力预后取决于黄斑是否脱离及脱离的时间长短，黄斑未脱离及脱离时间短（<1 周）者，视力预后良好。

二、牵拉性视网膜脱离

增生性糖尿病视网膜病变、早产儿视网膜病变、视网膜血管病变并发玻璃体积血及眼外伤等均可发生玻璃体内及玻璃体视网膜交界面的纤维增生，进而造成牵拉性视网膜脱离（tractional retinal detachment）。在视网膜受牵拉处也可产生牵拉性视网膜裂孔，形成牵拉性合并孔源性视网膜脱离。如伴有严重玻璃体混浊，眼 B 型超声检查有助于诊断。

三、渗出性视网膜脱离

渗出性视网膜脱离（exudative retinal detachment）有两种类型，即浆液性视网膜脱离和出血性视网膜脱离，均无视网膜裂孔。前者见于 Vogt-小柳原田病、葡萄膜炎、后巩膜炎、葡萄膜渗漏综合征、恶性高血压、妊娠高血压综合征、中心性浆液性脉络膜视网膜病变（CSC）、Coats 病、脉络膜肿瘤等。后者主要见于湿性 AMD 及眼外伤。治疗主要是针对原发病。

第五节 | 遗传性视网膜病变

一、原发性视网膜色素变性

原发性视网膜色素变性（RP）是一组遗传眼病，属于光感受器细胞及 RPE 营养不良性退行性病变。发病机制尚未完全阐明，可能为遗传和环境因素引发视网膜光感受器细胞变性死亡。近年研究提示，炎症和固有免疫在疾病发生和进展中也起着重要作用。临床上以夜盲、进行性视野缩小、色素性视网膜病变和光感受器功能不良（ERG 检查）为特征。该病有多种遗传方式，可为 X 连锁遗传、常染色体隐性或显性遗传，也可散发。通常双眼发病，极少数病例单眼发病。不同类型的患者其发病年龄、病变严重程度和进展状况不同。通常在 30 岁以前发病，常见于儿童或青少年期起病，至青春期症状加重，到中年或老年时因黄斑受累视力严重障碍而失明。

【临床表现】 ①夜盲为最早期表现，并呈进行性加重。②眼底：视盘呈蜡黄色，视网膜血管变细，尤其小动脉明显变窄。视网膜呈青灰色，赤道部视网膜血管旁色素沉着，典型的呈骨细胞样（图 12-19）。色素性改变向后极部及周边方向发展。③患眼常有晶状体后囊下锅巴样混浊，晚期可伴发黄斑水肿和黄斑前膜等。

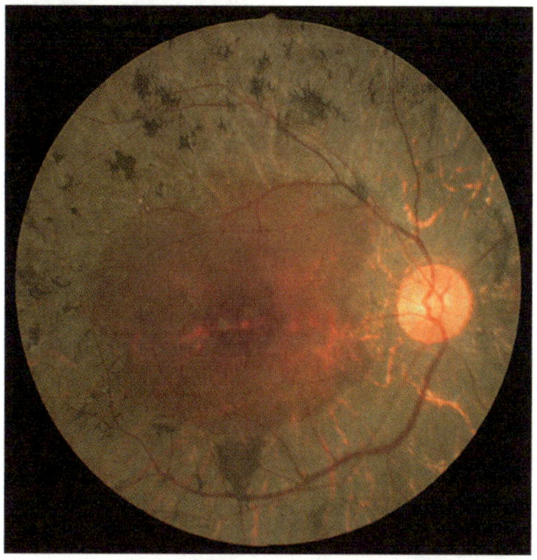

图 12-19 **右眼原发性视网膜色素变性眼底彩照**
视盘呈蜡黄色，视网膜血管狭细。视网膜呈青灰色，赤道部视网膜血管旁骨细胞样色素沉着。

【诊断】 ①视野检查：发病早期视野呈环形暗点，逐渐向中心和周边扩展，表现为视野进行性缩小，晚期形成管状视野，但中心视力可较长时间保留，双眼表现对称。②自发荧光成像：可以发现检眼镜下不明确的、更多的病变区域，表现为弱荧光和强荧光斑驳样改变。③FFA 检查：由于 RPE 广泛变性萎缩，眼底弥漫性斑驳状强荧光，严重者有大面积透见荧光区，色素沉着处为遮蔽荧光。约 75% 病例可见染料渗漏，多见于视盘、血管弓区及黄斑区，可伴有黄斑囊样水肿。晚期患眼脉络膜毛细血管萎缩，呈斑片状弱荧光，多位于赤道附近。④眼电生理检查：ERG 在发病早期即显著异常（振幅降低及潜伏期延长），甚至无波形。EOG 也同时异常。⑤OCT 检查：视网膜脉络膜萎缩变薄，晚期可见黄斑囊样水肿、黄斑前膜或黄斑萎缩。

【治疗】 目前尚无有效疗法。营养剂、血管扩张剂及抗氧化剂（维生素 A、维生素 E 等）的治疗作用尚未确定。建议避免强光照射。低视力者可试戴助视器。基因疗法、干细胞疗法和视觉假体（vision prosthesis）等为未来的临床治疗带来希望。

NOTES

二、Stargardt 病

Stargardt 病（Stargardt disease）是一种最常见的少年型黄斑营养不良，多数为 *ABCA4* 基因突变引发的常染色体隐性遗传疾病，无性别和种族特异性，多在 6～20 岁发病。最常见的症状是双眼视力对称性进行性下降，可伴畏光、色觉异常、中心暗点和暗适应异常。典型的眼底表现为黄斑中心凹椭圆形萎缩斑伴周围散在分布的视网膜圆形或鱼尾形黄色斑点；若眼底黄色斑点分布广泛而黄斑正常，则称为眼底黄色斑点症（fundus flavimaculatus）。二者可能是同一疾病的不同表现。

【临床表现】①双眼对称发病，视力多为 0.1～0.25。②眼底：早期可完全正常，之后中心凹反光消失，黄斑区逐渐形成双眼对称约 2×1.5DD 大小、横椭圆形萎缩区，呈金箔样反光（图 12-20），部分患者萎缩区周围散在黄色斑点；晚期黄斑区呈青铜样反光或地图样萎缩，并有色素斑，裸露脉络膜大中血管及白色巩膜。

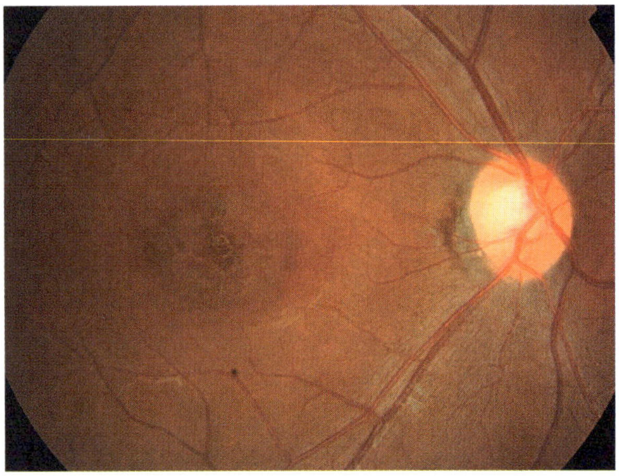

图 12-20 右眼 Stargardt 病眼底彩照
右眼黄斑区横椭圆形萎缩区，中心凹反光消失。

【诊断】①FFA 检查：早期病例在黄斑中央可见斑点状透见荧光，呈椭圆形分布；部分病例表现脉络膜湮没征（choroidal silence sign）；随病程进展，后极部黄色斑点增多，大部分斑点呈透见荧光，少数呈遮蔽荧光；晚期病例在萎缩区低弱的背景荧光中显现脉络膜粗大血管。②OCT 检查：显示黄斑区光感受器缺损及视网膜外层萎缩，晚期黄斑中心凹神经上皮层明显变薄，甚至消失，视网膜和脉络膜均变薄。③眼底自发荧光检查：具有特征性，背景荧光增强，黄斑中央萎缩区弱荧光，其周围散在分布强荧光斑点。

本病早期可被误诊为弱视，此外还需与视锥和视杆细胞营养不良、卵黄样黄斑营养不良等其他黄斑营养不良鉴别。

【治疗】目前无有效的治疗方法，视力严重下降者可以考虑使用助视器或低视力康复。基因疗法和干细胞治疗正在临床研究中。

三、Best 病

Best 病（Best disease）又称卵黄样黄斑营养不良（vitelliform macular dystrophy），为 *BEST1* 基因（*VMD2*）突变引发的常染色体显性遗传疾病。双眼同时或先后发病，好发于儿童和青少年，男女发病机会相同。早期视力正常或轻度下降，严重者可仅有指数；双眼视力常不对称。

【临床表现】根据病情进展可分四期。①卵黄病变前期：眼底正常，或仅在黄斑中心凹有少许黄色小点，类似蜂窝样结构，视力正常。②卵黄样病变期：通常发生在 3～15 岁，视力多正常，眼底黄斑区可见蛋黄样或橘色边界清楚的圆形病变，大小为 0.5～3DD，轻度隆起，像煎鸡蛋中完整的蛋黄，周围有暗色边缘环绕，视网膜血管爬行其上（图 12-21）。③卵黄破碎期：视力明显下降。眼底检查见卵黄样物质崩解，呈蛋黄被打碎的形状，或似炒蛋样，形态不规则。有时卵黄样物质脱水、凝聚，向下沉降，上方为液体，并出现液平面。少数病例出现 CNV，可导致视力严重损害。④萎缩期：病程晚期视网膜及脉络膜萎缩，有色素脱失或沉着。患者视力永久性损害，并出现绝对性中心暗点。

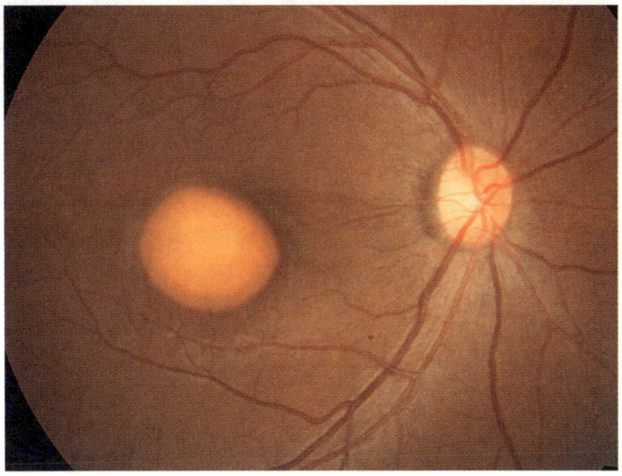

图 12-21　右眼 Best 病眼底彩照

右眼黄斑区可见蛋黄样边界清楚的近圆形病变，大小约 2DD，轻度隆起，边缘色暗，视网膜血管爬行其上。

【诊断】 ①FFA 检查：在完整的卵黄样病变期表现为病灶区始终为弱荧光（荧光遮蔽），当进入卵黄破碎期时，表现透见荧光和遮蔽荧光相间的征象。萎缩期病变区背景荧光暗，可见粗大的脉络膜血管。有新生血管时可见荧光素渗漏。②眼电生理检查：ERG 正常，EOG 异常是本病的特征，对诊断和鉴别诊断价值很大，表现为光峰/暗谷比（Arden 比）降低，通常在 1.5 以下。③眼底自发荧光检查典型者表现为强荧光病灶。

【治疗】 目前尚无有效疗法。当出现 CNV 时做相应处置。基因治疗正在研究中。

四、X 连锁视网膜劈裂症

视网膜劈裂指视网膜神经上皮层间分离。先天性 X 连锁视网膜劈裂症（X-linked retinoschisis）又称青年性视网膜劈裂症（juvenile retinoschisis），多见于儿童及青年人，*RS1* 是其致病基因，病理学证实周边劈裂多发生在外丛状层和神经纤维层。常因斜视、眼球震颤、视力差就诊，或因玻璃体积血检查时才被发现。

【临床表现】 ①男性患病，双眼受累，但严重程度可不对称。视力通常为 0.1～0.5。②眼底：早期中心凹反光消失，病情进展可表现以中心凹为中心的放射状囊样皱褶，典型者呈“轮辐样”。约有 50% 的患者合并周边部视网膜劈裂，通常在颞下象限，表现为扁平的巨大视网膜囊泡，劈裂腔内层薄如纱膜，常合并内层裂孔；一旦劈裂腔内层和外层都出现裂孔，将会发生视网膜脱离。若劈裂区视网膜血管被撕破，常发生玻璃体积血。

【诊断】 ①眼电生理检查：ERG 呈典型的负波型（即 b/a 倒置），即 a 波正常或基本正常，b 波振幅下降。②OCT 检查：表现为黄斑区视网膜呈间隔均匀的桥状组织相连（图 12-22）。③A/B 型超声检查：可显示周边劈裂，也有助于鉴别视网膜劈裂和视网膜脱离。④家族遗传史和基因检测对确诊有帮助。

【治疗】 多数患者病情稳定，部分患者眼底病变有自行好转倾向，需密切观察。当周边病变累及黄斑并影响视力，出现反复玻璃体积血或视网膜脱离等时，应及时采取玻璃体手术、激光光凝或冷凝等联合治疗。基因治疗正在研究中。

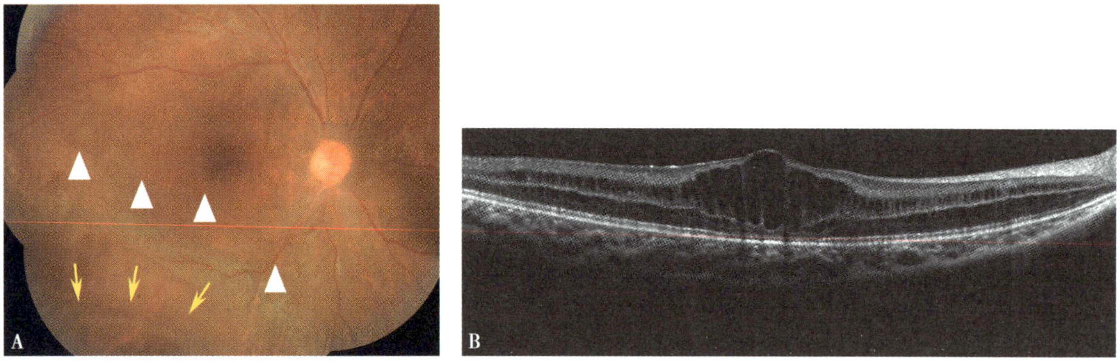

图 12-22　右眼 X 连锁视网膜劈裂症表现

A. 眼底彩照，可见黄斑区放射状囊样皱褶，合并颞下象限周边部视网膜劈裂（黄箭头），劈裂腔内层裂孔（白三角）。B. OCT，示黄斑区视网膜层间分离，呈间隔样。

（王雨生）

本章思维导图

本章目标测试

第十三章 视路疾病

13章

本章数字资源

神经眼科学是介于神经科和眼科之间的边缘交叉学科，视路疾病是神经眼科领域的一个重要部分，包括视神经、视交叉及视交叉以上病变。

第一节 概 述

视路（visual pathway）解剖上包括从视网膜光感受器至大脑枕叶皮质视觉中枢的整个视觉传导通路；然而临床眼科疾病主要是在视神经。

视神经由视网膜神经节细胞的轴索组成，每眼视神经约含110万根轴索。筛板区以前的神经纤维除少数发育异常者外，均系透明没有髓鞘的纤维，从筛板后区开始，每一神经纤维均裹以髓鞘。视神经外面围以3层脑膜，与颅内的3层脑膜相连续。视神经为中枢神经系统脑白质的一部分，受损后不再生。累及眼底的神经系统病变往往首先引起视神经乳头的改变。视神经乳头（optic papilla）简称视乳头，因为从解剖学切面图上看呈乳头状隆起。而从检眼镜看眼底视乳头呈盘状，故又称视盘（optic disc），临床上"视盘""视乳头"都用。

视神经进入颅内后的特殊结构是视交叉，了解视交叉解剖有利于神经系统疾病的定位诊断和指导治疗。视交叉位于蝶鞍上方，其周围组织多而复杂。下方为脑垂体，两侧为颈内动脉及后交通动脉，上方为第三脑室，周围为海绵窦，前上方为大脑前动脉、前交通动脉以及鞍结节。这些周围组织的病变均可引起视交叉损害。

由于视路疾病只有视盘的病变可通过检眼镜直视检查，因此其诊断必须依据病史、视力、瞳孔、视野等检查，并借助暗适应、色觉、视觉诱发电位（VEP）等视功能检查，以及B超、CT、MRI等影像检查手段，近年来用光学相干断层扫描（OCT）定量检测神经纤维层厚度有助于诊断视神经疾病。

不少中枢神经系统疾病直接或间接地影响视路。视野检查对视路疾病的定位诊断具有重要意义。偏盲型视野是视神经之后的视路病变特征，其定义是垂直正中线正切的视野缺损，包括早期某象限的缺损。偏盲分为双眼同侧偏盲及双眼颞侧偏盲，后者为视交叉病变的特征。同侧偏盲为视交叉以后的病变特征，双眼视野缺损越一致，其病变部位越靠后。外侧膝状体之前的病变在其后期出现原发性视神经萎缩。

第二节 视神经疾病

炎症、血管性疾病是视神经疾病的常见病因，一般中老年患者应首先考虑血管性疾病，年轻人则应考虑炎症、脱髓鞘疾病。其他病因还有压迫性、外伤性、遗传性、中毒性、营养不良性、先天性及颅内压增高引起的视盘水肿等。

一、视神经炎

视神经炎（optic neuritis）泛指视神经的各种炎性病变，是中青年人易患的致盲性视神经疾病。因病变损害的部位不同，分为视盘炎（papillitis）、球后视神经炎（retrobulbar optic neuritis）、主要累及视神经鞘的视神经周围炎、视盘及其周围视网膜同时受累的视神经视网膜炎。

NOTES

【病因】 较为复杂。视神经炎病因以炎性脱髓鞘最为常见，还有结核、梅毒、病毒等病原体感染及系统性自身免疫性疾病等。另外，临床上还有约 1/3 至半数的病例查不出病因。

1. 炎性脱髓鞘　脱髓鞘性视神经炎的确切病因不明，很可能是由于某种前驱因素如上呼吸道或消化道病毒感染、精神打击、预防接种等引起机体的自身免疫，产生自身抗体攻击视神经髓鞘，导致髓鞘脱失而致病。由于完整的髓鞘是保证视神经电信号快速跳跃式传导的基础，髓鞘脱失使得视神经的视觉电信号传导明显减慢，从而导致明显的视觉障碍。随着病程的推移，髓鞘逐渐修复，视功能也逐渐恢复。该过程与神经系统脱髓鞘疾病多发性硬化的病理生理过程相似。部分视神经炎患者的发病与水通道蛋白-4（aquaporin-4，AQP-4）抗体（大量密集于星形胶质细胞足突）、髓鞘少突胶质细胞糖蛋白（myelin oligodendrocyte glycoprotein，MOG）抗体（大量密集于少突胶质细胞表面）有关。另外，急性播散性脑脊髓炎等其他中枢神经系统脱髓鞘疾病也可引起视神经病变。

2. 感染　局部和全身的感染均可累及视神经而导致感染性（病原体直接侵犯视神经）和感染相关性视神经炎（触发免疫机制损害视神经）。①局部感染：眼内、眶内、口腔、鼻窦、中耳和乳突以及颅内感染等，均可通过局部蔓延直接导致视神经炎；②全身感染：某些感染性疾病也可导致视神经炎，如白喉、猩红热、肺炎球菌及葡萄球菌肺炎、痢疾、伤寒、结核、化脓性脑膜炎、脓毒血症等全身细菌感染性疾病的病原体均可进入血流，在血液中生长繁殖，释放毒素，引起视神经炎症。病毒性疾病如流感、麻疹、腮腺炎、带状疱疹、水痘、新型冠状病毒等，以及 Lyme 螺旋体、钩端螺旋体、梅毒螺旋体、弓形虫病、蛔虫病、球虫病等寄生虫感染都有引起视神经炎的可能。

3. 自身免疫性疾病　如系统性红斑狼疮、Wegener 肉芽肿、Behcet 病、干燥综合征、结节病等均可引起视神经的非特异性炎症，称为自身免疫性视神经病。

【临床表现】

1. 症状　脱髓鞘性视神经炎多急性或亚急性起病，患眼视力进行性下降，可在一两天内视力严重障碍，甚至无光感；通常在发病 1～2 周时视力损害最严重，在高加索人群中，有询证依据提示 2 周后，部分患者视力可以有自行恢复的趋势。视功能损害较轻时可以色觉障碍及对比敏感度降低为主要表现。常有眼痛、眼球转动痛或闪光感。伴有肢体麻木、无力、膀胱和直肠括约肌功能障碍以及平衡障碍等，提示存在中枢神经系统脱髓鞘疾病的可能。有的患者感觉在运动或热水浴体温升高时视力下降加重，此称为 Uhthoff 征，可能与体温升高影响视神经纤维轴浆流运输有关。常为单侧眼发病，亦可为双侧；但儿童与成人的视神经炎有所不同，儿童视神经炎多为双眼患病。

2. 体征　患眼瞳孔直接对光反射迟钝或消失，间接对光反射存在，可有瞳孔散大。单侧视神经发病或双侧受损程度不同时，存在相对性传入性瞳孔障碍（RAPD）。

眼底检查，视盘炎患者视盘充血（图 13-1）、水肿，视盘表面或其周围可有少量出血。部分患者可有视网膜静脉迂曲扩张、视盘周围渗出。视神经视网膜炎患者水肿不仅限于视盘及其附近的视网膜，后极部视网膜也有水肿和渗出。球后视神经炎早期眼底无异常改变。随着病程延长出现视盘颜色变淡，甚至苍白。

特发性脱髓鞘性视神经炎（idiopathic demyelinating optic neuritis，IDON）是欧美研究报道中最常见的视神经炎类型，单眼发病多见，多具有脱髓鞘性视神经炎的典型病程，有自愈性。水通道蛋白-4（AQP-4）抗体和髓鞘少突胶质细胞糖蛋白（MOG）抗体阴性，视力持续下降小于 2 周，一般在发病约 3 周开始恢复，多数患者 1～3 个月可恢复正常。约 1/3 患者有程度不等的视盘水肿，其余约 2/3 患者为球后视神经炎。视神经炎常为多发性硬化的首发

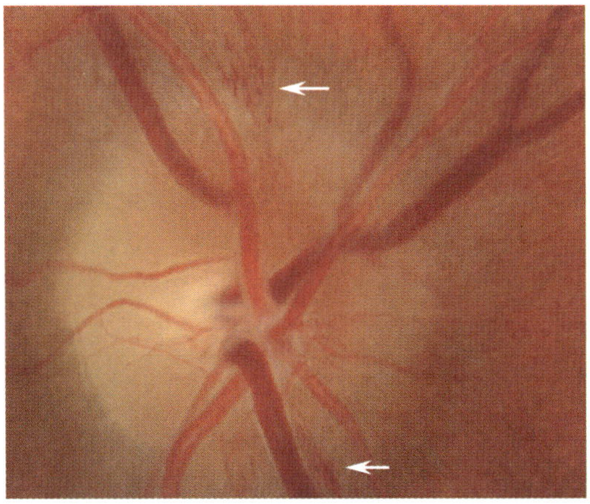

图 13-1　视盘炎患者视盘充血

症状，1/3 甚至半数以上 IDON 患者会进一步进展为多发性硬化，特别是伴脑白质脱髓鞘病灶者。故 IDON 亦称多发性硬化相关性视神经炎（multiple sclerosis related optic neuritis，MS-ON）。

视神经脊髓炎谱系疾病（neuromyelitis optica spectrum disorders，NMOSD）是一类以反复发作的视神经炎和长节段横贯性脊髓炎为主要临床特征的中枢神经系统自身免疫性疾病。2015 年关于 NMOSD 的最新国际诊断标准将 AQP-4 抗体阳性的视神经炎纳入 NMOSD。NMOSD 相关视神经炎（NMOSD-ON）在亚洲人群高发，临床特点与 IDON 不同，双眼发病多，眼痛相对较少，视功能损害重且恢复差，易复发，5 年复发率高达 80%。急性脊髓损害可于视力下降之前、之后或同时发生，表现为截瘫、感觉及括约肌功能障碍，重者可致呼吸肌麻痹。

MOG 抗体相关疾病及其局限性视神经炎（MOG antibody-positive related optic neuritis，MOG-ON）的发病机制不同于多发性硬化和 NMOSD。MOG-ON 在儿童和复发性视神经炎中多见，常为双眼发病，MOG 抗体阳性，AQP-4 抗体阴性，糖皮质激素治疗反应较好、恢复快，部分有激素依赖，虽易复发，但总体预后较好。

感染性及感染相关性视神经炎、自身免疫性视神经病的临床特点与脱髓鞘性视神经炎类似，但无明显的自然缓解和复发的病程，通常可随着原发病的治疗而好转。有时还需配合大剂量糖皮质激素治疗。

【诊断】

1. 病史及眼部表现　根据发病年龄、视力下降特点、眼痛、瞳孔异常、眼底改变及病程演变等进行临床诊断。应询问有无既往类似发作史，有无多发性硬化等全身相关疾病史。

2. 视野检查　可出现各种类型的视野损害，较典型者为中心暗点或视野向心性缩小。

3. 视觉诱发电位（VEP）　表现为 P_{100} 波潜伏期延长和/或振幅降低；球后视神经炎时眼底无改变，客观的 VEP 检查辅助鉴别伪盲更有价值。

4. 光学相干断层扫描（OCT）检查　可定量观察视盘周围视网膜神经纤维层、视杯中央凹陷、黄斑部神经节细胞层厚度等。多发性硬化相关性视神经炎（MS-ON）和视神经脊髓炎谱系疾病相关视神经炎（NMOSD-ON）黄斑部神经节细胞复合体厚度及内丛状层厚度明显下降，较视盘神经纤维层厚度能更早地反映视神经损伤的程度。OCT 检查能够帮助视神经炎的诊断、鉴别诊断、观察随访、评估预后及制订治疗方案。

5. 磁共振成像（MRI）　急性期眼部 MRI 检查可发现视神经肿胀、增粗及脱髓鞘病灶，视神经异常率高达 92%，对脱髓鞘性视神经炎有辅助诊断意义。但该变化并不具有特异性，其他视神经病如缺血性、感染性和其他炎性视神经病也可出现类似异常。慢性期表现为视神经萎缩变细，视神经鞘蛛网膜下腔增宽。另外，眼部 MRI 对于鉴别视神经的其他病变如视神经肿瘤、眼眶炎性假瘤、视神经结节病等有重要意义。

颅脑 MRI 可了解脑白质有无脱髓鞘斑，对早期诊断多发性硬化、视神经脊髓炎谱系疾病等，选择治疗方案及判断预后有参考意义。还可帮助鉴别鞍区肿瘤等颅内占位病变导致的压迫性视神经损害，了解蝶窦和筛窦情况，有助于病因的鉴别诊断。

6. 脑脊液检查　有助于为视神经脱髓鞘提供依据，以及排查其他炎性或结核、梅毒等感染性病因。脑脊液蛋白-细胞分离、IgG 合成率增高、寡克隆区带阳性以及髓鞘碱性蛋白增高，均可提示视神经或中枢神经系统或神经根脱髓鞘，但对预测视神经炎转化为多发性硬化的概率帮助不大。由于脑脊液检查为有创性检查，临床应注意选择应用。

7. 其他检查　对于病史和临床表现不典型的急性视神经炎患者，还需完善梅毒、艾滋病等感染因素的血清学检查，抗核抗体、抗双链 DNA 抗体、抗 ENA 多肽谱、抗中性粒细胞抗体等血液免疫指标，AQP-4 抗体、MOG 抗体的血液和/或脑脊液检测，甚至遗传学等检查，对于临床诊断、鉴别诊断和治疗效果判断非常重要。

【鉴别诊断】

1. 假性视盘水肿（pseudo-papilloedema）　视盘虽较红并稍隆起，但多不超过 1～2D 且终身不变，无视盘周围出血及渗出。裸眼或矫正视力正常，FFA 检查视盘无荧光渗漏。

2. 前部缺血性视神经病变（anterior ischemic optic neuropathy，AION）　多在清晨醒来时突然发现视力下降或视物遮挡，非进行性，眼痛少见。视盘多为局限性或弥漫性水肿，视盘周常有出血。视野缺损常为与生理盲点相连的弓形或扇形缺损，一般无中心暗点。多为中老年人发病，非动脉炎性 AION 常有高血压、高脂血症、糖尿病、长期吸烟史等病史；动脉炎性则有颞动脉炎表现及红细胞沉降率加快、C 反应蛋白增高等。

3. Leber 遗传性视神经病变（Leber hereditary optic neuropathy，LHON）　常在十几岁至二十几岁发病，男性远多于女性，是一种与双侧视神经病变相关的线粒体遗传性疾病，90%～95% 的患者发病与线粒体 DNA 原发性位点 11 778、14 484 或 3 460 的错义突变有关，还有新发现的至少 40 多个继发位点。双眼同时或先后出现急性或亚急性无痛性视力减退，伴中心视野缺损及色觉障碍。急性期视盘充血，表面毛细血管扩张，但无荧光素渗漏，随后出现视神经萎缩，OCT 可发现主要是盘斑束萎缩。视力预后较差，尤其是 11 778 突变，目前基因治疗临床试验正在进行中。

4. 中毒性或代谢性视神经病变（toxic or metabolic optic neuropathy）　进行性无痛性双眼视力严重下降，可能继发于慢性烟草中毒，酒精或急性甲醇中毒，严重营养不良，药物毒性如乙胺丁醇、氯喹、异烟肼、氯磺丙脲等，重金属中毒，严重贫血等。

5. 其他　如颅前窝肿瘤导致的压迫性视神经病变、特发性颅内压升高导致的视盘水肿及心因性视力下降（癔症、伪盲）等均可误诊为视神经炎，应注意鉴别。

【治疗】　主张对视神经炎采用针对病因的治疗，最大程度挽救视功能的同时，防止或减轻、延缓进一步发生神经系统损害。首先明确视神经炎诊断，随之尽可能明确病变的性质和原因，从而选择相应针对性治疗。特别需要注意的是，因视功能障碍可能仅为潜在全身性疾病的症状之一，故如发现可能相关病症，应及时转诊至神经科、风湿免疫科、感染性疾病科、耳鼻咽喉科等相关专科进行全身系统性治疗。

1. 糖皮质激素　是非感染性视神经炎急性期治疗的首选药物。起始治疗推荐大剂量甲泼尼龙静脉输注（intravenous methylprednisolone，IVMP），随后改为口服泼尼松或同等有效剂量甲泼尼龙，递次减量停药。不推荐球后或球周注射的用药方式。

尽管部分 IDON 患者可有自愈性，但糖皮质激素治疗可以加快视功能恢复，并降低复发率。双眼受累或重症 IDON，合并 AQP-4 抗体及 MOG 抗体阳性的视神经炎急性期推荐 IVMP 治疗，静脉输注甲泼尼龙 1g/d［儿童建议 20～30mg/（kg·d）］，连用 3～5 天后改口服泼尼松 1mg/（kg·d）或同等有效剂量的甲泼尼龙。基于视神经炎种族特异性，中国视神经炎患者 5 年内视神经脊髓炎转化率高达 40%，多发性硬化转化率仅有 4.8%，已处于恢复期的单眼 IDON 不强烈推荐进行 IVMP 治疗，也不推荐以直接口服 1mg/kg 泼尼松作为起始给药方式。IDON、MS-ON 可快速停药糖皮质激素，其他亚型视神经炎序贯减量，至少维持 4～6 个月，以避免早期复发。

2. 免疫抑制剂　主要用于减低视神经炎的复发率，以及防止或减低脊髓和脑损害的发生，常用药物有硫唑嘌呤、吗替麦考酚酯及利妥昔单抗等。推荐 AQP-4 抗体阳性的 NMOSD-ON 尽早启动免疫抑制治疗（immunosuppressive therapy，IST）。复发性 IDON、复发性 MOG-ON 及 MOG 抗体持续阳性的视神经炎，建议行免疫抑制治疗。

3. 其他治疗

（1）血浆置换和免疫吸附治疗：急性期脱髓鞘视神经炎 IVMP 治疗无效及双眼发作的重症视神经炎（最佳矫正视力≤0.1）伴 AQP-4 抗体阳性患者，建议尽早进行血浆置换或免疫吸附治疗。建议治疗 5～7 次，隔日 1 次。两者相比较，免疫吸附治疗的优势在于具有选择性，无须血浆替代，患者血浆通过免疫吸附柱吸附并去除抗体和免疫复合物后，重新输回体内。但免疫吸附治疗针对的是所有抗体特异性吸附，包括 AQP-4 抗体。

（2）免疫球蛋白：可作为脱髓鞘性视神经炎急性期的治疗选择之一。建议 IVMP 治疗无反应或继续加重的视神经炎以及对其他治疗具有禁忌证的视神经炎可将免疫球蛋白治疗作为一种选择。治疗方案：①每天 0.4g/kg，连续 5 天；②总剂量 2g/kg，分 2 次输注。

（3）抗生素：对明确病原体的感染性视神经炎应尽早给予正规、足疗程、足量抗生素治疗，如梅毒性视神经炎（参照神经梅毒方案驱梅治疗）、结核性视神经炎（规范抗结核治疗）、莱姆病给予长疗程头孢曲松治疗、真菌性鼻窦炎所致视神经炎应在外科手术基础上给予抗真菌治疗等。

（4）中医中药：在上述免疫治疗基础上，配合中医中药治疗，对降低视神经炎复发、防治药物副作用及促进视功能恢复有一定帮助。

（5）营养神经药物：如 B 族维生素、肌酐等对视神经炎治疗有一定辅助作用。

二、前部缺血性视神经病变

【病因】 前部缺血性视神经病变（anterior ischemic optic neuropathy，AION）为供应视盘筛板前区及筛板区的睫状后短血管的小分支发生缺血，致使视盘发生局部梗死。主要病因包括：①视盘局部血管病变，如眼部动脉炎症、动脉硬化或栓子栓塞；②血黏度增加，如红细胞增多症、白血病；③眼部血流低灌注，如全身低血压、颈动脉或眼动脉狭窄、急性失血、眼压增高。

【临床表现】 突然出现无痛性、非进行性的视力下降，多在清晨醒来时发现。常主诉鼻侧、下方或上方视物遮挡，以下方最常见。多单眼发病，也可双眼相隔数个月或数年先后发病，双眼同时发病非常少见。发病年龄多在 50 岁以上，多见于小视盘无视杯者。可有相对传入性瞳孔障碍。视盘多为局限性或弥漫性水肿，可伴有视盘充血及视盘周围线状、火焰状出血，甚至视网膜静脉扩张。部分患者视盘与黄斑之间可出现轻度浆液性视网膜浅脱离。水肿消退后视盘部分或全部变白，视盘周围或黄斑区可出现脂质沉积（图 13-2）。

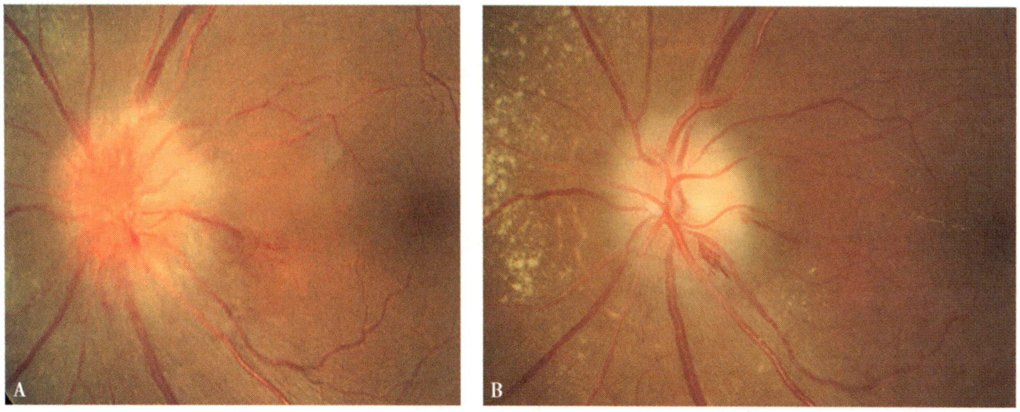

图 13-2　前部缺血性视神经病变视盘彩照

A. 为发病第 15 天，视盘呈灰白色水肿，伴线状出血；B. 为发病第 40 天，视盘水肿减轻，色淡，周围有黄白色点状渗出。

按发病原因分为①非动脉炎性：或称动脉硬化性，多见于 40～60 岁，可有糖尿病、高血压、高脂血症等危险因素。夜间低血压是引发本病的常见因素，特别是服用抗高血压药物者。②动脉炎性：指巨细胞动脉炎（giant cell arteritis，GCA）引起的 AION，远少于非动脉炎性，以 70～80 岁老人多见。视力减退、视盘水肿较非动脉炎性严重，可双眼同时发生，伴红细胞沉降率、C 反应蛋白升高。面部颞动脉走行处可触及索状血管并有压痛，常无搏动，可能引发视网膜动脉栓塞或脑神经麻痹（尤其是展神经）。怀疑为 GCA 时，可做颞动脉活组织检查。

【诊断】 根据病史及临床表现，结合视野、FFA 等检查可作出诊断。视野缺损常为与生理盲点相连的弓形或扇形缺损（图 13-3），与视盘的改变部位相对应。FFA 动脉早期视盘局限性或弥漫性充盈迟缓，晚期有荧光渗漏，与视野缺损相对应，脉络膜充盈可迟缓。颈动脉、球后血管的彩色多普勒超声检查可有血

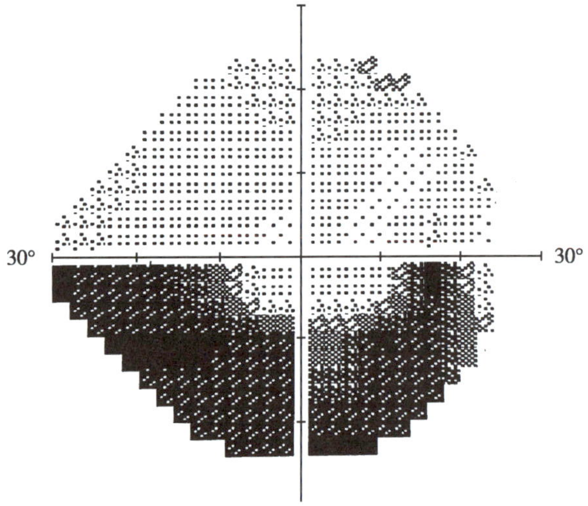

图 13-3　前部缺血性视神经病变视野改变

与生理盲点相连绕过中心注视点的弓形视野缺损。

流减少，24 小时动态血压监测了解有无夜间低血压。视觉诱发电位检查常表现为振幅下降、潜伏期延长，多以振幅下降为主。OCT 可清晰显示神经纤维层改变及黄斑神经上皮脱离。

【治疗】

1. 早期全身应用糖皮质激素，以缓解视盘水肿，改善视力、视野。非动脉炎性可采用口服用药。如考虑为动脉炎性，应及早大剂量静脉冲击治疗（参考视神经炎的治疗），挽救患者视力，并预防对侧眼发作。

2. 针对全身病治疗，尤其防控夜间低血压。

3. 改善微循环及营养神经药物，如樟柳碱等。

三、视盘水肿

视盘水肿（optic disc edema，papilloedema）是视盘的一种充血水肿隆起状态。视神经外面的 3 层鞘膜分别与颅内的 3 层鞘膜相连续，颅内压力可经脑脊液传至视神经处。通常眼压高于颅内压，一旦此平衡破坏可引起视盘水肿。

【病因】 视盘水肿包括非炎性及炎性两种情况。最常见的原因是颅内的肿瘤、炎症、外伤及先天畸形等所致的颅内压增高和良性高颅内压。其他原因有全身性疾病如急进性高血压、肾炎、严重贫血、血液系统疾病、肺气肿以及某些右心衰竭患者、高原病，眼眶占位性病变（属于压迫性视神经病）。一些眼病如视神经炎、视神经视网膜炎、视网膜中央静脉阻塞、视神经原发性或转移性肿瘤、葡萄膜炎以及眼外伤或手术后持续性低眼压等也可引起视盘水肿。本节重点讨论颅内压增高引起的视盘水肿。

【临床表现】 早期视力正常，可有短暂、一过性视物模糊；可有头痛、复视、恶心、呕吐；视力下降少见。急性严重或慢性视盘水肿可发生视野缺损及视力严重下降。

眼底表现：早期视盘水肿可能不对称，边界模糊，往往遮蔽血管，可伴神经纤维层水肿。需注意，如果患者一眼为视神经萎缩或发育不全，在颅内压升高时不会发生视盘水肿，临床上可表现为单眼视盘水肿。视盘水肿可分为 4 型。①早期型：视盘充血及盘周浅层小片出血，视盘边界模糊进展的顺序一般为下方、上方、鼻侧、颞侧，是其周围各部分神经纤维层厚度不同所致；②进展型（图 13-4）：双侧视盘水肿充血明显，通常有火焰状的出血，神经纤维层梗死的棉绒状改变，黄斑部可有星形渗出或出血；③慢性型：视盘呈圆形隆起，视杯消失，出现闪亮的硬性渗出表明视盘水肿已数个月之久；④萎缩型：视盘色灰白，视网膜血管变细、有鞘膜，可有视盘血管短路，视盘周围及黄斑的色素上皮改变。

视野检查：生理盲点扩大而周围视野正常；但严重视盘水肿或发展至视神经萎缩时，可有中心视力严重下降以及周边视野缩窄，特别是鼻下方。

【诊断】 典型视盘水肿诊断并不困难。病因诊断常须结合头颅或眼部 CT 或 MRI 检查，或请神经科医生会诊。若 CT 及 MRI 结果不能解释视盘水肿原因，必要时应行腰椎穿刺检查。并考虑做甲状腺相关疾病、糖尿病或贫血方面的血液检查。

【鉴别诊断】

1. 假性视盘水肿（pseudo-papilloedema）　常见于视盘玻璃膜疣，其视盘小、不充血，血管未被遮蔽。往往有自发性视网膜静脉搏动，B 超检查易于发现被掩藏的玻璃膜疣。

2. 视盘炎　无颅内压增高症状，视力严重下降，色觉减退，可有眼球转动痛。视盘隆起度多不超过 3D，眼底出血及渗出少见。

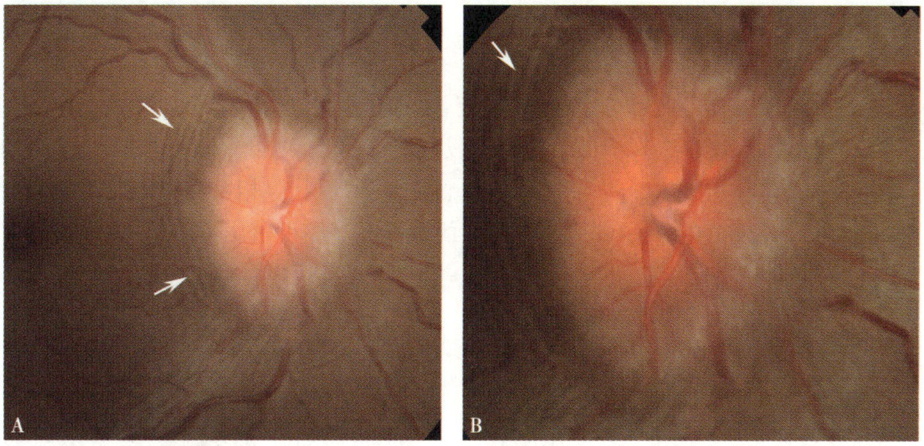

图 13-4 视盘水肿
显著进行性水肿，伴有脉络膜皱褶（箭头示）；A、B 为低倍和高倍放大图。

3. **视盘血管炎**（optic disc vasculitis） 多为 40 岁以下健康青壮年单眼受累，无痛性视物模糊，视力一般正常或有轻度下降，明显视盘充血水肿，视盘及其邻近区域可有出血及渗出，视网膜静脉怒张、迂曲，动脉无明显改变。FFA 显示静脉充盈迟缓，视盘毛细血管及视网膜静脉管壁渗漏荧光素，后期视盘及视网膜呈强荧光。视野除生理盲点扩大外，周围视野多正常。预后较好，使用大剂量糖皮质激素治疗效果较佳。

4. **前部缺血性视神经病变** 视盘水肿多较轻，多为单眼，突然发生，有典型的视野缺损。

5. **Leber 遗传性视神经病变** 常发生在 10～30 岁男性，开始为单侧，很快发展为双侧。迅速的进行性视力丧失，视盘充血伴有视盘周围毛细血管扩张。FFA 检查视盘无荧光渗漏，视野缺损多为中心暗点。

【治疗】 针对病因治疗。

四、视神经萎缩

视神经萎缩（optic atrophy）指任何疾病引起视网膜神经节细胞及其轴突发生的病变，一般为发生于视网膜至外侧膝状体之间的神经节细胞轴突变性。

【病因】 ①颅内压升高或颅内炎症引起视神经、视交叉及视束病变，如视盘水肿晚期、结核性脑膜炎；②视网膜病变：包括血管性（视网膜中央动脉、静脉阻塞）、炎症（视网膜脉络膜炎）、变性（视网膜色素变性）；③视神经病变：包括血管性（缺血性视神经病变）、炎症（视神经炎）、中毒性、梅毒性、青光眼性；④压迫性病变：眶内肿瘤及出血、颅内肿瘤；⑤外伤性病变：颅脑或眶部外伤；⑥代谢性疾病，如糖尿病；⑦遗传性疾病，如 Leber 遗传性视神经病变；⑧营养性，如维生素 B 缺乏。

【眼底表现】 临床上根据眼底表现，分为原发性和继发性视神经萎缩两大类。

1. **原发性视神经萎缩**（primary optic atrophy） 为筛板后的视神经、视交叉、视束以及外侧膝状体的视路损害所致，其萎缩过程是下行的。视盘色淡或苍白，边界清楚，视杯可见筛孔，视网膜血管一般正常。近年研究显示，外侧膝状体后视路病变甚至枕叶皮质病变也可导致视网膜神经纤维层及神经节细胞缺损，即逆行性神经病变（retrograde neuronal degeneration）。

2. **继发性视神经萎缩**（secondary optic atrophy） 原发病变在视盘、视网膜、脉络膜，其萎缩过程是上行的（anterograde degeneration）。视盘色灰白、晦暗，边界模糊不清，生理凹陷消失。视网膜动脉变细，血管伴有白鞘，后极部视网膜可残留硬性渗出或未吸收的出血。

【诊断】 正常视盘颞侧较鼻侧颜色淡，婴儿视盘颜色较淡，因此不能单凭视盘色调诊断视神经萎缩，必须结合视力、视野及 OCT 等综合分析。学会观察视网膜神经纤维层的情况，有助于早期发现视神经萎缩。

根据眼底表现诊断视神经萎缩不难，但原发性视神经萎缩病因诊断常需多种辅助检查，如视野、OCT、视觉电生理、CT、MRI 等，必要时行神经科检查，以寻找病因。

【治疗】 目前尚无特效疗法。积极治疗其原发疾病。绝大多数脑垂体肿瘤压迫所致的部分视神经萎缩，术后常可获得一定的视力恢复。眶内肿瘤及血肿、甲状腺相关性眼病、视神经管骨折等如能及时手术，也可收到较好的效果。其他原因所致的视神经萎缩可试用神经营养及血管扩张等药物治疗。

五、视盘发育异常

1. **视神经发育不全**（optic nerve hypoplasia） 系胚胎发育 13～17mm 时视网膜神经节细胞层分化障碍所致，有认为与妊娠期服用苯妥英钠、奎宁等有关。眼底表现：视盘小，呈灰色，可有黄色外晕包绕，形成双环征（图 13-5）。视力低下及视野异常，可伴有小眼球、眼球震颤、虹膜脉络膜缺损等。全身可伴垂体异常、内分泌系统和中枢神经系统异常。

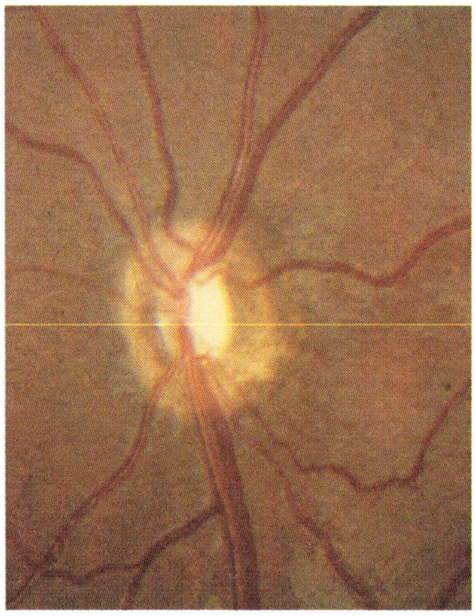

图 13-5　视神经发育不全
视盘小，颜色淡，呈双环征。

2. **视盘小凹**（optic pit） 为神经外胚叶的发育缺陷所致，发病率约 1/11 000。多为单眼，视力正常，合并黄斑部视网膜脱离时则视力下降。视盘有一圆形或多角形陷阱样凹陷（图 13-6），深度可达 25D，多为 5D 左右，凹陷常被灰白纤维胶质膜覆盖，多见于视盘颞侧或颞下方。小凹可与黄斑部视网膜下腔相通，25%～75% 的患者于 20～40 岁发生后极部浆液性视网膜盘状脱离，患者常因此而就诊。脱离超过 3 个月液体不吸收且影响视力者，可用激光光凝封闭小凹与视网膜下的通道，也可采用玻璃体手术联合眼内光凝治疗。

3. **视盘玻璃膜疣**（optic disc drusen） 是退行性变的视神经纤维轴浆组织的聚积形成的非细胞性结构，常发生钙化，随着年龄增长逐渐长大。也有认为是由视盘上未成熟的神经胶质增生变性所致。视盘玻璃膜疣大小不等，浅层易见，形如蛙卵，色淡黄或白色，闪烁发亮，透明或半透明（图 13-7）。深层者表面有胶质组织覆盖，检眼镜下不易见到，故局部隆起，边缘不整齐，可形成假性视盘水肿的外观，称为埋藏性玻璃膜疣（buried drusen）。B 超检查可协助诊断，表现为疣后有声影的高反射结构。视野检查可见生理盲点扩大、束状缺损或向心性缩小等。

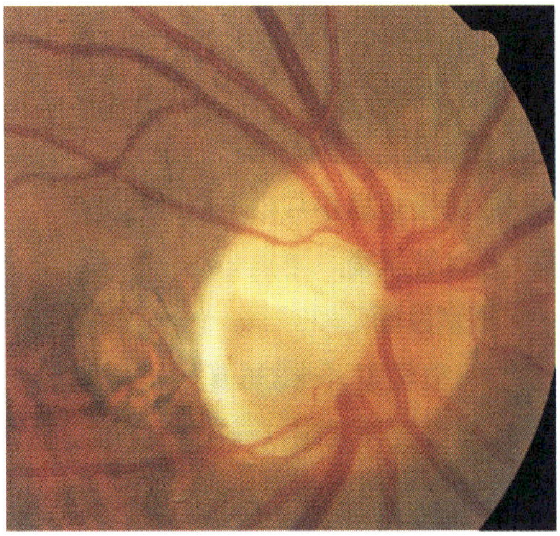

图 13-6　视盘小凹
视盘有一个陷阱样凹陷，位于视盘颞侧。

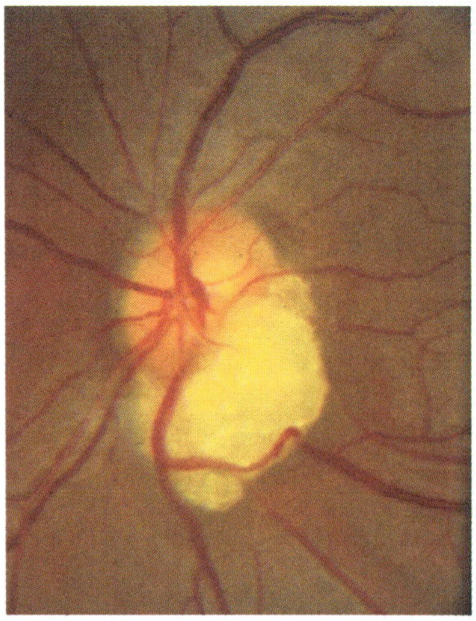

图 13-7　视盘玻璃膜疣
视盘下方隆起，表面不平，色淡黄。

4. **视盘缺损**(coloboma of optic disc)　为胚裂闭合不全所致。常伴有虹膜和脉络膜缺损及其他先天性眼部异常，仅有视盘缺损者则少见。常单眼患病，视力明显减退。视盘大，可为正常的数倍。缺损区为淡青色，边缘清，凹陷大而深，多位于视盘鼻下象限或下半部分(图 13-8)，血管仅在缺损边缘处穿出，呈钩状弯曲。视野检查生理盲点扩大。

5. **牵牛花综合征**(morning glory syndrome)　可能与胚裂上端闭合不全、中胚层的异常有关，是视盘发育异常的一种特殊表现。眼底表现酷似一朵盛开的牵牛花，视盘较正常人扩大 3～5 倍，呈漏斗状，周边粉红色，底部白色绒样组织填充(图 13-9)。血管呈放射状，动静脉分不清。视盘周围有色素环及萎缩区。可伴有其他眼部先天性异常，也可合并颅内血管畸形。需用 MRA 进行检查。

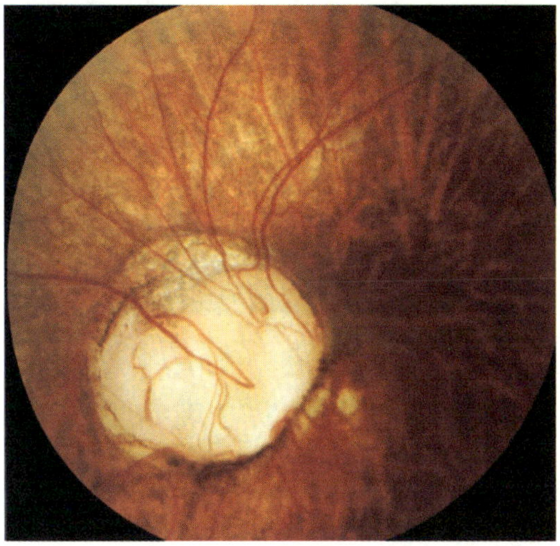

图 13-8　**视盘缺损**

视盘大，为正常的数倍，缺损区为淡青色，边缘清，凹陷大而深，位于视盘鼻下部。

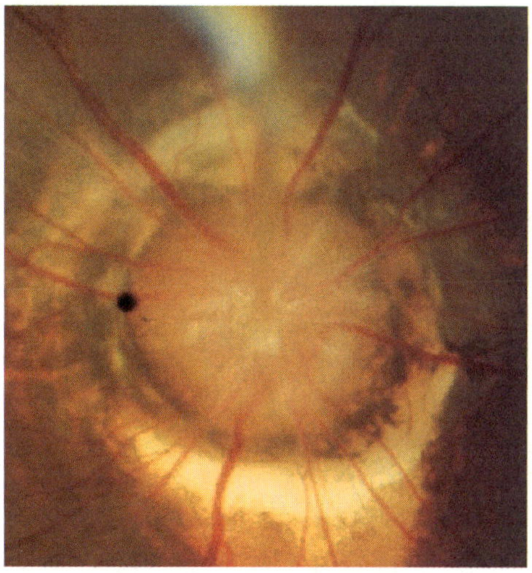

图 13-9　**牵牛花综合征**

视盘像一朵盛开的牵牛花，较正常视盘大 3～5 倍，呈漏斗状，周边粉红色，底部白色绒样组织填充。

第三节 | 视交叉病变

【病因】　引起视交叉病变最常见者为脑垂体腺瘤，其次为鞍结节脑膜瘤、颅咽管瘤、前交通动脉瘤，海绵窦肿瘤、第三脑室肿瘤或脑积水、视交叉蛛网膜炎、视交叉神经胶质瘤、床突上动脉瘤、垂体卒中、空蝶鞍综合征等也可引起视交叉损害。

【临床表现】　视交叉病变的典型体征为双颞侧偏盲(bitemporal hemianopsia)。然而临床上视交叉病变并非一开始就是双颞侧偏盲，多从不完整的象限缺损开始，这与视交叉受压部位有关。例如，发生在视交叉下方的脑垂体瘤，首先压迫视交叉鼻下纤维，引起颞上象限视野缺损，随后出现颞下、鼻下、鼻上象限视野缺损(图 13-10)。相当多的脑垂体瘤患者因视野缺损而首诊于眼科，眼科医师在脑垂体瘤早期诊断中起着重要作用。

来自视交叉上方的肿瘤，如鞍结节脑膜瘤、颅咽管瘤、第三脑室肿瘤等，因自上而下地压迫视交叉，其视野损害的顺序则不同。因此病程早期仔细分析视野损害规律有助于区别鞍上或鞍下的病变。

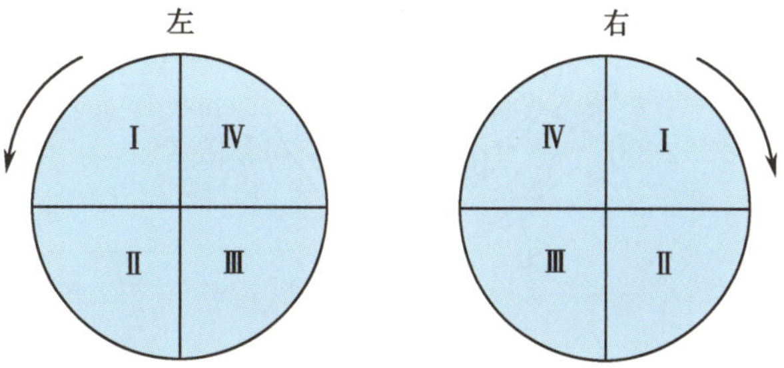

图 13-10　**脑垂体瘤引起视野缺损的顺序**

箭头表示发生在视交叉下方的脑垂体瘤，首先引起颞上象限视野缺损，随后出现颞下、鼻下、鼻上视野缺损。

脑垂体瘤除引起视交叉综合征(chiasmatic syndrome)(视力障碍、视野缺损及原发性视神经萎缩)外,还可伴有肥胖、性功能减退,男子无胡须、阳痿,女性月经失调等内分泌障碍的表现。第三脑室肿瘤所致的视交叉病变,多伴有头痛、呕吐、视盘水肿等颅内压增高的表现。颅咽管瘤除颅内压增高征外,头颅 CT 检查还可见肿瘤部位的钙化斑。

【治疗】 积极治疗其原发疾病。脑垂体瘤压迫视交叉所致的早期视野、视力损害,经手术切除肿瘤后,部分患者视功能可有较大程度的恢复。然而,第三脑室等肿瘤伴有颅内压增高者,如视盘水肿后发生继发性视神经萎缩,其视功能预后多半不佳。

第四节 | 视交叉以上的视路病变

一、视束病变

常系邻近组织的肿瘤(主要为垂体腺瘤和颅咽管瘤)、血管病变(如颈内动脉瘤或后交通支动脉瘤)或脱髓鞘性疾病所致损害。表现为病变对侧的、双眼同侧偏盲,例如左侧视束病变引起左眼鼻侧、右眼颞侧视野缺损(图 13-11)。由于视束中交叉及不交叉的视神经纤维在两侧排列不十分对称,因此双眼视野缺损可不一致。由于瞳孔相关神经纤维在视束中伴行,视束病变可表现 Wernicke 偏盲性瞳孔强直(Wernicke's hemianopic pupillary reaction),即裂隙光照射视网膜偏盲侧,不引起瞳孔收缩。视束病变晚期还可引起下行性视神经萎缩。

二、外侧膝状体病变

单独损害外侧膝状体病变极为少见。其视野缺损为病变对侧、双眼同侧偏盲,但双眼视野缺损较为对称(图 13-11)。由于伴行视神经纤维的瞳孔相关神经纤维在进入外侧膝状体之前已离开视束,因而没有 Wernicke 偏盲性瞳孔强直。外侧膝状体病变晚期也可引起下行性视神经萎缩。

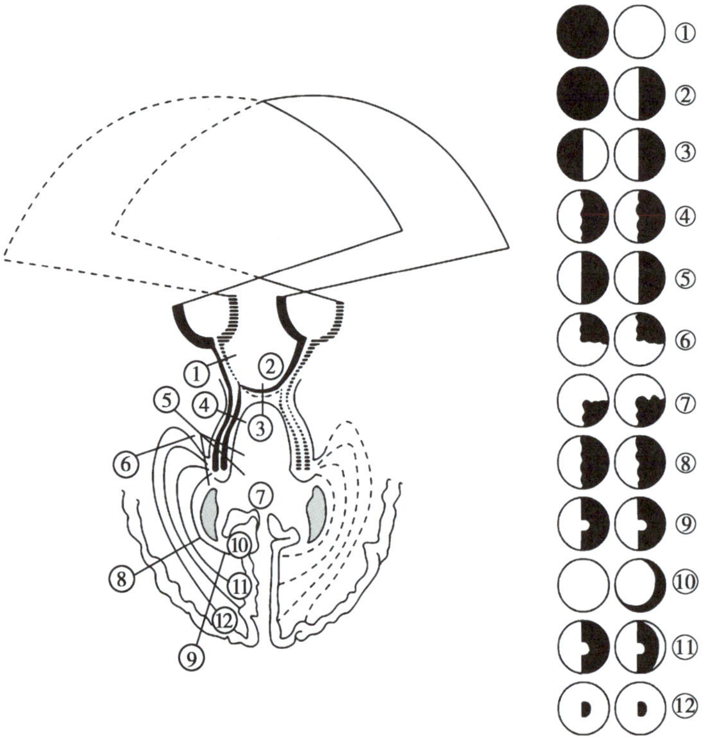

图 13-11　不同部位视路病变引起的视野缺损示意图

实线表示:左眼颞侧、右眼鼻侧视网膜部;左眼不交叉的颞侧视神经纤维、右眼交叉的鼻侧视神经纤维;左侧视束;左侧视放射区。虚线表示:右眼颞侧、左眼鼻侧视网膜部;右眼不交叉的颞侧视神经纤维、左眼交叉的鼻侧视神经纤维;右侧视束;右侧视放射区。①视神经→同侧眼失明;②视神经与视交叉交接处→同侧眼失明与对侧眼颞侧偏盲;③视交叉正中部位→双颞侧偏盲;④视束→不对称的同侧性偏盲;⑤视束的后段、外侧膝状体或视放射区下部→明显的同侧偏盲,不伴有黄斑回避;⑥视放射区的前环→不对称的上象限盲;⑦视放射区的内部→轻度不对称的下象限盲;⑧视放射区的中部→轻度不对称的同侧性偏盲;⑨视放射区的后部→对称的同侧性偏盲,伴有黄斑回避;⑩距状裂的前部→对侧眼新月形区盲;⑪距状裂的中部→对称的同侧性偏盲,伴有黄斑回避和对侧颞侧新月形区回避;⑫枕极部→对称的同侧性中心偏盲。

三、视放射病变

颞叶和顶叶视放射损害特点：①一致性的双眼同侧偏盲；②由于广泛的神经纤维束投射，可伴有黄斑回避（sparing of macula），即在偏盲视野内的中央注视区，保留 3°～10° 的视觉功能区；③无视神经萎缩及无 Wernicke 偏盲性瞳孔强直；④可伴有相应的大脑损害症状，如失读症、视觉性认识不能。

四、枕叶病变

枕叶病变以脑血管病、颅脑外伤多见，而脑脓肿及脑肿瘤较少见。损害特点：①双眼一致性同侧偏盲；②由于有双重的血液供应，可伴有黄斑回避；③无视神经萎缩及无 Wernicke 偏盲性瞳孔强直；④一般不伴有其他神经症状。

双侧枕叶皮质的损害可引起皮质盲（cortical blindness）。其临床特征为：①双眼全盲；②瞳孔对光反射正常；③眼底正常；④VEP 检查异常，有助于与伪盲及癔症鉴别。

【治疗】 针对原发病治疗。

（夏晓波）

本章思维导图

本章目标测试

第十四章 屈光不正与老视

随着经济社会的发展，眼科疾病谱已经发生了许多变化，功能性眼病的重要性日益凸显。相较于白内障、青光眼等器质性眼病，功能性眼病常表现为视觉功能异常，包括屈光不正、老视、弱视、干眼、视疲劳等疾病，以及各类眼科疾病在常规治疗后（手术或非手术治疗）仍然存在的视功能障碍和视力低下。其中，屈光不正和老视在功能性眼病中占有重要地位。世界卫生组织在 2020 年《世界视觉报告》中指出，全球 26 亿人患有近视，其中 3.12 亿在 19 岁以下；至少有 10 亿中至重度视力损伤可以预防或能够治愈，其中未矫正的屈光不正和老视占 90% 以上。据国家卫生健康委员会统计，儿童青少年近视总体发生率达 53.6%，高度近视已成为我国不可逆致盲的主要眼病之一；预计至 2050 年我国近视患病人数将接近 9 亿。因此，对照《"十四五" 全国眼健康规划（2021—2025 年）》和近视防控国家战略，屈光不正防控与诊治的需求十分迫切。

屈光不正主要包括近视（myopia）、远视（hypermetropia）和散光（astigmatism）。老视（presbyopia）是指因年龄增长而出现的生理性眼调节能力下降，不属于屈光不正范畴，但由于老视的成像特征及其矫正原理与屈光不正类似，因此将其归到本章一并阐述。此外，由于人类有两只眼睛，双眼不仅需协同工作，且双眼间的屈光状态也可能存在差异，从而更增加了屈光不正与老视诊疗的复杂性。通过本章学习，学生应掌握眼球光学和成像基本原理，近视、远视、散光等屈光不正和老视的发生机制、临床表现、诊断和矫治方法，理解近视防控国家战略的背景和重要意义。

第一节 眼球光学

一、眼的屈光和屈光力

眼是以光作为适宜刺激的感觉器官，从光学角度看，眼球是一套精密的复合光学系统，蕴含着复杂的光学原理，从角膜到眼底视网膜前的每一界面都是该复合光学系统的组成部分，眼球屈光介质由外向内依次为：角膜、房水、晶状体和玻璃体（图 14-1）。

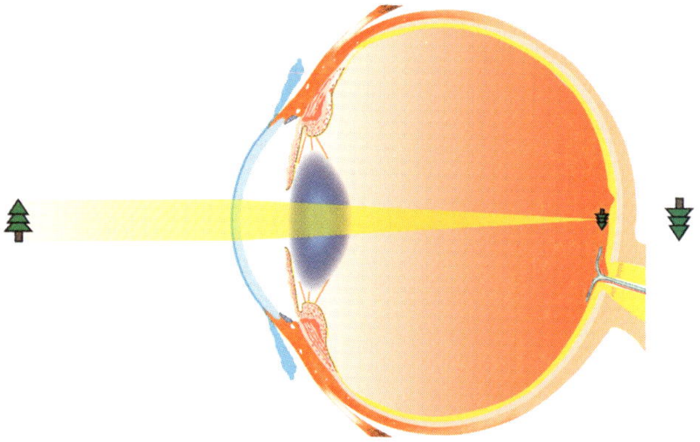

图 14-1 人眼是精密的复合光学系统

当光从一种介质进入另一种不同折射率的介质时，光线将在界面发生偏折现象，该现象称为屈光（refraction）。光线通过介质时的偏折程度，可用屈光力（refractive power）的概念来表达，屈光力的单位是屈光度（diopter，D）。屈光力大小可以用焦距来表示。平行光线经透镜折射后或其反向延长线会聚为一点，该点离透镜中心的距离为焦距（f）。屈光力在数值上等于焦距（以 m 为单位）的倒数。例如，一透镜的焦距为 0.5m，则该透镜的屈光力 =1/0.5=2.00D。在眼球光学中，眼的屈光力取决于各屈光介质的位置、曲率半径和折射率等参数，其中角膜占眼球总屈光力的 2/3 以上，我们可以根据上述参数，通过计算得到全眼和各屈光介质的屈光力。

外界物体发出的光，经过眼的光学系统折射后聚焦在视网膜上，成清晰的光学像，这是人获得清晰视觉的前提，即眼的屈光状态（refractive status）是否得当。眼的屈光力与眼轴长度（axial length）匹配与否是决定屈光状态的关键因素。在眼调节放松状态下，若外界的平行光线（一般认为来自 5m 以外）经眼的屈光系统折射后恰好聚焦在视网膜上，这种屈光状态称为正视眼（emmetropia）（图 14-2）；若没有准确聚焦在视网膜上，则称为非正视（ametropia）或屈光不正（refractive error）。

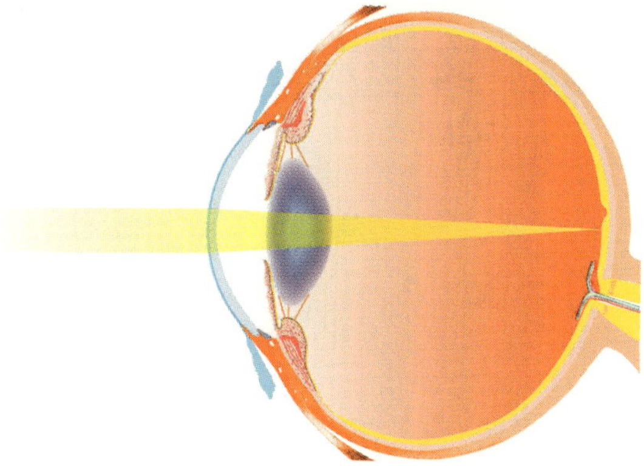

图 14-2 正视眼

人眼的屈光状态受到多种因素的影响，包括遗传因素和环境因素。正常情况下，婴幼儿大多处于远视状态，称为生理性远视。随着生长发育，远视度数逐渐减小，至学龄前基本达到正视状态，该过程称为“正视化（emmetropization）”。在此过程中，儿童对应年龄的屈光状态称为“远视储备”，是评估视觉发育和近视发生风险的指标之一。

二、模型眼

为便于分析眼的成像特性，人们用模型眼来分析眼的屈光问题、计算所需要的矫正镜片的屈光力等。常用的模型眼有：Gullstrand 精密模型眼（Gullstrand exact model eye）（图 14-3）和 Emsley 简略眼（reduced eye）。

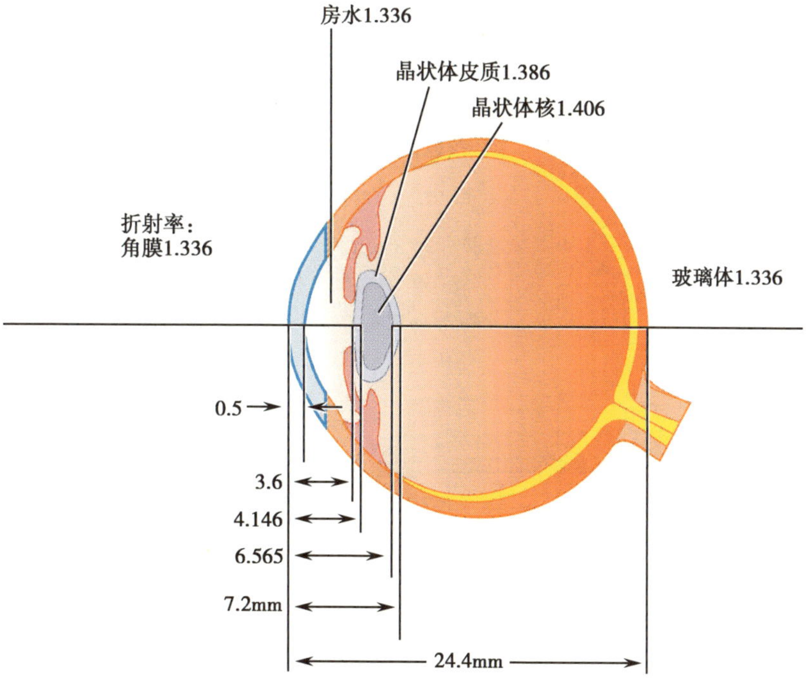

图 14-3 Gullstrand 精密模型眼

Gullstrand 精密模型眼的结构与真实的人眼非常接近，包括角膜的两个面和晶状体的四个面，考虑了晶状体内部“洋葱样”梯度折射率的特性；模型眼总屈光力 58.64D，眼轴 24.40mm，前焦距 -15.70mm，后焦距 24.38mm，我们可利用该模型眼对各种复杂的眼球成像进行计算（表 14-1）。

Emsley 简略眼将具有多个复杂光学界面的眼球简化为仅有一个界面的模型眼（图 14-4），基于 Gullstrand-Emsley 模型眼的数据设计，与精密模型眼相比，简略眼更适合临床上做直观分析将眼球总屈光力（非调节状态下）定为 60D，眼球屈光介质的折射率为 3/4，前焦距为 -16.67mm，后焦距为 22.22mm。

表 14-1　Gullstrand 精密模型眼屈光介质的基本参数

参数	屈光介质	值
折射率	角膜	1.376
	房水	1.336
	晶状体皮质	1.386
	晶状体核	1.406
	玻璃体	1.336
位置	角膜前顶点	0
	角膜后顶点	0.5mm
	晶状体前顶点	3.6mm
	晶状体核前顶点	4.146mm
	晶状体核后顶点	6.565mm
	晶状体后顶点	7.2mm
曲率半径	角膜前表面	7.7mm
	角膜后表面	6.8mm
	晶状体前表面	10.0mm
	晶状体核前表面	7.911mm
	晶状体核后表面	–5.76mm
	晶状体后表面	–6.0mm
屈光力	角膜	43.05D
	角膜前表面	48.83D
	角膜后表面	–5.88D
	晶状体	19.11D
	晶状体前表面	5.00D
	晶状体核	5.985D
	晶状体后表面	8.33D
	眼球总屈光力	58.64D
焦距	前焦距	–15.70mm
	后焦距	24.38mm
眼轴		24.40mm

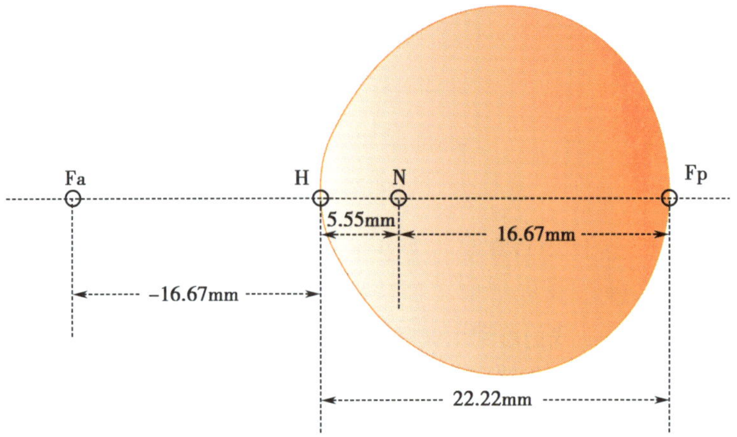

图 14-4　Emsley 简略眼

三、眼的调节和聚散

调节和聚散是双眼维持正常视力和视功能的基本要素，正常的调节和聚散是保障清晰视觉和舒适用眼的前提，临床上常用调节和聚散相关参数评估双眼视功能的基本情况。

(一) 调节

人眼为了看清近物而改变眼的屈光力的功能称为调节（accommodation）。以正视眼为例，当正视眼注视远处目标时，睫状肌处于松弛状态，晶状体悬韧带保持一定的张力，晶状体在悬韧带的牵引下，其形状相对扁平；当注视近处目标时，睫状肌收缩，睫状环与晶状体之间的距离减小，悬韧带松弛，晶状体由于自身弹性而变凸，从而增大眼的屈光力；在此过程中，晶状体前表面的曲率增加和前表面的前移是使眼屈光力增大的主要因素（图 14-5）。

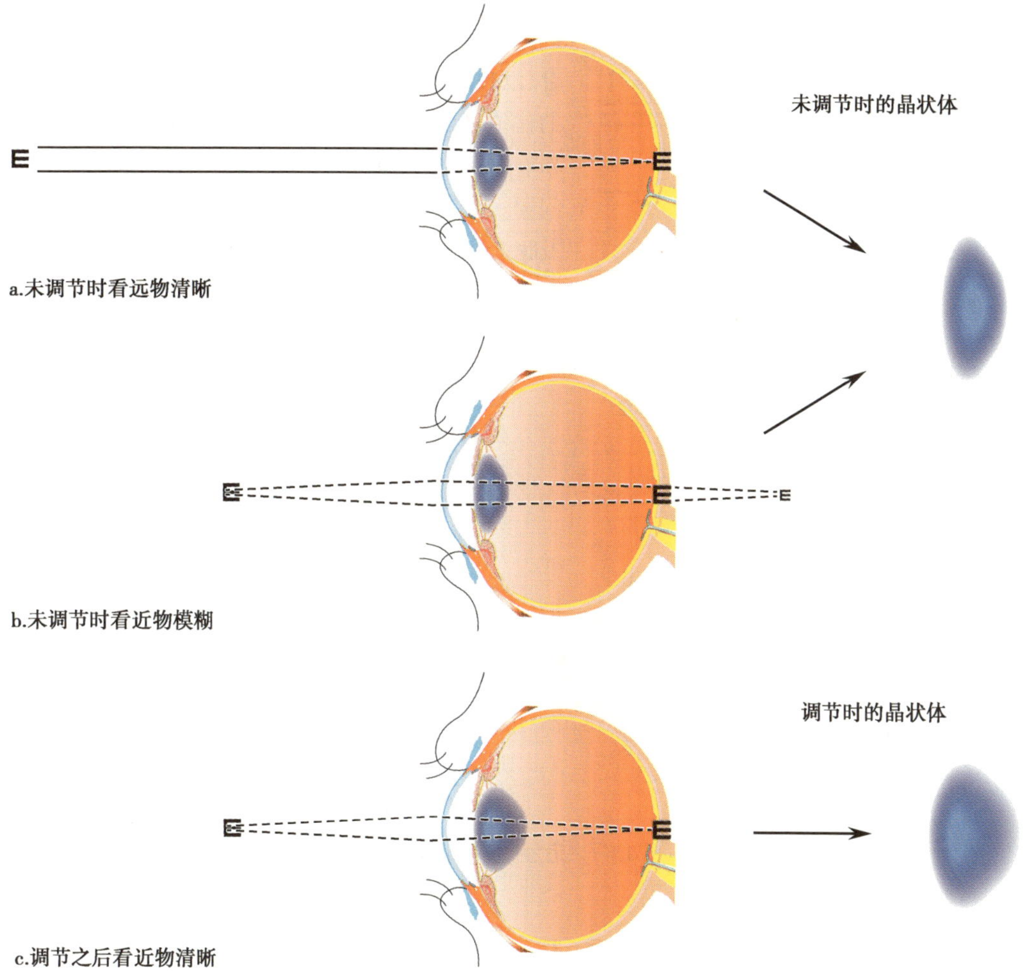

图 14-5　调节的机制

人眼的调节力以屈光度为单位。例如，一位正视者注视眼前 40cm 处的目标时，所需的调节力（调节需求）为 1/0.4m=2.50D。眼所能产生的最大调节力称为调节幅度（amplitude of accommodation，AMP）。调节幅度与年龄密切相关，儿童和青少年调节幅度较大；随着年龄增长，调节幅度逐渐减小。临床上常用 Hoffstetter 公式来表达调节幅度随年龄变化的情况（图 14-6），其中 Hoffstetter 最小调节幅度公式常用于临床上计算不同年龄人群的调节幅度。

眼在调节放松状态下所能看清的最远一点称为远点（far point）。眼在使用最大调节时所能看清的最近一点称为近点（near point）。远点与近点的间距为调节范围，即人眼能看清的距离范围。正视眼的调节范围在眼前无穷远至眼前某一点处；近视眼的调节范围在眼前有限距离的某两点之间；远视眼的调节范围则相对复杂，详见本章第三节远视。

（二）聚散

聚散（vergence）包括会聚（又称集合，convergence）和发散（divergence）两个过程，为双眼相对于头部的双眼镜像运动，由两对水平作用的眼外肌（双眼的内直肌和外直肌）协同作用引起的，其目的是使注视目标保持在双眼同视点上并保持其位置。聚散以棱镜度（prism diopter，$^{\triangle}$）为单位，$1^{\triangle}$表示光线通过1m远的距离产生了1cm的偏离。

（三）调节、聚散与瞳孔反应

调节和聚散保持协同关系，调节变化会引起相应的聚散，而聚散变化也会引发调节的改变。调节幅度越大，则集合也越大，临床上常用每单位调节引起的调节性集合（以棱镜度来表示）和每单位调节（以屈光度D来表示）的比值来表示它们之间的关系，即AC/A比率。AC/A比率一般在3/1～5/1，我们可以利用其诊断双眼视功能异常问题。在人眼注视近物时，人眼将同时发生调节、集合以及瞳孔缩小的现象，称为近反射的三联动现象（图14-7）。

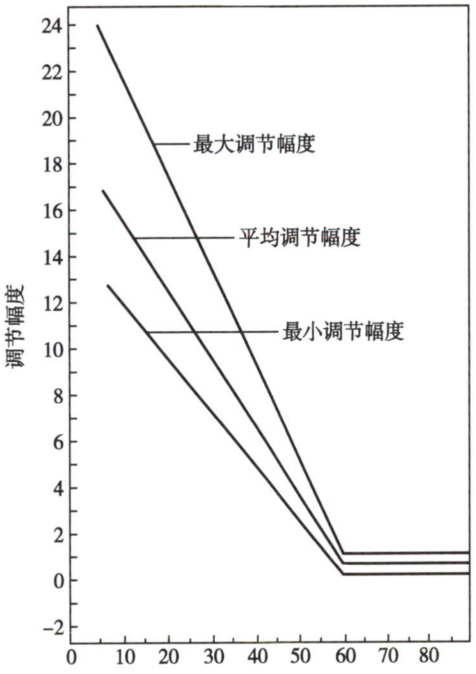

图14-6　调节幅度与年龄的关系

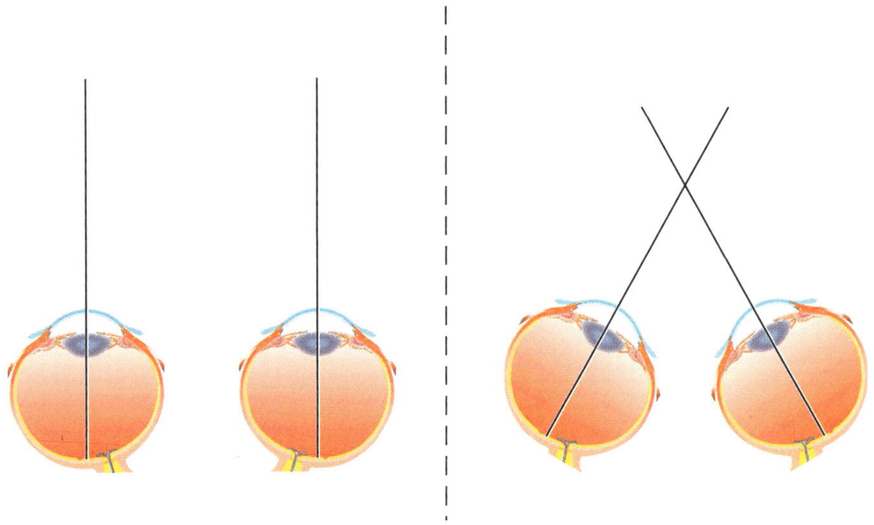

图14-7　近反射的三联动现象

第二节｜近　视

一、病因和发病机制

在眼调节放松状态下，外界的平行光线（一般认为来自5m以外）经眼的屈光系统折射后聚焦在视网膜之前，不能在视网膜上形成清晰的光学像，这种屈光状态称为近视（图14-8）。

近视的发病机制尚未充分阐明，相关学说主要有：调节滞后学说、周边离焦学说、神经（递质）相关学说、巩膜缺氧学说等。一般认为，近视的发生发展是遗传和环境等多因素综合作用的结果。

1. 近视相关的遗传因素　近视与常染色体显性遗传、常染色体隐性遗传、X连锁遗传有关，研究报道父母双方均患有近视者，其子女的近视患病率相应更高；同卵双胞胎的屈光状态的一致性较异卵双胞胎高。通常认为，遗传因素在高度近视发生发展中起到一定作用，不少研究报道了与高度近视

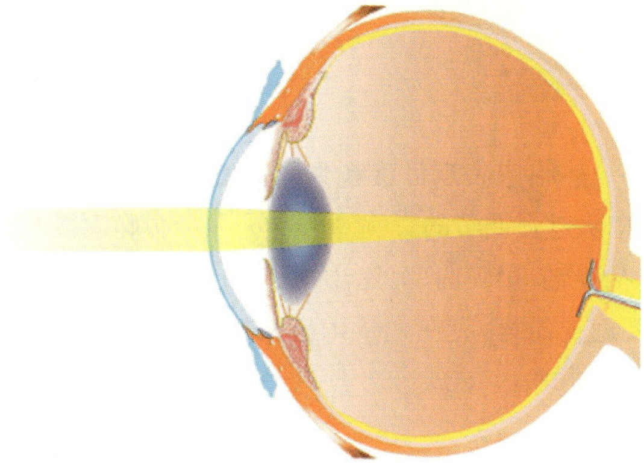
图 14-8　近视眼

相关的基因位点，说明高度近视和遗传有密切的关系。

2. 近视相关的环境因素

（1）长期近距离工作：流行病学研究表明，"长期""近距离"工作人群的近视患病率显著高于近距离用眼少的人群，受教育年限越长的人群，其近视患病率越高；可能与近距离用眼时人眼调节滞后造成的远视离焦、双眼视功能异常以及调节不能完全放松有关。

（2）户外活动和光照：流行病学研究表明，户外活动和充足照明可降低近视发病率，这可能是由于视网膜接受光照时，多巴胺释放量增加，具有抑制眼轴增长的效应。户外自然光照的波长、强度以及户外瞳孔缩小，景深增加，成像质量提高等因素都可能对延缓近视发生有贡献。

（3）视网膜周边屈光与成像质量：由于眼球形态的原因，当轴上光线聚焦在黄斑区时，轴外光线在周边视网膜之后成像（远视离焦），可能导致眼球周边局部增长加速，引起眼轴增长。另外，由于眼球波前像差的存在，视网膜的成像质量下降也可能导致近视发生发展。

（4）营养和饮食：高糖高脂饮食可能导致近视发展。有研究报道胰高血糖素和胰岛素样生长因子（IGF）与延缓近视发展相关，血液中饱和脂肪酸、胆固醇、维生素 D、锌等微量元素含量与眼轴增长相关。

二、分类

1. 按近视程度分类　①轻度近视：-0.50D≤球镜度＜-3.00D；②中度近视：-3.00D≤球镜度＜-6.00D；③高度近视：球镜度≥-6.00D。

2. 按屈光成分分类

（1）屈光性近视（refractive myopia）：可按病因分为曲率性近视和屈光指数性近视，其中曲率性近视表现为角膜前面或晶状体表面曲率半径过小；屈光指数性近视表现为角膜、晶状体的屈光指数（即折射率）过高，导致平行光束经折射后聚焦于视网膜前。

（2）轴性近视（axial myopia）：眼轴长度超出正常范围，角膜和晶状体等屈光介质的曲率和折射率在正常范围，常见于病理性近视眼及大多数单纯性近视眼。

3. 按病程进展和病理特点分类

（1）单纯性近视：近视度数一般在 -6.00D 以内，眼底多无病理改变。

（2）病理性近视：近视度数超过 -6.00D 且持续增长，眼轴过度伸长（一般＞26.5mm），并伴有导致视力损害的眼底病变。

三、临床表现

近视患者主要表现为远距视物模糊，近距视力良好；近视初期常有远距视力波动，注视远处物体时常眯眼视物。由于视近时不用或少用调节，所以双眼集合相应减少，从而引起外隐斜或外斜视。在儿童青少年时期，单纯性近视的度数处于增长之中，但一般在 -6.00D 以内，眼底多无病理改变，最佳矫正视力一般为正常或接近正常。

高度近视常演变为病理性近视（pathological myopia），可导致不可逆的视力损害，是我国不可逆致盲的主要原因之一。其特征为近视度数持续增加，最佳矫正视力常低于正常值，伴有夜间视力差、飞蚊症、漂浮物、闪光感等症状；眼轴过度伸长（一般＞26.5mm），眼底出现病理性改变，包括豹纹状眼底、漆裂纹、Fuchs 斑和视网膜周边格子样变性、视网膜下新生血管、后巩膜葡萄肿等。与正常人相比，病理性近视患者在年龄相对较轻时就可能出现玻璃体液化、混浊和玻璃体后脱离，且发生视网膜脱离、黄斑出血、青光眼、白内障的风险也大大升高。

四、诊断

根据验光结果，屈光不正度数≥-0.50D者，结合上述临床表现可诊断为近视。对于首次就诊或儿童，可采取睫状肌麻痹验光（俗称“散瞳验光”）以排除过强调节的影响。若要进一步明确近视的类型、进展情况及其并发症，还可进行眼压、形态学（包括眼轴、角膜曲率、光学相干断层成像等）、视功能（调节、聚散、视野）、眼底照相等一系列检查。对高度近视而言，应在光学矫正的基础上重视眼底、眼压、眼轴、视野等的监测，根据病变进展的具体情况及时处理。

五、近视防控国家战略

2018年以来，国家领导人对近视防控工作已做出多次指示批示，近视防控已上升为国家战略。根据教育部、国家卫生健康委员会等八部门联合印发的《综合防控儿童青少年近视实施方案》，近视防控是由学生、家庭、学校、医疗卫生机构和政府部门等五方协作的综合工程。其中学校和家庭应采取减轻课外学习负担、避免不良用眼行为、保障睡眠和营养、早发现早干预等六项措施；学校须落实儿童青少年近视防控中的主体地位，采取减轻学业负担、改善视觉环境、加强视力健康管理等十项措施；医疗卫生机构应建立儿童青少年近视预防、诊疗体系，重点针对0～6岁幼儿、中小学生、高度近视者三类重点人群，建立视力档案，规范诊断治疗，加强健康教育；学生个人应注重科学用眼素养的提升。

近视防控得到各方的高度关注，国家卫生健康委员会发布《近视防治指南（2024年版）》；中华医学会眼科学分会等学术机构积极推进近视发病机制和临床干预等方面研究及转化，举行近视防控学术会议，制定临床指南和专家共识，以规范近视的矫治；开展形式多样、喜闻乐见的科普教育，编写近视防控教材。

六、近视的管理与矫治

（一）近视的管理

由于近视是一类进展型疾病，因此必须做好近视监测，包括近视发生发展风险因素监测、近视进展情况监测和眼健康情况监测。对处于近视前期的儿童青少年（即尚未近视，但存在近视风险因素，或者其眼球生长速度表明有较高近视风险的儿童青少年）应进行近视预防，加强用眼行为干预和近视发生监测。研究表明，与年龄对应的远视储备量是近视发生的重要预测指标，若远视储备量过少，则提示近视的风险增高。对已经处于近视的患者，在用眼行为干预和近视监测的基础上实施近视矫治和临床干预。目前，特殊设计的功能性框架眼镜（如离焦设计的眼镜等）、角膜塑形镜、多焦软性接触镜和低浓度阿托品滴眼液等临床干预措施已在临床推广应用。

（二）近视的矫治

框架眼镜、接触镜和屈光手术是世界公认的三大屈光矫治方法。其光学原理均为通过使用各种形式的镜片或改变眼球屈光介质的屈光力，使得外界物体能够在视网膜上清晰成像。

1. 框架眼镜 一副框架眼镜（spectacles）由眼镜架和眼镜片组成，是最常见的屈光矫正器具，还可以作为眼的防护器具。

（1）眼镜的类型

1）单光镜：是指整个镜片仅有单一的屈光力，通常采用新月形设计，前表面为凸面，后表面为凹面（图14-9），其中凹透镜用于矫正近视，单光镜价格相对便宜，加工和使用方便。

2）功能性框架镜：是指采取多焦点或离焦等特殊设计的镜片，即一个镜片中有多种屈光力分布，或中央和周边的屈光力采取不同设计；除了能矫正近视以外，还具有延缓近视进展的作用（图14-10）。

（2）框架眼镜处方：通常在主觉验光结果的基础上，通过给予患者试镜架试戴并做相应调整，确定最终的框架眼镜处方。框架眼镜处方的规范写法为：标明眼别，先写右眼处方，后写左眼处方。右

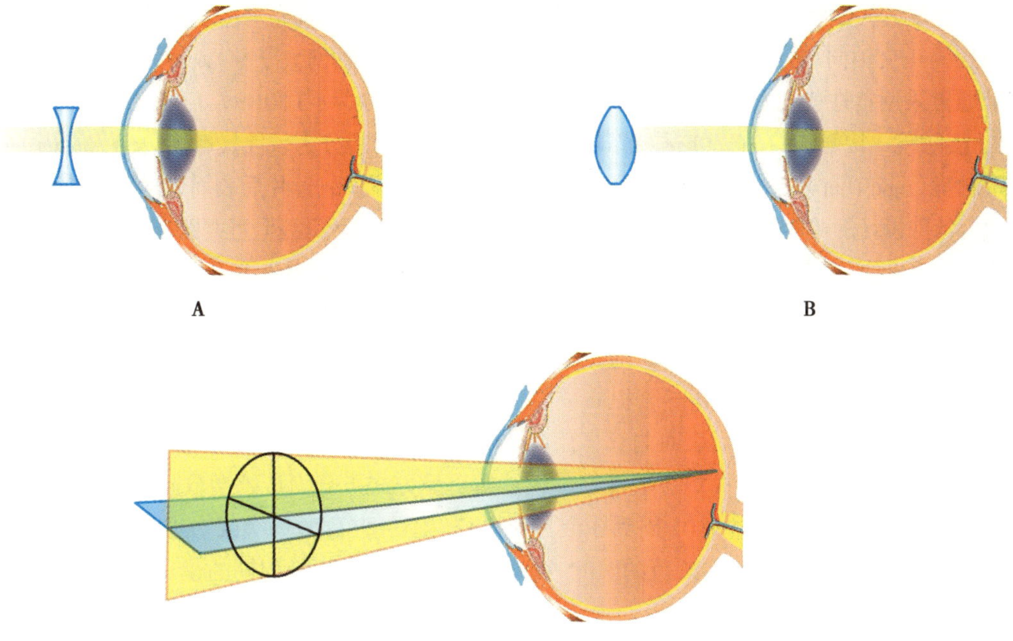

A　B　C

图 14-9　框架眼镜矫正屈光不正的原理

A. 凹透镜矫正近视；B. 凸透镜矫正远视；C. 球柱镜（环曲面镜）矫正散光

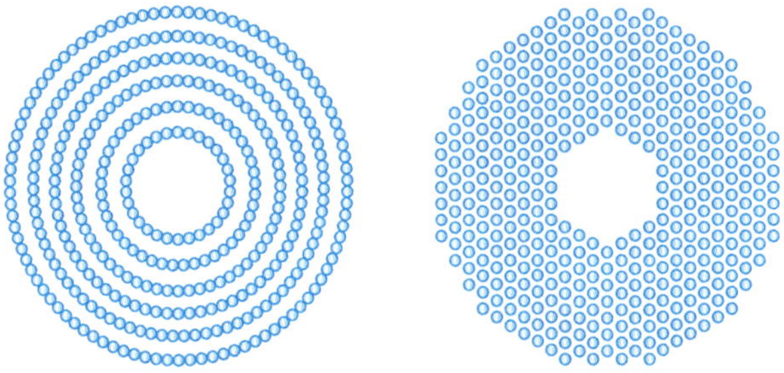

图 14-10　功能性框架镜的设计

和左可用 R（右眼）和 L（左眼）表示，临床上常用拉丁文缩写 OD（右眼）、OS（左眼）、OU（双眼）；先写远用处方，后写近用处方。

对于同时伴有近视、散光者，可用球柱镜矫正。球镜度数（diopter of spherical power）用 DS 表示，保留小数点后 2 位。柱镜度数（diopter of cylindrical power）用 DC 表示，保留小数点后 2 位，并标明柱镜轴向（即屈光力最小的子午线所在的轴向）。棱镜用棱镜度表示（符号 $^{\Delta}$），并标明棱镜基底朝向。棱镜基底朝向是指棱镜的底所对应的方向，包括上、下、内（鼻侧）、外（颞侧）4 个方向，分别记录为 Base Up（BU）、Base Down（BD）、Base In（BI）和 Base Out（BO）。如同时有球镜、柱镜或棱镜成分，则可用“/”表示联合。举例：

OD：-6. 50DS/-1.75DC×170/3$^{\Delta}$ BD

OS：-6. 50DS/-1.00DC×180

上述处方表示，右眼处方为：-6.50D 球镜联合 -1.75D 柱镜，柱镜轴向为 170°，且含 3 棱镜度，棱镜基底朝下；左眼处方为：-6.50D 球镜联合 -1.00D 柱镜，柱镜轴向为 180°。

验配框架眼镜时，需测量患者的双眼瞳距、瞳高等参数，通常双眼镜片中心的距离等于患者的瞳距，即配戴时镜片的光学中心须对准患眼的瞳孔中心，否则将产生棱镜效应。如果验配功能性框架镜或者非球面设计的单光镜，还需要测量配镜者的单眼瞳高。对于近视合并斜视患者，有时会采取“移心”（使镜片的光学中心与患眼瞳孔中心错开一定距离）的方法来矫正斜视。

对于高度屈光不正或屈光参差患者，使用框架眼镜矫正时须考虑放大率。对于负透镜而言，镜片屈光力越高，则成像越小；对于正透镜而言，镜片屈光力越高，则成像越大。

（3）处方的球柱镜转换：球柱镜处方中涉及处方转换的问题，转换前后的球柱镜形式不同，但屈光矫正的效果相同。转换的方法遵循代数和、变号、转轴（简称“求和变号轴”）三原则：①将原式中的球镜度和柱镜度的代数和作为新的球镜度；②将原式中的柱镜度变号，即正号变负号或负号变正号；③将原轴向变为正交轴向（若原轴向小于或等于 90，则加上 90；若原轴向大于 90 或等于 180，则减去 90）。临床上通常采用负柱镜处方形式，如：-5.00DS/+1.50DC×75 转换为 -3.50DS /-1.50DC×165。

2. 接触镜　接触镜（contact lens）配戴于角膜前表面，按材料分为软性接触镜（soft contact lens）和硬性接触镜（rigid contact lens），接触镜验配基本参数包括直径、基弧（镜片后表面光学区的曲率半径）和屈光力。特殊设计的接触镜还在角膜病变、色盲、外伤和手术后、眼部给药、近视临床干预等方面具有不可替代的临床价值，如彩色角膜接触镜用于色盲患者，人工瞳孔角膜接触镜用于虹膜缺损患者，绷带镜用于眼部术后患者，药物缓释镜用于长期眼部给药等；多焦软镜和角膜塑形镜是主要的近视临床干预手段。

（1）软性接触镜：由含水的高分子化合物制成，对传统软镜而言镜片透氧性与材料的含水量和镜片厚度有关，硅水凝胶材料的使用显著提高了镜片透氧性，且显著降低了透氧性对含水量的依赖。软镜直径一般为 13.5～14.5mm，后表面曲率半径为 8.4～8.8mm。

软镜的特点是镜片柔软，初戴舒适性好。镜片按更换方式可分为传统型（连续配戴 7～30 天，且镜片更换周期较长）、定期更换型（2 周到 3 个月更换）和抛弃型（配戴一次或 1～2 周后即抛弃），现代软镜采用定期更换型和抛弃型。规范的验配、镜片护理、采取更短更换周期的镜片是有效预防接触镜相关并发症的前提。

（2）硬性接触镜：现代硬性接触镜由于透氧性极高、质地较硬，一般称为硬性透气性接触镜（rigid gas-permeable contact lens，RGPCL）。RGP 镜直径比软镜小，通常为 9.2～9.6mm，后表面设计与角膜前表面形态相匹配。与软镜相比，硬镜验配的技术要求高，且配戴者需要一定的适应过程。硬镜透氧性高，表面抗蛋白沉淀能力强，配戴在角膜上能很好地保持固有形状，因此光学成像质量佳；镜片和角膜之间的泪液具有一定的屈光力，形成一层“泪液镜”（图 14-11），可以起到矫正角膜散光（包括规则散光和不规则散光）的作用，可运用于一些特殊眼疾的视力矫正，如圆锥角膜、角膜外伤后的不规则角膜、角膜屈光术后等。硬镜还具有能个性化定制参数的优点，可与特殊的角膜形态吻合。

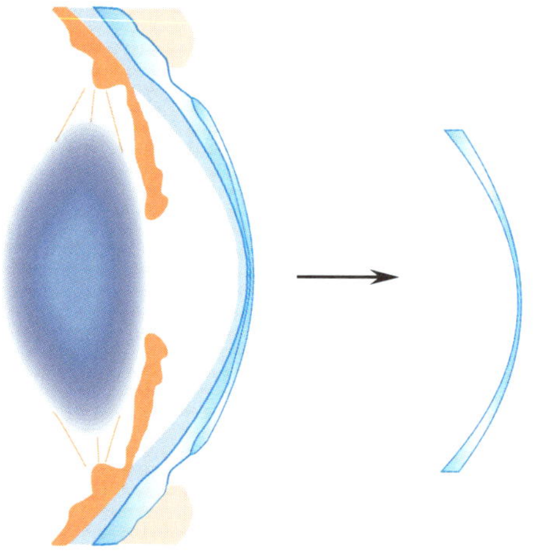

图 14-11　硬镜、泪膜和角膜构成泪液镜

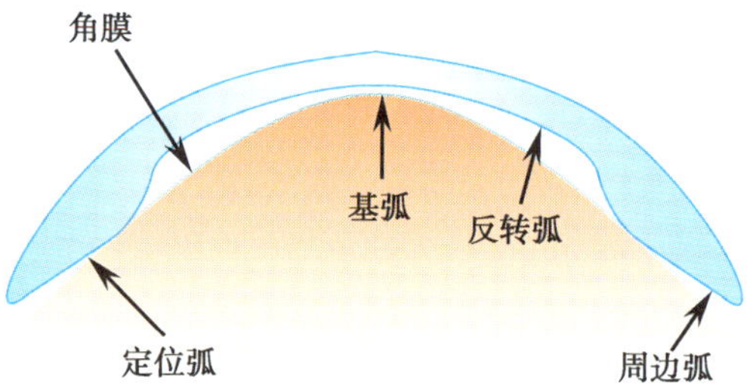

图 14-12　角膜塑形镜的设计原理

角膜塑形镜（orthokeratology，Ortho-K）是一种特殊设计的硬性接触镜（图 14-12），采用逆几何设计，通过机械压迫、镜片移动的按摩及泪液的液压等物理作用，达到改变角膜曲率、暂时减低近视度数的作用，从而提高裸眼视力。角膜塑形术一般用于近视度数 -6.00D 以下的人群，所实现的近视矫治效果是可逆的，一旦停戴则近视度数会恢复到原有水平。同时临床研究提示，长期配戴角膜塑形镜具有延缓近视进展的作用，已成为常用的近视临床干预措施之一。

临床上多为近视儿童和青少年验配角膜塑形镜，故医疗机构应具备精良的设备，专业医疗人员，应严格选择适应证，使用合格镜片，规范验配和随访。

3. 药物　近年来，国内外学者对低浓度阿托品进行了基础和科学研究，证明可用于近视防控。目前我国已批准 0.01% 阿托品滴眼液进入临床使用，为处方药，须在专业的眼科医师的指导下使用。

4. 屈光手术　屈光手术以手术的方法改变眼的屈光状态。按手术部位可分为：角膜屈光手术、眼内屈光手术和巩膜屈光手术。现代屈光手术可以采用联合手术或多种技术总体设计、分步实施的方式。由于大多数屈光不正者可通过眼镜和接触镜等非手术的方法得到良好的屈光矫正，因此选择屈光手术的患者对手术效果的期望值很高，施行此类手术的医疗机构必须具备精良的手术器械、接受过系统培训的专科医师；医师应从手术的安全性和有效性出发，严格掌握手术适应证，术前与患者充分沟通手术的可能效果及风险，尽量避免并发症。

（1）角膜屈光手术：角膜屈光手术（keratorefractive surgery）是通过手术的方法改变角膜前表面的形态，以矫正屈光不正。

1）非激光角膜屈光手术：非激光角膜屈光手术包括放射状角膜切开术（radial keratotomy，RK）、角膜基质环植入术（intrastromal corneal ring segments，ICRS）、散光性角膜切开术（astigmatic keratotomy，AK）、角膜胶原交联术（corneal collagen cross-linking，CXL）等。角膜胶原交联术在圆锥角膜治疗等领域占有重要地位。它是利用核黄素（维生素 B_2）作为光敏剂，在紫外线作用下产生活性氧，并进一步与多种分子作用后，在相邻胶原纤维的氨基间形成共价键，从而增加角膜的强度，减少角膜变形及不规则散光。

2）激光角膜屈光手术：激光角膜屈光手术是用激光切削角膜基质，从而改变角膜的曲率半径以达到矫正屈光不正的目的，一般要求患者年龄在 18 周岁以上，近 2 年屈光状态稳定。该手术分为两大类，一类为表层切削术，指将角膜上皮去除，暴露前弹力层，然后用激光切削，以准分子激光屈光性角膜切削术（photorefractive keratectomy，PRK）为代表（图 14-13）；另一类为板层（基质）切削术，指先做一角膜板层瓣，将其掀开后对角膜基质行激光切削，以飞秒激光辅助制瓣的准分子激光原位角膜磨镶术（femto-LASIK，称为“半飞秒”）和飞秒激光小切口角膜基质透镜取出术（femtosecond laser small incision lenticule extraction，SMILE，称为“全飞秒”）为代表（图 14-14）。

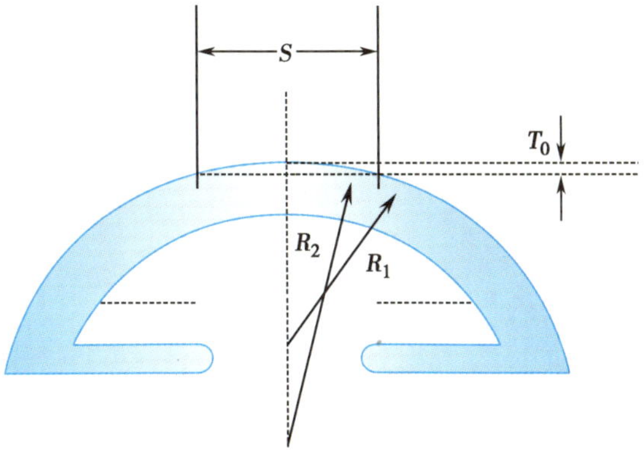

图 14-13　PRK 治疗近视的原理

S：切削宽度；T_0：切削深度；R_1：切削前的角膜前表面曲率半径；R_2：切削后的角膜前表面变平坦、曲率半径增大。

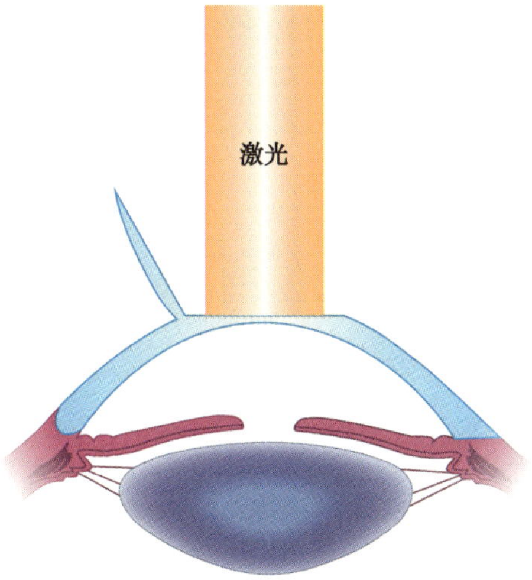

图 14-14　LASIK 治疗近视的原理

（2）眼内屈光手术：眼内屈光手术是指在晶状体和前房、后房施行的以改变眼的屈光状态为目标的手术。该手术可以矫正的屈光力范围较角膜屈光手术更大，为 +10.00～-20.00D，根据手术是否保留晶状体分为两类。

1）屈光性晶状体置换术：以矫正屈光不正为目的而摘除透明或混浊的晶状体、并在位于后房的晶状体囊袋内植入人工晶状体的一种手术方式；不适合角膜屈光手术适应证的患者（例如高度近视、远视）可选择此类手术。

2）有晶状体眼人工晶状体植入术：适用于屈光状态稳定，不宜或不愿接受眼镜、接触镜或角膜屈光手术，但又有接受屈光手术的愿望并适宜者。该类手术可在前房或后房植入人工晶状体，其中后房型人工晶状体通常采取单片式后拱形设计，以适应自身晶状体的前表面形态、保持植入人工晶状体与自身晶状体之间有一定的间隙（图 14-15）。

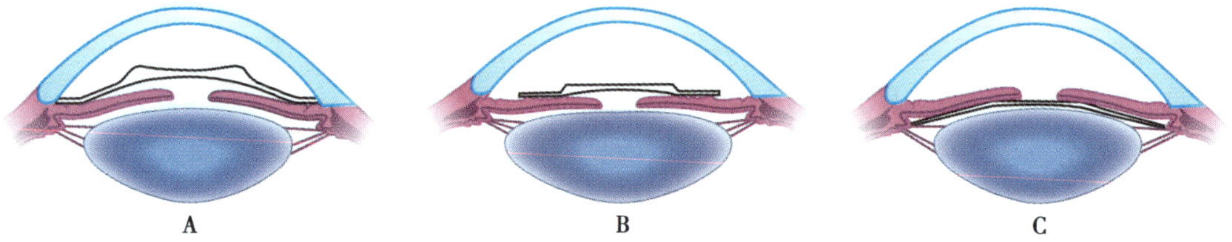

图 14-15 有晶状体眼人工晶状体植入术人工晶状体类型

A. 房角固定型人工晶状体；B. 虹膜夹型人工晶状体；C. 后房型人工晶状体。

（3）巩膜屈光手术：后巩膜加固术（posterior scleral reinforcement，PSR），又称巩膜后兜带术、后巩膜支撑术或后巩膜加强术，是应用异体或自体的生物材料或人工合成材料加固眼球后极部巩膜，以期延缓近视进展的一种手术。临床上，近视度数在 -8.00～-10.00D 及以上，且每年进展 0.50～2.00D 及以上的进展性近视患者可以考虑施行该手术。

第三节 远 视

角膜和晶状体是眼屈光介质的重要部分，在正常眼球中，具有一定曲率的角膜和晶状体折射外界物体发出的入射光，在眼球后部的视网膜上聚焦，形成清晰的光学像。当受到各种生理性和病理性的因素影响，眼球前后径（眼轴）变短或屈光力下降，平行光线进入眼内，经过眼球屈光系统折射后在视网膜后方形成焦点，外界物体在视网膜上无法成清晰像，则形成远视（图 14-16）。

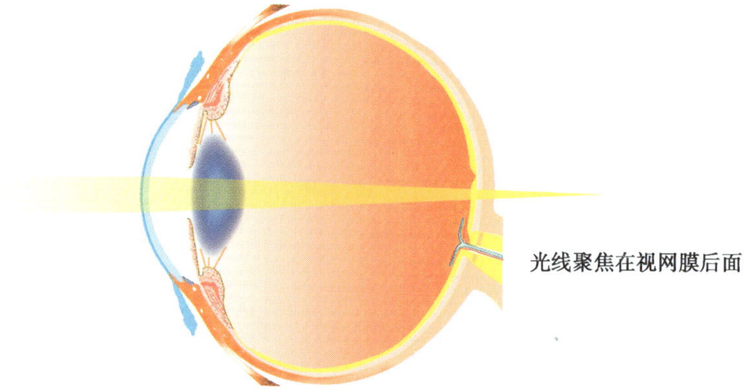

图 14-16 远视眼

典型的远视患者主诉视远模糊，视近更模糊。如果远视度数较低，调节功能强，患者可通过动用调节增加眼的屈光力，从而使物体成像在视网膜上，以获得清晰的视觉。但由于动用了额外的调节，易产生视觉疲劳症状，在近距离工作状态下尤为明显。如果远视度数较高，并且随着年龄增长，调节功能及幅度下降，即便动用额外调节也无法在视网膜上产生清晰像，因而放弃动用额外调节，反而视疲劳不明显，但影响视功能。因此，在视觉发育敏感期内，及时矫正远视带来的模糊视觉，对于形成正常视功能至关重要。

一、病因和发病机制

一般情况下，由于新生儿屈光系统尚未发育成熟，其眼球屈光状态为远视，屈光度数平均为 +2.50～+3.00D，此为前面所提的生理性远视，此种远视一般无须特殊处理，随着年龄逐渐增长，远视度数会下降，逐渐趋于正视化。

先天性发育异常或后天因素均可导致远视度数高于生理性远视度数范围，形成中、高度远视。远视的先天性发育异常包括先天性眼轴短、小眼球、先天性平角膜或晶状体屈光度不足、无晶状体眼等，后天因素则包括角膜手术、角膜外伤等。眼部肿瘤等占位性病变也会引起高度远视。遗传因素在高度远视的发展中起重要作用，在临床上可能表现为家族中出现散发病例，多为常染色体显性或隐性遗传，并且可能出现闭角型青光眼相关的高度远视。研究发现，种族、孕期吸烟史、斜视家族史等均与中、高度远视发病相关。

二、分类

(一) 按成因分类

1. **轴性远视** 新生儿的眼轴长度约为 16m，随着生长发育至青春期逐渐趋于正视化，眼轴长度达到 22～24mm。在正视化过程中受外界环境因素或内在遗传因素的影响，导致眼球发育缓慢或眼正视化不充分，甚至眼球停止发育，都会引起轴性远视的发生。按照眼屈光学计算，眼轴每缩短 1mm，代表有 3D 的远视。大多数远视度数不超出 6D，高度远视者只是少数，临床上偶见超高度远视，多伴先天性小眼球和眼球发育不良。眼眶肿瘤、眼眶炎性肿块、球后新生物、视网膜脱离等也会导致轴性高度远视。

2. **曲率性远视** 屈光间质的表面曲率下降引起的远视称为曲率性远视。角膜和晶状体可以发生曲率性改变，特别是角膜。角膜的曲率半径每增加 1mm，可产生 6D 的远视。这种曲率性远视几乎均伴有不同程度的散光，常见的病因有先天性平角膜、角膜外伤或角膜手术等。

3. **屈光指数性远视** 是指由于一个或多个屈光介质成分屈光指数变化，即折射率发生改变。年龄相关性白内障、先天性白内障术后无晶状体眼、晶状体后脱位等都可导致晶状体的屈光力减弱引起的高度远视。

(二) 按远视度数分类

1. **低度远视（球镜度≤+3.00D）** 在调节功能强的状态下能通过动用额外调节在视远时代偿，获得清晰成像，对视力无明显影响，无明显视疲劳症状。

2. **中度远视（+3.00D＜球镜度≤+5.00D）** 动用额外调节无法完全代偿，视力受影响，伴有不适感和视疲劳症状，过度动用调节可能会产生内斜视。

3. **高度远视（球镜度＞+5.00D）** 由于远视度数太高，无法通过调节代偿，严重影响视力，甚至形成屈光性弱视。

(三) 按调节状态分类

1. **显性远视** 未进行睫状肌麻痹验光（散瞳验光），即小瞳验光下显示出来的远视度数，等于矫正至正视状态下所需的最大正镜度数。

2. **隐性远视** 由于睫状肌存在生理性紧张，如果未进行睫状肌麻痹验光则不会暴露出来的远视度数。

3. **全远视** 总的远视量，即显性远视和隐性远视之和，睫状肌麻痹状态下全矫所需要的最大正镜度数。

4. **绝对性远视** 是指动用全部的调节后仍然无法代偿的远视部分。即小瞳验光过程中矫正至正视需要的最小正镜度数。

5. **随意性远视** 通过动用调节能够代偿的远视部分，在小瞳验光过程中能被发现的部分，即显性远视与绝对性远视之差。

随着患者年龄的增长，睫状肌生理性紧张减弱，隐性远视逐渐会转变为显性远视，调节功能及幅度逐渐下降，随意性远视会逐渐转变为绝对性远视。当老年患者完全无调节能力时，此时均为显性远视，全远视为绝对远视，随意性远视为零。

三、诊断

(一) 年龄与主诉

远视患者主要表现为视力减退、视疲劳等，中高度远视者可合并斜视、弱视。远视所带来的视觉体验及相关症状与年龄和屈光度密切相关。年龄<6岁的低中度远视，由于调节功能强，近距离工作需求少，患者通常无任何明显症状，低度远视多在筛查中发现，中高度远视多因家长发现患儿内斜视、走路易摔跤而发现；6～18岁，即进入学龄期后，由于近距离阅读需求增加，开始出现视觉症状，患者多主诉眼部酸胀、眼眶痛、无法看清黑板，学习困难；18～40岁，近距离阅读、工作时可出现眼酸、眼胀、头痛等视疲劳症状，休息可暂时缓解，部分可能提前出现老视；>40岁，此时调节功能及幅度下降，患者主诉视近、视远都存在困难，视疲劳症状加重。

（二）病史及家族史

根据视力下降、视疲劳出现的时间，是逐渐出现还是突然出现的；有无先天性疾病及发育异常；是否有角膜外伤、手术史；是否有眼部肿瘤、视网膜病变等其他眼部疾病；是否有其他全身系统性疾病；家族中是否有远视及相关遗传病史等进行判断。

（三）检查

视力检查发现患者视力不佳；视野、色觉、立体视等视功能可能异常；眼位可能为内隐斜或内斜视，眼球运动一般正常；裂隙灯显微镜下检查是否存在大小眼或小眼球，前房相对较浅；验光检查应行睫状肌麻痹验光；检眼镜、眼底照相可能发现假性视盘炎即视盘小、色红、边缘不清、稍隆起，类似视盘炎或水肿，但长期观察眼底无改变；部分遗传性疾病引起的高度远视患者可能伴有眼底改变，基因检查可辅助诊断。

四、处理

远视患者，是否需要配镜矫正取决于远视的度数、视力是否正常、有无视疲劳症状。低度远视者，若视力正常且无其他症状，则无须矫正；视力正常，但有视疲劳的症状，必须配镜矫正；视力不正常，甚至有并发症也必须矫正。

儿童期高度远视易导致屈光性弱视，应及早给予配镜矫正；若伴有弱视，应一并治疗。儿童的远视矫正必须使用睫状肌麻痹后验光，根据验光结果、年龄、眼位、矫正视力确定处方。如有内斜和/或弱视，初次配镜须完全矫正，以后根据眼位进行调整。如无斜视和/或弱视，可根据年龄扣减相应的生理性远视后配镜。

成人远视矫正遵循最高正度数最佳矫正视力的原则，可采用框架眼镜、接触镜[一般采用硬性透气性接触镜（RGPCL）]或屈光手术。

第四节 散 光

当眼球在不同子午线上的屈光力不相等，平行光线经过该眼球折射后则无法会聚成一个焦点，这种屈光状态被称为散光。

一、病因和发病机制

角膜和晶状体自身的曲率在各子午线上不一致，或在视轴上的排列不完全对称等解剖因素，可以造成眼球屈光系统在各子午线上的屈光力不完全相同，从而导致散光。生理状态下就可能会有散光，且只有极少数人的眼睛是完全没有散光的。值得注意的是，一些眼部疾病也会导致散光。如圆锥角膜、角膜瘢痕可导致不规则散光，无法通过配戴框架眼镜矫正。睑板腺囊肿、眼部肿瘤等对角膜的外力压迫也会通过改变角膜曲率引起散光。白内障早期患者的晶状体常在不同部位发生不一致的屈光指数改变，引起散光。悬韧带缺损时，晶状体脱位常合并晶状体偏斜，增大屈光介质在视轴上排列的不对称性，也可导致散光。眼科手术可能带来术源性散光。高度近视、视网膜脱离后手术填压等造成的视网膜倾斜可引起散光。

以规则散光来分析，平行光线经过眼球屈光介质折射后的成像，不是一个焦点，而是一个较规则的三维形态，称为 Sturm 光锥（Sturm conoid）（图 14-17）。经过屈光力较大的子午线的平行光线更早会聚，

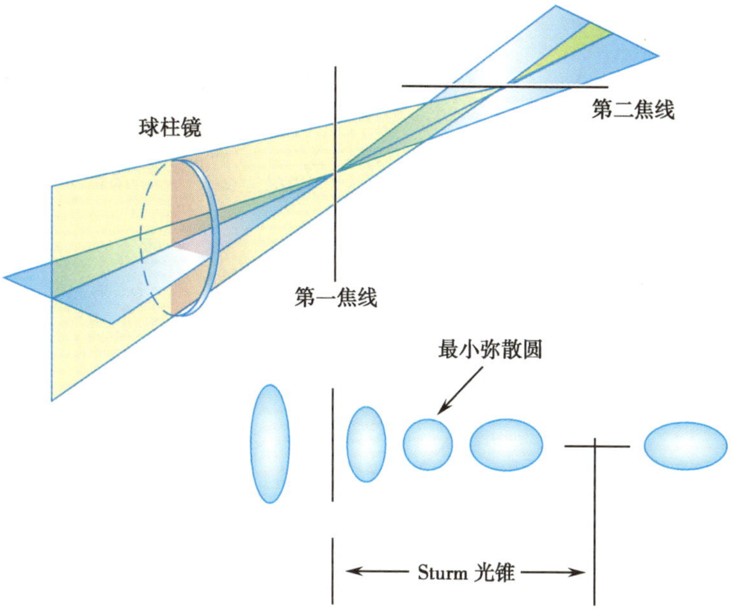

图 14-17　散光的 Sturm 光锥

形成更靠前的焦线；而经过屈光力较小的子午线的平行光线更晚会聚，形成更靠后的焦线。在前后两条焦线之间存在一个平面，光线在各子午线上的模糊程度一致，这个位置被称为最小弥散圆（least blur）。

二、分类

根据散光的规则程度，可分为规则散光（regular astigmatism）和不规则散光（irregular astigmatism）。屈光力最大和最小的两条主子午线相互垂直者为规则散光，规则散光的眼球，同一条子午线上各点的屈光力是一致的。两条主子午线不相互垂直者或同一子午线曲率变化无规律者为不规则散光。

规则散光可根据屈光力最大的主子午线的方向划分。屈光力最大的主子午线位于垂直位（90°±30°）者为顺规散光（astigmatism with the rule）。柱镜轴向与柱镜屈光力最大的主子午线垂直，因此，矫正顺规散光的配镜处方用负柱镜表示时，柱镜轴向位于水平位（180°～30°、150°～180°）。屈光力最大的主子午线位于水平位（180°～30°、150°～180°）者为逆规散光（astigmatism against the rule），配镜处方用负柱镜表示时，柱镜轴向位于垂直位（90°±30°）。屈光力最大的主子午线位于其他方向（30°～60°、120°～150°）者为斜轴散光（oblique astigmatism）。儿童紧张的眼睑压迫上方和下方角膜，对角膜形态的改变类似于产生一个轴向在水平位的正柱镜，在垂直子午线屈光力最大，形成顺规散光，而晶状体的逆规散光常与之平衡。老年人眼睑松弛，更易患逆规散光。

规则散光还可根据平行光线通过两主子午线会聚成像相对于视网膜的位置，分为以下五种类型（图 14-18）：

（1）单纯近视散光（simple myopic astigmatism）：一主子午线像恰好位于视网膜上，另一主子午线像位于视网膜前。

（2）单纯远视散光（simple hyperopic astigmatism）：一主子午线像恰好位于视网膜上，另一主子午线像位于视网膜后。

（3）复合近视散光（compound myopic astigmatism）：两主子午线像均在视网膜之前。

（4）复合远视散光（compound hyperopic astigmatism）：两主子午线像均在视网膜之后。

（5）混合散光（mixed astigmatism）：一主子午线像位于视网膜前，另一主子午线像位于视网膜后。当散光量不大，且最小弥散圆恰好位于视网膜上时，对视力影响较小。

根据造成散光的来源，可将散光分为角膜散光和眼内散光。角膜散光指角膜前表面产生的散光。配戴硬性角膜接触镜可产生“泪液镜”来提升光学表面的规则程度，从而矫正角膜前表面的不规则散

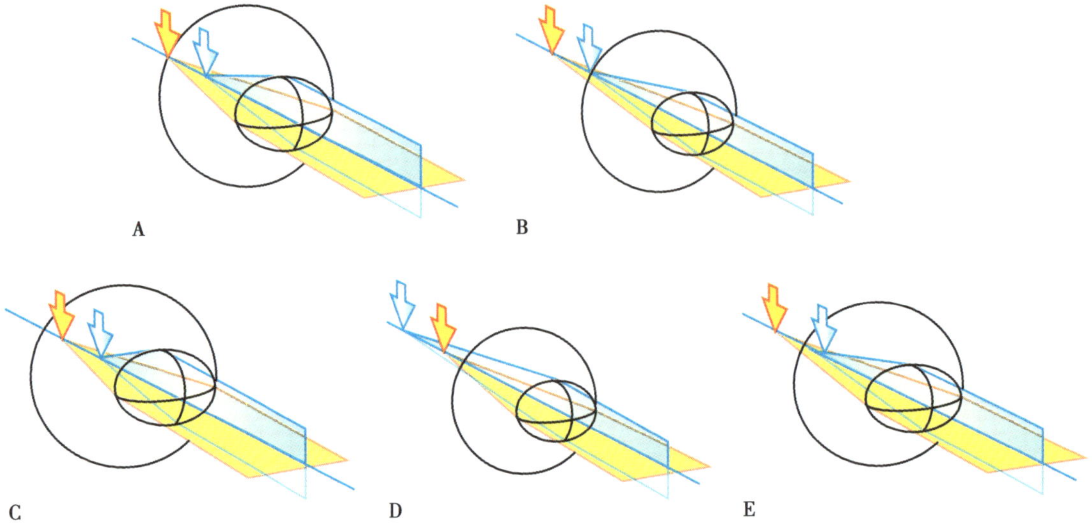

图 14-18　散光的五种类型

A. 单纯近视散光；B. 单纯远视散光；C. 复合近视散光；D. 复合远视散光；E. 混合散光。

光。眼内散光指其他部位（角膜后表面、晶状体、视网膜）产生的散光，眼内散光无法通过配戴硬性角膜接触镜矫正。总散光是指角膜散光和眼内散光的矢量和。

三、诊断

1. 症状　未经矫正的散光导致无论是远处物体还是近处物体都不能在视网膜上清晰成像，表现为远、近视力均下降。婴幼儿时期的高度散光若未及时矫正，可严重影响视力发育导致弱视。当最小弥散圆成像于视网膜时，散光眼的整体清晰度可得到改善，而当 Sturm 光锥的前焦线或后焦线成像在视网膜时，会使观察目标的视网膜成像在某个特定方向的轮廓线条更清晰。因此散光患者为了提升清晰度，会通过调节来使最小弥散圆或某一条焦线尽量接近视网膜，由于长时间的调节，睫状肌紧张而引发视疲劳，严重者可产生视力时好时差、视物变形、眼部胀痛、头痛等。视疲劳症状的轻重不一定与散光量成正比，散光量相对较小的患者主观症状往往更常见，若散光量很大，或整个 Sturm 光锥都距离视网膜很远，以致无论如何调节都无法提升清晰度，则视疲劳症状反而不明显，只表现为明显的视力下降。

单纯近视散光眼和单纯远视散光眼在用 E 字视力表测视力时，可因为视标的水平或竖直轮廓较清晰，表现为仅能辨认开口向左向右或向上向下的视标。部分患者还表现为固定性的眯眼。斜轴散光可能导致患者头偏向一侧来减少物像的倾斜，这种习惯在幼儿阶段可以发展为斜颈，需要与垂直斜视、胸锁乳突肌异常等疾病鉴别。散光患者初次戴镜矫正时，由于大脑已经适应扭曲的图像，可能因为散光突然得到矫正而造成暂时的图像变形和倾斜。

2. 检查　验光可得到全眼散光的量和轴位，表达方式为柱镜的度数和轴向。根据验光结果可计算等效球镜度（spherical equivalent），即球镜度数+1/2 柱镜度数，等效球镜度的大小决定了最小弥散圆的位置，等效球镜度越大，最小弥散圆距离视网膜越远。睫状肌收缩时，每一方向的收缩力量应该都是一致的，悬韧带所受的拉力就一致，此时晶状体在调节时只是导致验光的球镜度数发生变化。若睫状肌在收缩时各部位的力量不一致，导致晶状体的各向受力不均匀，则会产生柱镜度数和轴向的变化，表现为远近的散光不同，这类患者需要远近分别验光。主觉验光可以通过钟表盘（图 14-19）来检测散光，在近视欠矫、前后焦线都位于视网膜前的情况下，散

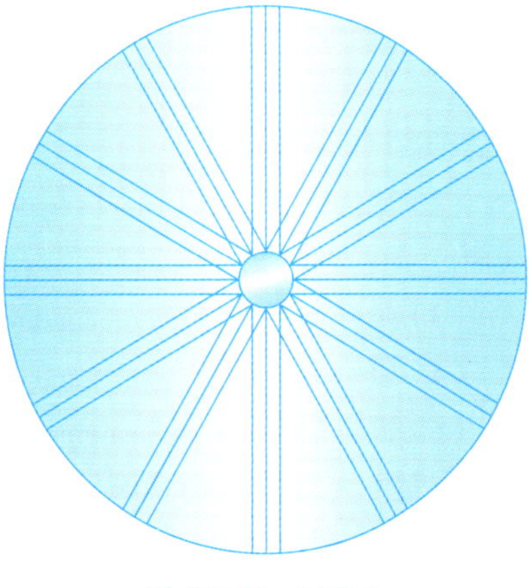

图 14-19　钟表盘

光患者看散光盘，会因为后焦线更靠近视网膜而感觉某个方向比较清晰，与其垂直的方向比较模糊，模糊方向则对应距离视网膜更远的前焦线。角膜地形图可获取角膜散光的形态和量，当患者散光量较大时，可通过角膜地形图判断散光的主要来源。

四、处理

与近视和远视采用球镜矫正不同，散光一般采用柱镜矫正，合并远视或近视可采用球柱镜矫正。矫正方式可使用框架眼镜、接触镜或屈光手术。

初次配戴散光度数较高的框架眼镜，由于不同子午线放大率相差较大，可产生严重的视物变形，可采用部分矫正加等效球镜方式进行矫正，如 –3.00DC×180，可给予处方 –0.50DS/–2.00DC×180，待一段时间适应后再完全矫正。但接触镜不存在这方面的问题，可一次完全矫正。

第五节 | 屈光参差

屈光参差（anisometropia）是指两眼屈光不正的程度或者性质有一定差别。但一般认为两眼屈光状态完全相同者甚少，轻度的两眼差异是极普遍现象，为生理性屈光参差；当两眼屈光度球镜相差≥1.50D，柱镜≥1.00D 时，就有可能会出现各种视觉问题。

一、病因和发病机制

形成屈光参差的原因较多，两眼球发育的平衡与否，与屈光参差的产生有密切的关系。儿童在发育过程中，两眼眼轴不同的增长速度是产生屈光参差的主要因素。眼轴发育不平衡、两眼的远视消减程度不平衡、两眼近视程度进展不平衡、眼外伤、手术、先天性眼病等因素都有可能导致屈光参差的发生。

屈光参差是引起弱视的常见原因，屈光参差性弱视是指在视觉发育的关键期，由于异常的屈光状态未进行及时矫正，双眼视网膜接收像的清晰度和大小存在差异，融合困难后中枢主动抑制模糊像，久而久之视物模糊眼形成弱视。屈光参差的类型、程度都可能与弱视程度有关。

由于人眼调节获得是双眼等同性的（Herring's law），屈光参差者在非矫正状态下双眼通过调节，常使得一眼清晰聚焦，一眼模糊。如屈光参差的远视患者，低度数远视眼或正视眼清晰聚焦，而其高度数眼则为模糊像，该眼容易成为弱视眼。而屈光参差的近视患者，低度数近视眼或正视眼用于远处注视目标，近视度数较高眼用于视近，一般不会引起弱视，但由于缺乏双眼融像机会，往往容易出现双眼视功能异常。

二、分类

1. 单纯性屈光参差

（1）单纯性近视屈光参差：一眼为正视眼，另一眼为近视眼（图 14-20A）。

（2）单纯性远视屈光参差：一眼为正视眼，另一眼为远视眼（图 14-20B）。

2. 复性屈光参差

（1）复性近视屈光参差：两眼均为近视眼，但程度不等。

（2）复性远视屈光参差：两眼均为远视眼，但程度不等。

3. 混合型屈光参差 一眼为远视眼，另一眼为近视眼。

4. 单纯性散光性屈光参差 一眼为正视眼，另一眼为近视性、远视性或混合性散光眼。

5. 复性散光性屈光参差 两眼均为散光眼，但散光性质或程度不等。

6. 其他 相对性屈光参差，即双眼的屈光状态相等，但眼轴存在明显差异，导致视网膜成像大小不等，属于因双眼眼轴长度不等引起的特殊类型屈光参差。

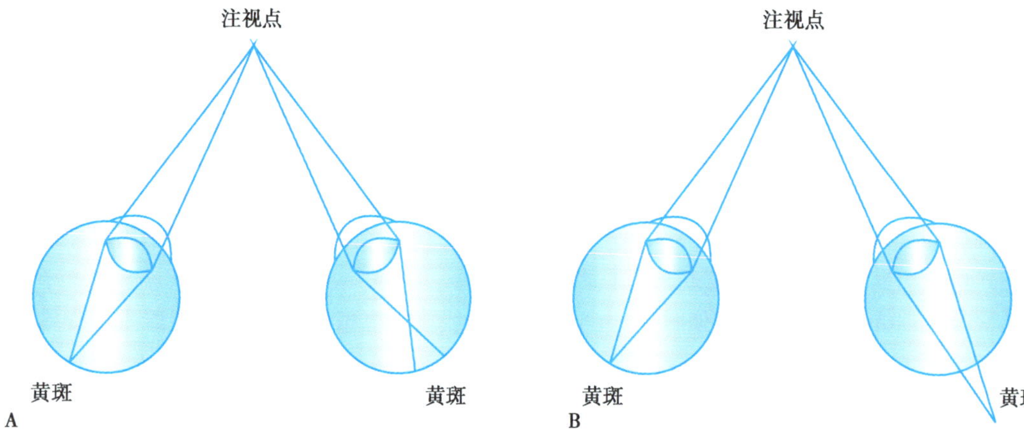

图 14-20 屈光参差
A. 近视屈光参差；B. 远视屈光参差。

三、诊断

屈光参差患者可出现视疲劳、双眼单视功能障碍、交替用眼等症状，此时一般通过睫状肌麻痹验光得到双眼的准确屈光度后，当双眼屈光度球镜相差≥1.50D，柱镜≥1.00D时，即可明确是否存在屈光参差。

四、处理

屈光参差的矫正目标是争取双眼都能够获得足量或接近足量的矫正，达到最佳矫正视力，双眼视力和成像大小平衡，建立双眼单视。目前主要的治疗手段包括框架眼镜矫正、角膜接触镜矫正、手术矫正等方式。

当屈光参差者屈光不正被完全矫正时，双眼视网膜上所成像的大小存在差异，即不等像（aniseikonia image），有可能造成融像困难，从而出现相关症状如头晕、阅读模糊等。一般情况下，由于框架眼镜镜片的缩放效应，屈光参差度数相差超过2.50D并使用框架眼镜矫正者通常会出现融像困难症状。双眼屈光参差较大的患者使用角膜接触镜进行矫正往往效果更加明显。由于接触镜在角膜表面，其物像大小接近于正视眼，并且眼球在转动时不会产生棱镜效应，并且通过泪液镜效应能更好地矫正角膜散光，提供更清晰的成像质量。如单眼无晶状体者配戴框架眼镜后，双眼视网膜像大小差异约为25%，融像较为困难；若配戴角膜接触镜，则放大率差异约为6%，接近双眼融像的能力范围（5%），可减少因融像困难所带来的视觉症状。因此对屈光参差者进行屈光矫正时，须考虑矫正方法的视网膜像放大率。

由于屈光参差与不等像相关，往往会引起双眼视功能受损，临床上轻度的屈光参差者双眼视功能可以完全无损，但是随着屈光参差程度的增加，异常立体视发生率也逐渐上升，当屈光参差＞3.00D，异常立体视发生率接近100%。因此对于屈光参差者，视功能的检查也是需要考虑的一环。

第六节 | 老 视

一、发生机制

随着年龄增长，眼的调节幅度逐渐下降，从而出现近距离工作困难等症状，这种由于年龄增长所致的生理性调节能力降低称为老视。无论屈光状态如何，每个人均会发生老视。

老视的发生与晶状体和睫状肌的一系列改变有关。Helmholtz理论认为，随着年龄的增长，晶状体厚度及密度逐渐增加，弹性逐渐下降，导致其形变的能力下降。Schachar理论认为，晶状体赤道部直径随年龄增长而增加，睫状体与赤道部间的距离逐渐减小，有效收缩距离减小，从而导致调节幅度下降。

二、临床表现

1. 老视症状　老视症状的发生与年龄直接相关，人通常在40～45岁开始出现老视症状，主要包括：

（1）视近困难：老视者会逐渐发现在往常习惯的工作距离进行阅读时看不清楚小字体，需要将书报拿到更远的距离或者将头后仰才能看清字，而且所需的阅读距离随着年龄的增长而增加。

（2）视近难以持久：为了看清近距离目标，老视者需要努力使用调节，常在接近双眼调节极限的状态下近距离工作，睫状肌处于持续收缩状态并引发相应的过度集合，因此患者视近不能持久，常出现视力波动、眼胀、流泪和头痛等视疲劳症状。

（3）需要更强的照明：在光线不足时，由于瞳孔增大，景深变短，老视者近距离阅读模糊更为明显。而足够的光线既使瞳孔缩小，景深加大，又增加了文字的对比度，使得阅读视力得到提高。

2. 影响因素　老视症状出现的早晚和严重程度还与以下因素相关：

（1）屈光状态和矫正方式：在裸眼状态下，正视眼的远点位于眼前无穷远处，近视眼的远点位于眼前某一点，因此正视眼发生老视症状的时间要早于近视眼。此外，近视眼配戴接触镜时接触镜直接接触角膜，而配戴框架眼镜时，眼镜片距离角膜12～15mm；根据光路计算，在注视近距离某物时，配戴接触镜时的调节需求要大于配戴框架镜时的调节需求，因此近视眼配戴接触镜比戴框架眼镜更早出现老视症状；远视眼则正好相反，戴框架眼镜比戴接触镜更早出现老视。

（2）用眼方式：调节需求直接与工作距离和精细程度有关，因此，从事近距离、精细工作者比从事远距离工作者更早出现老视症状。

（3）身体素质：身高较高者通常手臂更长，即在阅读时距离可以更远，相对需要较少的调节，因此较晚出现老视症状。

（4）地理位置：流行病学研究显示，生活在赤道地区的人群比高纬度地区较早出现老视症状。

（5）药物：服用胰岛素、抗焦虑药、抗抑郁药、抗精神病药、抗组胺药、抗痉挛药和利尿药等的患者，由于药物对睫状肌的影响，会较早出现老视症状。

三、诊断

根据年龄、上述临床表现和近附加的测量结果来诊断老视。注意首先要进行规范的客观验光和主觉验光，完成屈光远矫正，然后在此基础上进行近附加的测量；如被检者的近附加不为零，则表明患有老视，需进行矫正。近附加的测量分为两个步骤：

1. 试验性近附加　测量人眼的调节幅度，或查询Donder表得到相应年龄的调节幅度值（表14-2），再根据“保留一半调节幅度”的原则确定试验性近附加；也可采用融像性交叉柱镜（fused cross cylinder，FCC）法确定试验性近附加，即在综合验光仪上，采用JCC交叉柱镜和FCC测试视标，通过测量患者的调节滞后情况来确定其所需的试验性近附加度数。

表14-2　Donder调节幅度表

年龄/岁	调节幅度/D	年龄/岁	调节幅度/D
10	14.00	45	3.50
15	12.00	50	2.50
20	10.00	55	1.75
25	8.50	60	1.00
30	7.00	65	0.50
35	5.50	70	0.25
40	4.50	75	0.00

2. 精确近附加　使用综合验光仪在试验性近附加的基础上，测量负相对调节（negative relative accommodation，NRA）和正相对调节（positive relative accommodation，PRA），然后将负相对调节和正相对调节检测结果相加后除以 2，所得数值与试验性近附加相加，即为精确近附加。

四、老视的矫治

老视矫治的目标是采用正透镜补偿生理性调节能力下降，从而解决视近困难的问题。目前的矫治原则更倾向于给予患者远、中、近距全程清晰的视觉。随着老龄化社会的到来，有关恢复或重建人眼调节能力的研究也是眼科未来科技的热点之一。

（一）框架眼镜矫正

分为单光镜、双光镜和渐变多焦点镜（progressive additional lens，PAL）三种类型，其中单光镜仅用于视近；双光镜是将两种不同屈光力的镜片拼合在同一镜片上，满足视远和视近的需求；渐变多焦点镜的设计原理是整个镜片具有渐变的屈光力，自上而下依次为视远区、过渡区、视近区三部分，其中过渡区连接视远区和视近区，其曲率是逐渐变化的，提供中距离的视觉，因此具有远、中、近距全程连续的清晰视觉。渐变多焦点镜外观上与普通单光镜片并无差异，不存在分界线，视远和视近时无须频繁取戴眼镜，不易“暴露年龄”，因此已在国内外得到广泛使用，成为老视者首选的矫正方法（图 14-21）。

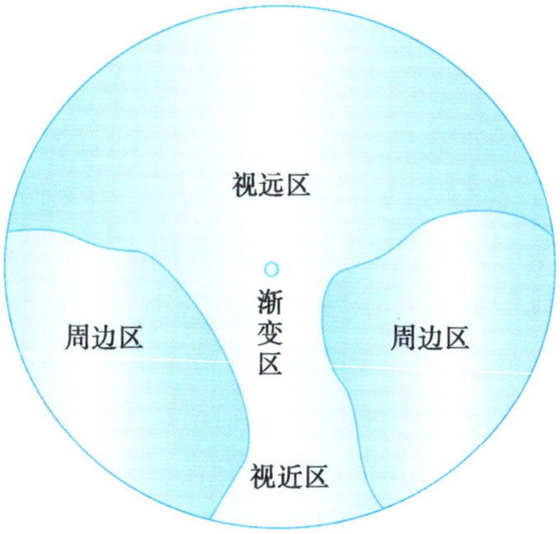

图 14-21　渐变多焦点镜

（二）接触镜矫正

接触镜矫正老视有两种形式：同时视型和单眼视型。常见的同时视型接触镜设计有区域双焦、同心双焦、环区多焦和渐变多焦等类型。单眼视是指将一眼用于视远（通常为优势眼），另一眼用于视近，分别进行相应的屈光矫正，利用视觉皮质优先选择清晰像的原理来抑制另一眼的模糊像。

（三）手术矫治

老视的手术治疗分为两类：一类是直接以矫治老视为目的的手术，主要为角膜激光手术和巩膜扩张术，其中巩膜扩张术是指通过增大睫状肌与晶状体赤道部之间的间隙，从而增加晶状体的形变，达到矫治老视的目的。另一类是指在进行白内障晶状体摘除手术的同时，植入多焦点人工晶状体（multifocal intraocular lens，MIOL）或可调节式人工晶状体（accommodative intraocular lens，AIOL），使得患者在术后同时具备清晰的远视力和近视力。

（瞿　佳　刘陇黔）

本章思维导图

本章目标测试

第十五章 斜视与弱视

本章数字资源

第一节 概 述

斜视(strabismus)是指任何一眼视轴偏离的临床现象,可因双眼单视异常、控制眼球运动的神经肌肉异常或各类机械性限制引起。目前临床尚无完善的分类方法,通常有以下几类:根据融合功能分为隐性斜视、间歇性斜视和恒定性斜视;根据眼球运动及斜视角有无变化分为共同性斜视和非共同性斜视;根据注视情况分为交替性斜视和单眼性斜视;根据发病年龄分为先天性斜视和获得性斜视;根据偏斜方向分为水平斜视(horizontal strabismus)、垂直斜视(vertical strabismus)和特殊类型斜视,其中水平斜视包括内斜视(esotropia,ET)和外斜视(exotropia,XT)。

共同性斜视的主要特征是眼球运动没有限制,斜视角不因注视方向的改变而变化,两眼分别注视时的斜视角相等。非共同性斜视根据眼球运动限制的原因分为两种:一种是由于神经肌肉麻痹引起的麻痹性斜视;另一种是由于粘连、嵌顿等机械性限制引起的限制性斜视。根据病史和牵拉试验可以鉴别。非共同性斜视的主要特征为眼球运动在某个方向或某些方向有限制,斜视角随注视方向的变化而改变,第二斜视角大于第一斜视角,多数有代偿头位,后天获得或先天失代偿者常有复视。

弱视是视觉发育期内由于异常视觉经验(单眼斜视、屈光参差、高度屈光不正以及形觉剥夺)引起的单眼(少见双眼)的最佳矫正视力低于对应年龄的正常值,通常眼部检查无器质性病变。以人群为基础的研究发现,2.5～6岁儿童弱视的患病率为0.7%～2.6%;以学校为对象的研究发现,在校学生弱视的患病率为1.0%～5.5%。

斜视与弱视是眼科学的重要组成部分,并且与视光学、神经眼科学和小儿眼科学等学科交叉。由于本专业具有相对独立、系统的理论,所以学习时需从基本概念、眼球运动生理的基础知识和双眼视觉入手。

一、基本概念

1. Kappa角 为瞳孔中线与视轴的夹角。用点光源照射角膜时,反光点位于瞳孔正中央,为瞳孔中线与视轴重合,即零Kappa角。反光点位于瞳孔中线鼻侧,给人以轻度外斜视的印象,此为阳性Kappa角(正Kappa角)。反光点位于瞳孔中线颞侧,为阴性Kappa角(负Kappa角),给人以内斜视的错觉(图15-1)。

2. 单眼运动(monocular movement,duction) 遮盖一眼观察到的另一眼的眼球运动。内转(adduction):角膜向内的运动;外转(abduction):角膜向外的运动;上转(supraduction,elevation):角膜

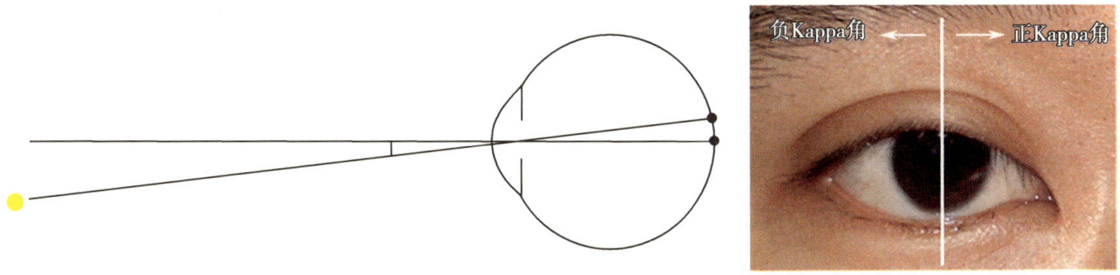

图15-1 Kappa角示意图

NOTES

向上的运动；下转（infraduction，depression）：角膜向下的运动。

3. **双眼同向运动**（conjugate movement，version）　双眼同时向相同方向的运动。

4. **双眼异向运动**（disjunctive movement，vergence）　双眼同时向相反方向的运动。包括集合（convergence）和发散（divergence）。

5. **融合**（fusion）　两眼同时看到的物像在视觉中枢整合为一个物像称为融合。其中含两种成分：①感觉融合（sensory fusion），即将两眼所见的物像在大脑视皮质整合成为一个物像的能力；②运动融合（motor fusion），即在有眼位分离的趋势时，通过运动融合使相同的物像落在并且保持在两眼视网膜对应区域的能力。

6. **优势眼**（dominant eye）　两眼在同时视物时起主导作用的眼，亦称主导眼。

7. **隐性斜视**（phoria，heterophoria，latent deviation）　能够被双眼融合机制控制的潜在的眼位偏斜。

8. **显性斜视**（tropia，heterotropia，manifest deviation）　不能被双眼融合机制控制的眼位偏斜。

9. **正位视**（orthophoria）　在向前方注视时眼外肌保持平衡，破坏融合后两眼均无偏斜的倾向，称为正位视。临床罕见，多数人都有小度数的隐性斜视。

10. **三棱镜度**（prism diopter，PD）　用于测量斜视度的单位。光线通过三棱镜在 1m 处向基底偏移 1cm 为 1PD（$1^{\triangle}$）。1 圆周度约等于 1.75PD。

11. **第一斜视角**（primary deviation）　麻痹性斜视以正常眼注视时，麻痹肌所在眼的偏斜度。

12. **第二斜视角**（secondary deviation）　麻痹性斜视以麻痹肌所在眼注视时，正常眼的偏斜度。

13. **第一眼位**（primary position）　又称原在位，双眼注视正前方时的眼位。

14. **第二眼位**（secondary position）　双眼向上、向下、向左、向右注视时的眼位。

15. **第三眼位**（tertiary position）　双眼向右上、右下、左上、左下注视时的眼位。

第二、第三眼位为分析麻痹性斜视受累肌的眼位，称为诊断眼位（diagnostic position）（图 15-2）。

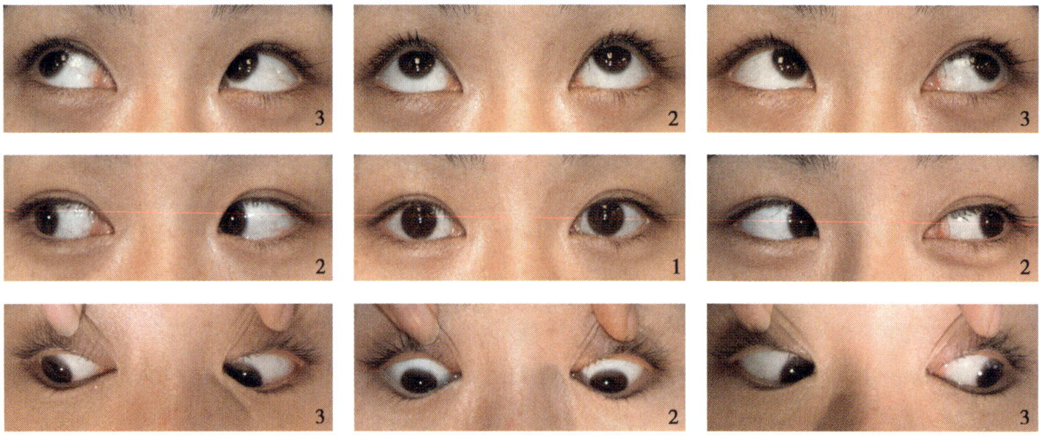

图 15-2　**诊断眼位图**

1. 第一眼位；2. 第二眼位；3. 第三眼位。

二、眼外肌与眼球运动

两眼各有 6 条眼外肌，其中 4 条直肌，2 条斜肌。单条眼外肌在第一眼位时的主要作用、次要作用见表 15-1。

（一）拮抗肌、协同肌、配偶肌

1. **拮抗肌**（antagonistic muscle）　同一眼作用方向相反的眼外肌互为拮抗肌。如：内直肌与外直肌，上直肌与下直肌，上斜肌与下斜肌互为拮抗肌。

表 15-1　各眼外肌运动的主、次要作用

眼外肌	主要作用	次要作用
外直肌	外转	无
内直肌	内转	无
上直肌	上转	内转，内旋
下直肌	下转	内转，外旋
上斜肌	内旋	下转，外转
下斜肌	外旋	上转，外转

2. **协同肌**（synergistic muscle）　同一眼向某一方向注视时具有相同运动方向的肌肉为协同肌。如：上转时上直肌和下斜肌，下转时下直肌和上斜肌为协同肌。

眼外肌可以某个作用为协同肌，而另外一个作用为拮抗肌。如，上直肌和下斜肌的垂直作用为协同肌，其旋转作用为拮抗肌。

3. **配偶肌**（yoke muscle）　向某一方向注视时，双眼具有相同作用的一对肌肉称为配偶肌（图 15-3）。如向右注视时，右眼的外直肌与左眼的内直肌为配偶肌。

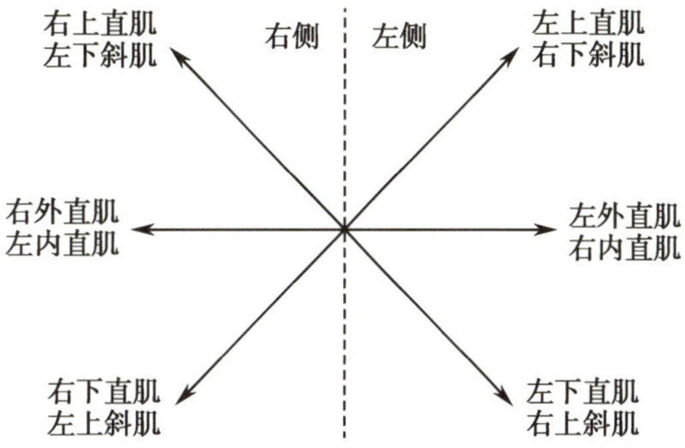

图 15-3　双眼向各方向注视时的配偶肌

（二）眼球运动定律

1. **神经交互支配定律**（Sherrington's law）　眼外肌在接受神经冲动产生收缩的同时，其拮抗肌也收到神经冲动产生松弛。如，向右侧注视时，右眼外直肌收缩、内直肌松弛，而左眼内直肌收缩、外直肌松弛。

2. **配偶肌定律**（Hering's law）　两眼向相同方向注视时，相对应的配偶肌同时接受等量的神经冲动。

三、双眼视觉及斜视后的异常改变

（一）双眼视觉

双眼视觉（binocular vision）是指外界同一物体分别投射到双眼的黄斑中心凹，经大脑视觉中枢加工整合为单一立体物像的生理过程。

1. **视网膜对应**（retinal correspondence）　双眼视网膜具有共同视觉方向的点或区域称为视网膜对应。双眼黄斑中心凹具有共同的视觉方向时为正常视网膜对应（图 15-4）。

2. **产生双眼视觉的基本条件**　双眼视野重合是产生双眼视觉的基础，视野重合的部分愈大，双眼单视范围愈大。双眼所见物像的大小、形状、明暗、颜色相似或完全一致；具有正常的视网膜对应，同时有健全的融合功能和协调的眼球运动功能。

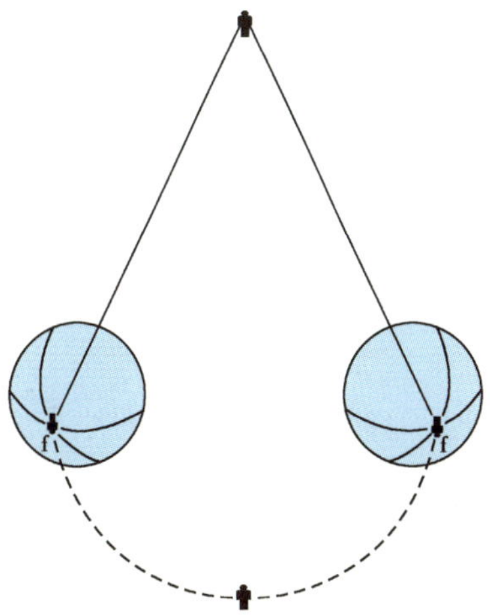

图 15-4　正常视网膜对应（f 为中心凹）

（二）斜视后的异常双眼视觉

1. **复视**（diplopia）　斜视后，外界同一物体投射在双眼视网膜非对应点上，即投射在注视眼中心凹和斜视眼周边视网膜上，中心凹的物像在正前方，周边视网膜的物像在另一视觉方向上，因此一个物

体被感知为两个物像，称为复视（图 15-5A）。

2. **混淆视**（confusion）　斜视后，外界不同物体分别投射在双眼黄斑中心凹，两个不同的物像在视皮质无法融合，称为混淆视（图 15-5B）。

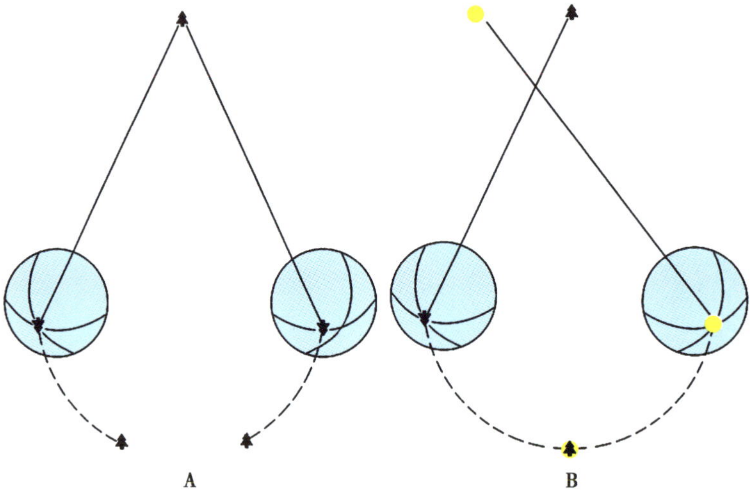

图 15-5　**复视和混淆视示意图**
A. 复视；B. 混淆视。

（三）斜视后对异常双眼视觉的适应

为克服复视和混淆视，常发生以下 4 种异常改变：

1. **抑制**（suppression）　在双眼同时视的情况下，优势眼看清物体时，为克服复视和混淆视，另一眼的周边视网膜和中心凹分别被抑制。双眼分别检查视力时，最佳矫正视力正常或双眼视力平衡（图 15-6）。

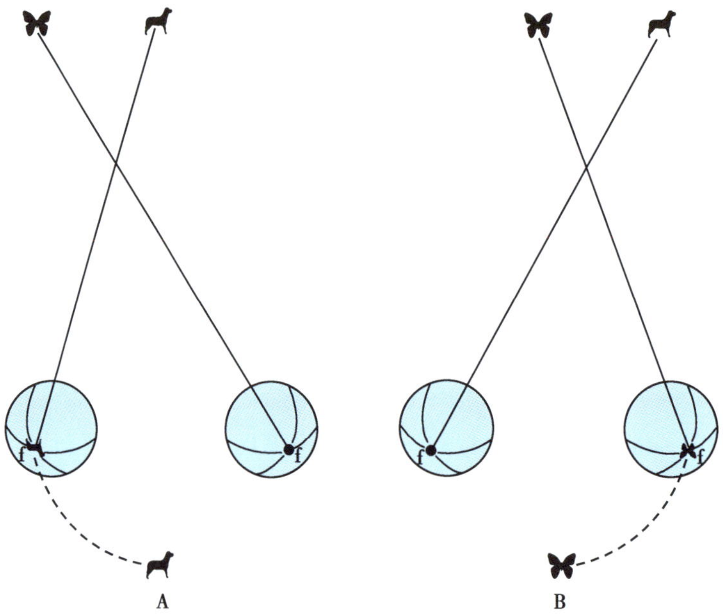

图 15-6　**交替性抑制**
A. 右眼抑制；B. 左眼抑制。

2. **弱视**（amblyopia）　如果斜视仅限于单眼，斜视眼中心凹的抑制会导致最佳矫正视力下降，形成斜视性弱视。

3. **旁中心注视**（eccentric fixation）　弱视程度加重后，受累眼可能丧失中心注视能力，形成旁中心注视。

4. **异常视网膜对应**（anomalous retinal correspondence，ARC）　发生斜视后（主要发生在内斜视），在双眼同时视情况下，优势眼中心凹与斜视眼周边视网膜可以产生新的对应关系，形成异常视网膜对应。

第二节 | 内斜视

内斜视是视轴向内偏斜，可分为共同性内斜视和非共同性内斜视。共同性内斜视是婴幼儿最常见的斜视类型，进一步可分为非调节性内斜视和调节性内斜视。婴儿型内斜视是一种特殊类型的非调节性内斜视，因多在出生后 6 个月内发病，又称先天性内斜视。

斜视治疗的主要目标是恢复双眼视觉。儿童内斜视对双眼视觉影响大，容易引起弱视，一经确诊即应开始治疗，应首先尝试消除斜视造成的知觉缺陷，包括脱抑制、治疗弱视；双眼视力接近平衡后，再运用非手术或手术的方法矫正斜视。如果斜视影响到儿童的心理和社会交往，建议早期手术。成人后天性内斜视先保守治疗，并积极检查相关病因。病因清楚，病情稳定 6 个月后可行手术治疗。

多种因素决定手术肌肉的选择。首先是第一眼位的斜视角，同时应参考视远和视近时斜视角的差别。内直肌对视近斜视角的矫正作用更大，外直肌对视远斜视角的矫正作用更大。对视近内斜视较大的患者，一般行双眼内直肌减弱术，如双眼内直肌后徙术（图 15-7）。对视近视远斜视角相同的内斜视，双眼内直肌减弱与单眼内直肌减弱联合外直肌加强，如外直肌缩短术（图 15-8），手术效果相同。需要提醒的是，单眼同次手术一般不能超过 2 条直肌，否则可能发生眼前节缺血。手术仅能起到机械性矫正眼位的作用，其他多种因素如肌肉的性质、与周围组织的关系、不同的神经冲动等，决定了相同的肌肉、相同的手术量可能产生不同的矫正结果。因此获得满意的手术效果，可能需要不止一次手术。

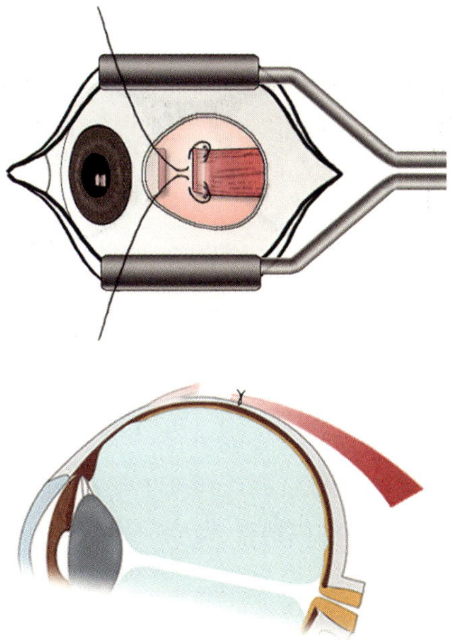

图 15-7　直肌后徙术

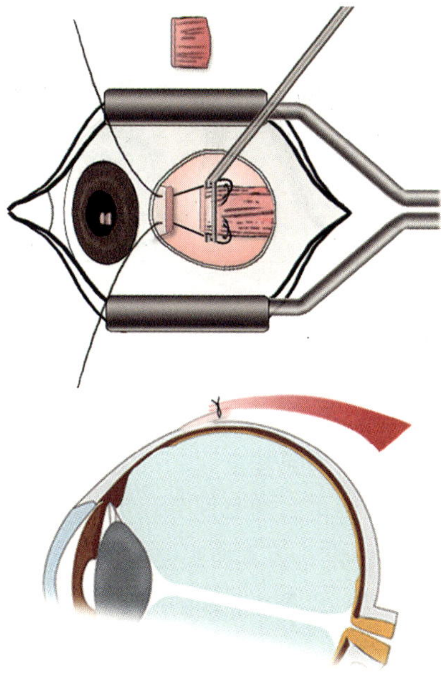

图 15-8　直肌缩短术

（一）先天性内斜视（婴儿型内斜视）

1. **诊断要点**　出生后 6 个月内发病，一般无明显屈光异常。常交替注视，弱视少见，但单眼斜视可合并弱视。斜视度数较大。有假性外展限制，用娃娃头试验可以排除。有时合并下斜肌亢进、垂直分离性斜视（dissociated vertical deviation，DVD）和眼球震颤等。

2. **治疗**　以手术治疗为主。如有单眼弱视须先行治疗弱视，待双眼视力接近平衡后（可交替注视），手术矫正斜视，手术时机为 18～24 个月。合并下斜肌亢进和 DVD 者，手术设计时应给予相应考虑，下斜肌转位术矫正下斜肌亢进及同时合并的 DVD。手术后应保留 $<10^{\triangle}$ 的微小内斜视，以利于建

立周边融合和粗立体视。

（二）调节性内斜视

调节性内斜视（accommodative esotropia）有两种作用机制单独或共同参与：中至高度远视需要较多的调节以得到清晰的物像而导致屈光性调节性内斜视；高 AC/A 使一定量的调节引起更多的集合形成高 AC/A 型调节性内斜视。

1. 屈光性调节性内斜视

（1）诊断要点：屈光性调节性内斜视（refractive accommodative esotropia）发病平均年龄为 2 岁半。有中度或高度远视性屈光不正。散瞳或戴镜可以完全矫正眼位（图 15-9）。单眼内斜视可合并弱视，眼球运动无明显受限。

（2）治疗：配戴全屈光处方眼镜矫正，有弱视者治疗弱视。此类斜视不适于手术矫正。一般每年重新验光一次，根据屈光变化决定是否调换眼镜，需要时也可以提前验光。调换眼镜时应满足视力和眼位正常。如戴镜后有轻度外斜则应减小球镜，以戴镜后正位或内隐斜为好。

2. 部分调节性内斜视

（1）诊断要点：部分调节性内斜视（partially accommodative esotropia）有中度或高度远视性屈光不正，散瞳或戴镜后斜视度数可以减少，但不能完全矫正（图 15-10）。

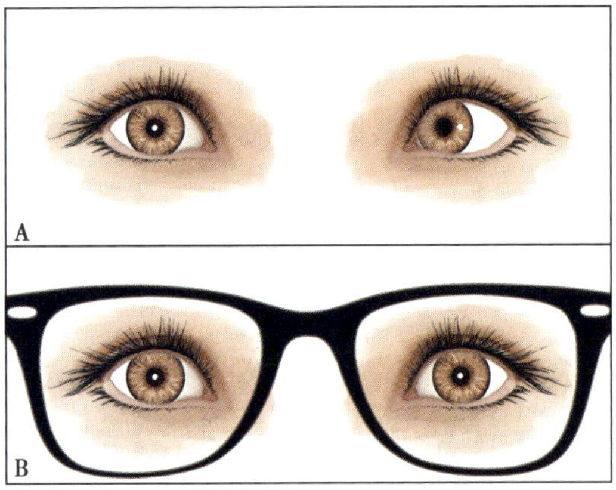

图 15-9　屈光性调节性内斜视

A. 不戴镜时左眼内斜视；B. 远视足矫后内斜视完全矫正。

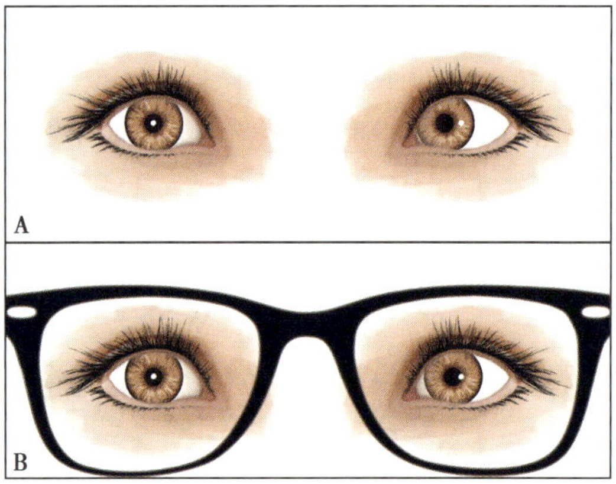

图 15-10　部分调节性内斜视

A. 不戴镜时左眼内斜视；B. 远视足矫后内斜视部分矫正。

（2）治疗：首先配戴全屈光处方眼镜矫正，有弱视者治疗弱视。戴镜 3～6 个月后眼位不能完全矫正者，应手术矫正非调节部分斜视。斜视调节部分继续戴镜矫正。每半年至 1 年重新验光一次，并根据屈光变化决定是否调换眼镜。调换眼镜原则同屈光性调节性内斜视，即应满足视力和眼位正常。

3. 高 AC/A 型调节性内斜视

（1）诊断要点：高 AC/A 型调节性内斜视（high AC/A ratio accommodative esotropia）的斜视度视近大于视远（$\geq 15^{\triangle}$），视远时甚至可以为正位。常伴有远视性屈光不正。此类斜视 10 岁后有自愈趋势。

（2）治疗：保守治疗方法包括：戴双光镜即全屈光矫正下加 +1.50～+3.00D 球镜或点缩瞳剂减少中枢性调节，以矫正视近过多的内斜视。合适的病例可以考虑手术治疗：一般行双眼内直肌后徙术，可联合后固定术以减少对视远时眼位的影响。

（三）非调节性内斜视

非调节性内斜视（nonaccommodative esotropia）包括：

1. 基本型内斜视

（1）诊断要点：基本型内斜视（basic esotropia）常在半岁以后出现，无明显调节因素。单眼斜视可合并弱视。无明显远视性屈光不正，视远视近斜视度相同。

（2）治疗：以手术治疗为主。有弱视者先尝试治疗弱视，双眼视力接近平衡后及时手术矫正眼位。虽然绝大多数儿童全身无明显症状，但也需要考虑中枢神经系统检查。

2. 急性共同性内斜视

（1）诊断要点：急性共同性内斜视（acute concomitant esotropia）发病急，突然出现复视。多发生在5岁以后，眼球运动无明显受限。

（2）治疗：由于是突然出现复视，所以首先要进行神经科检查以除外颅内疾患。早期为消除复视，可注射A型肉毒毒素使内直肌暂时性麻痹，重建内直肌和外直肌之间的平衡，反复注射可以达到减小或消除斜视的效果；也可配戴三棱镜使双眼视轴平行，可以在主要视野，即第一眼位和阅读眼位，消除复视。病情稳定后，可以继续配戴三棱镜消除复视，也可以手术矫正，急性共同性内斜视的手术量要较其他类型内斜视大，以减少残余和复发的风险。眼位矫正后可以恢复部分双眼视觉。

3. 周期性内斜视

（1）诊断要点：周期性内斜视（cyclic esotropia）3～4岁发病。内斜视呈周期性出现，一般为隔日斜视，周期为48小时。在不出现之日可能仅有轻度斜视或隐性斜视，日久可转变为恒定性斜视。周期性内斜视患者中偶见弱视，V型斜视常见。在内斜视不存在时，患者可有正常的双眼单视和较好的立体视。

（2）治疗：首先矫正屈光不正。有些患者矫正远视后，周期性内斜视消失。不能矫正者可以手术矫正，手术量参照眼位偏斜日的斜视度。

4. 知觉性内斜视

（1）诊断要点：儿童期的各种眼病如白内障、角膜白斑、视网膜病变、视神经萎缩、眼外伤等造成单眼视力明显下降，甚至丧失后出现知觉性内斜视（sensory esotropia）。

（2）治疗：首先是针对病因治疗，矫正屈光不正，治疗屈光间质混浊引起的弱视，尽量保持双眼同时获得正常、对称的神经冲动在婴幼儿期非常重要。病因排除后，尚有残余内斜的，手术矫正眼位。

5. 连续性内斜视

（1）诊断要点：连续性内斜视（consecutive esotropia）多见于外斜视手术矫正眼位后继发的内斜视。

（2）治疗：早期交替遮盖，内斜视如持续2周以上，应根据睫状肌麻痹验光结果给予全矫远视处方，高AC/A型可以配戴双光眼镜；如持续4周以上应给予三棱镜以消除复视和预防弱视的发生，原则上给予能消除复视和/或中和内斜视的最小三棱镜度数；如内斜$\geq 10^{\triangle}$且持续6个月以上，建议手术治疗。手术需要从多方面因素来考虑，包括视远视近斜视度、第1次手术量、眼球运动是否受限以及每只眼的视力情况等。多数情况下第2次手术为探查和复位前次手术后徙的肌肉。

（四）非共同性内斜视

非共同性内斜视常见于展神经麻痹。

（1）诊断要点：展神经麻痹（abducens nerve palsy）为最常见的眼球运动神经麻痹，多数为获得性，可由颅内疾患、外伤或外周病毒感染导致，也可以没有任何明确原因，但存在高血压、糖尿病等微血管高危因素。大度数内斜视，外转受限，严重时外转不能超过中线，可有代偿头位，面转向受累肌方向（图15-11）。

（2）治疗：尽力检查病灶，以确定病因，必要时多学科会诊。对有明确病因者应首先进行病因治疗，针对神经麻痹可使用神经营养药物。大多数3个月左右恢复。对病因清楚、病情稳定6个月以上

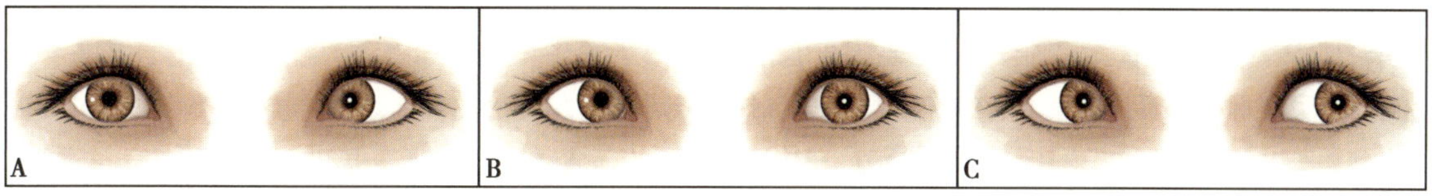

图15-11　右眼展神经麻痹

A. 右眼外转受限；B. 右眼原在位内斜视；C. 右眼内转正常。

仍有斜视者，可手术矫正内斜视。外直肌不全麻痹时可行内直肌减弱加外直肌加强术；外直肌全麻痹者可行内直肌减弱联合垂直直肌转位术。展神经麻痹以成人居多，术中可用调整缝线（adjustable sutures）来提高斜视手术的成功率，术前要准确评估患者能否耐受调整缝线，并告知患者可能的不适。内直肌内注射 A 型肉毒毒素可以避免或缓解肌肉挛缩，又不影响睫状血管供血，可以替代内直肌减弱术，且可反复注射。

第三节 | 外斜视

婴幼儿期外斜视较内斜视少见，但随年龄增长患病率逐渐升高。患者可由外隐斜发展为间歇性外斜视（intermittent exotropia）再进展为恒定性外斜视（constant exotropia），也可以发病即为间歇性外斜视或恒定性外斜视。间歇性外斜视是亚洲儿童最常见的斜视类型，早期可以观察，如果危及双眼视觉或影响到儿童的心理和社会交往，建议早期手术。外斜视手术治疗的目标和手术肌肉的选择与内斜视相似。由于外斜视术后容易复发，术后可以在视能矫正师指导下进行视能矫正训练（orthoptics），如双眼视功能训练，可以巩固手术效果。

（一）间歇性外斜视

（1）分类：根据视远、视近斜视度的不同，临床上可分为 4 种类型：

1）基本型：视远与视近的斜视度基本相等。

2）分开过强型：视远斜视度明显大于视近（$\geqslant 15^{\triangle}$）。

3）集合不足型：视近斜视度明显大于视远（$\geqslant 15^{\triangle}$）。

4）假性分开过强型：视远斜视度明显大于视近，但遮盖单眼 1 小时或双眼戴 +3D 球镜后，视远、视近时的斜视度基本相等。

（2）诊断要点：发病较早，但发现较晚，一般到 5 岁左右才逐渐表现明显。对于无视觉抑制的大龄儿童和成人会感觉复视，当利用调节性集合控制眼位时，有视疲劳、阅读困难、视物模糊、头痛等。许多间歇性外斜视患者畏光，即在强光下喜闭一眼。斜视出现频率随年龄增大逐渐增加。由于受融合控制，所以斜视度变化较大（图 15-12），疾病、疲劳及融合遭到破坏时斜视易于暴露。控制正位时有一定的双眼视功能。眼位偏斜时，偏斜眼抑制。始终保持正常视网膜对应，没有或很少有弱视。无明显屈光不正，且眼位偏斜的原因与屈光不正无特殊联系。

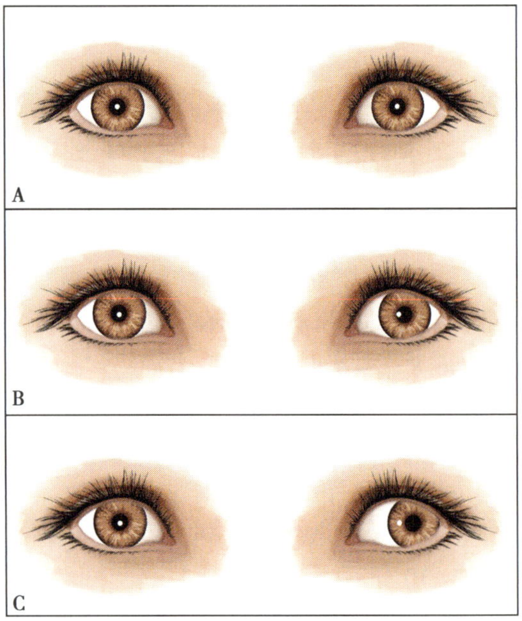

图 15-12　间歇性外斜视

A. 受融合控制眼位正位；B，C. 不同控制情况下斜视度不同。

（3）治疗：以手术治疗为主，手术时机应掌握在双眼视觉受损之前，在密切随访立体视觉正常情况下可延迟手术。发现双眼视觉损害时提倡早期手术。但要看患儿是否合作，所查斜视度是否可靠，检查结果不可靠时不可贸然手术。集合训练可能有暂时效应，但不能矫正眼位。不要因集合训练而延误手术时机。手术前尤其不应进行集合训练，否则容易出现手术后过矫。为了暴露最大的斜视度，通常需要在术前行诊断性遮盖试验或三棱镜适应。视远明显时，应行双眼外直肌减弱术；对视近、视远斜视角相同的间歇性外斜视，双侧外直肌后徙与单眼外直肌后徙加内直肌缩短长期随访的不良手术结果未见差别。

（二）恒定性外斜视

1. 先天性外斜视

（1）诊断要点：先天性外斜视（congenital exotropia）指出生后6个月内发病，大角度的外斜视。常合并神经系统异常和颅面畸形。立体视和双眼注视功能较差。单眼斜视常合并弱视。

（2）治疗：以手术治疗为主。有弱视者先尝试治疗弱视，双眼视力接近平衡后及时手术矫正眼位。手术前需要考虑中枢神经系统检查。

2. 知觉性外斜视

（1）诊断要点：知觉性外斜视（sensory exotropia）是由原发性知觉缺陷包括屈光参差以及白内障、无晶状体、视网膜病变或其他器质性原因所致的单眼视觉障碍所致的外斜视。受累眼呈恒定性的外斜视。

（2）治疗：以手术治疗为主。首先应针对原发性知觉缺陷进行治疗，原发性知觉缺陷无法治疗或治疗无效时，手术矫正眼位。

3. 连续性外斜视

（1）诊断要点：连续性外斜视（consecutive exotropia）多见于内斜视手术矫正眼位后继发的外斜视。

（2）治疗：内斜视患者的双眼视觉较差，因此一旦发生连续性外斜视，保守治疗常常无效，以手术治疗为主。多数情况下第2次手术为探查和复位前次手术后徙的肌肉。

4. 动眼神经麻痹

（1）诊断要点：儿童动眼神经麻痹（oculomotor nerve palsy）的原因以先天（40%～50%）、外伤或炎症为主，很少由肿瘤所致。成人动眼神经麻痹多由于颅内动脉瘤、糖尿病、神经炎、外伤、感染所致。患者常存在大度数的外斜视，同时伴麻痹眼的下斜视。受累眼上睑下垂，内转明显受限，内上、外上、外下运动均有不同程度的限制（图15-13）。眼内肌受累时瞳孔扩大，对光反射消失或迟钝。

儿童动眼神经麻痹患者发生弱视很常见，必须积极治疗。在先天性或者外伤性动眼神经麻痹的病例中，因为受损伤眼神经的迷行再生，临床表现和治疗就变得非常复杂，表现为异常的眼睑抬举、瞳孔收缩，或者眼球企图内转时下转。

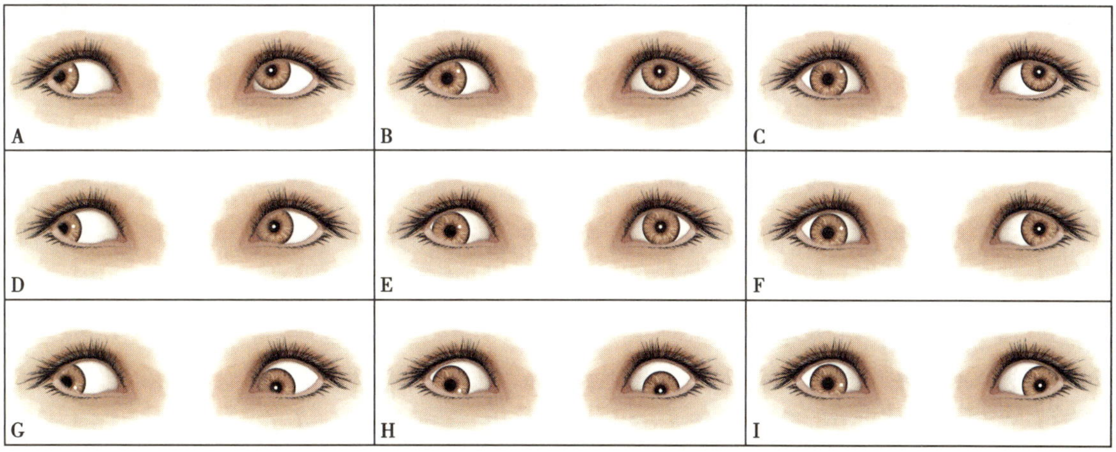

图15-13　右眼动眼神经麻痹

A～C. 右眼向外上、上方和内上运动有不同程度限制；D. 右眼外转正常；E. 右眼原在位外下斜视；F. 右眼内转明显受限；G，H. 右眼向外下、下方运动有不同程度限制；I. 右眼向内下运动受限不明显。

（2）治疗：获得性动眼神经麻痹患者首先要检查病灶，以确定病因。不要漏掉重要疾病的诊断，怀疑动脉瘤，必须立即请神经科会诊。针对神经麻痹可使用神经营养药物，因有自愈的可能，先观察6个月，仍有眼位偏斜者可考虑手术治疗。因为多条眼外肌包括上睑提肌受累，手术的目的是在第一眼位矫正斜视，而不能追求恢复眼球运动功能。为矫正大度数外斜视，常需要外直肌超常后徙联合内直肌大量缩短术。由于动眼神经累及眼外肌多，手术效果差。当 Bell 现象阴性，上转运动严重限制时，上睑下垂矫正手术应慎重。

第四节　垂直斜视

垂直斜视一般根据高位眼诊断。垂直斜视病因很多，先天性的可以是解剖异常（眼外肌的附着点异常、肌肉缺如等）或神经肌肉麻痹，获得性的可以是闭合性颅脑外伤、眶壁骨折和眶肿瘤、脑干病变以及全身性病变等。垂直斜视几乎都是非共同性斜视，其检查、诊断和处理比水平斜视复杂。

（一）上斜肌麻痹

上斜肌麻痹（superior oblique muscle palsy，SOP）为最常见的垂直旋转性眼外肌麻痹。病因可以是先天性解剖异常，神经核缺陷或者第Ⅳ对脑神经运动部分的缺陷；也可以是获得性的，大多数是由颅脑损伤引起，也有因中枢神经系统血管异常、糖尿病引起者。

1. 先天性上斜肌麻痹

（1）诊断要点：先天性上斜肌麻痹（congenital superior oblique muscle palsy，CSOP）受累眼上斜视，如果双眼发病，则呈交替性上斜视，即右眼注视时左眼上斜视，左眼注视时右眼上斜视。双眼不对称发病时须警惕隐匿性上斜肌不全麻痹，一般双眼受累时第一眼位垂直斜视度较小。歪头试验阳性，即将头向高位眼倾斜时，受累眼上翻或上斜视度数明显增加（图 15-14）。双眼运动表现为受累眼内下转时落后（上斜肌功能不足），可伴有内上转时亢进（下斜肌功能亢进），单眼运动可以正常。眼底照相呈外旋改变。单侧先天性上斜肌不全麻痹伴有典型的代偿头位，头向低位眼倾斜，面转向健眼侧，下颌内收。面部发育常不对称。很少合并弱视。失代偿者可有复视。

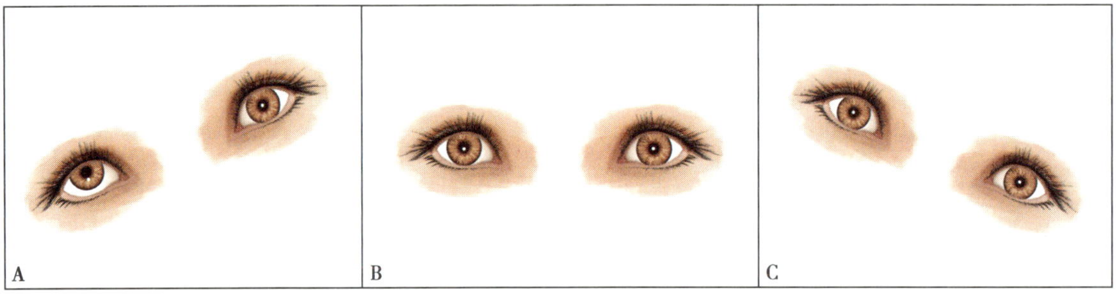

图 15-14　右眼先天性上斜肌麻痹歪头试验阳性

A. 头向右侧倾斜时右眼明显上斜视；B. 原在位右眼轻度上斜视；C. 头向左侧倾斜时可正位。

（2）治疗：以手术治疗为主，斜视度较小或手术后有残余小度数者可用三棱镜矫正。客观检查结果可靠者应尽早手术。早期手术不仅能及时恢复双眼视觉，而且可以减少面部和骨骼的发育畸形。手术设计主要为减弱功能亢进的肌肉，如减弱受累眼的下斜肌和/或对侧眼的下直肌；也可加强功能不足的肌肉，如受累眼的上斜肌折叠术，但加强术通常不如减弱时效果可靠。

2. 获得性上斜肌麻痹

（1）诊断要点：获得性上斜肌麻痹（acquired superior oblique muscle palsy，ASOP）指的是突然出现复视。有时虽为成人发病，但是很可能是先天的病例失代偿后出现复视。所以既往照片对鉴别先天性或获得性上斜肌麻痹具有重要意义。各诊断眼位斜视度检查、复视像检查以及 Parks 三步法检查可以确定受累眼和肌肉。眼球运动的检查，特别是双眼同向运动检查可见受累眼向鼻下运动有不同程度限制，同侧下斜肌功能亢进不明显。有代偿头位，但不如先天性者典型。

（2）治疗：获得性上斜肌不全麻痹应以病因检查和对因治疗为主，经多次详细检查未查出确切病因者，先行对症治疗。病因清楚、病情稳定 6 个月后仍有斜视者，行手术治疗。手术以矫正正前方及前下方眼位并恢复双眼视觉为主。三棱镜矫正对小度数垂直斜视（一般＜$10^{\triangle}$）有较好的矫正效果，但对旋转斜视帮助不大。

(二) 双上转肌麻痹

双上转肌麻痹（double elevator palsy）又称单眼上转不足（monocular elevation deficiency），即同眼的下斜肌和上直肌麻痹。

（1）诊断要点：眼球运动鼻颞侧上转均受限，受累眼下斜视。向上注视时，受累眼眼位更低。斜视眼可合并弱视。有下颌上抬的代偿头位。患眼上睑下垂，50% 的患者上睑下垂是假性的，1/3 患者会表现下颌瞬目综合征（又称 Marcus Gunn 综合征）。

（2）治疗：以手术治疗为主，如果存在下直肌限制因素，则行下直肌后徙术；如果没有限制因素，可行水平直肌转位术，如将内外直肌转位到上直肌附着点处（Knapp 转位术）。

(三) A、V 型斜视

A、V 型斜视（A and V patterns）为水平斜视的一种亚型，在水平方向其斜视角无明显变化，但是在垂直方向注视不同位置时斜视角有明显变化。可以理解为在垂直方向注视时有非共同性的水平斜视，很像字母 A 或 V，故称 A、V 型斜视。两个字母的开口方向表示两眼分开强或集合弱，字母的尖端方向表示集合强或分开弱。15%～25% 的斜视合并 A、V 征。V 型外斜视，上方斜视角大于下方；A 型外斜视，下方斜视角大于上方；V 型内斜视，上方斜视角小于下方；A 型内斜视，下方斜视角小于上方。

（1）诊断要点：向上 25° 和向下 25° 分别注视，测量视远时的斜视角。V 型斜视，上下分别注视时的斜视角相差≥$15^{\triangle}$。A 型斜视，上下分别注视时的斜视角相差≥$10^{\triangle}$。眼球运动检查要努力发现是否存在斜肌运动异常。A 型斜视常伴有上斜肌功能亢进，V 型斜视常伴有下斜肌功能亢进。

（2）治疗：①V 型斜视，有下斜肌功能亢进者，无论其程度如何均先行下斜肌减弱术，再矫正水平斜视。无下斜肌功能亢进者，在矫正水平斜视时行水平直肌垂直移位术。②A 型斜视，有立体视者，禁忌行上斜肌减弱手术，A 征由水平直肌垂直移位矫正。无立体视者，若有明显的上斜肌功能亢进，一般要行上斜肌减弱术后再行水平斜视矫正术；若上斜肌功能亢进较轻或无明显上斜肌功能亢进者则行水平直肌垂直移位术。③用水平肌肉移位术矫正 A、V 型斜视时，内直肌向字母 A、V 尖端方向移位，外直肌向字母开口方向移位。

第五节　特殊类型斜视

有些斜视病因不详且临床分类困难，临床表现也比较复杂，这类斜视统称为特殊类型斜视。本节介绍两类常见的特殊类型斜视。

(一) 垂直分离性斜视

垂直分离性斜视（dissociated vertical deviation，DVD）发病机制不明，其主要特点为两眼交替上斜视，眼球运动不遵循配偶肌定律，两眼运动呈分离状态。

（1）诊断要点：交替遮盖时被遮眼上漂且合并外旋转，去遮盖后眼球缓慢回到注视位且合并内旋转（图 15-15）。视远时更容易暴露。头位侧转后交替遮盖时仍有交替上漂现象是与单纯双眼下斜肌亢进鉴别的要点。用不同密度的滤光片组成的串镜做 Bielschowsky 试验，被遮眼随滤光片密度增高眼位上漂，当滤光片密度减低时上斜眼回落甚至超

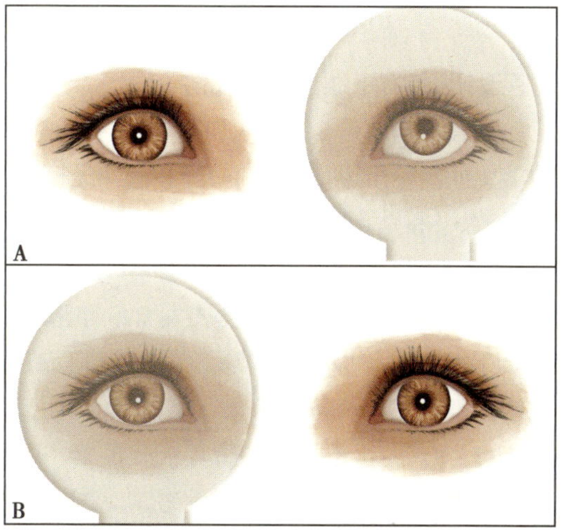

图 15-15　垂直分离性斜视

A. 遮盖左眼，左眼明显上漂；B. 遮盖右眼，右眼轻度上漂。

过注视位呈低位，则为 Bielschowsky 试验阳性。可合并先天性内斜视、眼球震颤、弱视和下斜肌亢进。DVD 常为双眼发病，可以为对称性，但更多情况表现为非对称性。

（2）治疗：平时无明显交替上斜视，只在检查时才暴露者可保守治疗。如患者合并屈光不正，在配戴眼镜时可以用光学手段转换注视眼，避免暴露上漂现象。对不合并下斜肌亢进者以减弱上直肌为主，对上漂现象明显者上直肌后徙＞7mm；也可以行上直肌后徙联合后固定缝线术（Faden 术）。合并下斜肌亢进者行下斜肌转位术，即将下斜肌断端固定在下直肌附着点颞侧。

（二）先天性脑神经异常支配疾病

先天性脑神经异常支配疾病（congenital cranial dysinnervation disorders，CCDDs）为一组特殊类型的斜视综合征，是由于先天一条或多条脑神经发育异常或缺失，从而导致的原发或继发性其他脑神经对肌肉的异常神经支配。

1. Duane 眼球后退综合征（Duane retraction syndrome，DRS）　研究发现此类患者支配外直肌的展神经核缺如或受损，外直肌受到动眼神经的矛盾性支配。临床以眼球运动限制、眼球后退和异常头位为主要特征。

（1）分类：眼球后退综合征临床分为 3 型：1 型，受累眼外转受限，内转无明显限制，可以合并内斜视；2 型，受累眼内转受限，外转无明显限制，可以合并外斜视；3 型，受累眼内外转均受限，可以无斜视或合并内斜视或外斜视。协同分开型是 DRS 的一种罕见变异型，该型的特点是患眼在试图内转时双眼分开。

（2）诊断要点：多数患者有外转限制，外转时睑裂开大，内转时眼球后退，睑裂变小，常合并眼球上射和/或下射现象。常伴有代偿头位。多数患者保持较好的双眼单视功能，很少发生弱视。被动牵拉试验显示有限制因素。通常单眼发病，左眼好发，约 15% 双眼发病。

（3）治疗：第一眼位无明显斜视和代偿头位者无特殊治疗。对有明显代偿头位、第一眼位有斜视、明确的眼球后退和眼球上下射可手术治疗。手术主要改善眼位和代偿头位，使主要视野获得双眼单视，一般对恢复眼球运动无帮助。手术以减弱术为主，一般不建议行加强手术，否则术后会加剧眼球后退。

2. 先天性眼外肌纤维化（congenital fibrosis of the extraocular muscles，CFEOM）

（1）诊断要点：可分为 1 型、2 型和 3 型三种类型，CFEOM1 型是最常见的经典的 CFEOM 表现型，主要由 *KIF21A* 基因变异引起，呈常染色体显性遗传，CFEOM 1 型的生殖细胞嵌合突变现象可致其遗传方式与常染色体隐性遗传混淆。对此类患者的 MRI 研究发现上睑提肌和上直肌发育不良，提示动眼神经上支先天缺如。自脑干发出的动眼神经细小，第Ⅳ对和Ⅵ对脑神经也存在不同程度的异常。临床表现为双侧对称性上睑下垂、双眼下斜视、被动牵拉试验阳性、双眼上转受限伴不同程度的水平注视受限，伴有下颌上抬的代偿头位。

CFEOM2 型是少见的 CFEOM 表现型，主要由 *PHOX2A* 基因变异引起，呈常染色体隐性遗传。遗传学也证实是由原发性第Ⅲ、Ⅳ对脑神经核的异常发育引起。患者双侧上睑下垂、并合并大角度的外斜视，水平和垂直眼球运动均严重受限。

CFEOM 3 型是非经典的 CFEOM 表现型。推测可能为 *KIF21A*、*TUBB3*、*TUBB2B*、*TUBA1A* 等基因变异导致动眼神经不同程度的发育缺陷造成，呈常染色体显性遗传。在 CFEOM1 型家系中，凡不符合 CFEOM1 型诊断标准的患者即为 CFEOM3 型。患者可以双侧或单侧发病，眼球运动可以是完全受限或轻度受限。牵拉试验阳性。

（2）治疗：手术目的是矫正或改善第一眼位的斜视和代偿头位，对眼球运动无明显改善。手术原则为受累肌肉大量后徙，不做缩短术。因为多数患者 Bell 现象消失或明显障碍，所以上睑下垂的矫正术要慎重。

第六节 | 弱　视

一、概述

弱视为视觉发育相关性疾病，所以了解视觉发育对弱视的诊断、治疗及预防有重要意义。儿童视力是逐步发育成熟的，儿童视觉发育的关键期为0～3岁，敏感期为0～12岁，双眼视觉发育6～8岁成熟。从不同阶段视力发育的标志（表15-2），可以看出在弱视诊断时应注意年龄因素。

表15-2　不同阶段视力发育的标志

年龄	视力发育标志
0～<2个月	出现瞳孔反应/偶见注视和追随目标现象/出现冲动性扫视样运动/眼位：外隐斜多见，内隐斜少见
2～<6个月	注视性质为中心注视，出现追随现象/存在精确的双眼平滑追随运动/单眼追随运动不对称/眼位：极少有向外偏斜，无向内偏斜，出现内斜应为异常
6个月～<3岁	注视性质为中心注视，可有准确的平滑追随运动/眼位：正位
3～<5岁	正常视力下限为0.5，Snellen视力表两眼视力相差不超过2行
≥5岁	正常视力下限为0.67，Snellen视力表两眼视力相差不超过2行

二、分类和原因

1. **斜视性弱视**　主要发生在单眼性斜视，以内斜视多见。由于眼位偏斜后引起异常的双眼相互作用，斜视眼的黄斑中心凹接受的不同物像受到抑制，导致斜视眼最佳矫正视力下降。

2. **屈光参差性弱视**　由于两眼的屈光参差较大，黄斑形成的物像大小及清晰度不等，屈光度较大的一眼存在形觉剥夺，导致发生屈光参差性弱视。两眼球镜相差1.50DS，柱镜相差1.00DC即可使屈光度较高的一眼形成弱视。

3. **屈光不正性弱视**　多发生于未戴过屈光矫正眼镜的高度屈光不正患者。主要见于高度远视或散光，常为双侧性，双眼最佳矫正视力相等或相近。一般认为远视≥4.00DS，散光≥2.00DC，近视≥5.00DS会增加产生弱视的危险。

4. **形觉剥夺性弱视**　多发生在有屈光间质混浊的儿童（如先天性白内障、角膜混浊），完全性上睑下垂，医源性眼睑缝合或遮盖等情况下。由于形觉刺激不足，剥夺了黄斑形成清晰物像的机会而形成弱视。剥夺性弱视可为单侧或双侧，单侧较双侧更为严重。这种弱视形成所需要的时间比形成斜视性弱视、屈光不正及屈光参差性弱视的时间要短。婴幼儿即便短暂地遮盖单眼也可能引起剥夺性弱视，故应该在视觉发育关键期避免不恰当的遮盖。

三、弱视的发病机制

弱视的发病机制极为复杂，目前公认用两种理论来解释弱视的发病机制，即双眼异常的相互作用和形觉剥夺（表15-3）。

表15-3　不同病因导致弱视发生的机制

病因	双眼异常的相互作用	形觉剥夺
斜视	+	−
屈光参差	+	+
屈光不正	−	+
单侧形觉剥夺	+	+
双侧形觉剥夺	−	+

四、弱视的诊断

诊断前需要进行全面眼部评估，包括视力、注视性质、屈光状态、眼位、眼球运动、双眼视功能、外眼、眼前节和眼底检查，必要时进行电生理、色觉和视野等检查。诊断必须同时满足最佳矫正视力低于对应年龄的正常值和存在对应的原因（单眼斜视、屈光参差、高度屈光不正以及形觉剥夺），两者缺一不可。弱视诊断时要参考不同年龄儿童正常视力下限：3～5 岁儿童正常视力参考值下限为 0.5，5 岁及以上为 0.67。两眼最佳矫正视力相差 2 行或更多，较差的一眼为弱视。对于幼儿，定性诊断是否存在单眼视力低下比定量诊断更重要。然而有些医生或保健人员不分年龄大小，对凡是最佳矫正视力低于 0.8 者均诊断为弱视并给予治疗，出现了弱视诊断泛化的倾向。如果最佳矫正视力低于对应年龄的正常值，但不存在引起弱视的危险因素，不能轻易诊断为弱视，需要进一步检查以确定是否存在器质性病变，特别是轻微的视网膜和视神经病变。如果最佳矫正视力不低于同龄儿童正常视力下限，双眼视力相差不足 2 行，又未发现引起弱视的危险因素，则不宜草率诊断为弱视，可以列为观察对象。

五、弱视的筛查与预防

以人群为基础的随机对照研究发现，早期筛查可以早期发现弱视的危险因素（斜视、屈光不正等）。越早发现和干预，越能预防弱视的发生和提高治疗的成功率。

六、弱视的治疗

一旦确诊为弱视，应立即治疗。弱视的疗效与治疗时机有关，通常发病越早，治疗越晚，疗效越差。治疗弱视的基本策略为消除形觉剥夺的原因、矫正在视觉上有意义的屈光不正和促进弱视眼的使用。

1. **消除病因**　早期治疗先天性白内障或先天性完全性上睑下垂等，消除形觉剥夺的原因。

2. **屈光矫正**　精确配镜以矫正在视觉上有意义的屈光不正，可以提高屈光参差性弱视和斜视性弱视儿童的视力。高度屈光不正性弱视儿童在单独矫正屈光不正后，视力获得了实质性提高。对单眼弱视，在消除病因和精确配镜的基础上促进弱视眼的使用才更有效。

3. **遮盖治疗**　常规遮盖治疗即遮盖优势眼，强迫弱视眼使用。该方法已有 200 余年历史，迄今仍为最有效的治疗单眼弱视的方法。依从性是决定遮盖治疗疗效的关键。多中心的临床随机对照试验表明，对中度弱视，每天 2 小时遮盖和每天 6 小时遮盖的疗效相当；对重度弱视，每天 6 小时遮盖和全天遮盖的疗效相当。如果疗效不佳，可增加遮盖时间。遮盖治疗是形觉剥夺性弱视的首选治疗。遮盖治疗对大龄儿童和青少年也仍然适用，特别是那些既往未接受治疗者。遮盖治疗时须密切注意观察被遮盖眼视力的变化，避免发生遮盖性弱视。

4. **光学药物疗法（压抑疗法）**　研究发现，中低度屈光参差的患者，一眼视远，另一眼视近，未形成弱视。基于这一发现，人为造成一眼视远，一眼视近，是压抑疗法治疗弱视的基础。适于轻至中度单眼弱视、合并隐性眼球震颤、对遮盖治疗依从性不好或维持治疗的儿童。光学压抑疗法一般不推荐。药物压抑疗法常用 1% 阿托品眼用凝胶。多中心的临床随机对照试验表明，对中度弱视，周末阿托品和每天阿托品的疗效相当；对 3～15 岁轻至中度弱视，遮盖治疗和阿托品压抑疗法疗效相当，都可以作为此类儿童弱视的初始治疗。

5. **其他疗法**　后像疗法、红色滤光片法、海丁格刷也是弱视治疗的有效方法，主要适用于旁中心注视者。视刺激疗法对中心凹注视、屈光不正性弱视效果较好，可作为遮盖疗法的辅助治疗，以缩短疗程。最新弱视临床指南将双眼分视疗法列入了弱视的治疗中，但其疗效有待进一步证实。

6. **综合疗法**　对于中心注视性弱视，采取常规遮盖疗法或压抑疗法，联合视刺激疗法辅助精细训练；对于旁中心注视性弱视，先采取后像、红色滤光片或海丁格刷刺激转变注视性质，待转为中心注视后再按中心注视性弱视治疗，也可以直接常规遮盖。

七、弱视的随访

弱视的治疗是一个长期的过程，需要定期随访，及时调整治疗方案和治疗剂量。随访时间主要根据患儿年龄确定，一般为 2～3 个月，年龄越小，间隔时间越短。随访的内容包括弱视眼视力、依从性、副作用和对侧眼视力。因为弱视治疗易反复，双眼视力平衡后，要逐步减少治疗剂量，维持治疗半年以上，以使疗效巩固。

第七节 | 眼球震颤

眼球震颤（nystagmus）是一种非自主性、有节律的眼球摆动，它是一种同时影响交互神经供应两方面协调功能的病变，是由于某些视觉的、神经的或前庭功能的病变导致的眼球运动异常。

一、分类

1. **根据眼球震颤的节律** 分为冲动型眼球震颤和钟摆型眼球震颤。

2. **根据眼球震颤的形式** 分为水平性眼球震颤、垂直性眼球震颤、旋转性眼球震颤和混合性眼球震颤。

3. **根据发生时期** 分为先天性眼球震颤和后天性眼球震颤。

二、先天性眼球震颤

1. **先天性运动性眼球震颤**（congenital motor nystagmus） 确切病因不明，与遗传有关，主要是传出机制缺陷，可能累及神经中枢或同向运动控制径路，而眼部无异常改变。为双眼同向眼球震颤，通常为水平性，向上或向下注视时保持水平震颤。可以表现为钟摆型、冲动型、旋转性，也可以多种类型同时存在于一个患者。先天性运动性冲动型眼球震颤的波形特点为一种速度呈指数性增加的一个慢相（图 15-16A）。集合时震颤减轻，因此常合并内斜视。可存在静止眼位（中间带），即眼球震颤减轻，视力提高的位置。如果静止眼位不在第一眼位，患者采取代偿头位以在该位置获得最佳视力。

2. **知觉缺陷型眼球震颤**（sensory defect nystagmus） 继发于视觉传入径路的缺陷，黄斑部模糊的物像，引起反馈紊乱，造成固视反射发育障碍，使正常维持目标于中心凹的微细运动系统功能丧失，形成眼球震颤。如果出生时视力即丧失，则在 3 个月时出现眼球震颤。眼球震颤的严重程度取决于视力丧失的程度。此类眼球震颤为钟摆型（图 15-16C），侧方注视时，震颤变为冲动型。

3. **隐性眼球震颤**（latent nystagmus） 病因不明，为一种水平性冲动型眼球震颤，双眼同时注视视标时无眼球震颤，遮盖一眼时出现双眼眼球震颤，快相指向未遮盖眼即注视眼。也可表现为显性眼球震颤上附加隐性眼球震颤，此时遮盖任何一眼后，眼球震颤振幅增加，视力下降。隐性眼球震颤的波形特点为一种速度呈指数性递减的一个慢相（图 15-16B）。

4. **周期交替性眼球震颤**（periodic alternating nystagmus，PAN） 病因不明，其眼球震颤方向呈规律性的周期交替性变化，在一个方向上的持续时间一般为 1～1.5 分钟，随后眼球震

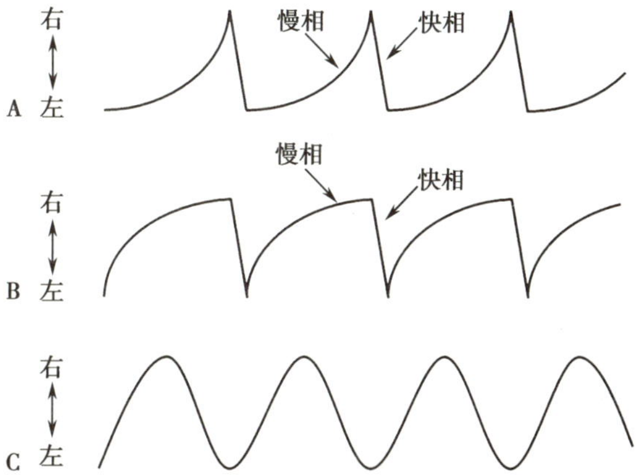

图 15-16 先天性眼球震颤的几种常见眼动波形

A. 速度递增型冲动型眼球震颤，其慢相的眼球运动速度呈指数性增加；B. 速度递减型冲动型眼球震颤，其慢相的眼球运动速度呈指数性递减；C. 钟摆型眼球震颤。

颤的幅度逐渐减弱，直至接近消失，10～20秒后开始出现反方向的眼球震颤，周而复始。由于眼球震颤方向的改变，代偿头位也可见交替性变化。

三、眼球震颤的治疗

迄今没有直接有效的治疗方法，目前只有一些改善临床症状的间接治疗方法。

1. 屈光矫正　麻痹睫状肌验光后，如果存在明显的屈光不正，应配镜矫正。

2. 三棱镜　利用先天性运动性眼球震颤在静止眼位或使用集合时可以减轻或抑制眼球震颤的特点，配戴三棱镜，以消除代偿头位，增进视力。

（1）同向三棱镜：双眼放置同方向的三棱镜，基底与静止眼位方向相反，尖端指向静止眼位（健侧），使静止眼位由侧方移向正前方，从而消除代偿头位。

（2）异向三棱镜：双眼均放置基底向外的三棱镜，以诱发集合，从而抑制眼球震颤。

3. 手术治疗　对先天性眼球震颤有静止眼位和代偿头位者，通过手术将静止眼位由侧方移向中央，可改善或消除代偿头位，增进视力，但不能根治眼球震颤。手术前须先行三棱镜试验，如果双眼放置同向三棱镜，尖端指向健侧，可使头位消除或明显改善，则提示手术后可以矫正头位。

（赵　晨）

本章思维导图　　本章目标测试

第十六章 眼眶疾病

16章

本章数字资源

第一节 概 述

眼眶疾病复杂多样，早期病变隐匿，临床症状各异，诊断和治疗相对困难。眼眶疾病主要包括：炎症性疾病、血管性疾病、结构异常等。眼眶病有一定年龄和性别倾向，还须注意疾病的发病位置和病情缓急，如血管瘤多发生在婴儿期，甲状腺眼病女性多发，皮样囊肿多见于眶周且与骨壁相联系，发病急剧者多提示急性炎症、出血等，眼球突出多提示眶内占位性病变，视力下降提示视神经受累，伴有运动障碍常提示病变累及眼外肌。影像学检查是诊断和鉴别诊断眼眶疾病的重要方法：超声显像具有较好的软组织分辨力，CT 可以揭示微小的骨骼和软组织病变且能够立体定位，MRI 具有更优的软组织分辨力和性质判断。

第二节 眼眶炎症

眼眶炎症性病变分为特异性炎症和非特异性炎症。特异性炎症是指由于明确的病原微生物引起的感染性炎症，如细菌、真菌等引起的眼眶蜂窝织炎；非特异性炎症包含多种发病机制尚未完全阐明的眼眶炎症性改变或其综合征，与内分泌、代谢、免疫和环境等多种机制相关，如眼眶特发性炎症、甲状腺眼病、痛性眼肌麻痹、结节病、Wegener 肉芽肿、Kimura 病、结节性动脉炎、颞动脉炎等。

一、眼眶特异性炎症

眼眶蜂窝织炎（orbital cellulitis）是病原微生物感染引起的眶内软组织急性炎症，属于眼眶特异性炎症，发病急剧，严重者可因波及海绵窦而危及生命。

【病因】 好发于儿童。多见于眼眶周围组织感染的眶内蔓延，常见来源于鼻窦、颌面部的感染。病原体多为金黄色葡萄球菌、溶血性链球菌，儿童以流感嗜血杆菌多见；眼眶外伤的异物滞留、眶内囊肿破裂也可诱发眼眶蜂窝织炎；全身远端的感染灶经血行播散也可发病。

【临床表现】 可按照部位分为眶隔前蜂窝织炎（preseptal cellulitis）和眶隔后蜂窝织炎，后者又称为眶深部蜂窝织炎（deep orbital cellulitis），临床上不易严格区分，也可相互迁延。

眶隔前蜂窝织炎症状局限于眼睑，主要表现为眼睑充血、水肿，疼痛感不甚严重，瞳孔及视力多不受影响，眼球运动多不受限。

眶深部蜂窝织炎临床症状严重，病变初期由于眶内有大量炎症细胞浸润，组织水肿，表现为眼球突出，眼睑高度肿胀，球结膜充血，严重者球结膜可突出于睑裂之外，眼球运动障碍甚至固定，睑裂闭合不全，可出现暴露性角膜炎或角膜溃疡；如炎症进一步发展，由于高眶压和毒素的刺激作用，瞳孔对光反射减弱，视力下降，甚至完全丧失；眼底可见视网膜静脉扩张，视网膜水肿、渗出；患者有剧烈疼痛，同时伴有发热、恶心、呕吐、头痛等全身中毒症状，如感染经眼上静脉蔓延至海绵窦可引起海绵窦血栓，患者出现烦躁不安、谵妄、昏迷、惊厥和脉搏减慢，可危及生命（图 16-1）。

炎症控制后病变可局限，出现眶内化脓灶，由于眶内组织间隔较多，化脓腔可表现为多腔隙，也可融合成一个较大的脓腔；如脓腔经皮肤或结膜破溃，脓液排出，眼球突出症状可暂时得到缓解。

【治疗】 诊断明确者应立即给予全身足量抗生素控制炎症。可首先使用广谱抗生素控制感染，

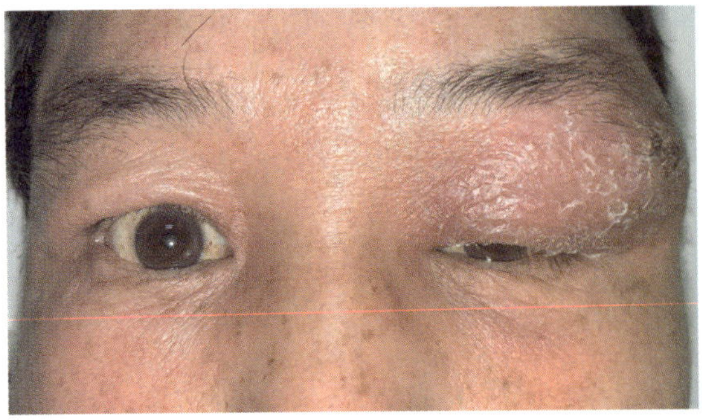

图 16-1　左眼眶蜂窝织炎，眼睑高度肿胀

同时行结膜囊细菌培养及药敏试验，积极寻找感染源，应用敏感的抗生素。症状非常明显者，可在控制感染的前提下全身给予短期小剂量糖皮质激素治疗缓解症状。脱水剂降低眶压；抗生素眼药水点眼、眼膏保护角膜；眼睑闭合不全者可试用湿房镜。眶内脓肿形成后可抽吸脓液或切开引流，同时做脓液细菌培养和药敏试验。对于并发海绵窦炎症的病例，应在相关专业医生的配合下积极治疗。

二、眼眶特发性炎症

眼眶特发性炎症（idiopathic orbital inflammation，IOI），以往称为眼眶炎性假瘤（orbital inflammatory pseudotumor），属于眼眶非特异性炎症。临床比较常见，多发于成年人，无明显性别和种族差异。病因和发病机制尚未阐明，目前倾向于认为是眼眶局部免疫紊乱引起的非感染性非肉芽肿性特发性炎症。根据病变的类型、累及部位以及病程的不同，临床表现各异。

【病因】 发病的确切原因尚不明确，普遍认为是一种非特异免疫反应性疾病。

【临床表现】 眼眶特发性炎症按病理组织学分型，分为经典型、肉芽肿型、血管炎型、嗜酸细胞型和硬化型，不同类型表现各异；按病变主要侵犯的部位划分，又可分为局部病变和弥漫性病变，局部病变包括肌炎、泪腺炎、视神经周围炎、眼眶炎性肿块和巩膜周围炎等，病变累及的部位不同，临床表现也不尽相同。因此，眼眶特发性炎症的临床表现多样，但它们共同的特征是均具有炎症和占位双重效应。

1. 肌炎　单条或多条眼外肌病变，外直肌病变多见，其特征性改变是肌肉的肌腹和肌腱包括止点都明显充血、肥厚，可透过结膜发现充血呈暗红色的肥厚肌肉。患者出现不同程度的眼球突出、眼球运动障碍、复视、眶区疼痛，部分患者上睑下垂；病变后期肌肉纤维化，眼球可固定在不同眼位。CT 扫描可见眼外肌条状增粗，肌腹和肌肉附着点同时受侵，此特征可与甲状腺眼病相鉴别（图 16-2）。

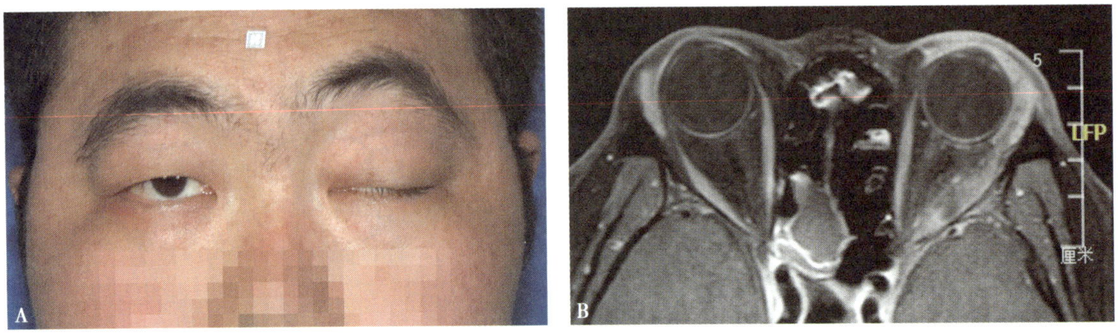

图 16-2　左眼眶肌炎

A. 左眼外斜，眼睑肿胀，上睑下垂；B.MRI 示左眼外直肌显著增粗，肌腹和肌肉附着点均有累及。

2. 泪腺炎　病变主要累及泪腺，可累及单侧或双侧，患者常有流泪或眼干涩感。临床表现为上眼睑充血水肿，外侧明显，上睑缘呈“S”形外观，泪腺区结膜充血。泪腺区可触及类圆形肿块，中等硬度，活动度差，轻度压痛。CT 扫描显示泪腺弥漫性肿大，泪腺窝骨质一般无破坏。泪腺增大明显时，可向眶后部延伸为扁平形。

3. 巩膜周围炎和视神经周围炎　病变累及巩膜周围的筋膜，眼球筋膜向后覆盖视神经的前 1/3，因此也可累及视神经鞘膜。患者以疼痛和视力减退为主要表现；眼底可见视盘充血、静脉迂曲扩张等表现；CT 扫描显示视神经增粗；B 超可显示眼球后壁增厚、筋膜水肿，表现为“T”形征。

NOTES

4. 弥漫性炎症 病变弥漫性累及眼眶软组织结构，表现为眼球突出、眼眶水肿、眶压增高、泪腺增大、眼外肌肥厚，甚至视神经增粗。CT 扫描显示眶内弥漫性软组织病变，可累及泪腺、眼外肌等，边界不清，密度常均匀（图 16-3）。

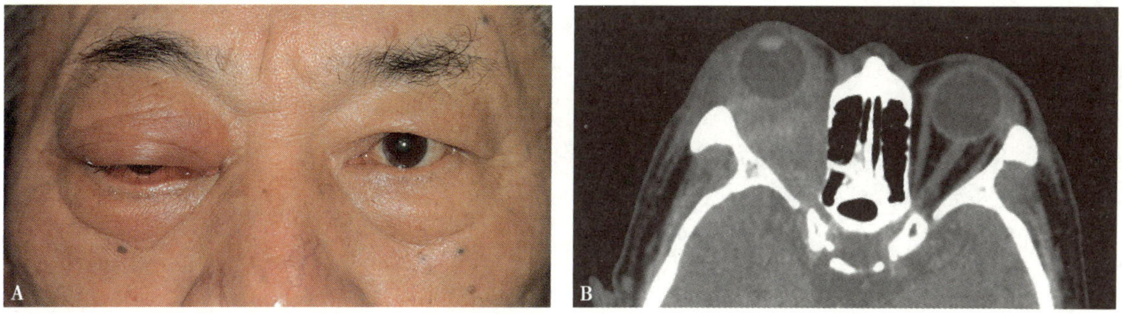

图 16-3 右眼眶内特发性炎症

A. 右眼眼球突出，眼睑水肿，结膜水肿；B. CT 扫描示眶内弥漫性软组织病变，边界不清。

5. 眼眶炎性肿块 是较常见的一种慢性类型，眶内单发或多发，肿块位于眶前部可致眼球移位，位于眶深部可致眼球突出和运动受限；CT 显示眶内局限性软组织肿块，边界不清，密度常较均匀。可出现肿块压迫所产生的继发性改变。

上述不同位置的眼眶特发性炎症可产生相应的临床症状。此外，临床表现与病变的组织类型密切相关，经典型也称淋巴细胞浸润型，其病理特点是由浆细胞、淋巴细胞、巨噬细胞、多形核白细胞和嗜酸性粒细胞等细胞浸润，并伴有不同程度的纤维化和水肿。早期炎症表现突出，经治疗或病情自行控制后部分病例预后较好，甚至有些患者虽经数次病情反复，眼部仍可保持正常的生理功能。而硬化型发病初期炎症表现不明显，眼球突出及软组织水肿轻微，但眶内纤维组织增生逐渐加重，病程进展快，软组织迅速纤维化，眶压增高呈实体感，有明显的眼球运动障碍、复视，眼部生理功能严重受损，对治疗不甚敏感。

【诊断】 除临床表现外，CT 显示眶内占位性病变的典型特征可与甲状腺眼病相鉴别。超声检查病变多为低回声，有些为无回声；纤维组织增生型的声衰减明显。此外，对于诊断不确定或疗效不显著者，应注意与淋巴瘤相鉴别，必要时须进行活检。

【治疗】 病变的组织类型与疗效关系密切。淋巴细胞浸润型对糖皮质激素敏感，根据病情可静脉注射或口服，原则是足量冲击，病情控制后小剂量维持。眶内注射常有效，可采用曲安奈德 40mg（儿童慎用）病变周围注射，每个月 1 次，可连续 3～4 次。对药物不敏感、有禁忌证或多次复发的病例，可选用眼眶放射治疗，总量约 20Gy。也可使用其他免疫抑制剂，利妥昔单抗、英夫利西单抗等生物制剂类药物被用于难治性患者。硬化型特发性炎症对药物和放射不敏感，可行眼眶物理疗法软化瘢痕、延缓纤维化。根据病情各型均可采取手术切除肿块，缓解眼球突出或调整眼外肌位置，纠正复视。高度纤维化的病例手术困难。无论何种类型患者，术后病变残留和复发均是常见的临床问题。

三、甲状腺眼病

甲状腺眼病（thyroid eye disease，TED）是一种由自身免疫反应引起的慢性多系统损害的疾病，与甲状腺疾病密切相关，居成人眼眶疾病发病率首位，也称为 Graves 眼病（Graves' ophthalmopathy，GO）或者甲状腺相关眼病（thyroid-associated ophthalmopathy，TAO）。来自美国的流行病学调查显示，TED 发病率约为每年女性 16/10 万，男性 2.9/10 万。

【病因】 发病机制尚未完全阐明，主要与自身免疫相关，同时受遗传和环境因素影响。当机体不能对促甲状腺激素受体（thyrotropin receptor）产生免疫耐受时，B 细胞和浆细胞分泌自身抗体攻击眼眶成纤维细胞，同时辅助性 T 细胞 1 分泌干扰素 γ、辅助性 T 细胞 2 分泌白介素 -4、辅助性 T 细胞 17 分泌白介素 -17a 等细胞因子，共同诱导眼眶成纤维细胞不断增殖分化为脂肪细胞和肌成纤维细胞，造成 TED 典型的病理改变：组织水肿、脂肪增生和纤维化。

【临床表现】 TED 病变累及范围广泛，包括眼睑、泪腺、眼外肌、眼眶脂肪结缔组织、角结膜等，加上继发病变，使该病的临床表现非常复杂多样。TED 主要临床表现有：畏光、流泪、干涩、异物感等眼部不适感，眼球突出，眼球运动障碍，复视；重度眼球突出和眼睑退缩造成的眼睑闭合不全，可出现暴露性角膜炎、角膜溃疡甚至穿孔；显著肿大的眼外肌引起视神经受压可致视神经病变，色觉异常、视力下降甚至失明。不同患者或同一患者的双眼可表现不一，多为双眼受累，可先后发病。

临床上主要表现为两种类型，一是伴随眼部症状的出现，发现甲状腺功能亢进，眼部炎症表现突出，影像显示以眶脂肪水肿为主，眼外肌肿大不明显，发生眼眶软组织纤维化较晚。这类患者多为成年女性，糖皮质激素治疗效果明显，但病情易反复。二是眼部发病时甲状腺功能轻度异常或正常，眼部炎症表现不突出，影像显示眼外肌肿大为特征（图 16-4），眶脂肪水肿增生不明显，早期可出现眶内软组织纤维化。成年男性多见，对糖皮质激素治疗反应较差。

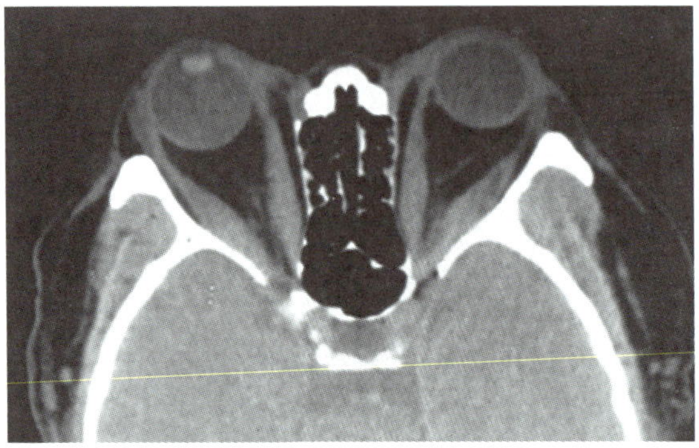

图 16-4　甲状腺眼病

CT 显示双眼眼球突出，内直肌梭形增粗。

临床上根据疾病的进程，TED 可以分为活动期和静止期两期，活动性的评判对治疗时机的选择和预后的估计有重要意义。目前临床上常用的临床活动性评分标准（clinical activity score，CAS）主要从眼睑、结膜和泪阜等组织的炎症表现进行评价，有时需要结合 MRI 影像来辅助评估。根据临床症状的严重程度，可以分为轻度、中重度和极重度等三级，发生暴露性角膜炎和视神经病变的患者为极重度。

眼部主要临床表现：

1. **眼睑征**　由于病变累及上睑提肌和 Müller 肌，出现特征性的眼睑退缩和上睑迟滞，是 TED 的重要体征。上睑退缩表现为上睑睁开时暴露角巩缘上方部分巩膜，又称为 Dalrymple 征（图 16-5）；上睑迟滞表现为眼球下转时上睑不能随之下转，暴露上方巩膜，又称为 von Graefe 征（图 16-6）。

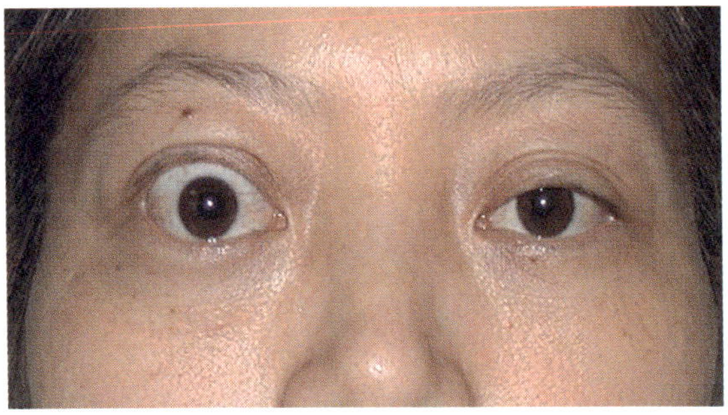

图 16-5　甲状腺眼病，右眼上睑退缩，Dalrymple 征

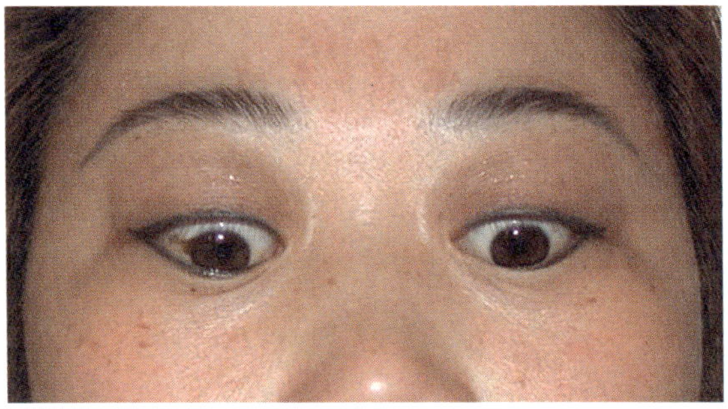

图 16-6　甲状腺眼病，双眼上睑迟落，von Graefe 征

2. **眼睑及结膜炎症改变**　由于病变累及眼睑，造成眼睑充血水肿，眶内软组织水肿和眶压增高导致结膜充血水肿，严重者结膜可突出于睑裂之外造成结膜脱垂。

3. **眼球突出**　多为双眼但可先后发病，病程早期多表现轴性突出，后期由于眼外肌的纤维化、挛缩，使眼球突出并固定在某一眼位。少数患者甲亢控制后，眼球突出更加明显，临床上称为恶性眼球突出。

4. 眼球运动障碍和复视　眼外肌病变常见，导致眼球运动障碍和复视，肌肉受累频率依次为下直肌、内直肌、上直肌和外直肌。CT 显示肌腹肥厚，肌肉止点多正常，此特征可与特发性眼眶肌炎相鉴别。当眼外肌纤维化时，眼球运动障碍和复视加重。对同时伴有眼睑闭合不全的患者而言，眼球运动受限增加了角膜损伤的风险。

5. 角膜和眼表病变　重度眼球突出和眼睑退缩可导致眼睑闭合不全，自身免疫炎症累及眼表，均可导致角膜结膜炎，严重者发生角膜溃疡（图 16-7）甚至角膜穿孔。患者有明显的疼痛、畏光、流泪症状。

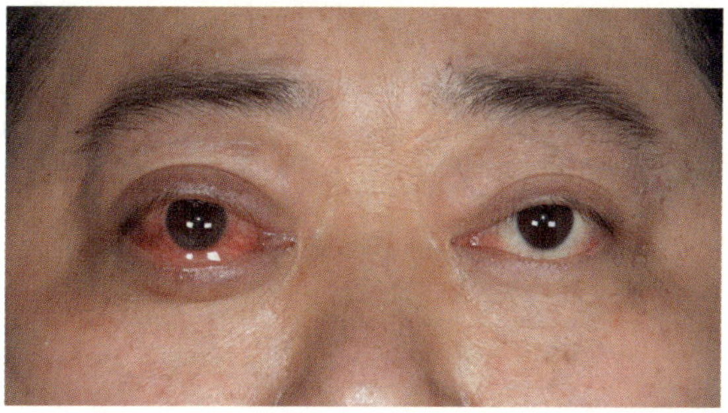

图 16-7　甲状腺眼病，双眼眼球突出，右眼角膜溃疡

6. 视神经病变　眶内水肿、眶压增高、肿大的眼外肌压迫视神经导致视神经病变。表现为瞳孔传入障碍、色觉障碍、视野和视力受损，严重者仅存光感，眼底可见视盘水肿或苍白，视网膜水肿，静脉迂曲扩张。

7. 眼压升高　由于眶内水肿，球后脂肪增多、眼外肌增粗，常造成球后拥挤，眶压升高，眼压升高，一般在 30mmHg 以下。

伴有甲状腺功能亢进的患者尚有全身症状，如甲状腺肿大、急躁、基础代谢率增高、脉搏加快、消瘦、食欲增加、手震颤等表现。部分患者可出现胫前黏液性水肿。

【诊断】　根据典型的临床症状和体征以及影像学表现，诊断并不困难，主要基于三方面：①典型的眼部表现及症状，如眼睑退缩、眼球突出、斜视、复视等；②甲状腺功能或甲状腺相关抗体异常；③影像学表现，如眼外肌梭形增粗等。

【治疗】　根据《中国甲状腺相关眼病诊断和治疗指南（2022 年）》，TED 的治疗方法主要包括药物治疗、眼眶放射治疗和手术治疗，同时需要全程控制危险因素，维持甲状腺功能稳定，并进行眼部对症支持治疗。

激素治疗是活动期 TED 的主要治疗方法之一，可以缓解炎症反应及缩短活动期病程，使疾病加速进入静止期。糖皮质激素可以通过静脉、口服、局部给药。大剂量糖皮质激素静脉冲击是活动期中至重度 TED 的一线治疗方案，推荐使用总剂量为 4.5g 甲泼尼龙冲击方案，500mg 每周 1 次静脉滴注 6 周，250mg 每周 1 次静脉滴注 6 周。生物制剂是新兴的治疗方法，替妥木单抗、利妥昔单抗和托珠单抗等靶向药物均可作为二线治疗方法。

对于激素治疗有禁忌证或者激素不敏感的患者，可采用眼眶放射治疗。放射治疗适用于伴有眼外肌肥大的活动期 TED 患者，通常采用双侧颞部投照，总量约 20Gy。

对于非活动期 TED，如果眼球突出、斜视或眼睑畸形影响患者视功能、生活质量和外观，可进行手术矫正；对于非手术治疗控制不佳的严重暴露性角膜炎和视神经压迫患者，也应尽快手术。手术方式主要包括眼眶减压术、眼肌手术和眼睑手术，通常需要分次手术：第一，眼眶减压术，使眼球回退、改善暴露性角膜炎和解除视神经受压；第二，眼肌手术矫正斜视和改善复视；第三，眼睑手术矫正眼睑退缩、改善外观。近年来，眼眶外科导航内镜和机器人技术的开发与应用显著提高了手术的效果和安全性。

第三节　眼眶血管畸形

眼眶血管畸形是以血管形态异常和发育不良为特征的病变，常见类型包括静脉畸形、海绵状静脉畸形、动静脉畸形、淋巴静脉混合畸形等。眼眶海绵状静脉畸形以往称为海绵状血管瘤，但该病变在病理组织学上并非真正的肿瘤，实质上属于特殊类型的静脉畸形。

一、眼眶静脉畸形

眼眶静脉畸形（orbital venous malformation）是成人最常见的眼部血管畸形，根据病变与全身静脉系统的沟通情况分为扩张型和非扩张型静脉畸形，低头试验时病变体积增大或引起眼球突出度增加，压力缓解后症状消退者为扩张型，反之为非扩张型。根据累及部位分为浅表型、深部型和混合型，浅表型病变位于眼球赤道部前，深部型位于赤道部后，混合型二者兼有。

【临床表现】眼眶静脉畸形通常为先天性病变，青少年或成人后才出现临床表现。浅表型表现为局部青紫色隆起，可伴有上睑下垂或眼睑畸形（图 16-8）。深部型表现为眼球突出和运动受限，可压迫视神经导致视力下降。非扩张型眼眶静脉畸形可因血流淤滞产生静脉石，CT 表现为圆形的边界清晰的高密度影（图 16-9），也可因眼部压力突然增大导致静脉畸形出血，引起眶压升高，造成视力急剧减退甚至失明。扩张型眼眶静脉畸形在低头试验时有明显的眼睑肿胀或眼球突出，病变通常边界不清，包绕眼外肌或视神经，MRI 检查 T_1WI 呈等或低信号，T_2WI 呈等或高信号，增强后病变明显强化（图 16-10）。

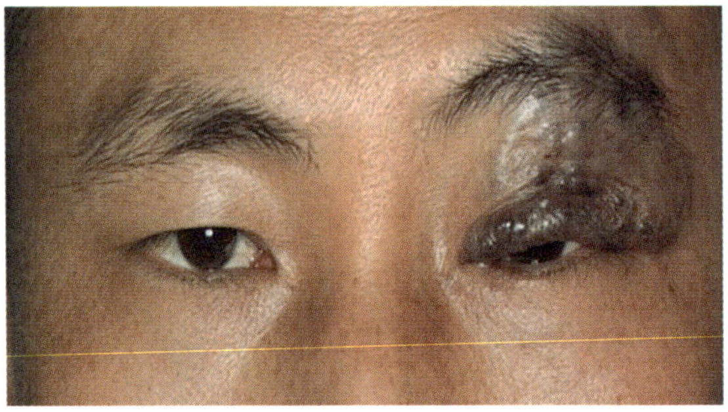

图 16-8　左眼眶周静脉畸形患者外观
局部青紫色隆起，眼睑肥厚，上睑下垂。

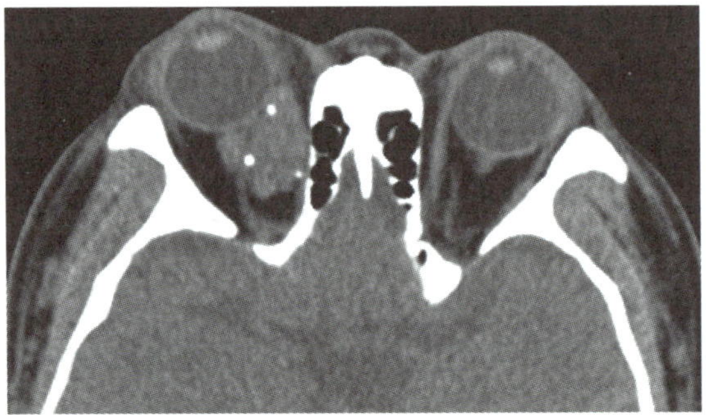

图 16-9　右眼眶静脉畸形 CT 影像
病变内见散在静脉石。

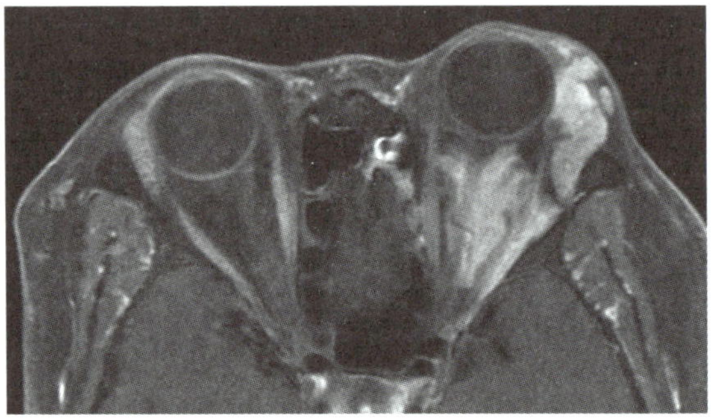

图 16-10　左眼眶静脉畸形 MRI 影像
病变包绕视神经及眼外肌，边界不清，增强明显。

【治疗】眼眶静脉畸形根据部位及血流情况，通常采用激光、硬化、手术等综合序列治疗。眼眶静脉畸形急性出血引起明显眼球突出或视力明显下降时，需急诊处理，降低眶压，挽救视功能。

二、眼眶海绵状静脉畸形

眼眶海绵状静脉畸形（orbital cavernous venous malformation）是眶内最常见的良性病变，以血管腔隙形态异常为特征，伴有血管和基质的增殖，可发生于眶内任意位置。

【临床表现】眼眶海绵状静脉畸形多在青年以后发病，无性别差异。主要表现为缓慢眼球突出，多无自觉症状。因病变多发于肌锥内，早期表现为轴性眼球突出。病变压迫眼球后极部可引起视网膜水肿，静脉迂曲扩张，也可因屈光状态变化导致视力变化。原发于眶尖部的病变早期即可压迫视神经引起视力下降，由于病变较小无眼球突出，临床上可误诊为屈光不正、视神经炎。

CT 显示海绵状静脉畸形大多边界清楚，内密度均匀，可显示视神经受压、移位及眶腔扩大（图 16-11）。CT 也可判断病变的粘连情况，如果病变后端有脂肪存在时，在 CT 显示为眶尖的三角形眶脂暗区，表明病变与周围组织无明显粘连（图 16-12），缺乏眶脂暗区特征的海绵状静脉畸形往往粘连较重。MRI 检查

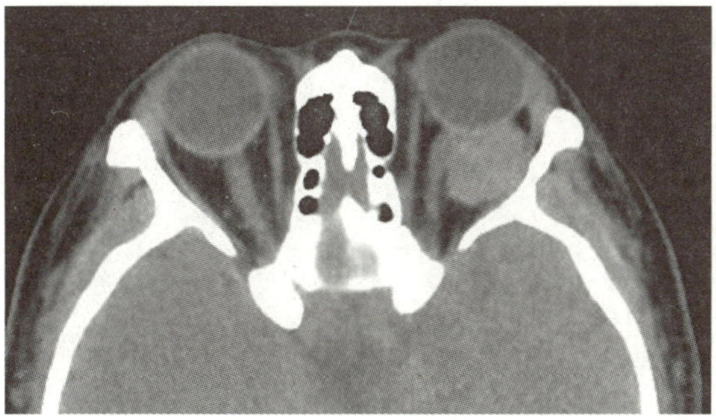

图 16-11 左眼眶海绵状静脉畸形 CT 影像
病变边界清，密度均匀，挤压视神经。

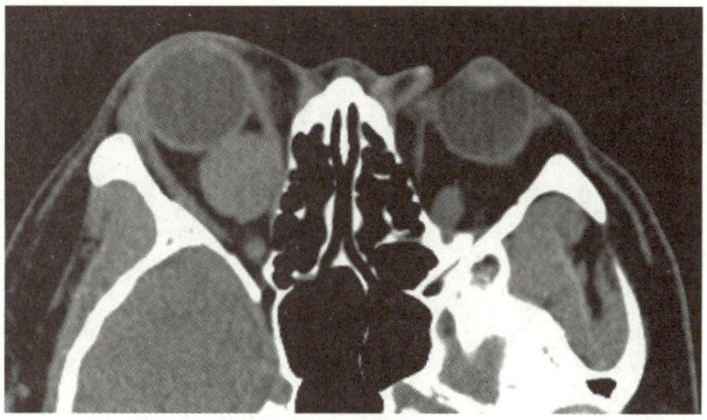

图 16-12 右眼眶海绵状静脉畸形 CT 影像
眶尖存在三角形眶脂暗区。

T_1WI 呈等信号，T_2WI 呈高信号，动态增强表现为特征性渐进性强化的特征，即增强早期小片状强化，随时间延长病变均匀明显强化（图 16-13）。

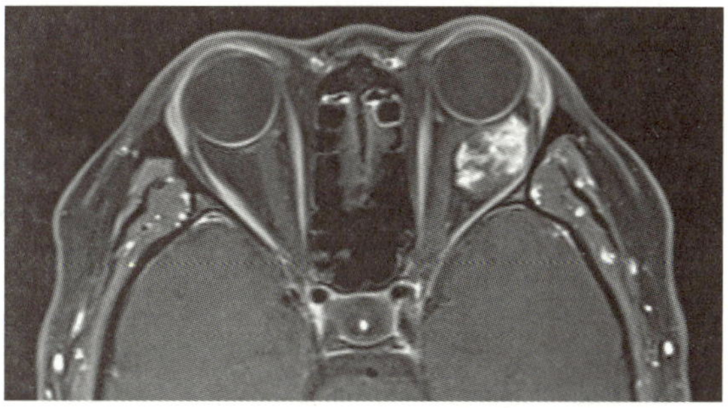

图 16-13 左眼眶海绵状静脉畸形 MRI 影像
渐进性强化早期小片状增强。

【治疗】 眼眶海绵状静脉畸形生长缓慢，如果病变较小尚未引起临床症状，可临床密切观察；有明显的临床症状和体征或患者要求治疗，可选择手术切除。术前根据影像学检查，判断病变位置，实施相应的手术入路。

三、眼眶动静脉畸形

眼眶动静脉畸形（orbital arteriovenous malformation）是一种高流量的先天性眼眶血管畸形，其特征是血液从供血动脉开始，通过一组异常血管（瘤巢），直接分流到静脉，从而绕过正常毛细血管网，可发生于眶内及眶周任意部位。

【临床表现】 眼眶动静脉畸形虽是先天性疾病，但仅少数在婴幼儿时期表现出可见缺陷，多数患者在青春期后出现症状，以单侧发病多见。发生于眶内的病变多以无痛性眼球突出为主要表现，可伴眼睑、球结膜的水肿，若累及视神经，可出现视力和视野损害等；发生于眼睑等眶周部位的病变，可表现为边界不清的软组织包块，表面皮肤颜色正常或有红斑，皮温高，可触及搏动或震颤。

眼眶动静脉畸形 CT 表现为边界不清的混杂密度病灶，其中可有高密度点/线状血管影，部分病灶可见高密度钙化灶和低密度软化灶，增强后可见蚯蚓状增强团块（图 16-14）。MRI 可清晰显示动静脉畸形病灶范围和相关解剖层次，T_1WI 和 T_2WI 均呈现特征性流空效应，即表现为病灶区盘曲的条状或团状低信号，及周边由供血动脉和引流静脉形成的低信号（图 16-15）。数字减影血管造影（DSA）是眼眶动静脉畸形诊断的“金标准”，可高清显示供血动脉、瘤巢和引流静脉的具体情况（图 16-16）。

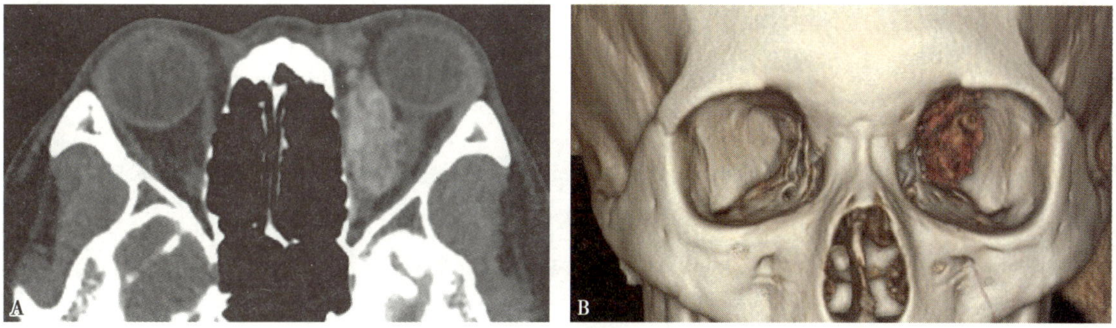

图 16-14 左眼眶动静脉畸形
A. 增强 CT 影像可见左眼眶内病灶呈边界不清的混杂密度影；B. 三维成像可见眶内侧壁异常血管团。

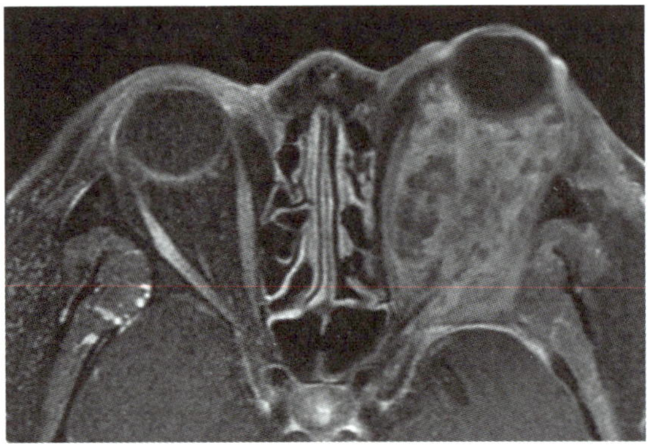

图 16-15　左眼眶动静脉畸形 MRI 影像
病灶区可见特征性流空效应。

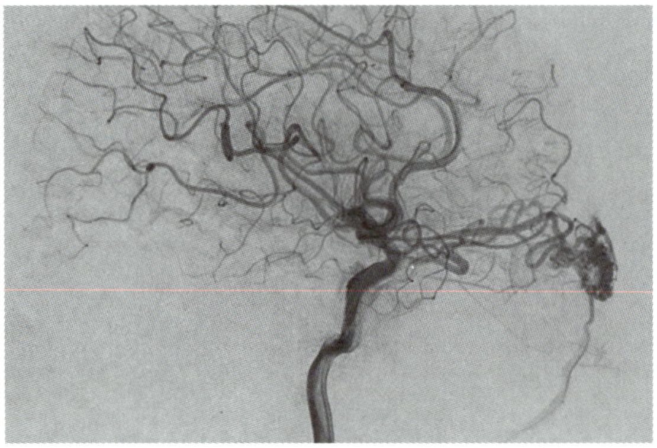

图 16-16　眼眶动静脉畸形 DSA 影像
造影见供血动脉、瘤巢及回流静脉。

【治疗】 眼眶动静脉畸形因绕过正常毛细血管网形成动静脉短路，存在出血风险，因此其治疗原则为减少出血风险、消除病灶。主要治疗方法包括手术切除、介入治疗和放射治疗等，其中经导管介入栓塞硬化治疗创伤小，出血风险低，是目前临床较常用治疗方法。

第四节 | 眼眶皮样囊肿

眼眶皮样囊肿（orbital dermoid cyst）是胚胎时期表皮外胚层未能完全发育至体表，陷于中胚叶中形成的囊肿，属于迷芽瘤。囊肿由囊壁和囊内容物组成，囊壁为复层鳞状上皮，含有毛囊和皮脂腺，囊腔含有脱落上皮、毛发、皮脂腺及汗腺的分泌物。囊壁外多环绕纤维结缔组织。

【临床表现】 皮样囊肿生长缓慢，虽为胚胎发育疾病，常于儿童期甚至成年后才发现。临床可表现为渐进性眼球突出、眼位偏斜和视力减退。囊肿多发于眶上缘或外上方，使眼球突出并向下或内下移位。于眶缘可触及者，肿物为中等硬度，表面光滑，囊肿主体位于骨膜下间隙者，触诊时不活动；囊肿主体位于骨膜表面或肌肉圆锥间隙，由囊肿的蒂与眶壁相联系者，触诊时囊肿可活动。无并发炎症时囊肿无压痛；如囊肿破裂内容物溢出，可致反复的炎症反应，类似眶蜂窝织炎；囊肿破溃可形成窦道（图 16-17）。

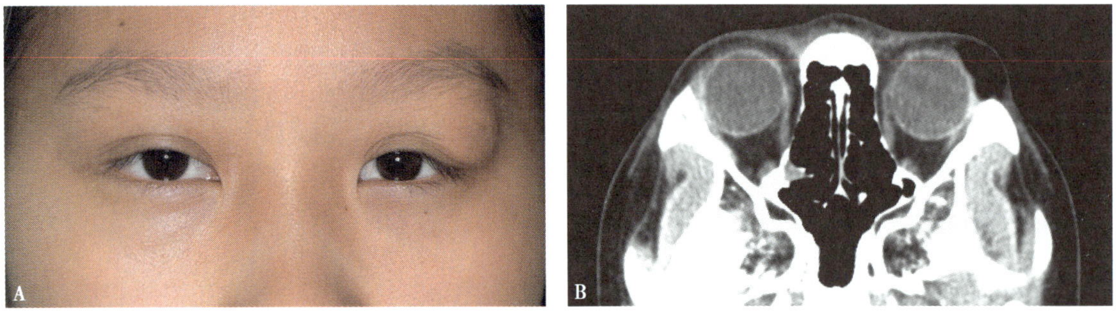

图 16-17　左眼眶皮样囊肿
A. 患者外观照示左眼眶外上方肿块；B. 眼眶 CT 示左眼眶外侧部皮下边界清晰的类椭圆形病灶。

位于眶深部的囊肿，眼眶触诊阴性，可有不同程度的眼球突出及压迫移位症状，影像学检查具有明显特征。B 型超声显示病灶边界清楚，形状可不规则，透声性好，视囊内容物的性质可表现为无回声、中度回声、强回声或块状回声，均有可压缩性。X 线显示眶壁的骨压迫性改变，即压迫性骨吸收，密度减低和周围的骨密度增高，称为骨硬化环。CT 显示骨骼改变及软组织占位效应，囊肿的边界清楚，囊内容物密度多不均匀，因有脂类物质，大部分为负 CT 值，可见多种形状的骨压迫痕迹，甚至瘤体呈哑铃状沟通眶、颞窝或颅腔。MRI 显示病变在 T_1 和 T_2 加权像均为高信号，因囊内容物的差异，也可显示为不均匀信号。

【治疗】 手术治疗。术中注意彻底切除囊壁，骨凹陷处囊壁黏附紧密不易剔除，可使用石炭酸烧灼、乙醇中和、盐水冲洗。使用腐蚀剂时应注意避免损伤眶内正常结构。

第五节 | 眼眶结构异常

眼眶结构异常是指因先天性或后天性因素作用于眼眶，导致眼眶的形态结构发生了异常，进一步造成视觉功能障碍和外观畸形，严重影响患者的生活质量。眼眶结构异常包括眶面裂、Crouzon 综合征、眼眶骨纤维异常增殖、眼眶骨折等。

一、眼眶先天性异常

(一) 眶面裂

眶面裂(orbitofacial cleft)是罕见的先天性面部畸形，以眼眶畸形为主要表现，病变累及眼眶、眼睑、内外眦和泪器等。

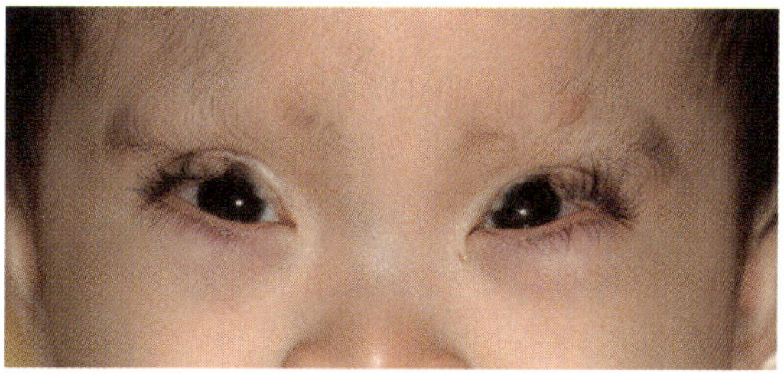

图 16-18 10 型眶面裂

【临床表现】 眶面裂因病变部位不同、累及组织不同，而有不同类型的表现(图 16-18)。如单纯以眼睑病变为主者，主要表现为眼睑缺损和睑球粘连；若累及泪器，则表现为溢泪；若累及眼眶骨，表现为相应区域低平或凹陷，CT 显示有明显的骨缺损。Tessier 分类法以头颅的矢状位中心线为参考，从上唇正中线开始，顺时针或逆时针(指左、右两侧)向前额正中线旋转，分为 0～14 型。

【治疗】 全面评估面裂受累情况，多学科联合手术修复软组织和骨组织缺损。

(二) Crouzon 综合征

Crouzon 综合征(Crouzon syndrome)是因为冠状、矢状或人字颅缝早闭引起的各种畸形颅面骨发育不全合的畸形，特征为头颅畸形(舟状头或三角头畸形)、面部畸形(鹦鹉嘴样鼻、下颌前突)、双侧眼球突出及斜视，发病率约为 1/25 000。

【临床表现】 Crouzon 综合征主要在颅骨、眼部和口腔颌面部三方面有典型表现。①颅缝早闭：以冠状缝早闭多见，也有矢状缝和人字缝早闭。常表现为短头畸形、舟状头或三角头畸形等，常合并颅内高压。②眼部畸形：由于颞侧颅底骨缝前后向生长不足，引起眼眶发育不足，此外颅内压增高使前颅底下凹，中颅底向前推，导致眶腔浅小，眼球突出，严重可导致眼球脱臼，常合并双眼外斜视。由于长期颅内高压，导致视神经和视路受损，视力低下。③口腔颌面部异常：常表现为颧骨退缩、上颌发育不良和下颌骨前突。咬合特点有上颌牙列拥挤、牙弓呈“V”形，硬腭狭长、高拱，腭裂以及腭垂分裂(图 16-19)。

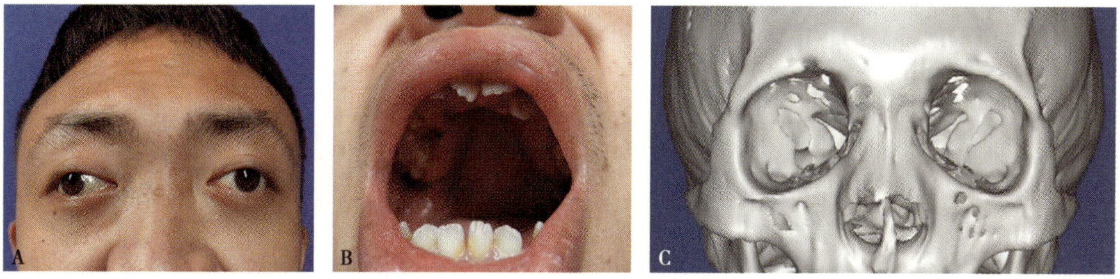

图 16-19 Crouzon 综合征

A. 患者外观照，表现为尖颅、双眼球突出、外斜；B. 患者口内照片：上颌牙列拥挤、牙弓呈“V”形，硬腭狭长、高拱；C. 眼眶 CT 三维重建，双眼眶浅小，眼眶和上颌骨发育不足。

【治疗】 在出生后 6～12 个月时进行颅盖切开重塑和/或额眶重塑手术，对于颅内压显著增高的患儿，建议尽早行颅腔扩大手术。对于成年患者，可通过计算机辅助技术制订牵引成骨方案，指导手术进程。

(三) Treacher Collins 综合征

Treacher Collins 综合征（Treacher Collins syndrome）是一种罕见的由基因异常导致的面部畸形，累及第一、二鳃弓，是由 Tessier 6、7、8 型眶面裂组成，又称下颌骨颜面部发育不良综合征。

【临床表现】 特殊的鸟脸面容，表现为眼睑向下倾斜、内侧眼睑睫毛缺失、颧骨发育不全或消失、外耳道结构异常及听力损伤、腭弓高或伴腭裂、嘴巴大、下颌骨发育不全等。

【治疗】 Treacher-Collins 综合征的治疗需眼科、耳鼻咽喉科、整形科、颌面外科、头颈外科、口腔正畸科、心理科等多学科协作，根据畸形的表现进行修复，按部位分期手术。手术原则是先以自体骨或软骨等重建颅面骨组织缺陷后，再重建软组织。

(四) 脑膜脑膨出

先天性眶壁缺损，颅腔内容物（包括脑组织、脑膜及脑脊液）突入眼眶，引起临床症状、体征，称为脑膜膨出（meningocele）或脑膜脑膨出（meningoencephalocele）。

【临床表现】 患儿出生后即可出现临床症状和体征。病变位于眶前部者多在内眦或鼻根部可触及软性肿块，表面光滑，有搏动感并与脉搏一致，压迫肿物可向颅内移位，有时引起脉搏减弱、恶心等症状。病变位于眶后部者不易触及肿物，可致眼球突出，伴搏动，但无血管杂音。CT 可显示眶骨壁缺失。患儿可伴有其他的畸形。

【治疗】 联合神经外科手术治疗。

二、眼眶发育性异常

(一) 先天性小眼球和无眼球

先天性小眼球和无眼球（congenital microphthalmia and anophthalmia）是一种先天性眼眶异常，胚胎发育阶段胚裂未闭合，神经上皮增殖在眼眶形成囊肿，囊的内层为发育不良的视网膜，结构不清，有时仅残留眼球巩膜壳或眼附属器的痕迹。

【临床表现】 患者表现为无功能的小眼球，部分伴囊肿。囊肿多位于小眼球的下方并与之相连，下睑多隆起，囊性感，大小不一，眼球转动时囊肿可随之活动（图 16-20）。

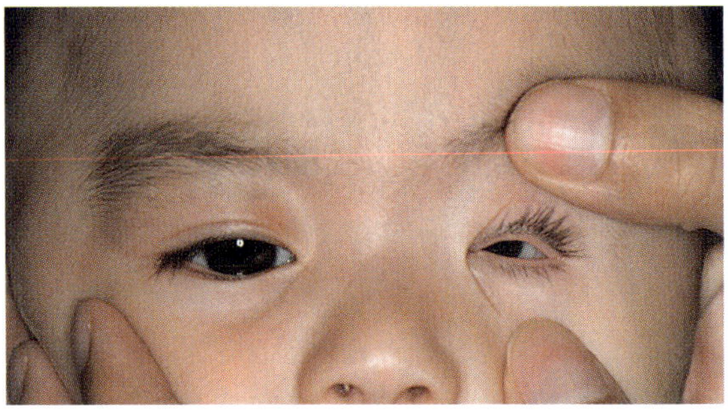

图 16-20 左眼先天性小眼球

【治疗】 可采用定期更换义眼片，刺激眼眶发育，避免面部不对称。

(二) 眼眶骨纤维异常增殖症

骨纤维异常增殖症又称为骨纤维发育不良（fibrous dysplasia），是一种由于胚胎时期体细胞 *GNAS* 基因突变所导致的骨组织良性病损，表现为成骨细胞分化和成熟受阻，正常的板状骨被不成熟的编织骨和纤维组织所替代，全身所有骨均可受累，表现为单骨或多骨组织病损，以畸形、疼痛和病理性骨折为特点。

【临床表现】 临床可分为单骨型、多骨型、McCune-Albright 综合征和 Mazabraud 综合征。其中多骨型患者伴皮肤色素沉着及性早熟等内分泌异常称为 McCune-Albright 综合征，骨纤维异常增殖症合并肌肉黏液瘤称为 Mazabraud 综合征。

无痛性眶周膨隆畸形是大多数患者就诊的原因；视力下降是常见的眼部表现之一，多由病灶骨压迫或牵拉视神经引起，大多数患者的视力下降是一个渐进的过程，可缓慢发展数个月至数年，但也存在少数患者会出现急性的视力丧失；当病灶骨侵犯入眼眶内，压迫眼球可导致眼球突出、眼球移位、眼球运动受限和复视；病变侵犯上颌骨时，可挤压骨性鼻泪管，出现溢泪、慢性泪囊炎表现；骨骼外表现可有边界锯齿状、不跨越身体中线的牛奶咖啡斑（café-au-lait macules）和性激素、甲状腺激素、生长激素、肾上腺皮质激素等异常；Mazabraud综合征患者合并软组织黏液瘤，多见于四肢骨，表现为无痛、质地坚硬、可触及的肿块。该疾病恶变概率低（0.4%～4%），若病灶迅速增大、新出现骨痛症状、放疗史，应当尤其警惕恶变可能。

CT扫描是常规的检查方法，病变骨质局限性或广泛性膨大畸形，边界不清。骨皮质变薄。骨髓腔内的膨胀性改变，形态不规则且边界大多不清，骨小梁结构消失，呈磨玻璃样改变，儿童与青少年患者通常为相对均匀，随着年龄增长，病灶透光性降低且异质性增强（图16-21）。

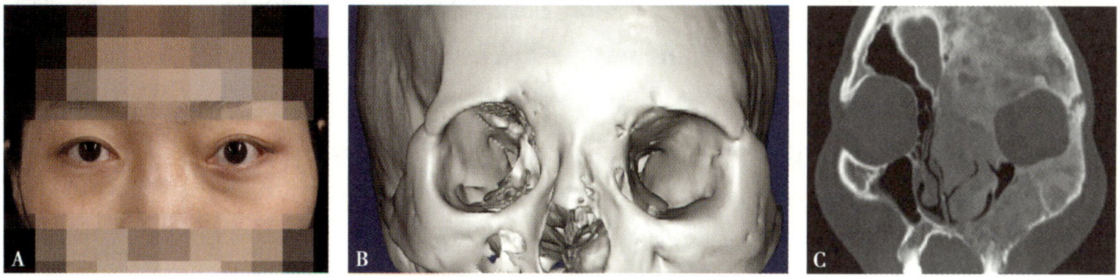

图16-21　骨纤维异常增殖症

A.患者外观照，左面中部隆起，左眼球突出；B.CT三维重建，左侧额骨、颧骨、上颌骨、筛骨呈膨胀性生长；C.冠状位CT扫描，左侧额骨、颧骨、上颌骨、筛骨呈膨胀性改变，呈磨玻璃样改变。

【治疗】 对于无症状者可暂时不治疗，但需要密切随访观察，至少每年进行一次神经、眼科和听力评估，定期CT扫描检查。药物治疗可暂时缓解疼痛、改善骨质疏松、降低病理性骨折风险。手术治疗对于有症状甚至出现功能障碍的患者是最为常用的治疗手段。较小的病灶可以通过手术完整切除，但多数病灶呈弥漫性且体积较大可采用部分切除，以改善外观和功能。对于视神经受压导致视力持续下降的患者，提倡治疗性视神经减压，但无症状患者不建议采取预防性视神经减压术。由于正常结构遭到破坏，定位困难，建议应用内镜导航技术辅助手术。

三、眼眶骨折

（一）眼眶爆裂性骨折

眼眶爆裂性骨折（orbital blowout fracture）是由于外力作用于眼部，其冲击力使眼眶压力突然增高，外力沿眶内软组织传递，使薄弱处的眼眶骨壁发生破裂，眶内软组织疝出或嵌顿，造成眼球内陷、眼球运动障碍等表现。

【临床表现】 临床上多见眼眶下壁或内壁骨折。由于骨折发生的部位、范围及骨折形状、软组织疝出量的不同，症状和体征有较大的差异。

外伤早期因眶内软组织肿胀、出血，骨折伴有的眶内气肿，致使眶压增高、眼外肌麻痹等原因，患者多表现为眼睑肿胀充血、眼球突出、固定，球结膜出血、水肿，甚至球结膜突出于睑裂之外。外伤后1～2周眶内出血及水肿逐渐吸收，根据骨折的位置及范围，可出现不同程度的眼球内陷；因眼外肌的移位、嵌顿或纤维化，可出现不同程度的眼位偏斜或眼球运动障碍，患者出现复视症状；眼球内陷和眼球运动障碍是眼眶爆裂性骨折最常见的临床表现。

此外，眶下壁的骨折多引起眶下神经损伤，出现感觉障碍；鼻腔及鼻旁窦的损伤尚可致鼻出血及鼻骨骨折。

CT扫描是眼眶爆裂性骨折常规的检查方法，主要征象早期为眶内软组织肿胀、出血，眶内积气，鼻旁窦出血，眶壁骨折；后期表现为眶壁骨折、眶腔扩大、眼外肌移位、肌腹增粗、眼球内陷（图16-22）。

【治疗】 早期应对症治疗，减轻眶内水肿。可实施局部冷敷，禁止擤鼻以防加重眶内积气；眶压

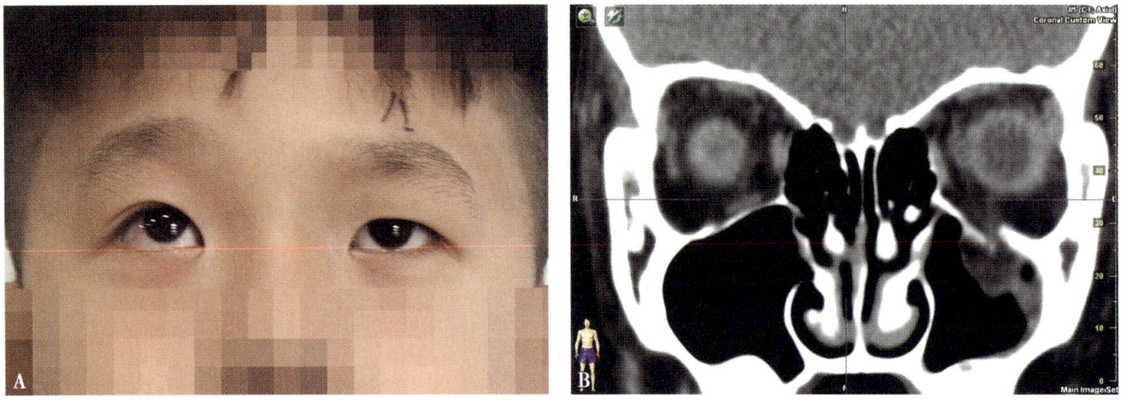

图 16-22　左眼眶骨折

A. 左眼上转受限；B. 冠状位 CT 提示左眼眶底部骨折伴下直肌疝出和嵌顿，累及眶下神经。

较高者可使用脱水剂；可疑并发感染者加用抗生素；视力损伤者仔细查找原因并给予相应治疗；鼻腔及颌面部症状应相应处理。

手术治疗大致分为两种情况。①限期手术：适用于眼外肌嵌顿于骨折线者（常见于儿童患者，表现为眼球转动不过中线），此类患者应尽早手术，手术中注意松解被夹持的眼外肌。②择期手术：一般掌握在伤后 3～4 周。手术绝对适应证为眼球运动受限、持续性复视；相对适应证为眼球内陷＞2mm、影响外观。手术原则为还纳疝出的眶内软组织、选用填充材料修复骨折的眶壁。术后常需要进行一定阶段的眼球运动训练。

（二）复合性眼眶骨折

当眼眶骨折累及眶缘，造成颧骨、上颌骨、鼻骨、泪骨、额骨等眶缘组成诸骨断裂，则称为复合性眼眶骨折（complex orbital fracture）。根据骨折累及范围不同，一般可分为眶颧颌骨折、鼻眶筛骨折、额眶骨折和多发性骨折。

【临床表现】 由于骨折发生的部位、范围和程度不同，症状和体征有较大差异。除了眼眶骨折常见的眼球内陷、眼球运动障碍、复视等症状外，还有一些特殊的表现。

1. **眶颧颌骨折**　多表现为眶外侧凹陷、眼眶向外下移位、面部的异常突起（图 16-23A）和眶下神经支配区感觉麻木。若累及颞颌关节，患者咬合功能将不同程度受损。

2. **鼻眶筛骨折**　多表现为内眦圆钝畸形、内眦移位、内眦间距增宽、眶内缘隆起或塌陷，局部畸形；泪道阻塞、溢泪或溢脓。

3. **额眶骨折**　涉及眶顶、眶上缘和额骨额窦等部位，常合并颅脑损伤、眶上神经支配区感觉神经麻木、眶上区凹陷或畸形、上睑下垂等。

CT 扫描是复合性眼眶骨折常规的检查方法，结合影像数据的三维重建技术，可清晰显示眼眶骨折的部位、范围和程度（图 16-23B）。

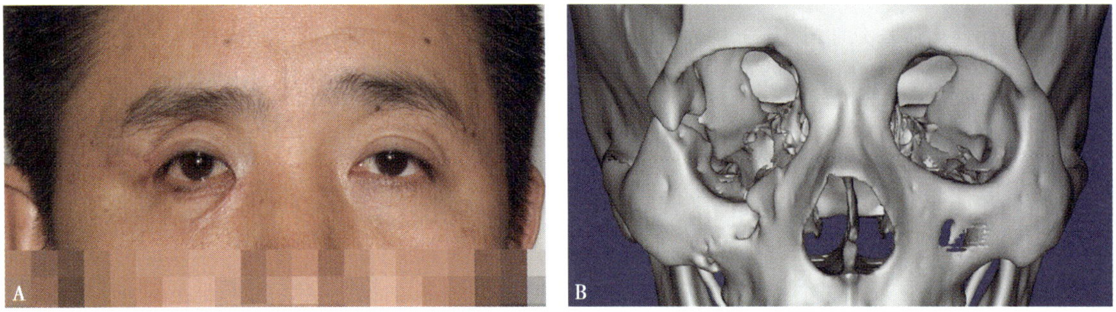

图 16-23　右眼眶颧颌骨折

A. 患者外观照；B. 眼眶 CT 三维重建。

【治疗】 手术是复合性眼眶骨折治疗的主要手段，原则上需要同时修复眶缘骨折和眶壁缺损。对于严重骨折患者，解剖标志点丧失，建议应用内镜导航技术指导修复重建手术。

眶颧颌骨折患者若颧骨体无明显移位和功能障碍，不必手术治疗。若颧骨体发生移位，造成塌陷畸形、眼球运动受限、复视、张口受限等功能障碍，必须接受手术治疗。针对鼻眶筛骨折，修复手术包括重建眼眶、矫正内眦畸形、修复损伤的泪道。额眶骨折的手术重点在于恢复额骨的解剖位置、矫正眶顶塌陷畸形、清除碎骨片、改善眼球运动。

（范先群）

本章思维导图　　本章目标测试

17章

本章数字资源

第十七章　眼肿瘤

眼肿瘤是可致盲、致残和致死的重要眼病，除晶状体外，几乎所有的眼部组织均可发生肿瘤。按组织起源，眼肿瘤可分为上皮组织肿瘤和间叶组织（包括结缔组织、骨组织、肌肉组织、脉管组织等）肿瘤，按性质分为良性肿瘤、恶性肿瘤，以及癌前病变或过渡性病变。由于眼肿瘤的症状、检查和治疗方法与发生部位密切相关，临床上一般习惯按照部位将眼肿瘤分为眼睑肿瘤、结膜肿瘤、泪器肿瘤、眼内肿瘤和眼眶肿瘤。眼肿瘤不仅包括原发于眼部的肿瘤，也可以由毗邻结构如口腔颌面部、鼻窦、颅脑等部位病变蔓延而来，或是远处器官肿瘤的转移性病灶。此外，眼肿瘤还可以是某些综合征的眼部表现。

眼睑和结膜肿瘤，多表现为肉眼可见肿块，良性肿瘤可为实性或囊性、单发或多发，如肿块增长速度快，形状不规则、易出血、伴有疼痛等则提示恶性可能。眼内肿瘤常见症状是视力下降。眼眶肿瘤占位效应明显，可表现为眼球突出、移位。专科检查如眼底照片、超声生物显微镜（UBM）、眼底血管造影（FFA 和 ICGA）主要用于眼内肿瘤诊断，而 B 超、CT 和 MRI 等影像学检查是眼肿瘤诊断和鉴别诊断必不可少的手段。

眼睑、结膜、泪器和眼眶肿瘤治疗以手术为主，尽量完整切除肿瘤，同时兼顾外观和功能。眼内肿瘤治疗则具有特殊性，在不影响生存率的前提下，尽量采用合适的治疗方法保眼球、保视力。当眼内肿瘤侵犯到眼外、眼眶时，须扩大切除范围，常需要行眼球摘除或眶内容摘除术。化疗、放疗是进展期和转移期眼肿瘤患者的重要治疗方法，但总体疗效较差。靶向治疗、免疫治疗等是眼肿瘤治疗的发展方向。

第一节　眼睑肿瘤

眼睑肿瘤可分为良性和恶性，少数为交界性。眼睑良性肿瘤较常见，主要包括乳头状瘤、血管瘤、色素痣、黄色瘤等。眼睑恶性肿瘤主要为基底细胞癌、皮脂腺癌和鳞状细胞癌。大多数眼睑良性肿瘤单凭外观即可诊断，眼睑恶性肿瘤术中和术后进行病理诊断，一般不做诊断性活检。眼睑肿瘤治疗以手术为主，恶性肿瘤提倡冰冻切缘控制性手术切除，在完整切除肿瘤的同时，最大限度地保留正常组织，以利于眼睑缺损的修复重建。眼睑恶性肿瘤局部淋巴结转移应同期行根治性清扫手术，远处转移可行化疗或靶向治疗，但多无特异性方案。

一、眼睑良性肿瘤

（一）眼睑鳞状细胞乳头状瘤

眼睑鳞状细胞乳头状瘤（squamous cell papilloma）是眼睑最常见的良性上皮性肿瘤，各年龄均可发病，发病率随年龄增长而增加，无性别和种族差异，乳头状生长和鳞状上皮细胞增生为特征。倾向于认为该病由病毒感染引起，也可能与炎症刺激、环境、紫外线、变态反应等因素有关。病变好发于睑缘，进展缓慢。临床表现多样，可单发或多发，伴色素沉着或与邻近皮肤颜色相近，有蒂或无蒂，大小不一，呈乳头状生长。表面粗糙，触之毛刺感，质地软脆，可伴角化及色素增生（图 17-1）。

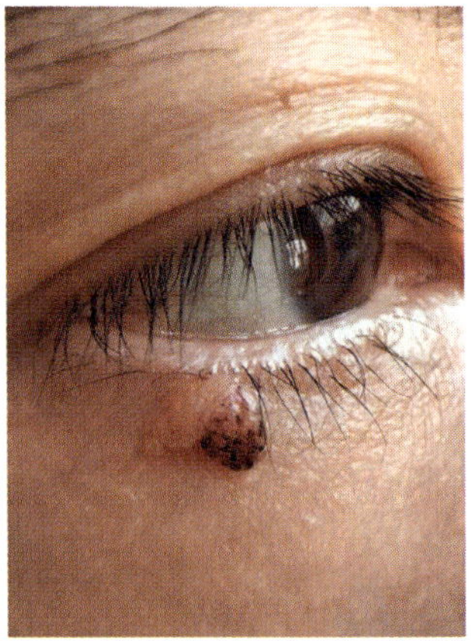

图 17-1　右眼眼睑鳞状细胞乳头状瘤外观

患者右下睑鳞状细胞乳头状瘤，病变分叶状生长，表面色素增生。

NOTES

（二）眼睑血管瘤

眼睑血管瘤是婴幼儿时期最常见的眼睑良性肿瘤，由增生的毛细血管和内皮细胞组成。出生后不久发生，病程一般分为 3 个阶段，即增殖期、平缓期、消退期。增殖期生长迅速，至 6～7 岁时常自行完全或部分退缩。眼睑血管瘤病灶表浅的，呈鲜红色（图 17-2）。眼睑皮下血管瘤有时与眼眶血管瘤相连，呈蓝色或紫色，可压迫眼球产生散光，导致屈光参差、斜视或弱视。

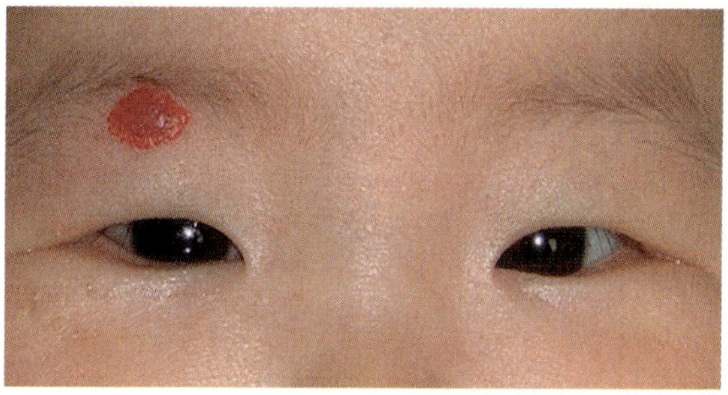

图 17-2　右眼眼睑血管瘤
部位表浅，呈鲜红色。

眼睑血管瘤应当与葡萄酒色斑（port wine stain，PWS）相鉴别，后者为先天性病变，由扩张的窦状血管组成，病变平坦，进展缓慢，部分为 Sturge-Weber 综合征表现之一。

【治疗】 眼睑血管瘤有自行消退趋势，小的眼睑血管瘤可随访观察。若病变引起上睑下垂或眼球位置异常，应积极治疗，治疗首选 β 受体阻滞剂类药物。

（三）眼睑色素痣

眼睑色素痣是由痣细胞构成的先天性扁平或隆起的病变，境界清楚（图 17-3）。可在幼年即有色素，或直到青春期乃至成人时才有色素。组织学上可分为：①交界痣，痣细胞位于表皮和真皮交界处，表现为扁平色素斑疹，圆形或椭圆形，生长缓慢，有低度恶变可能。②皮内痣，最常见，常呈隆起状，有时为乳头瘤状。色素很少，如有则为棕色至黑色。痣细胞完全在真皮内，一般无恶变趋势。③复合痣，常为棕色，由前两型成分结合在一起。有低度恶变可能。④蓝痣，多为扁平状，出生时就有色素，呈蓝色或石板灰色。无恶变趋势。⑤先天性睑皮黑色素细胞增多症，又称太田痣，是眼睑和眶周皮肤的一种蓝痣，少数可恶变，部分患者并发脉络膜黑色素瘤。

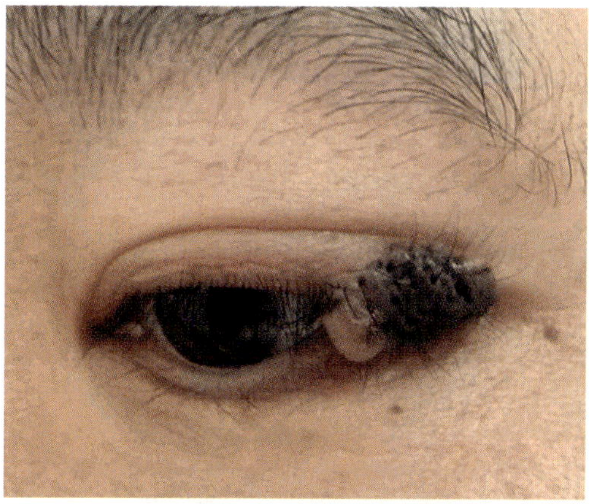

图 17-3　左眼睑缘色素痣
色素沉着，可有毛发生长。

【治疗】 眼睑色素痣如无视物遮挡或美容需要，一般无须治疗。如出现迅速增大、色素加深或破溃出血等恶变迹象时，应尽快完整切除，并行病理检查。

（四）眼睑黄色瘤

眼睑黄色瘤常见于老年人，可发生于遗传性血脂过高、糖尿病和其他继发性血脂过高的患者中，但多数患者血脂正常。病变常位于上睑近内眦部，有时下睑也会发生，常为双侧，呈柔软的扁平黄色斑，稍隆起，与周围正常皮肤的境界清楚。

【治疗】 患者如有美容需求，可手术切除。

二、眼睑恶性肿瘤

（一）眼睑基底细胞癌

眼睑基底细胞癌（basal cell carcinoma of eyelid）是最常见的眼睑恶性肿瘤，多见于中老年人，光化学损伤是最重要的致病因素，好发于下睑近内眦部。初起时为小结节，表面可见毛细血管扩张。隆起较高，质地坚硬，生长缓慢。因富含色素，可被误认为色素痣或黑色素瘤。病程稍久肿瘤中央部出现溃疡，其边缘潜行，形状如火山口，并逐渐向周围组织侵蚀，引起广泛破坏（图 17-4）。组织学上，由小

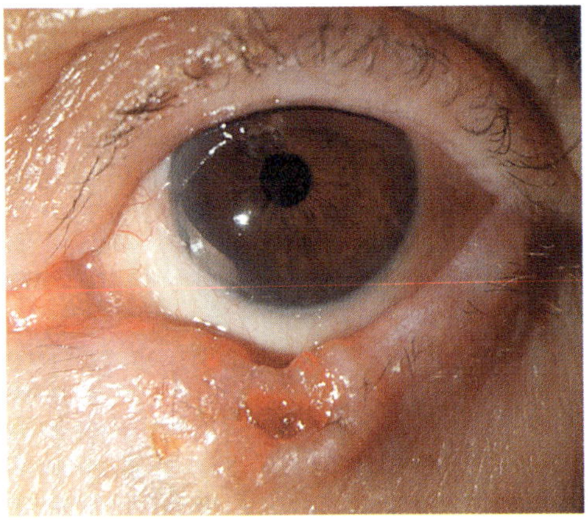

图 17-4 左眼睑缘基底细胞癌
四周隆起，中央破溃。

的、形状规则的坚固小叶构成，细胞嗜碱性，胞质缺乏。基底细胞癌罕有转移。

【治疗】 手术切除。如病变范围大，手术不能完整切除者，术后给予放疗，或 Hedgehog 抑制剂治疗。

（二）眼睑皮脂腺癌

眼睑皮脂腺癌（sebaceous carcinoma of eyelid）是我国常见的眼睑恶性肿瘤之一。多发于 60 岁左右中老年人，好发于上睑，常起源于睑板腺和 Zeis 腺。如起自睑板腺，初起时为眼睑皮下小结节，与睑板腺囊肿相似，容易误诊。随病变逐渐增大，睑板弥漫性斑块状增厚，相应的睑结膜呈黄色隆起。如起自 Zeis 腺，则在睑缘呈黄色小结节，表面皮肤正常。部分患者的肿瘤呈 Paget 样浸润生长，易误诊为结膜炎。皮脂腺癌恶性程度高，可向眶内扩展，并可发生局部或远处转移。眼睑皮脂腺癌预后不良的因素包括眼眶侵犯、Paget 样播散和周围神经浸润等（图 17-5）。

【治疗】 手术治疗为主。病变局限时，冷冻切缘控制下手术切除预后较好，如病变已侵及邻近组织，术后易复发。

（三）眼睑鳞状细胞癌

眼睑鳞状细胞癌（squamous cell carcinoma of eyelid）多发生于中老年人，好发于睑缘皮肤黏膜移行处。开始阶段像乳头状瘤，生长缓慢，患者无不适。随病情进展逐渐形成溃疡，边缘稍隆起，质地坚硬，可发生坏死和继发感染。部分鳞状细胞癌噬神经生长，患者疼痛明显。肿瘤生长较快，恶性度较高，可侵犯皮下组织、睑板、眼球表面和眼眶（图 17-6），可转移至耳前、颌下等局部淋巴结甚至远处脏器。

【治疗】 手术治疗为主，术中行病理检查控制切除范围。

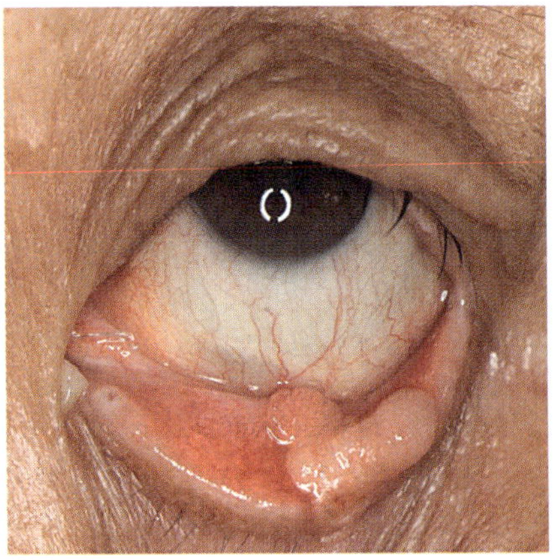

图 17-5 左眼眼睑皮脂腺癌
睑结膜面黄白色肿块，分泌物多，伴破溃出血。

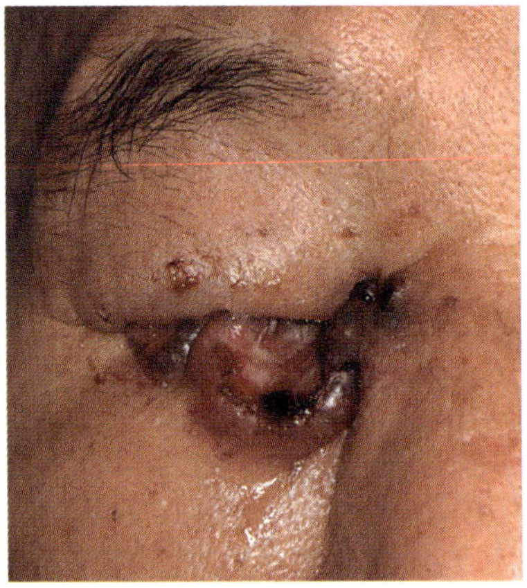

图 17-6 右眼眼睑鳞状细胞癌
进展快，侵犯眼睑全层、眶内、眼球。

第二节 | 结膜肿瘤

结膜肿瘤少见，成人和儿童均可发病，按性质分为良性、癌前病变及恶性，按组织学来源分为上皮源性、色素性、淋巴源性、迷芽瘤、血管源性等。病灶可同时累及角膜、泪阜、眼睑等，严重者侵入眼内、眼眶或发生转移，可致盲或致命。

一、结膜良性肿瘤

（一）结膜色素痣

结膜色素痣（conjunctival nevus）来源于神经外胚层，是最常见的结膜黑色素细胞肿瘤，儿童多见。多发于角膜缘附近及睑裂部的球结膜，呈不规则或类圆形，大小不等，境界清楚，稍隆起于结膜面。一般为黑色或灰黑色（图 17-7），有的为棕红色。痣内无血管。如病灶突然变大且表面粗糙、有血管长入者提示有恶变的可能。组织病理学见结膜痣由痣细胞或巢组成。

【治疗】 一般不需治疗。如影响外观，可予以彻底切除。切除时必须常规送病理检查，一旦确诊恶性后，应行无接触扩大切除。

（二）结膜乳头状瘤

结膜乳头状瘤（conjunctival papilloma）起源于结膜复层鳞状上皮，多见于男性，高发年龄为 21～40 岁。人乳头瘤病毒（HPV）感染是最主要的危险因素，6 或 11 亚型可以诱发带蒂的结膜乳头状瘤，16 或 18 亚型常引发基底较宽的结膜乳头状瘤。

瘤体常发生于角膜缘、泪阜及睑缘等部位，瘤体色淡红或肉红，呈肉样隆起，带蒂或无蒂（图 17-8）。病变可引起异物感、干涩、结膜出血、外观异常等。侵犯泪道时可导致溢泪、血泪等。瘤体表面不规则，常由多个小叶组成，外观平滑、有螺旋状的血管。病理检查显示乳头状瘤由多个小叶组成，镜下见增生的鳞状上皮覆盖血管纤维结缔组织，其内有急性或慢性炎症细胞浸润。

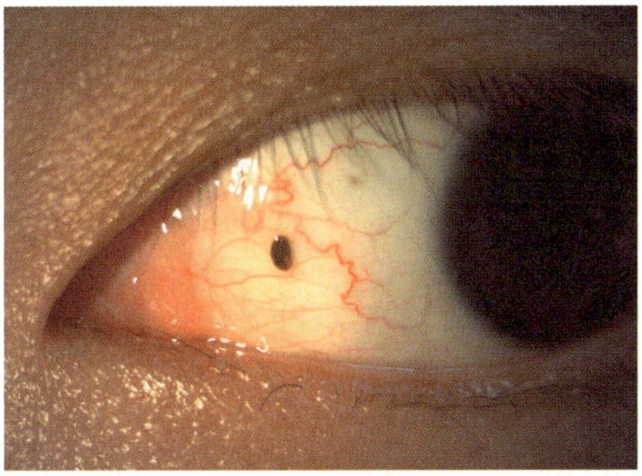

图 17-7 左眼结膜色素痣
病灶位于鼻侧球结膜，灰黑色、边界清，病理示皮内痣。

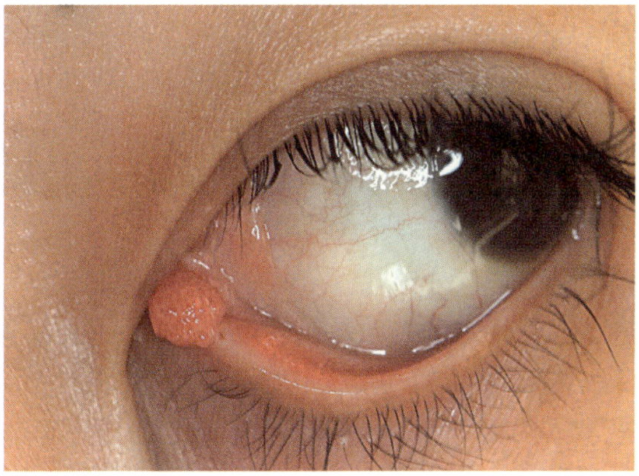

图 17-8 左眼结膜乳头状瘤
病灶位于下泪点鼻侧睑结膜，乳头状肉样隆起，带蒂，边界清，肉红色。

【治疗】 手术治疗。

（三）结膜皮样瘤和皮样脂肪瘤

结膜皮样瘤（dermoid tumor）和皮样脂肪瘤（dermolipoma）均属迷芽瘤，是较常见的结膜先天性良性肿瘤，大多为散发，无遗传规律，由分化成熟的组织异位于角结膜处形成，异位的组织成分包括皮肤、骨、泪腺、软骨等。

结膜皮样瘤多位于颞下角膜缘，表现为圆形、光滑的黄色隆起肿物，表面常见细毛发（图 17-9）。结膜皮样脂肪瘤多见于颞上象限近外眦部的球结膜下，呈黄色、质软的光滑肿块（图 17-10）。

【治疗】 明显累及角膜的皮样瘤可影响视力发育，应尽早手术治疗。结膜皮样脂肪瘤一般不需治疗，如病变较大或影响美观，可考虑手术治疗，但深部切除须谨慎，可能会导致斜视、上睑下垂等影响视功能的并发症。

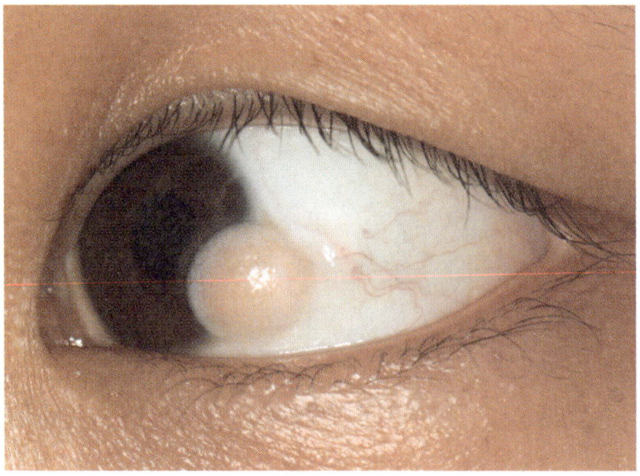

图 17-9　左眼角结膜皮样瘤
病灶位于颞下角膜缘，黄白色实性，表面光滑，累及角膜，边界清。

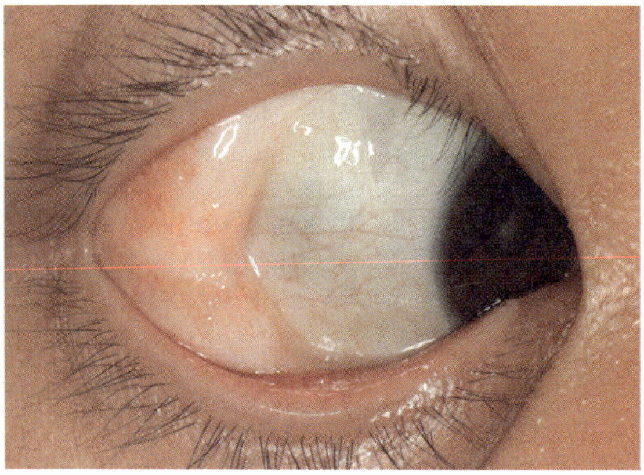

图 17-10　右眼结膜皮样脂肪瘤
病灶位于外眦部球结膜，黄白色，质软，与眶部组织相连，界较清。

二、结膜恶性肿瘤

（一）结膜鳞状细胞癌

结膜鳞状细胞癌（squamous cell carcinoma，SCC）属眼表鳞状上皮肿瘤（ocular surface squamous neoplasm，OSSN）的一种，是鳞状上皮来源的侵袭性恶性肿瘤。OSSN 还包括结膜上皮内肿瘤（conjunctival intraepithelial neoplasm，CIN），属于癌前病变。

CIN 亦称 Bowen 病、结膜鳞状发育不良（conjunctival squamous dysplasia）、结膜上皮内上皮瘤（conjunctival intraepithelial epithelioma）或结膜上皮角化不良（conjunctival epithelial dyskeratosis）。根据异型细胞侵及上皮的广泛程度划分为轻度、中度和重度。当异型细胞发展到整个上皮层时即为原位癌。多生长于睑裂暴露区，近角膜缘处。可呈乳头状或凝胶状外观，生长缓慢，常伴有轻度炎症和不同程度的血管异常，若病灶区的新生血管粗大，提示细胞异型性程度重或恶性可能。SCC 中老年男性好发，病灶小可无症状，较大的病变可导致眼异物感或干涩，侵犯角膜光学区则导致视力下降。常单眼发病，多位于睑裂区的角膜缘。典型表现为血管化的胶冻状新生物，或黏膜白斑样、邻近角膜上皮的泡沫状浸润，瘤体周围可伴扩张扭曲的滋养血管（图 17-11）。肿瘤可向深部组织浸润，很少发生转移。

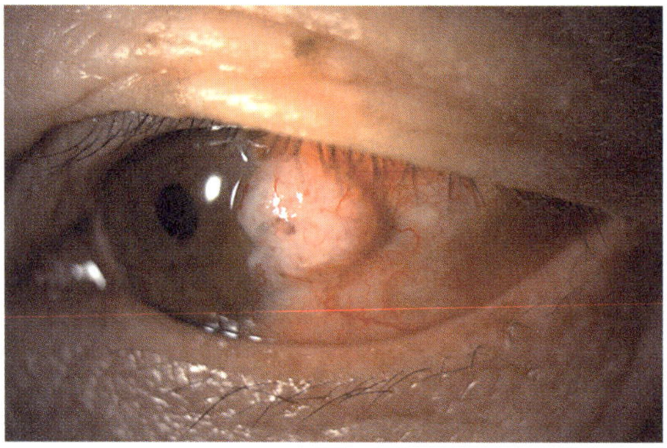

图 17-11　左眼结膜鳞状细胞癌
肿物位于颞侧角膜缘，呈结节状胶冻样，周边见粗大滋养血管，侵犯角膜，病理示鳞状细胞癌。

【治疗】　手术扩大切除是主要治疗方法，冷冻治疗、局部化疗等辅助治疗有助于降低复发率。

（二）结膜黑色素瘤

结膜黑色素瘤（conjunctival melanoma，CM）起源于结膜上皮基底层的黑色素细胞，占眼部黑色素瘤的 2%～7%。其中 65%～74% 源于结膜原发性获得性黑变病（primary acquired melanosis，PAM）的恶变，其余源于结膜色素痣恶变，少数为新发肿瘤。

PAM 是一组病理组织学表现不尽相同的非痣样结膜上皮内色素性肿瘤的统称，占结膜肿瘤的 11%。可根据色素细胞的异型性程度不同区分病变类型，异型性色素细胞累及上皮全层时即原位黑色素瘤。中老年女性较多见。病因不明。病灶多位于球结膜，常影响外观（图 17-12）。平坦且安静的病灶一般无自觉症状。若肿物高于结膜面，或出现明显增大、破溃、出血等现象时，须警惕恶变。

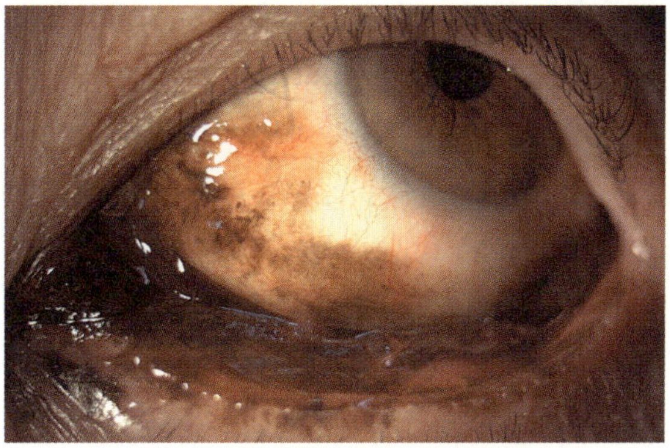

图 17-12　左眼原发性获得性黑变病

肿物黑褐色，弥漫累及结膜穹窿、睑结膜、内眦皮肤、部分球结膜，病理提示轻至中度异型性。

多数 CM 患者因发现结膜表面突起肿物、异物感或疼痛就诊。肿物可于短期内明显增大，易发生破溃和出血等。最常见于球结膜，也可位于睑结膜和泪阜，或侵犯角膜。多呈结节状生长，少数弥散性生长，肿瘤滋养血管丰富，色素的深浅可以变化（图 17-13）。肿瘤可向眼睑、眼眶、泪道、眼球内、鼻窦等侵袭，并可向局部淋巴结或向脑、肝、肺、骨等脏器远处转移。组织学表现为非典型增生的梭形细胞、多形细胞和上皮样细胞的不同组合。

【治疗】 对怀疑 CM 的病变应及时手术治疗。孤立病变行无接触完整扩大切除，弥漫或多灶病变可行地图样多点切除及活检，尽量保留眼球。术中联合冷冻、化疗对降低复发很重要。CM 转移率高，局部转移应同时行淋巴结根治性清扫手术。远处转移患者行化疗、靶向治疗，但总体预后差。

（三）结膜淋巴瘤

结膜淋巴瘤（conjunctival lymphoma）可为孤立，或伴发其他器官淋巴瘤。微生物感染与结膜淋巴瘤发病有较高相关性，自身免疫性疾病也与此病有关。

多单眼发病，因异物感就诊。早期可见眼睑肿胀伴结膜水肿，典型表现为隆起的“三文鱼肉”样改变，病变多分布于穹窿（图 17-14）。随病情发展，病变可沿组织间隙累及肌锥外间隙、眼外肌和泪腺，并向眶深部侵犯，导致眼球运动受限或眼球突出。病理组织学上以黏膜相关淋巴组织结外边缘区淋巴瘤多见。

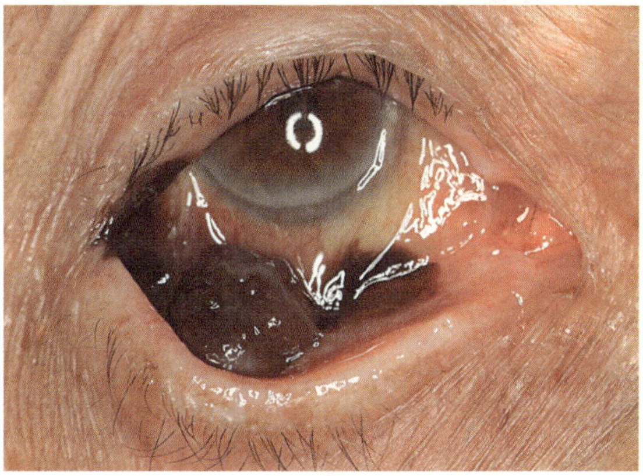

图 17-13　右眼结膜黑色素瘤

病灶位于颞下结膜穹窿，累及周边睑、球结膜及部分睑缘，滋养血管长入，边界不清，质脆，触之易出血。

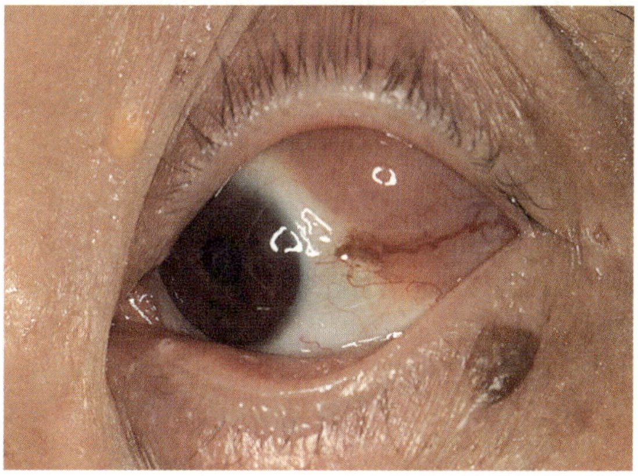

图 17-14　左眼结膜淋巴瘤

颞上穹窿见球结膜水肿，病灶呈三文鱼肉样外观，伴滋养血管，与眶部肿物相连。

【治疗】 手术部分或全部切除病变，术后根据分期评估决定是否给予放疗或化疗。

第三节 | 泪器肿瘤

泪器肿瘤包括泪腺和泪道肿瘤。泪腺肿瘤主要指原发于泪腺的肿瘤，分为上皮性和非上皮性肿瘤，上皮性肿瘤中良性和恶性各占约 50%。良性以多形性腺瘤多见，恶性以腺样囊性癌为主。非上皮性肿瘤主要指淋巴瘤。泪道肿瘤主要发生于泪囊，以上皮来源居多，常为恶性，大多为原发，也可继发于眼眶、鼻腔或鼻窦等部位肿瘤。

一、泪腺肿瘤

(一) 泪腺多形性腺瘤

泪腺多形性腺瘤(pleomorphic adenomas of the lacrimal gland)又称泪腺良性混合瘤(benign mixed tumor of the lacrimal gland),主要起源于眶部泪腺。

【临床表现】 多见于40~60岁,一般单侧受累,发病缓慢,表现为眼球突出,向下移位(图17-15A)。触诊可扪及眼眶外上方实质性肿块,固定,表面光滑,边界清楚,无压痛。CT扫描可清楚显示泪腺区圆形或椭圆形中等密度肿块,可有骨凹陷或泪腺窝扩大(图17-15B)。MRI扫描显示肿瘤在T_1WI等信号,T_2WI混杂信号,增强后不均匀强化(图17-15C~E)。泪腺多形性腺瘤常有假包膜,与瘤体无明显区分,表面可见结节状凸起。切面除了肿瘤细胞成分,也可见黏液样区与纤维样组织。镜下见腺上皮细胞、肌上皮细胞和间质成分混合存在。

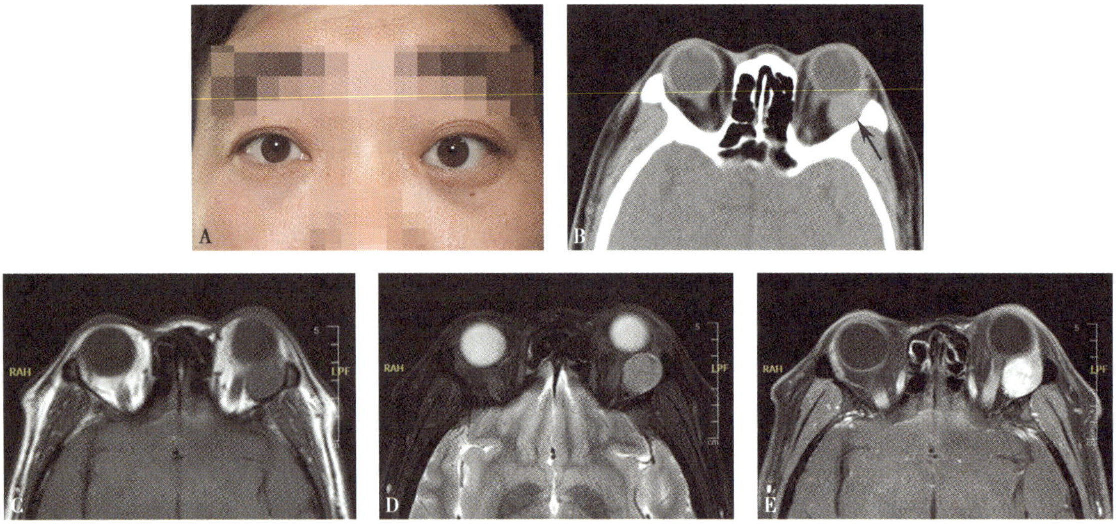

图17-15　泪腺多形性腺瘤外观和影像

A. 左侧泪腺多形性腺瘤患者照片,表现为左眼球突出、向下移位;B. 水平位CT影像,左泪腺区中等密度肿块影,泪腺窝压迫性骨凹陷(黑色箭头);C. MRI扫描,肿瘤在T_1WI呈等信号;D. 肿瘤在T_2WI压脂上信号混杂;E. 肿瘤在T_1WI增强见不均匀强化。

【治疗】 首选手术切除,要求完整切除肿瘤。包膜残留或破裂可导致肿瘤复发,甚至恶变。

(二) 泪腺腺样囊性癌

泪腺腺样囊性癌(adenoid cystic carcinoma of the lacrimal gland)是泪腺最常见的恶性上皮性肿瘤。

【临床表现】 发病年龄呈双峰分布,大高峰为40岁左右,小高峰见于青少年。病程较短,主要表现为眼球突出或移位(图17-16A),可有眼球运动障碍和复视。嗜神经侵犯为泪腺腺样囊性癌的重要特点,常导致明显疼痛。CT扫描显示眶外上方等密度肿块,边界不清,沿眶壁向眶尖匍匐生长,可伴有虫蚀样骨破坏(图17-16B)。肿瘤在T_1WI呈等信号,在T_2WI上信号不均,增强见不均匀强化(图17-16C~E)。病理可分为筛状型、管状型和实体型,其中实体型预后最差。

【治疗】 首选局部扩大切除术,术后辅以放疗,全身转移患者行化疗或联合靶向治疗。

(三) 泪腺多形性腺癌

泪腺多形性腺癌(pleomorphic adenocarcinoma)也称恶性混合瘤(malignant mixed tumor)、癌在多形性腺瘤中(carcinoma ex pleomorphic adenoma),是发病率居第2位的泪腺恶性上皮性肿瘤,多来源于长期存在的泪腺多形性腺瘤,或泪腺多形性腺瘤不完全切除后的复发恶变。

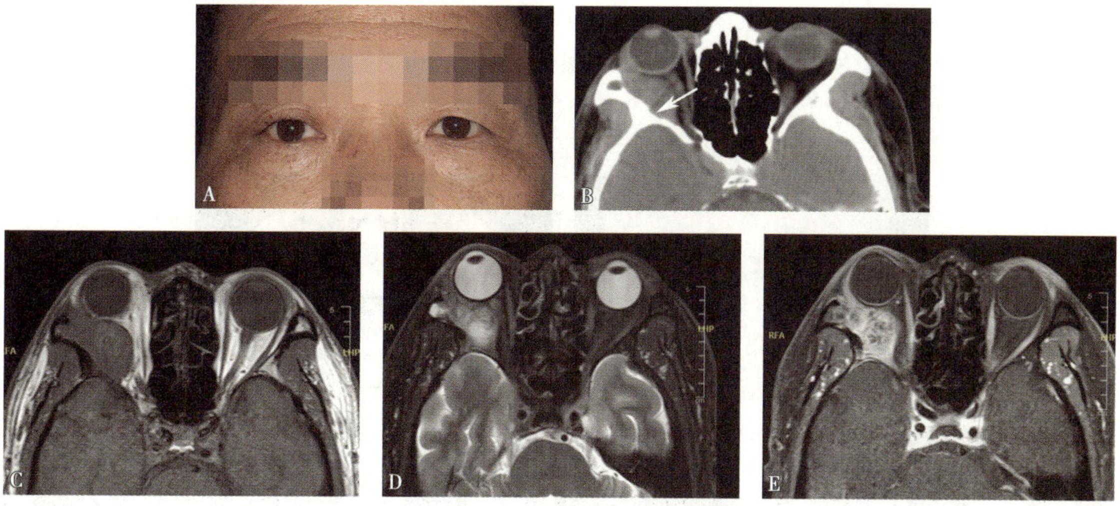

图 17-16　泪腺腺样囊性癌外观和影像

A. 右侧泪腺腺样囊性癌患者照片，右眼球突出；B. 水平位 CT 影像，球后肌锥外高密度肿块影，沿眶壁向眶尖蔓延，骨质破坏（白色箭头）；C. MRI 扫描，肿瘤在 T_1WI 呈等信号；D. 肿瘤在 T_2WI 压脂上信号不均；E. 肿瘤在 T_1WI 增强见不均匀强化。

【临床表现】 眼眶体征与泪腺多形性腺瘤类似，如眶外上方固定性肿块，边界不清，眼球向前向下移位（图 17-17A），但肿瘤生长快、病程短，部分患者可伴疼痛。CT 与 MRI 表现与腺样囊性癌相似，早期骨质可无侵蚀样破坏（图 17-17B～E）。病理特征为多形性腺瘤的良性背景中出现恶变，恶性成分多为腺癌，也可为鳞癌、腺样囊性癌等。根据恶变区与包膜的距离，可分为包膜内癌、微侵袭性癌和侵袭性癌。

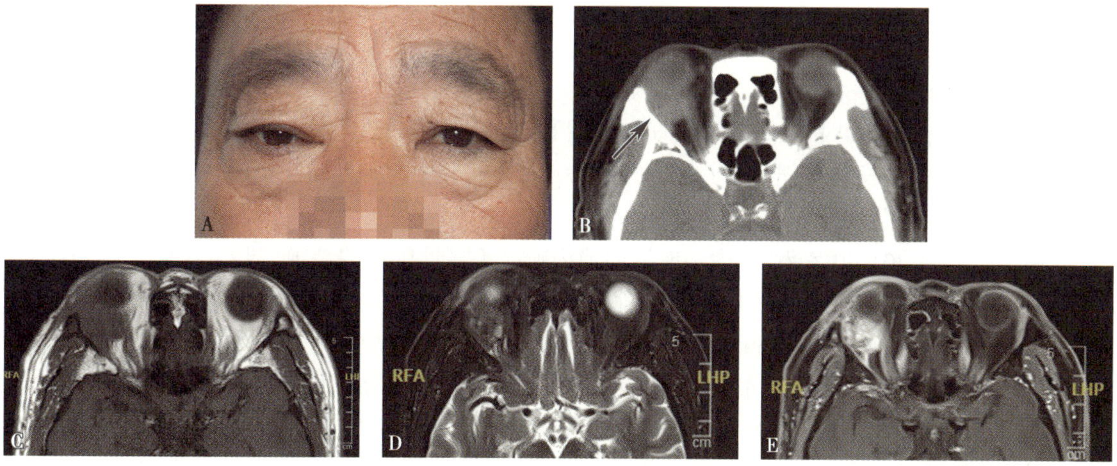

图 17-17　泪腺多形性腺癌患者外观和影像

A. 右侧泪腺多形性腺癌患者外观，右眼球突出、上睑下垂；B. 水平位 CT 影像，球后肌锥外高密度肿块影，骨质无侵蚀样破坏（黑色箭头）；C. MRI 扫描，肿瘤在 T_1WI 呈等信号；D. 肿瘤在 T_2WI 压脂上信号不均；E. 肿瘤在 T_1WI 增强见不均匀强化。

【治疗】 原则同泪腺腺样囊性癌。

（四）泪腺淋巴瘤

泪腺淋巴瘤（lymphoma of the lacrimal gland）大多为结外边缘区黏膜相关淋巴组织淋巴瘤，低度恶性，惰性进程，预后较好。

【临床表现】 多见于中老年人，可累及单侧或双侧。表现为眼球突出，向下方移位，上睑呈 S 形外观（图 17-18A）。CT 扫描示泪腺弥漫性肿大，边界清楚，很少出现骨破坏（图 17-18B）。MRI 扫描，T_1WI 为中低信号，T_2WI 为中高信号，增强可见泪腺肿物强化较为明显（图 17-18C～E）。病理均质，质软易碎，切面呈鱼肉样。镜下见小到中等大小的 B 细胞。

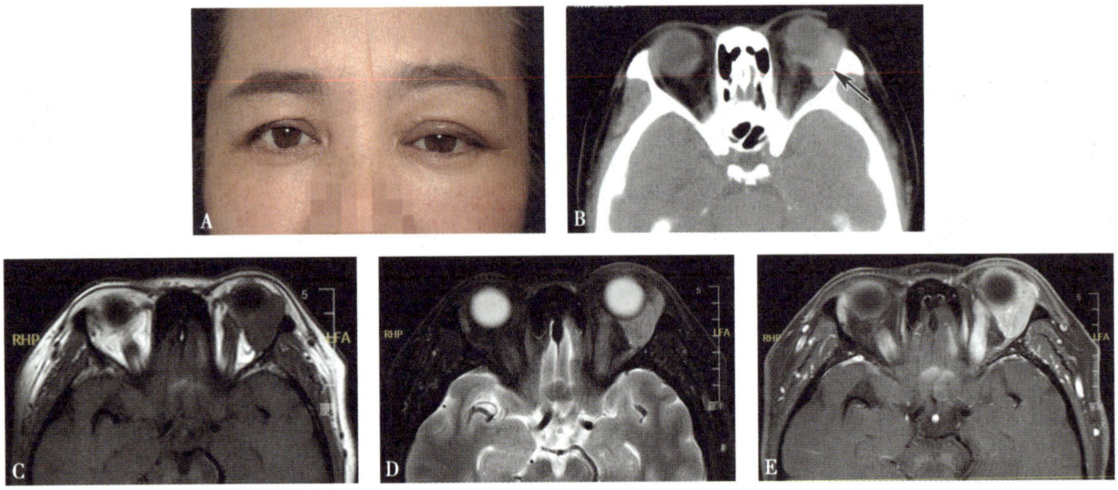

图 17-18　泪腺淋巴瘤患者外观和影像

A. 左侧泪腺淋巴瘤患者照片，左泪腺区隆起、眼球突出、上睑下垂；B. 水平位 CT 影像，泪腺弥漫性肿大，边界清楚，骨质无明显破坏（黑色箭头）；C. MRI 扫描，肿瘤在 T_1WI 呈中低信号；D. 肿瘤在 T_2WI 压脂呈中信号；E. 肿瘤在 T_1WI 增强强化较明显。

【治疗】 对仅限于泪腺的病变，手术明确诊断后放疗。包括泪腺在内多部位累及或系统淋巴瘤，主要行化疗、靶向治疗等药物治疗。

二、泪囊肿瘤

（一）泪囊乳头状瘤

泪囊乳头状瘤（papilloma of the lacrimal sac）是最常见的泪囊良性肿瘤，往往出现在长期泪道炎症或黏膜损伤后。按生长方式分为外生性、内翻性和混合性，其中内翻性乳头状瘤（inverted papilloma）有侵袭性，复发率高，可恶变。

【临床表现】 30～40 岁发病，大多有溢泪或内眦区无痛性肿块等表现（图 17-19A）。单侧多见，肿瘤生长缓慢，呈膨胀性生长。CT 泪道造影显示泪囊区实质性肿块，边界清楚，包膜完整，肿瘤可压迫周围组织，骨质可因长期压迫而致部分吸收，但无骨质破坏（图 17-19B）。MRI 显示 T_1WI 中低信号，T_2WI 中高信号，增强可见泪囊区肿物强化较明显（图 17-19C～E）。病理上内翻性多表现为无角化复层鳞状上皮向基底间质生长，形成侵袭性棘皮病区域；外生性一般呈乳头状、菜花状突起，根部与正常组织之间形成较窄的蒂。

【治疗】 手术治疗。术中切开泪囊摘除肿瘤，严重者同时切除累及的鼻泪管。

（二）泪囊鳞状细胞癌

泪囊鳞状细胞癌（squamous carcinoma of the lacrimal sac）是最常见的泪囊恶性肿瘤，病因不明。

【临床表现】 中老年人多见，早期多表现为溢泪或内眦区肿块。肿块生长迅速，常向外侵犯导致皮肤破溃，向内生长导致眼球突出（图 17-20A），并可向鼻腔侵袭。CT 显示泪囊区不规则占位，边界不清，周围骨质破坏明显（图 17-20B）。MRI 示泪囊区肿物侵犯周围组织，T_1WI 为中低信号，T_2WI 为不均匀中高信号，增强可见肿物强化明显（图 17-20C～E）。病理检查见大小不等的六边形或多边形上皮细胞，细胞异型性，核大而深染，胞质嗜酸性，细胞内角质化，分化良好、中度或低分化，可伴神经浸润。

【治疗】 局部扩大切除，术后放射治疗，肿瘤转移患者施行化疗或靶向治疗。

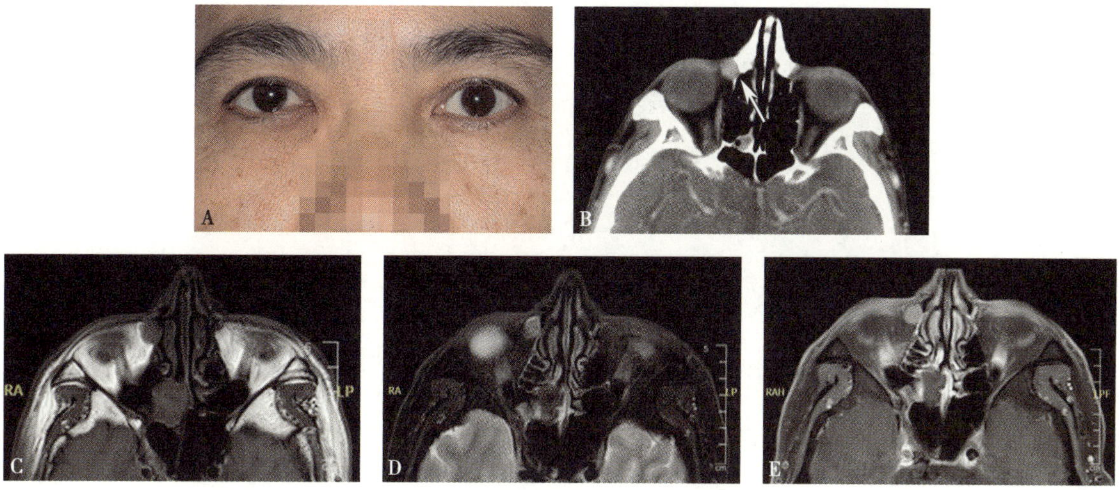

图 17-19　右泪囊乳头状瘤患者外观及影像

A. 患者右内眦区无痛性肿块；B. 水平位 CT，泪囊区实质性肿块，边界清楚，骨质部分吸收，但无侵袭破坏(白色箭头)；C.MRI 水平位 T_1WI，肿瘤呈中低信号；D. 水平位 T_2WI，肿瘤呈中高信号；E. 水平位 T_1WI 增强可见泪囊区肿物强化较明显。

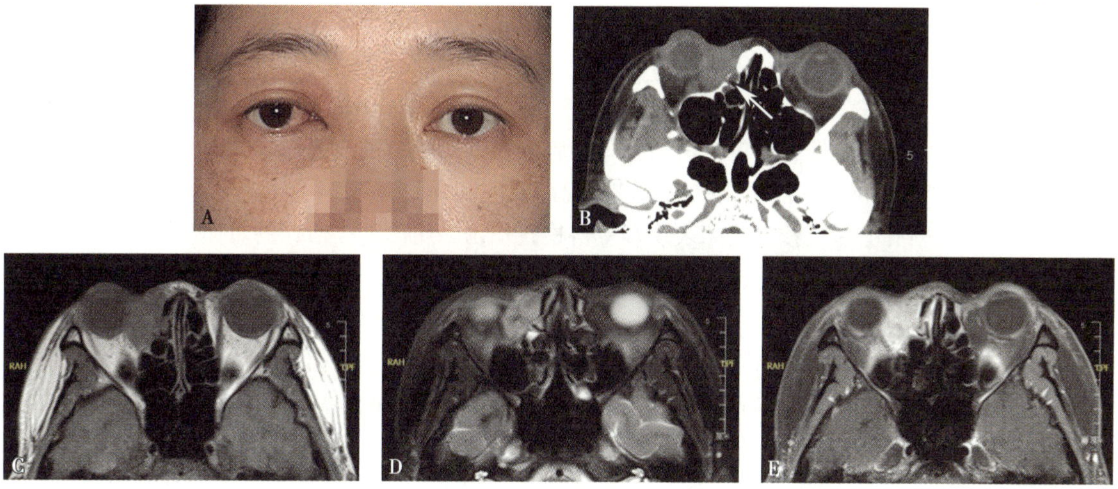

图 17-20　右侧泪囊鳞状细胞癌患者外观及影像

A. 患者右眼溢泪，球结膜充血，内眦区肿块，眼球突出；B. 水平位 CT 显示泪囊区不规则占位，边界不清，周围骨质破坏明显(白色箭头)；C.MRI 水平位 T_1WI，肿瘤呈中低信号；D. 水平位 T_2WI，肿瘤呈不均匀中高信号；E. 水平位 T_1WI 增强，可见肿物强化明显。

(三) 泪囊黑色素瘤

泪囊黑色素瘤(melanoma of the lacrimal sac)属黏膜黑色素瘤，居泪囊非上皮性恶性肿瘤的第 2 位，易复发转移，预后差。

【临床表现】 好发于中老年人，无性别差异。早期常见溢泪、溢脓，易误诊为慢性泪囊炎。病程进展可出现血泪(图 17-21A)、疼痛、鼻出血、眼球突出或全身症状。多数患者在流泪半年后内眦部可触及质硬肿块，触痛不明显。具有高度侵袭性，容易侵犯鼻窦和眼眶，发生全身转移。CT 显示泪囊区不规则肿块，可破坏眼眶内侧壁及鼻泪管骨质，向筛窦或鼻腔内浸润生长(图 17-21B)。MRI 上肿瘤可表现为 T_1WI 中高信号，T_2WI 中低信号，增强后不均匀强化(图 17-21C～E)。常见病理表现为上皮样细胞型，胞质嗜伊红染色，核圆形，核仁明显，胞质中含色素颗粒。

【治疗】 无接触根治性切除手术为主，非必要不行活检。术后联合放疗、化疗、靶向治疗等综合治疗。

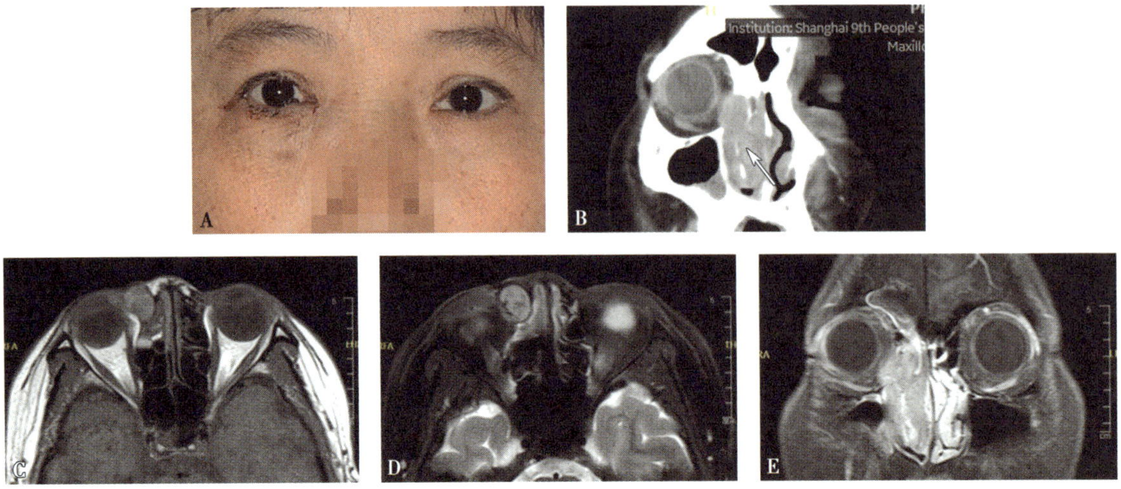

图 17-21　右侧泪囊黑色素瘤患者外观及影像

A. 患者右眼溢泪、血泪，下泪点处黑色肿物高出睑缘面，伴内眦区隆起；B. 冠状位 CT 见泪囊区不规则肿块，破坏眼眶内侧壁及鼻泪管骨质，向筛窦及鼻腔内浸润生长（白色箭头）；C.MRI 水平位 T_1WI，肿瘤表现为中高信号；D. 水平位 T_2WI，肿瘤中低信号；E. 冠状位 T_1WI 增强，肿物不均匀强化。

第四节　眼内肿瘤

眼内肿瘤中常见的恶性肿瘤包括视网膜母细胞瘤和葡萄膜黑色素瘤，其他眼内肿瘤还包括睫状体上皮肿瘤、玻璃体视网膜淋巴瘤、视盘血管瘤、视盘黑色素细胞瘤、脉络膜血管瘤、脉络膜骨瘤、葡萄膜转移癌等。眼内肿瘤多可依据临床表现和专科检查作出临床诊断。治疗的总体原则是保生命、保眼球、保视力。

一、视网膜母细胞瘤

视网膜母细胞瘤（retinoblastoma，RB）是婴幼儿最常见的眼内恶性肿瘤，新生儿发病率为 1：16 000～1：18 000，90% 患儿在 3 岁前发病，具有家族遗传倾向。

【遗传与发病机制】 RB 发生受遗传、表观遗传和外界因素共同影响。*RB1* 双等位基因突变或失活是 RB 发生的最主要原因。在部分没有 *RB1* 基因突变的患儿中，*MYCN* 基因扩增是主要致病因素。表观遗传异常，如长链非编码 RNA GAU1 构象改变等也可影响 RB 的发生发展。除此之外，放射暴露、高龄双亲、母亲人乳头瘤病毒（HPV）感染、体外受精等也有可能促进 RB 发生。

根据 *RB1* 突变时间和方式将 RB 分为 4 种遗传类型：①家族遗传型，RB 患儿从患病父母遗传突变的 *RB1* 基因。②孤立遗传型，无家族史，*RB1* 突变发生于受精卵。这两种类型患儿发病早，常染色体显性遗传，多累及双眼，病变呈多灶性，易发生其他部位原发性第二肿瘤。③镶嵌型，*RB1* 基因突变发生于胚胎期，若发生于生殖细胞则可遗传，通常为单眼发病。④非遗传型，由 *RB1* 体细胞突变引起，单眼发病，单灶病变多见。

【临床表现】 RB 多发生于婴幼儿，早期不易发现。瞳孔区发白，又称“猫眼样反光”（图 17-22），是 RB 最典型的症状，约 70% 患儿初诊有此表现。肿瘤累及黄斑可引起视力显著下降，患儿常出现知觉性斜视，见于 10% RB 患儿。当病情进一步进展，肿瘤细胞阻塞前房导致继发性青光眼，或瘤体及虹膜表面新生血管破裂导致前房积血，或肿瘤坏死导致无菌性眶蜂窝织炎等情况时，患儿会出现眼红、眼痛等症状。三侧性 RB 患儿（双眼 RB 合并独立的颅内肿瘤）可出现头痛、呕吐、发热、癫痫等表现。

眼底检查可见视网膜单个或者多个实性黄白色隆起肿块，可向玻璃体隆起，也可沿脉络膜扁平生

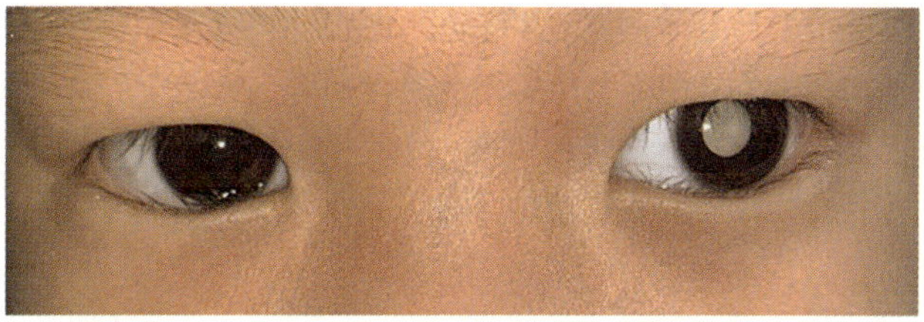

图 17-22　RB 患儿左眼“白瞳征”

患儿左眼瞳孔散大，直径约 5mm，对光反射迟钝，中央可见白色反光。

长。其可呈现不同生长方式：①外生型，肿瘤由视网膜外核层向视网膜下间隙深层生长，可见散在或孤立的边界不清的白色病灶；②内生型，肿瘤由视网膜内核层向内生长，突向玻璃体腔，呈扁平透明或淡白色，表面视网膜血管扩张、出血；③混合型，兼具内生型和外生型 RB 特点，常见于晚期 RB；④空腔型，肿瘤内假性囊肿样的灰色透明腔形成，常见于治疗减容后的瘤体；⑤弥漫浸润型，肿瘤细胞浸润视网膜，向水平方向弥漫性生长，瘤体一般无钙化；⑥弥漫性前部 RB，常表现为仅有前房肿瘤细胞浸润而无视网膜或玻璃体受累，也可以表现为锯齿缘附近病灶，常伴有玻璃体种植。

【诊断】 根据发病年龄、家族史、体征、眼底检查，结合眼部 B 超、CT、MRI 等辅助检查，大多 RB 可明确诊断。不典型患儿可行外周血基因检测协助诊断，一般不提倡眼内活检。①眼部 B 超检查可探及玻璃体腔内强弱不等回声光团，60%～80% 患儿伴有高反射声影，为钙化表现。②CT 检查可发现钙化斑，显示眼眶、颅内受侵犯的程度及有无松果体神经母细胞瘤。③MRI 对于软组织对比分辨率更高，是目前评估 RB 是否向眼球外蔓延最灵敏的检查技术（图 17-23）。

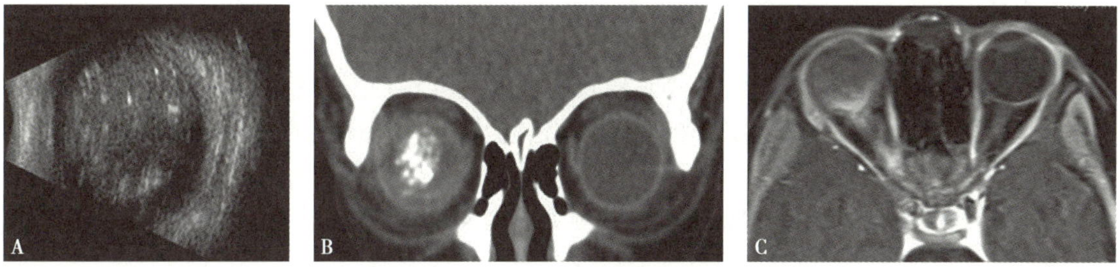

图 17-23　RB 患儿影像学表现

A. 眼部 B 超显示右眼玻璃体内强弱不等回声光团伴钙化点；B. CT 检查可见右眼瘤体钙化灶；C. MRI 检查显示右眼视神经强化增粗。

【鉴别诊断】 RB 需与可引起“白瞳征”的其他眼病相鉴别。①外层渗出性视网膜病变（Coats 病，又称视网膜毛细血管扩张症）：多为男性青少年，单眼发病，其眼底特点为视网膜血管异常扩张、视网膜内和下有大片黄白色脂质渗出及胆固醇结晶，可伴发渗出性视网膜脱离，多无钙化表现。②永存原始玻璃体增生症（PHPV）：出生时即出现的先天眼部异常，为胚胎期原始玻璃体不能正常消退所致，常为单眼，足月产儿，因晶状体后方增殖形成纤维血管团块而表现为白瞳征，患儿常同时伴有小眼球、小角膜、浅前房、小晶状体。③早产儿视网膜病变（ROP）：患儿低体重，有早产史和高浓度吸氧史。由于周边视网膜血管发育不全导致的缺血缺氧，双眼发生增殖性病变，重者发生牵拉性视网膜脱离，增殖病变收缩至晶状体后，呈白瞳征表现。④眼内炎：儿童眼内炎主要发生于外伤后，病原微生物感染累及玻璃体、睫状体、视网膜及脉络膜，当玻璃体脓肿经瞳孔呈现黄色反射，易和 RB 混淆，但患儿常有眼外伤史，分泌物和眼内液病原菌检查可确诊。

【治疗】 治疗方法主要包括化学治疗、激光治疗、冷冻治疗、放射治疗和手术治疗等。局限于眼内的 RB 分为 A 期、B 期、C 期、D 期和 E 期，仅有 A 期和部分 B 期患儿可通过激光或者冷冻治疗控制瘤体，绝大部分患儿须接受化疗联合局部治疗进行保眼。E 期尤其是伴有临床高危因素以及眼眶浸润的患儿，为保证生命安全，往往需行眼球摘除，甚至眶内容摘除术等手术治疗。

（1）化学治疗：根据给药途径分为静脉化疗、动脉化疗。静脉化疗是双侧 RB 患儿的主要保眼治疗方法，还可用于 RB 化学减容以及晚期患儿的辅助治疗。动脉介入化疗是目前单侧 RB 患儿保眼治疗的最主要方法，较静脉化疗可显著提高眼内进展期 RB 保眼率。

（2）激光治疗：适用于后极部、体积小、局限于视网膜内的肿瘤。可用于 A 期和未累及黄斑、视盘的 B 期患儿的一线治疗，以及化学减容后 RB 的辅助治疗。

（3）冷冻治疗：适用位于赤道前部的 RB，目前常用的冷凝源是液态二氧化碳，温度可低达 -80℃，导致肿瘤细胞和血管内皮细胞内冰晶形成，从而杀伤肿瘤。

（4）玻璃体腔注射化疗：适用于伴有玻璃体肿瘤播散和视网膜下种植的 RB 患儿。

（5）经玻璃体肿瘤切除术：需严格掌握适应证，不作为一线治疗。对于双眼 RB 患儿，一眼已摘除，另一眼经其他保眼治疗后肿瘤仍无法控制且具备保眼治疗条件，可在美法仑灌注下，采用经玻璃体肿瘤切除手术进行保眼治疗。

（6）眼球摘除术：适用于 E 期尤其是伴有临床高危因素的患儿，或经综合治疗后肿瘤无反应或仍在进展的患儿。手术要点是剪除视神经要尽可能长。

（7）眶内容摘除术：适于肿瘤组织已穿破眼球向眶内生长、视神经管扩大等。术后联合放射治疗和化学治疗，但预后明显逊于眼内期。

二、葡萄膜黑色素瘤

葡萄膜黑色素瘤（uveal melanoma，UM）是成人最常见的原发性眼内恶性肿瘤，依据发病部位，分为脉络膜黑色素瘤（90%）、睫状体黑色素瘤（6%）和虹膜黑色素瘤（4%）。约 50% 的 UM 患者最终发生远处转移，多累及肝脏，一旦发生远处转移，患者中位生存期不足 1 年。

【发病机制】 UM 主要与基因突变和染色体异常有关，包括 G 蛋白 α 亚基 q（GNAQ）/G 蛋白 α 亚基 11（GNA11）功能获得性突变、BRCA1- 相关蛋白 1（BAP1）缺失，以及 3 号染色体单体、8 号染色体长臂扩增等异常。此外，表观遗传失衡在 UM 的发生发展中也起重要作用。

【临床表现】 脉络膜黑色素瘤的症状与肿瘤的位置和大小密切相关。如果肿瘤位于黄斑区，患者于早期即可有视物变形或视力减退；如果位于眼底周边部，患者早期少有明显自觉症状。根据肿瘤生长形态，表现为局限性及弥漫性两种，前者居多。局限性者表现为凸向玻璃体腔的半球形或蕈伞样隆起肿物；弥漫性者沿脉络膜水平发展，脉络膜呈普遍性增厚而隆起不明显。若肿瘤进展，可引起渗出性视网膜脱离、继发性青光眼、玻璃体积血等。

睫状体黑色素瘤早期隐匿于虹膜后，鲜有症状，往往出现晶状体移位、视网膜脱离或巩膜外蔓延时才被发现。虹膜黑色素瘤常因患者出现虹膜颜色变化（异色症）、瞳孔变形而被发现。

【诊断】 UM 主要为临床诊断，详细询问病史，结合巩膜透照试验、眼前节和眼底照相、眼部超声、眼底血管造影、眼部磁共振等检查以及细致的全身检查，多可临床诊断。

1. 眼部超声检查 眼部 A 超检查中，脉络膜黑色素瘤常呈中等偏低的内部反射率，具有平滑衰减，也可看到肿瘤内部血管搏动形成尖峰的快速运动。眼部 B 超检查中，典型的脉络膜黑色素瘤表现为圆顶形或蕈伞形隆起病灶，内呈中低回声，可伴有视网膜下液、脉络膜“挖空征”，合并脉络膜凹陷（图 17-24）。

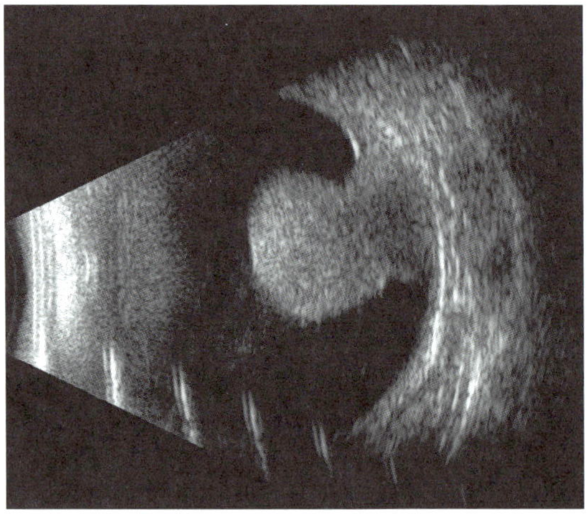

图 17-24　右眼脉络膜黑色素瘤眼部 B 超图像

右眼后极部蕈伞样隆起病灶，大小 11.8mm×10.8mm×10.0mm，内呈中低回声，伴有脉络膜“挖空征”和周边强条索回声带，提示脉络膜黑色素瘤伴视网膜脱离。

UBM 常用于检查虹膜和睫状体肿瘤，可观察病变细微结构以及是否侵犯周围组织。

2. 眼前节及眼底照相　眼前节和眼底照相可以客观记录 UM 的位置、形态、色素、血管等病变（图 17-25A），以及晶状体及瞳孔的位置和形态。对于睫状体和脉络膜黑色素瘤，须充分散大瞳孔进行检查，检查时须同时记录周边眼底情况，以明确肿瘤及其渗出性视网膜脱离的位置及范围。

3. FFA 和 ICGA　FFA 典型表现早期为斑片状高荧光，晚期因肿瘤血管持续渗漏，可出现弥漫性荧光渗漏（图 17-25B）。ICGA 检查中，若瘤体尚未突破 Bruch 膜，瘤体内脉络膜血管在 ICGA 图像中不可见；当瘤体突破 Bruch 膜，ICGA 检查可见肿瘤处的视网膜大血管管径不同且走行紊乱，同时伴有各种异常形态的肿瘤内部血管。

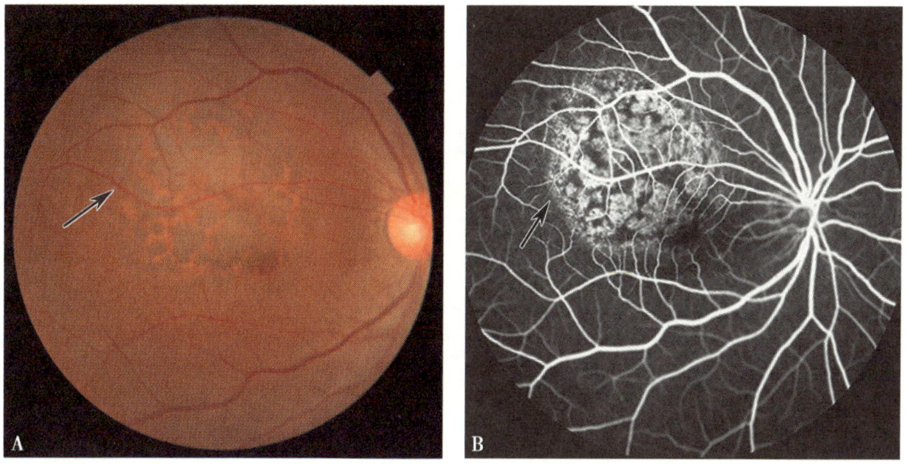

图 17-25　右眼脉络膜黑色素瘤眼底照片和 FFA 图像

A. 眼底照片示颞上方视网膜下棕色类圆形隆起病灶，侵及黄斑区，病灶表面可见橙色色素；B. 相应 FFA 图像示病灶随时间延长出现荧光渗漏，造影晚期病灶呈弥漫性高荧光，并可见肿瘤内扩张的血管。

4. OCT　与超声检查相比，OCT 在测量小型脉络膜黑色素瘤方面更具优势，眼前节 OCT 适用于检查虹膜黑色素瘤。

5. MRI　典型 UM 表现为瘤体 T_1WI 高信号、T_2WI 低信号，增强扫描呈明显增强（图 17-26）。MRI 亦有助于判断 UM 是否存在巩膜外侵犯。

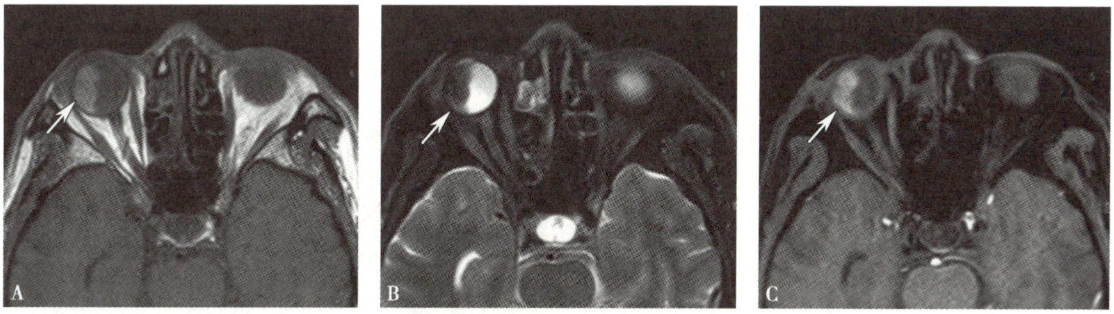

图 17-26　葡萄膜黑色素瘤患者磁共振检查影像

A. T_1WI 上显示右眼内椭圆形占位性病变呈高信号；B. T_2WI 上显示右眼内占位性病变呈低信号；C. 增强扫描上显示右眼内占位性病变呈不均匀增强。

6. PET-CT　对检测和监测患者全身转移具有较高的敏感性和诊断价值。

【鉴别诊断】　常见鉴别诊断疾病包括脉络膜血管瘤、脉络膜转移癌、黑色素细胞瘤、脉络膜痣、周边渗出性出血性脉络膜病变、先天性视网膜色素上皮肥大等。临床表现不典型者，眼内活检有助于明确诊断。

1. 脉络膜血管瘤 是脉络膜的一种良性血管肿瘤，典型眼底表现为后极部边缘清晰光滑的橘红色圆形隆起病灶，可伴有渗出性视网膜脱离。ICGA 检查早期瘤体即呈现高荧光，后期染料快速清除呈斑驳状荧光表现。MRI 检查，瘤体典型影像学表现为 T_1WI 呈高信号，T_2WI 呈等信号，增强扫描上显示显著强化。CDI 检测显示，脉络膜血管瘤呈高速低阻血流频谱。

2. 脉络膜转移癌 多无明显色素沉积，边缘多不规则。A 超显示脉络膜转移癌的反射率多明显高于 UM。B 超显示脉络膜转移癌多呈扁平隆起病灶，表面可呈波浪起伏状，很少见到“挖空征”。MRI 典型表现为 T_1WI 上等或稍高信号，T_2WI 上等或低信号，强化程度不及黑色素瘤明显。常有全身恶性肿瘤史，最常见于肺癌和乳腺癌。

3. 黑色素细胞瘤 是一种良性黑色素细胞性肿瘤。视盘黑色素细胞瘤体积一般较小，多位于视盘一侧，瘤体呈深黑色，可向表面轻度隆起，通常无明显生长倾向。位于虹膜、睫状体或脉络膜的黑色素细胞瘤，体积可较大，也可呈渐进性生长，其外观及临床表现与黑色素瘤相似，鉴别困难，主要依据病理学诊断。

【治疗】 主要依据肿瘤的大小、位置和相关特征选择治疗方法。中小型 UM 可采用敷贴放射治疗、经瞳孔温热疗法、粒子放射治疗、局部切除术等保眼治疗。大型 UM 可采用粒子放射治疗、立体定向放射治疗、眼球摘除术等。随着技术进步，眼球摘除术已不是治疗 UM 的首选方法，但对于保眼治疗后肿瘤继续进展、肿瘤侵犯视神经或继发青光眼等情形，仍须行眼球摘除术。UM 已发生眼眶侵犯，应做眶内容摘除术。远处转移无特异性治疗方法，可使用免疫治疗、化学治疗、靶向治疗等方法。

三、其他眼内肿瘤

（一）睫状体上皮肿瘤

睫状体上皮肿瘤较少见，主要包括先天性的髓上皮瘤和获得性的无色素上皮腺瘤或无色素上皮腺癌、色素上皮腺瘤或色素上皮腺癌等。睫状体上皮肿瘤通常起病隐蔽、进展缓慢，早期不易发现。随着瘤体增大，可引起视力下降、视物变形、视物遮挡和眼球疼痛等症状，以及白内障、晶状体脱位、葡萄膜炎和青光眼等并发症。

1. 睫状体髓上皮瘤（ciliary body medulloepithelioma） 是一种罕见的非遗传性胚胎肿瘤，可为良性或恶性，最常见于儿童。肿瘤外观呈不规则的灰白色、黄白色或肉粉色肿块，瘤体内或前房与玻璃体中常可见透明的囊泡。UBM 典型表现为睫状体内中高回声团块伴内部多个囊样无回声区。髓上皮瘤早期主要表现为晶状体不全脱位或局限性混浊，待肿瘤充满瞳孔区后可出现“白瞳征”，需要与视网膜母细胞瘤、Coats 病和永存原始玻璃体增生症等疾病鉴别。少数肿瘤可发生眼外侵袭和远处转移。

治疗包括冷冻、局部切除、敷贴放疗、眼球摘除和化学治疗等。眼球摘除术是晚期睫状体髓上皮瘤的治疗方法。累及眼眶时，须行眶内容摘除术。

2. 睫状体无色素上皮腺瘤（adenoma of the non-pigmented ciliary epithelium）**和色素上皮腺瘤**（adenoma of the pigmented ciliary epithelium） 分别起源于睫状体无色素上皮层与色素上皮层，属良性肿瘤，好发于成人。无色素上皮腺瘤因不含色素，外观通常为白色或灰白色。色素上皮腺瘤则表现为灰褐色至黑色的肿物，容易被误诊为黑色素瘤。肿瘤外观、巩膜透照试验以及 UBM（图 17-27）和 MRI 等检查对鉴别诊断睫

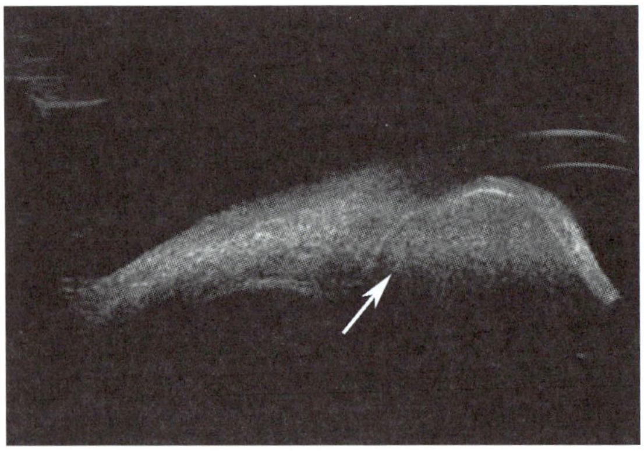

图 17-27 左眼睫状体无色素上皮腺瘤 UBM 影像
睫状体无色素上皮腺瘤瘤体呈不均匀中等回声，边界清晰（白色箭头）。

状体上皮腺瘤和黑色素瘤有较大价值，但组织病理学检查仍是确定肿瘤来源和性质的“金标准”。

治疗以随访观察和局部手术切除为主，视力和全身预后良好。

（二）玻璃体视网膜淋巴瘤

玻璃体视网膜淋巴瘤是中枢神经系统淋巴瘤的一部分，多数属弥漫大B淋巴细胞淋巴瘤，少数属于T细胞和自然杀伤性T细胞淋巴瘤，多发生于中老年人，女性发病率是男性的1.3～2倍。

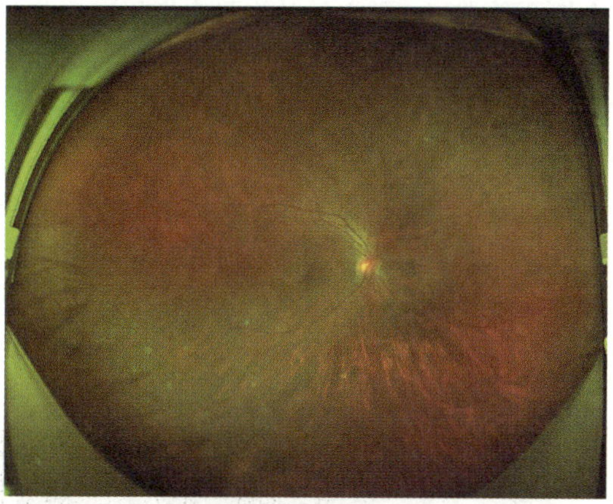

图 17-28 右眼玻璃体视网膜淋巴瘤广角眼底照片
视网膜多灶性乳白色病灶，呈小圆形，边界欠清，可见豹纹状眼底。

【临床表现】 临床症状包括视力下降、视物模糊和/或眼前漂浮物等。本病根据临床体征分为3型：①玻璃体型，仅有玻璃体肿瘤细胞，无视网膜浸润病灶；②视网膜型，仅有视网膜受累；③玻璃体视网膜型，上述体征兼有。眼部临床表现可总结为：①各类KP；②少见虹膜脱色、巩膜炎、假性前房积血；③不同程度的玻璃体细胞浸润，细胞呈片状或簇状排列；④外层视网膜多灶性乳白色病变，有时可见豹纹样视网膜、视网膜色素上皮细胞萎缩或纤维化（图17-28）；⑤视网膜出血、视网膜血管炎、黄斑水肿、视网膜脱落和坏死性视网膜炎等。因临床表现复杂多样，常误诊为葡萄膜炎。

【诊断】 玻璃体细胞活检仍是诊断原发玻璃体视网膜淋巴瘤的“金标准”，眼内液细胞因子浓度IL-10/IL-6比值>1和*MyD88*等基因突变检测阳性具有重要参考价值，可行IgH和TCR基因重排、流式细胞术、免疫组化等检测，结合多项检测和眼底OCT、FFA、ICGA、自发荧光等专科检查可提高诊断准确性。

【治疗】 分为眼部治疗和全身治疗。玻璃体内注射甲氨蝶呤是眼部治疗主要方法，对控制局部病变有效，但对防止中枢神经系统播散无效。全身治疗包括静脉化疗、鞘内化疗、前脑放疗和外周血干细胞移植等，对降低中枢神经系统播散有一定作用。

（三）视盘肿瘤

视盘肿瘤主要包括视盘血管瘤（hemangioma of the optic disc）和视盘黑色素细胞瘤（melanocytoma of the optic disc）。

1. 视盘血管瘤 病因不明，可能是von Hippel-Lindau病的眼部表现。通常表现为视盘上突出的红色或橙黄色球状肿物，周围可见大量黄白色环形脂质渗出。根据肿瘤大小，患者可出现视力下降、视野缺损、眼球疼痛等症状。眼底检查、FFA和OCT对诊断有较大帮助。FFA典型表现为动脉期血管瘤体荧光素快速充盈，与之相连的静脉立即显现荧光；造影后期血管瘤体及周围荧光素渗漏呈强荧光团。视盘血管瘤未发生继发性病变时，不建议给予干预治疗。当合并玻璃体积血、黄斑水肿或视网膜脱离等继发病变时给予对症治疗，治疗方法有激光光凝、放射治疗、经瞳孔温热疗法（TTT）、光动力疗法（PDT）、手术切除和球内注射抗新生血管药物等。

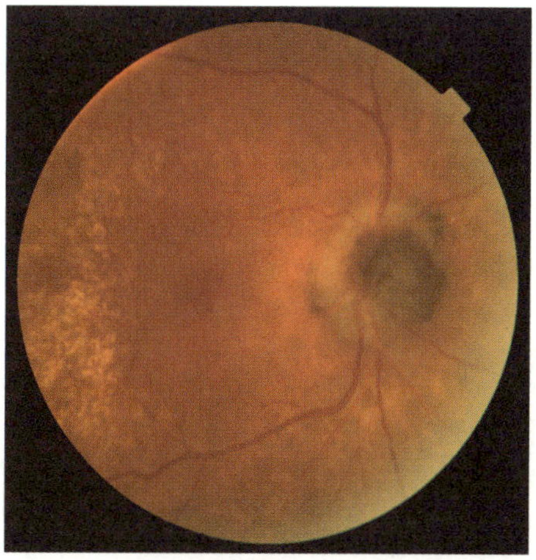

图 17-29 右眼视盘黑色素细胞瘤眼底照片
视盘椭圆形黑色肿块，大小约3/4DD，边缘清晰，突出于视盘表面。

2. 视盘黑色素细胞瘤 是视盘区黑色素细胞的异常增生，表现为视盘内浓密色素痣样肿物（图17-29）。该病多见于中年人，常无自觉症状，多在体检时偶然发现。通常对视功能无明显影响，临床上多以随访观察为主。

（四）脉络膜血管瘤

脉络膜血管瘤（choroidal hemangioma）是先天性血管发育畸形形成的错构瘤，可分为孤立性和弥漫性两种类型。孤立性脉络膜血管瘤表现为单一的橘红色球状隆起；弥漫性脉络膜血管瘤表现为广泛、扁平的脉络膜增厚，边界不清，常常合并其他系统脉管畸形，最常见的是 Sturge-Weber 综合征。

【临床表现】 脉络膜血管瘤多发生于青年人，病变多位于后极部，可为孤立性，表现为一橘红色圆形或近似球形隆起；也可为弥漫性，表现为广泛、弥漫、扁平、边界不清楚的番茄色增厚。易引起渗出性视网膜脱离而致视力减退，可并发顽固性青光眼而失明。

【诊断】 眼底检查、OCT、FFA、ICGA 和眼部超声等对诊断有较大帮助（图 17-30）。FFA 早期可见瘤体内血管高荧光，晚期呈弥漫着染。ICGA 可直接显示肿瘤的供应血管，早期瘤体荧光充盈，晚期荧光快速清除呈现特征性洗脱现象。

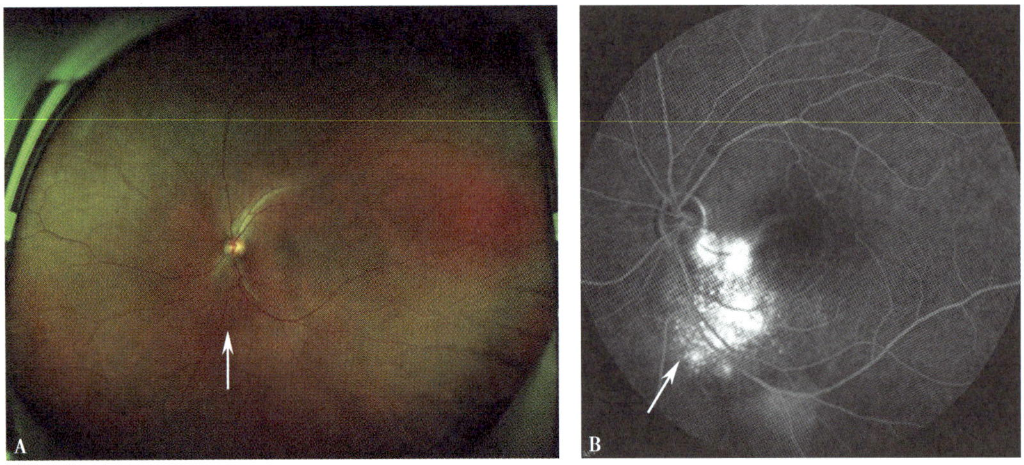

图 17-30 左眼脉络膜血管瘤广角眼底照片和 FFA 图像

A. 广角眼底照片示视盘颞下方孤立性椭圆形橘红色隆起病灶；B. FFA 图像示造影晚期瘤体呈显著高荧光。

【治疗】 对不引起症状、非活动性的脉络膜血管瘤，可定期观察随访。活动性脉络膜血管瘤可采用光动力疗法、经瞳孔温热疗法、放射治疗、抗新生血管治疗等治疗方法，必要时采用手术治疗。

（五）脉络膜骨瘤

脉络膜骨瘤（choroidal osteoma）好发于青年女性，单眼居多。确切病因不明，炎症、创伤、激素和钙代谢等因素可能与其相关。患者通常无自觉症状，视功能良好，但也可能因继发性病变，如视网膜色素上皮破坏、光感受器萎缩、视网膜下积液和脉络膜新生血管等导致视物变形、视物模糊和视野缺损。肿瘤多位于视盘附近，呈黄白色或橘红色的扁平隆起，可见色素沉着，肿物边缘不规则，似伪足向四周伸出。部分患者可发生脉络膜新生血管，引起视网膜下出血或渗出（图 17-31）。CT 扫描脉络膜骨瘤呈现与眶骨一致的高密度影像为其典型特征。其他辅助检查如 FFA、ICGA、眼部超声等有助于诊断。

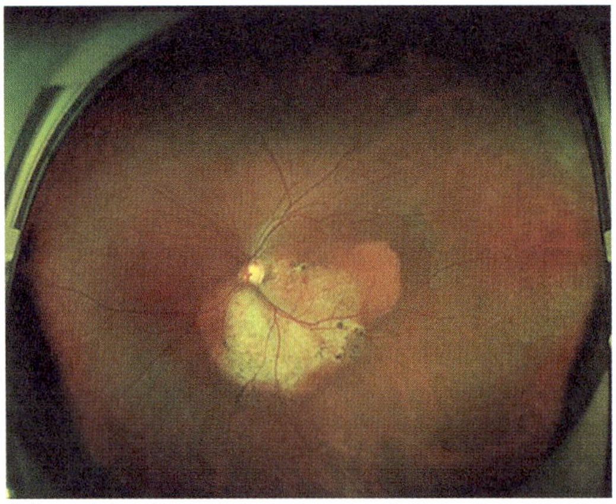

图 17-31 左眼脉络膜骨瘤广角眼底照片

视盘颞下方椭圆形黄白色病灶，边界清楚，约 5DD，表面有新生血管和散在色素，周围色素上皮脱色。

【治疗】 尚无确切有效的治疗方法。无症状者以临床观察为主，继发视网膜下新生血管者，可给予抗新生血管治疗、激光光凝等。

（六）葡萄膜转移癌

葡萄膜转移癌（uveal metastasis）继发于全身恶性肿瘤，以乳腺癌和肺癌转移多见，其他包括肾癌、消化道肿瘤、甲状腺癌、肝癌或黑色素瘤转移。其中脉络膜是最常见的眼内转移部位（88%），其次为虹膜（9%）、睫状体（2%），可为单眼或双眼受累。

【临床表现】 脉络膜转移癌最常见的症状是视物模糊或视力下降。转移癌生长较快，若压迫睫状神经，早期即可伴有剧烈眼痛和头痛。其他症状包括复视、幻视、飞蚊症、视野缺损等。大多数脉络膜转移癌位于赤道后方，通常表现为后极部视网膜下黄白色或灰棕色、结节状的扁平隆起，伴有视网膜下积液，晚期可发生广泛视网膜脱离。虹膜转移癌临床表现多样，可表现为虹膜基质中一个或多个黄色、白色或粉红色局灶性结节；癌细胞若播散入房水可表现为眼内炎症和假性前房积脓。睫状体转移癌较隐匿，可表现为孤立性肿块，也可产生类似虹膜睫状体炎的表现。诊断时应详细询问肿瘤病史，完善全身检查，查找原发病灶。

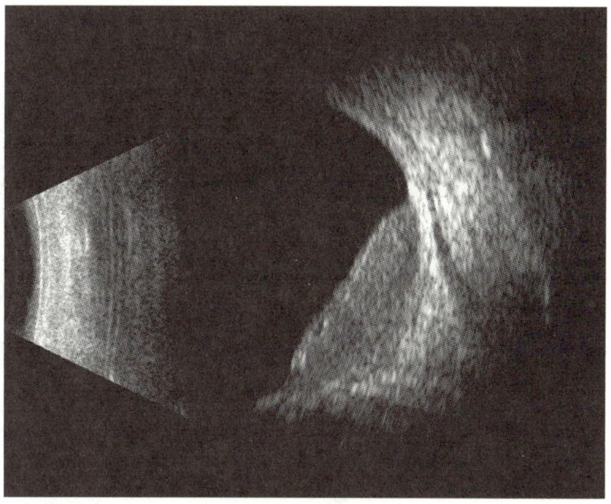

图 17-32　右眼脉络膜转移癌眼部 B 超图像

沿脉络膜生长的宽基底扁平隆起病灶，表面略呈波浪形，内部回声较均匀，呈中低回声。

【诊断】 主要检查包括裂隙灯显微镜检查、眼前节/眼底照片、眼部超声（图 17-32）、FFA、ICGA、OCT 和 MRI 等。活检有助于明确肿瘤性质和原发肿瘤。

【治疗】 针对原发肿瘤的全身治疗是最主要的治疗方式。如果全身治疗期间眼内转移灶进展引起显著的眼痛等症状，或眼内是主要转移部位，可进行眼部的局部治疗，包括放射治疗、冷冻治疗、激光治疗、手术治疗等。

第五节　眼眶肿瘤

眼眶肿瘤包含良性、中间性及恶性肿瘤，可发病于各年龄段。婴幼儿期良性肿瘤多为血管瘤，恶性肿瘤以横纹肌肉瘤最常见。成人眼眶常见良性肿瘤为神经鞘瘤，恶性肿瘤主要为淋巴瘤。

一、眼眶血管瘤

眼眶血管瘤（orbital hemangioma）是以血管内皮细胞过度增殖为特征的眼眶良性肿瘤，早期增长迅速，增长放缓后瘤体可逐渐部分或完全消退。

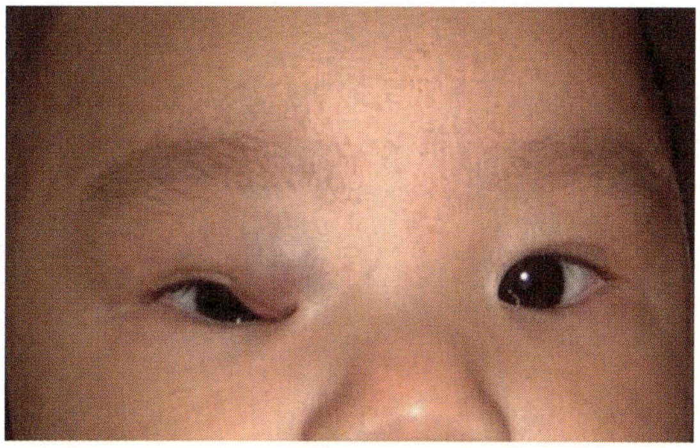

图 17-33　右眼眶前部血管瘤患儿外观

患儿右眼眶前部局部皮下青紫色隆起，内眦畸形。

【临床表现】 瘤体较小时无明显眼部症状，肿瘤增大后可引起眼球突出、移位，眼球运动受限，上睑下垂等症状，累及眶前部者可观察到局部皮下青紫色隆起（图 17-33）。CT 及 MRI 检查可见肿瘤边界清晰或弥漫，增强后瘤体明显强化且强化均匀。彩色多普勒超声可见肿瘤内回声均匀，动静脉血流丰富。

【治疗】 首选口服普萘洛尔治疗。普萘洛

尔不适用的患者可行硬化治疗或糖皮质激素治疗。以上治疗存在禁忌或者效果不明显且病变影响视功能时，可考虑手术治疗。

二、眼眶神经鞘瘤

神经鞘瘤也称施万细胞瘤（Schwannoma），由神经轴索被覆的施万细胞异常增殖形成。眶内的运动神经、感觉神经、交感神经、副交感神经和睫状神经节均可发病。视神经鞘膜不含施万细胞，一般不发生神经鞘瘤。

【临床表现】 眼部症状与瘤体大小和部位有关。一般早期无症状，肿物明显增大时，可引起明显的眼球突出、移位，眼球运动受限，视力下降等症状（图 17-34A）。位于眶尖部位的肿瘤，较小时即可引起视野缺损、视盘水肿以及视力下降，也可通过眶上裂向颅内进展。CT 及 MRI 检查可见肿瘤边界清晰，T_1WI 呈等信号，T_2WI 呈中高混杂信号，增强后瘤体常不均匀强化，并可显示向眶尖或颅内累及（图 17-34B）。

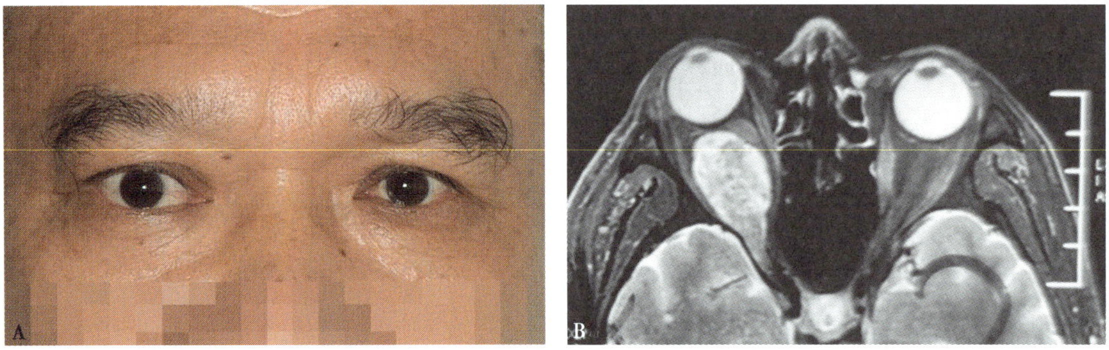

图 17-34　右眼眶神经鞘瘤患者外观和影像图片
A. 患者外观，右眼球突出；B. MRI 水平位 T_1WI 增强，瘤体不均匀强化，向眶上裂侵犯。

【治疗】 病变尚未引起临床症状时，可密切观察；视功能受损或眼球突出明显时，可选择手术切除。

三、眼眶脑膜瘤

眼眶脑膜瘤（orbital meningioma）可原发于眶内，也可继发于颅内，前者肿瘤来源于视神经表面的蛛网膜或眶内异位的脑膜细胞，后者多由颅内蝶骨嵴脑膜瘤经视神经管或眶上裂蔓延而来。来源于视神经蛛网膜的脑膜瘤称为视神经鞘脑膜瘤，临床相对常见，中年女性为多。

【临床表现】 慢性眼球突出、视力下降是主要的临床表现。视神经鞘脑膜瘤的典型表现为视力减退、眼球突出、慢性视盘水肿或萎缩、视神经睫状静脉，被称为视神经鞘脑膜瘤的四联症。肿瘤可沿视神经或眶上裂在眼眶和颅脑之间相互蔓延。

原发于蝶骨嵴的脑膜瘤经视神经管或眶上裂入眶，肿瘤压迫视神经引起同侧原发性视神经萎缩。当肿瘤生长，体积增大，颅内压增高后，又可引起对侧视盘水肿，表现为一侧视神经萎缩，另一侧视神经水肿，称为 Foster-Kennedy 综合征。蝶骨嵴脑膜瘤眶内蔓延还往往引起眶骨壁增生，因此，眶尖部软组织肿块并伴有骨质增生，应高度怀疑本病。

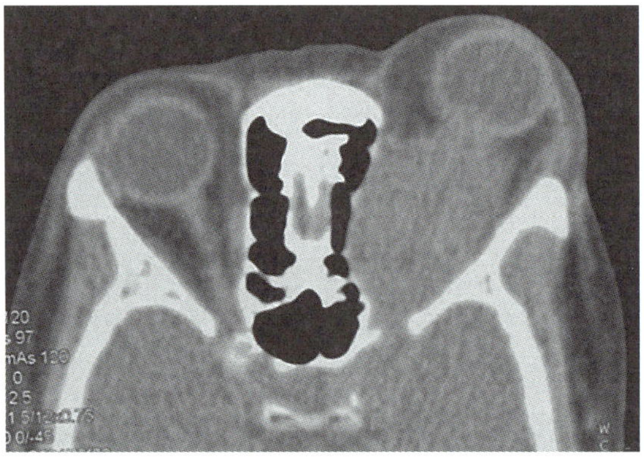

图 17-35　左眼视神经鞘脑膜瘤 CT 影像
水平位 CT 显示左眼视神经管状增粗，视神经管开口增大。

CT 检查，视神经鞘脑膜瘤可显示视神经管状增粗（图 17-35）、视神经管扩大，病变可有钙化；蝶骨嵴脑膜瘤蔓延眼眶者，影像显示软组织占位和骨质增生同时存在的特征，可见边界不清块影，眶骨壁增厚，有的表现为眶壁半球状隆起（图 17-36）。MRI 检查，T_1WI 呈中低信号，T_2WI 呈中高信号，对比增强后明显强化，且显示车轨征（即沿视神经鞘膜密度增高，而视神经纤维密度偏低的影像特征，类似车轨状）（图 17-37）和颅眶交界病变方面优于 CT。

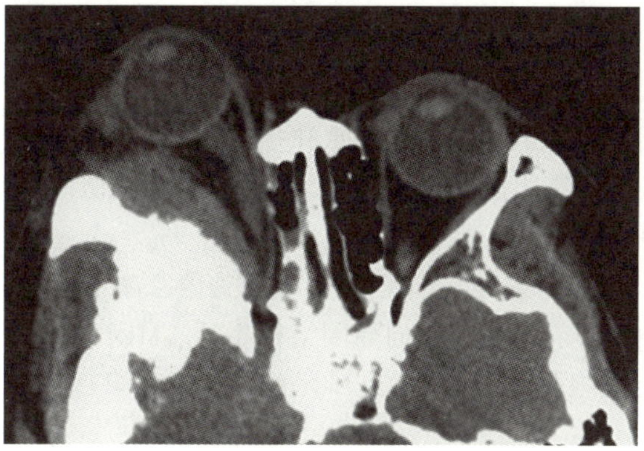

图 17-36　右眼眶脑膜瘤 CT 影像

水平位 CT 显示右眼眶骨壁增厚，半球状隆起。

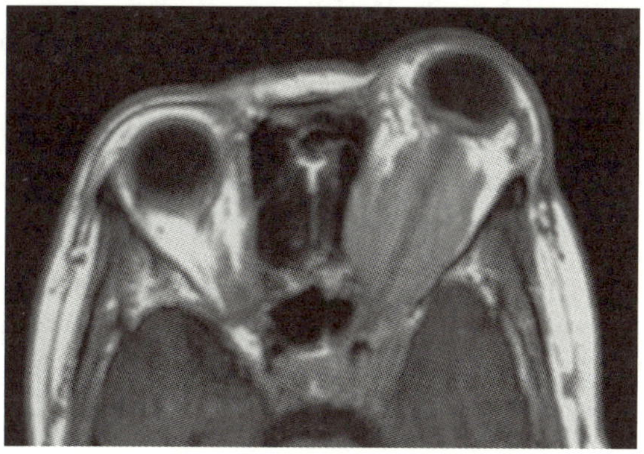

图 17-37　左眼视神经鞘脑膜瘤 MRI 影像

MRI 水平位 T_1WI 显示，左眼肿块包绕视神经，呈中低信号，可见“车轨征”。

【治疗】 对于局限于眶内较小的视神经脑膜瘤，可以在影像严密监测下随诊观察，也可实施 γ 刀治疗，可以相对保持一定时间的视力。视神经鞘脑膜瘤非手术治疗无效且肿瘤进行性生长有向颅内蔓延的迹象，可采取手术切除，但术后视力必将丧失。蝶骨嵴来源的脑膜瘤往往完整切除困难，术后易复发，必要时可实施眶内容摘除术，但术后严重影响外观。

四、视神经胶质瘤

视神经胶质瘤（optic glioma）起源于视神经的胶质细胞，是最常见的视神经肿瘤，好发于儿童和青少年，多数为低级别胶质瘤。

【临床表现】 视力下降是最常见的首发和主要症状。肿物增大时，表现为渐进性无痛性眼球突出。眼底可见视盘水肿、出血或苍白、萎缩。视交叉或颅内进展可出现性早熟，颅内积水及颅内高压等症状。部分患者合并 1 型神经纤维瘤病，可有皮肤咖啡斑、虹膜结节等表现。CT 检查显示视神经扭曲增粗，呈梭形或椭圆形增大，瘤体内可伴有囊变，向颅内蔓延时可见视神经管扩大（图 17-38），视神经可呈哑铃型增粗。MRI 可见肿瘤膨大边界清晰，T_1WI 呈等信号或稍低信号，T_2WI 高信号，增强呈不同强度的强化，正常视神经与肿瘤无明确分隔（图 17-39）。

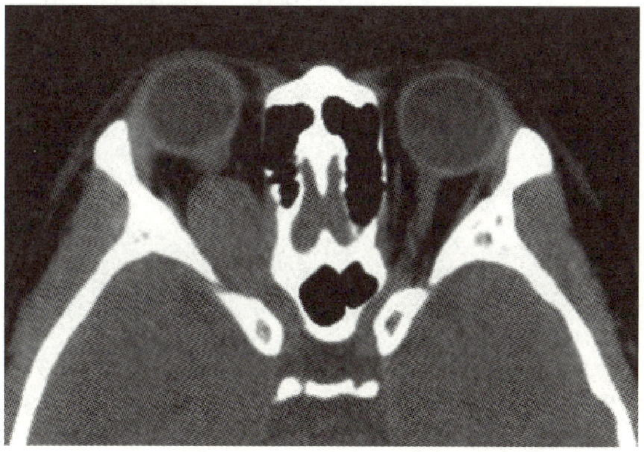

图 17-38　右眼视神经胶质瘤 CT 影像

水平位 CT 显示右侧视神经扭曲增粗，呈椭圆形膨大，骨性视神经管扩大。

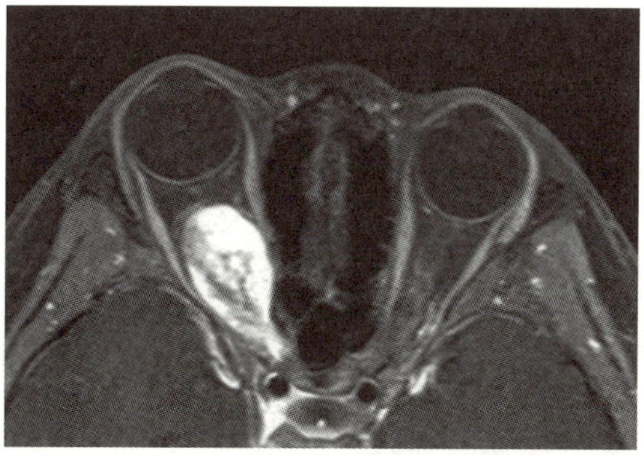

图 17-39　右眼视神经胶质瘤 MRI 影像

MRI 水平位 T_1WI 增强显示，右侧视神经膨大，不均匀强化。

【治疗】 视力稳定者，可密切临床观察。视功能受损进展时，可采用立体定向、三维适形等精准放疗。严重眼球突出且视力丧失者，或向视交叉和颅内蔓延控制不良者，可选择手术切除。

五、眼眶横纹肌肉瘤

眼眶横纹肌肉瘤（orbital rhabdomyosarcoma）是儿童时期最常见的眶内恶性肿瘤，发病年龄多在8岁以下，少见于青年，偶见于成年人。肿瘤生长快，恶性程度高。

【临床表现】 肿瘤好发于眼眶上部，使眼球向前下方突出，眼睑、结膜水肿并突出于睑裂之外，类似眶蜂窝织炎（图17-40A）。肿瘤生长极快，往往数天即有明显的进展。眶缘可触及软性肿物，肿瘤快速生长可自穹窿结膜破溃，眼球固定，视力丧失，肿瘤可累及全眼眶并向颅内蔓延。

CT显示眶内的高密度软组织病变，因肿瘤生长快，瘤体内可出现坏死，表现为内密度不均匀；肿瘤的形状不规则，边界不清楚，可见骨破坏，肿瘤呈侵袭性生长，向周围结构蔓延。MRI检查可见T_1WI呈中等强度信号，T_2WI为高信号，增强明显强化，局部出血或坏死可出现类似囊性病变（图17-40B）。

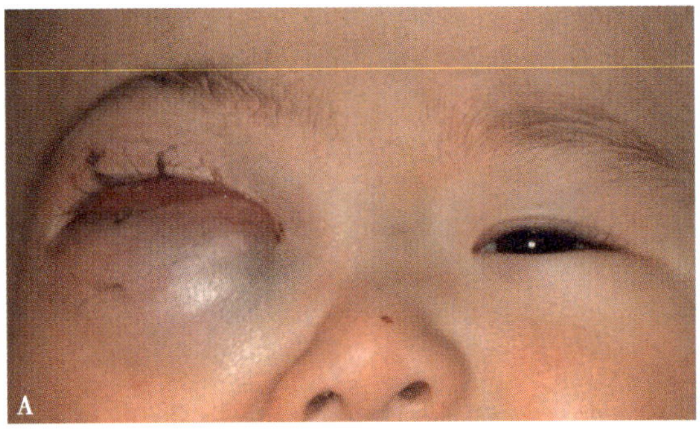

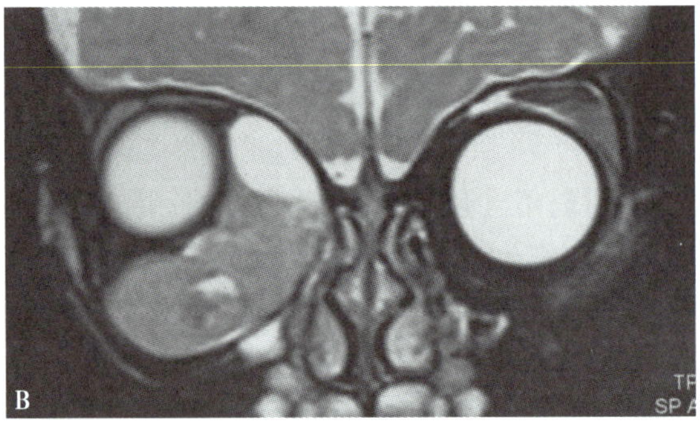

图17-40　右眼眶横纹肌肉瘤外观和影像图片

A. 眼球突出，结膜充血、水肿；B. MRI冠状位T_2WI呈高信号，局部囊变。

【治疗】 根据临床分组、病理类型、TNM分期以及危险分层，目前多采用手术、放疗和化疗，以及不可完整切除的病灶放化疗后再与手术相结合等综合治疗。

六、眼眶淋巴瘤

眼眶淋巴瘤（orbital lymphoma）是成年人最常见的原发性眼眶恶性肿瘤，男性多见，好发于中老年人，多为单侧发病，多为黏膜相关性淋巴组织结外边缘区B细胞淋巴瘤，恶性度低。

【临床表现】 可生于眶内各象限，以外上方多见。主要表现为眼球突出和眼睑肿胀，可有疼痛、结膜水肿、眼球运动障碍、复视和视力下降等。CT检查显示肿瘤边界不清，可包绕眼外肌。MRI检查T_1WI呈中等强度信号，T_2WI为高信号，增强明显强化。肿瘤包裹眼球时，呈铸造样外观（图17-41）。眼眶淋巴瘤易与眼眶非特异性特发性炎症等良性病变混淆，常需要活检进行鉴别诊断。

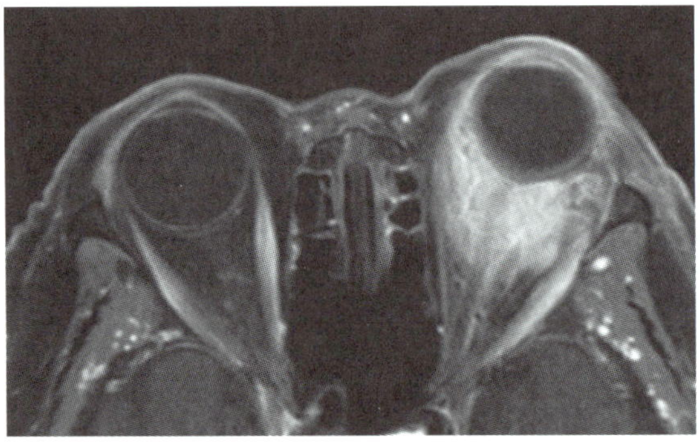

图17-41　左侧眼眶淋巴瘤影像

MRI水平位T_1WI增强显示，肿瘤包裹眼球，呈铸造样外观，强化明显。

【治疗】 眼眶淋巴瘤对放疗敏感，是主要治疗方法。手术切除主要用于眼眶浅部局灶性病变。化疗适用于伴有系统性淋巴瘤患者。靶向治疗可辅助常规化疗，提高治疗效果。

（范先群　贾仁兵）

本章思维导图　　本章目标测试

18章

本章数字资源

第十八章 眼外伤

第一节 概 述

任何机械性、物理性和化学性的外来因素作用于眼部，造成视觉器官结构和功能的损害统称为眼外伤（ocular trauma），它是视力损害的主要原因之一。据2006年全国残疾人抽样调查估计，我国盲和低视力人数约2 003万；在导致单纯视力残疾的眼病中，眼外伤占3.05%。眼外伤更是居单眼致盲原因的首位。由于眼的位置暴露，受伤的机会远高于身体其他任何部位，临床上眼外伤很常见。眼的结构精细特殊，一次严重的眼外伤可同时伤及眼部多种组织结构，引起严重的后果。眼外伤患者多为男性，儿童和青壮年发病率高，瞬间伤害可对患者的身心和生活质量造成严重影响，也随之带来沉重的社会和经济负担。因此，对眼外伤的防治应引起极大重视。

一、眼外伤的分类

眼外伤有多种分类方法。按致伤原因可分为机械性和非机械性两类，前者包括钝挫伤、穿通伤和异物伤等，后者有热烧伤、化学伤和辐射伤等。按致伤类型，主要有眼表异物或擦伤，各种锐器造成的眼球穿通伤，碰撞、斗殴、拳击和气体冲击等引起的眼球钝挫伤或破裂伤，以及运动或玩耍、爆炸物、交通事故等引起的多发伤或复合伤。按损伤程度还可分为轻度、中度和重度，轻度指眼睑、结膜和角膜等浅表组织的擦伤和轻度酸碱烧伤，中度指眼睑、泪器和结膜的撕裂伤、角膜浅层异物和中度酸碱烧伤，重度包括眼球穿通伤、眼内异物、眼球钝挫伤和重度酸碱烧伤等。

在众多的眼外伤中，机械性眼外伤最为常见，而且损害极其严重。国际眼外伤学会提出了机械性眼外伤分类法（ocular trauma terminology），为规范眼外伤的临床防治工作和促进学术交流发挥了积极的作用。该分类中将眼球壁（eyewall）定义为巩膜和角膜，依据眼球壁的完整性将眼球外伤分为开放性和闭合性两大类。无眼球壁的全层裂开称为闭合性眼外伤，其中由钝力引起受伤部位或远部组织的损伤称钝挫伤，外力造成的眼球壁部分裂开称板层裂伤，如有异物存留于眼球壁则为表浅异物；有眼球壁的全层裂开称为开放性眼外伤，依致伤原因不同进而分为两类。①眼球破裂伤（eyeball rupture）：钝性外力造成眼球壁全层裂开，力量从内向外释放，眼球壁最薄弱处裂伤最为常见，如眼外肌止点和角巩膜缘。裂口可以在或不在受力点处。②裂伤（laceration）：锐器产生的切割力造成眼球壁全层裂开，力量从外向内，可伴有钝力所致的损伤。裂伤按伤型进而又分为3种：由锐器造成单一伤口的眼球壁全层裂开称眼球穿通伤（perforating injury of eyeball）；一个锐器或投射物造成眼球壁有入口和出口的损伤称贯通伤（penetrating wound）；进入眼球内的异物引起眼球壁全层裂开，称眼内异物（intraocular foreign body）（图18-1）。临床上见到的眼外伤患者，往往同时具备两种或两种以上损伤的特征，可称此为混合伤（mixed injury）。

二、眼外伤病史采集

接诊眼外伤患者应从询问病史开始。通过全面而详细地询问病史，所获得的许多信息对分析和判断伤情、决定如何进行紧急或后续处置、评估预后十分重要。应该根据情况详细了解何时、何地、怎样受伤，致伤性质，有无异物进入；是否合并全身性损伤；受伤前及伤后即刻视力如何，视力丧失是迅速还是缓慢发生；经何急诊处置（破伤风抗毒素和抗生素等使用情况）；就诊前最后一次进食/水情况

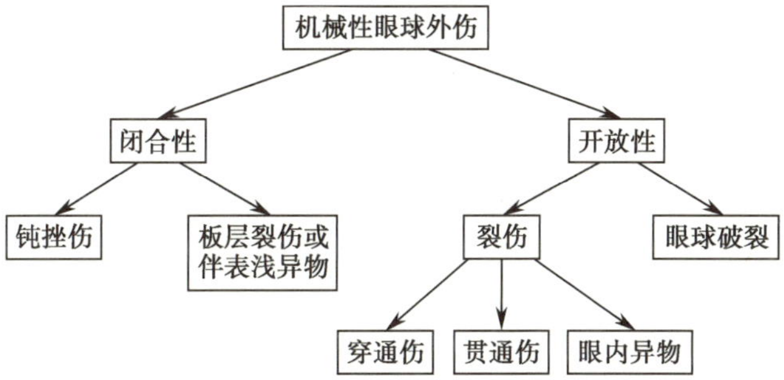

图 18-1 机械性眼外伤标准化分类法(1996)

等。同时了解患者既往眼部和全身健康状况、用药史及药物过敏史。病史采集对象主要为伤者本人,同时也应包括患者家属或受伤现场见证人员。对因意识不清、焦虑不安或年龄因素等不能配合的患者,患者家属或受伤现场见证人员则成为主要的病史来源对象。采集到的所有重要相关信息都应客观地记录于医疗文书中。

三、眼外伤的处理原则

1. **紧急处理原则** 眼的结构精细、复杂,一旦外伤应及时救治,但如合并有休克和重要脏器损伤时,应先抢救生命。根据不同的眼外伤类型而进行相应的紧急处置。例如,遇到车祸伤员,存在明显的眼球破裂或有明显的眼球穿通伤,应就地立即用硬纸板一类的物品(如纸杯的 1/3 底部)遮盖固定,以暂时性保护眼球。手术前不宜滴用睫状肌麻痹剂或抗生素,以避免造成药物眼内毒性;不宜随意清除眼部血痂或嵌顿于眼部的异物。同时,避免一切影响局部或全身麻醉的举措,迅速转送到有条件的医院进行眼科专科处理。非眼科专科医师或不具备眼科手术条件时,切记不要做不当的检查或处置。如果发生酸碱化学伤,最重要的举措就是立即就近取水进行充分的冲洗,至少持续冲洗 30 分钟。伤后开始冲洗的时间越晚,预后越差。对开放伤应注射破伤风抗毒素。

2. **后续处置原则** 复杂眼外伤往往有多种眼结构损伤。外伤后的并发症,如眼内炎症、感染、细胞过度增生,可造成更大的危害。正确的诊断、恰当的急救和后续治疗对挽救伤眼极为重要。对复合伤或开放性眼外伤应采用“二次手术”原则,通过初期缝合恢复眼球或眼部结构的完整性;择期进行再次手术,进行眼内或眶内结构重建,恢复视功能或达到美容效果。尽量不做一期眼球摘除,慎重修剪或去除受损的眼部组织(如眼睑)。合理使用抗生素、糖皮质激素等对成功救治眼外伤也十分重要。由于一些并发症或后遗症可发生于伤后数个月甚至数十年,还有危及对侧健眼的风险(如交感性眼炎等),对严重眼外伤应强调终身随访。

四、眼外伤的预防

尽管眼科学及相关科学的飞速发展使眼外伤的预后得到了很大改善,但一些严重的眼外伤预后仍然很差,因此预防极为重要。在美国,眼外伤常发生于家庭事故、暴力袭击、爆炸、运动相关的损伤、机动车交通事故等;而在中国,致伤环境主要是在工农业生产中、家庭生活和公共场所等。近年来,运动相关性眼外伤和交通事故等所致的眼外伤在我国也逐渐增多。

90% 以上的眼外伤是可以预防的,但有效的预防需要社会各界共同努力。加强卫生安全的宣传教育,注重岗前培训,严格执行操作规章制度,完善防护措施,能有效减少眼外伤。在工农业生产中,当暴露于有损害可能的环境时,应戴防护面罩或眼镜;开矿、采石或修路时,应规范使用雷管等爆炸物,并注意防止敲击溅起的飞行物致伤。在日常生活中,放置管理好锋利的用具和物品,以防误伤;应制止儿童玩弄危险玩具,如射弹弓等;关爱幼儿和老年人,避免摔伤或碰伤;注意房屋装修中的意外事故伤,以及避免啤酒瓶等装有含气液体的容器爆炸致伤;加强烟花爆竹的安全管理和合理燃放。在体育运动和娱乐活动中,尽可能避免近距离激烈对抗,特别是在高危险的活动中,如彩弹枪真人游戏拓展训练，应配戴防护镜，以减少严重眼外伤的发生率。已证明，发生车祸时汽车安全带可有效预防严重眼外伤，因此，在驾驶车辆或乘车时应养成系安全带的习惯。

第二节 | 机械性眼外伤

一、眼球钝挫伤

钝挫伤（blunt trauma）由机械性钝力引起。砖石、拳头、球类、跌撞、车祸以及爆炸的冲击波是钝挫伤的常见原因。除在打击部位产生直接损伤外，由于眼球是个不易被压缩的、内含液体的球体，力在眼内液体介质和球壁传递，还会引起多处间接损伤。

眼球钝挫伤的力学研究发现，当受到强力打击时，眼球可产生剧烈形变，前后径最大可缩短 43%，周径明显扩张，眼内多种结构都可受到损伤。当内部压力不能由眼球的形变缓冲时，压力会冲破眼球壁，以“由内向外”的机制造成眼球破裂。而锐器造成的穿通伤，主要引起伤道所经过组织结构的损伤。因此，一些眼球钝挫伤的伤情可能远比穿通伤严重。

钝挫伤可造成眼附属器、视神经或眼球的损伤，引起眼部多种结构的病变，如虹膜根部离断、前房或玻璃体积血、晶状体脱位、脉络膜破裂、黄斑裂孔以及巩膜破裂等。有的外伤眼后段损伤严重，但眼前段损伤轻微，对此应做全面评估。

（一）角膜挫伤

依损伤程度不同而表现各异。

1. 角膜上皮擦伤 有明显疼痛、畏光和流泪，伴视力减退。上皮缺损区荧光素着色，若发生感染，可引起角膜溃疡。可涂抗生素眼膏后包扎，也可同时滴用促进细胞修复再生的滴眼液，以加速上皮愈合。

2. 角膜基质层水肿 因角膜急剧内陷致内皮和后弹力层破裂，表现为基质层增厚及水肿混浊，后弹力层皱褶。可呈局限性。可滴用糖皮质激素滴眼液，或试用高渗液（如 50% 葡萄糖液）滴眼，必要时用散瞳剂。

3. 角膜破裂 重度挫伤可致角膜破裂，临床表现及处理详见本节“二、眼球穿通伤”内容。

（二）虹膜睫状体挫伤

1. 虹膜与瞳孔异常 依损伤部位和程度不同可表现为：①虹膜瞳孔缘撕裂及瞳孔括约肌断裂，出现不规则裂口或虹膜基质纵形裂口；②虹膜根部离断（iridodialysis），虹膜根部有半月形缺损，瞳孔呈“D”字形（图 18-2），可出现单眼复视，若整个虹膜完全离断，称外伤性无虹膜；③外伤性瞳孔扩大，因瞳孔括约肌受损，表现多为中度，瞳孔不圆，对光反射迟钝；④睫状肌或支配神经受损，可伴有调节麻痹，近视力障碍。

治疗：瞳孔缘或基质裂口无须特殊处理。虹膜根部离断伴有复视症状，可行虹膜缝合术。外伤性瞳孔散大，轻者可能恢复或部分恢复，重者不能恢复。伴有调节麻痹时，可配戴眼镜矫正近视力。

2. 前房积血（hyphema） 多为虹膜血管破裂引起。微量出血仅见房水中出现红细胞，出血较多时，血液积于前房呈一液平面。根据积血占前房的容量可分为 3 级：少于 1/3 为Ⅰ级，介于 1/3～2/3 为Ⅱ级，多于 2/3 为Ⅲ级（图 18-3）。也可记录血平面

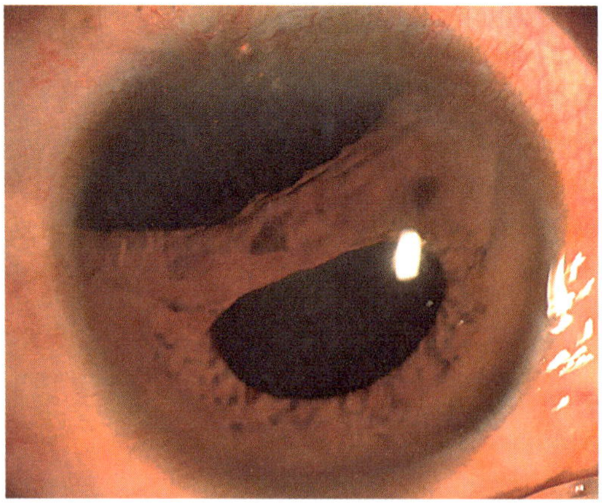

图 18-2　虹膜根部离断
右眼颞上方虹膜根部有半月形离断，瞳孔呈“D”字形。

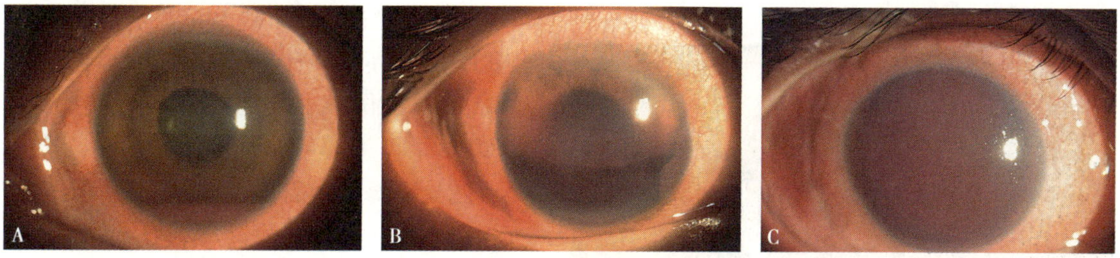

图 18-3　前房积血
A. Ⅰ级;B. Ⅱ级;C. Ⅲ级。

的实际高度(单位:mm)。严重时前房完全充满血液,可呈黑色。前房积血多能自行吸收。但当积血量大或在吸收中再次出血(发生率 16%~20%,多在伤后 2~3 天发生),可引起继发性青光眼。角膜内皮损害、高眼压和出血多时会引起角膜血染(blood staining of cornea),角膜基质呈棕黄色,中央呈盘状混浊(图 18-4),以后渐变为黄白色,往往在 1 年内才缓慢消退。严重者,角膜无法恢复透明。

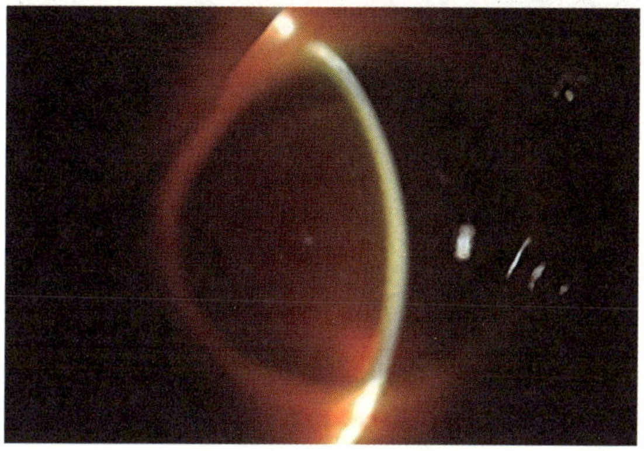

图 18-4　角膜血染
裂隙灯显微镜下示角膜中央呈盘状混浊,基质呈棕黄色,前房积血,眼内结构欠清晰。

治疗:①卧床休息,半卧位,适当应用镇静药,可用纱布遮盖双眼以制动眼球;②滴用糖皮质激素滴眼液 5 天;③扩瞳有可能增加再出血风险,5 天后可散瞳;④眼压升高时,应用降眼压药物;⑤每日观察积血的吸收。积血多、吸收慢,尤其有暗黑色血块,伴眼压升高时,经药物治疗眼压在 5~7 天内不能控制者,应做前房冲洗术或凝血块切除术,以避免角膜血染和视神经损害。

3. 外伤性青光眼　与眼外伤相关的青光眼可由多种因素引起,如眼部钝挫伤、开放伤、化学物质损伤和电磁辐射性损伤等均可引起青光眼,但以发生在钝挫伤后最为常见。房角可开放,也可关闭;眼压升高可出现在伤后数天内,或者发生在数年后;可为一过性眼压波动,也可发生继发性青光眼,而需要药物或手术治疗。钝挫伤性青光眼发病可能源于钝力所致的虹膜睫状体炎、房角后退(指睫状肌的环形纤维与纵行纤维的分离,虹膜根部向后移位,前房角加宽、变深)、晶状体脱位和眼内出血等。参阅“第十章　青光眼”章节。

4. 外伤性低眼压　常因睫状体分离引起。可表现为视力下降,视物变形,前房变浅,视盘水肿,视网膜静脉扩张,黄斑水肿及星状皱纹,眼轴变短,加正球镜片可能提高一些视力。长期的低眼压可引起黄斑和视神经功能的永久性损害。

治疗:可先试用 1% 阿托品散瞳,口服泼尼松。一些病例可能逐渐恢复。若药物无效,可采用手术治疗,如睫状体缝合术,但应注意术中出血和术后高眼压等并发症。

(三) 晶状体挫伤

1. 晶状体脱位或半脱位　由悬韧带全部或部分断裂所致。部分断裂时,晶状体向悬韧带断裂的相对方向移位。在瞳孔区可见部分晶状体赤道部,可有虹膜震颤、散光或单眼复视。晶状体全脱位时,可向前脱入前房(图 18-5)或嵌顿于瞳孔区,引起急性继发性青光眼和角膜内皮损伤;也可向后脱入玻璃体,此时前房变深,虹膜震颤,出现高度远视。如果角巩膜破裂,晶状体也可脱位于球结膜下。

治疗:晶状体嵌顿于瞳孔或脱入前房,需急诊手术摘除。晶状体半脱位时,可试用眼镜矫正散光,但效果差。晶状体脱入玻璃体,可引起继发性青光眼、视网膜脱离等并发症,可行玻璃体手术切除。

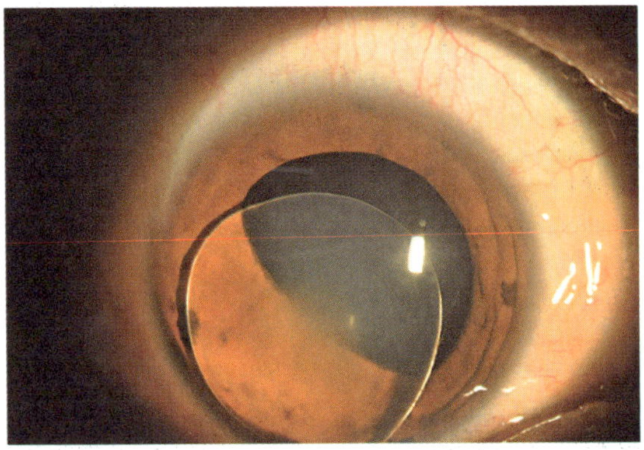

图 18-5　外伤性晶状体脱位

示晶状体完全脱位于前房，并因接触角膜内皮致角膜混浊。

2. 外伤性白内障　钝力所致的晶状体混浊有多种形态，还常伴有晶状体脱位或半脱位、虹膜和房角的损伤等，根据视力需要手术治疗。参阅“第九章第一节　年龄相关性白内障”。

（四）玻璃体积血

由睫状体、视网膜或脉络膜的血管损伤引起。少量出血，开始局限，然后散开，可自行吸收。若出血量大，屈光介质混浊，眼底无法观察，应做 B 型超声检查，可见玻璃体内出血呈密集的点状、团状或条索状中低回声（图 18-6），并可判断有无视网膜或脉络膜脱离及玻璃体后脱离。有黄斑损伤、脉络膜破裂或视网膜脱离时，影响视力恢复，需要手术治疗。参见“第十一章　玻璃体疾病”。

（五）脉络膜和视网膜挫伤

1. 脉络膜破裂（choroidal rupture）　可单一或多发，多位于后极部及视盘周围，呈弧形，凹面对向视盘。伤后早期，破裂处常为出血掩盖。出血吸收后，显露出黄白色瘢痕（图 18-7）。延伸到黄斑中心的破裂严重影响视力。破裂处可发生脉络膜新生血管。无有效治疗方法。

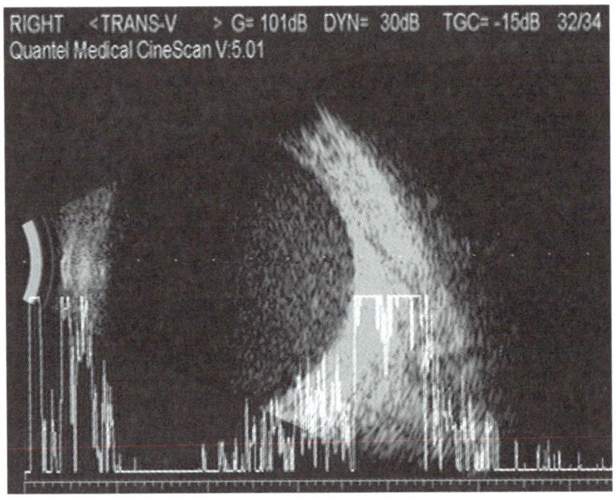

图 18-6　玻璃体积血

B 型超声示玻璃体内为均匀一致的细小点状中低回声。

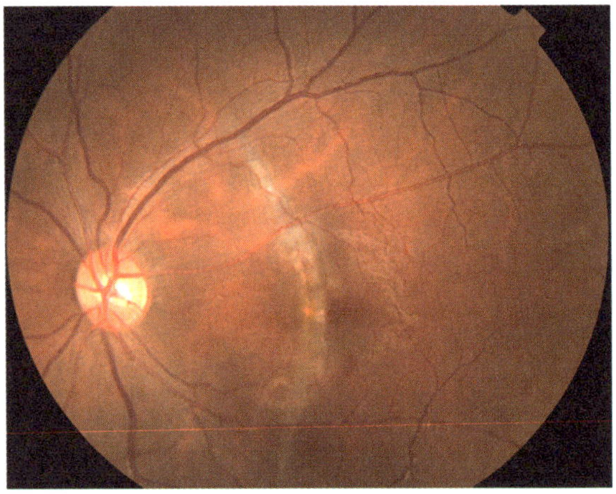

图 18-7　脉络膜破裂

示左眼底有一黄白色弧形瘢痕跨过黄斑区。

2. 视网膜震荡与挫伤　指外伤致后极部出现的一过性视网膜水肿，视网膜变白，视力下降。由于受打击部位传送的冲击波损伤外层视网膜，色素上皮受损，屏障功能破坏，细胞外水肿，使视网膜混浊，视力可下降至 0.1 以下。主要表现为 2 种结局：①一些病例在 3～4 周水肿消退，视力恢复较好，属于“视网膜震荡（commotio retinae）”（图 18-8）；②有些病例存在明显的光感受器损伤、视网膜外层变性坏死，黄斑部色素紊乱，视力明显减退，可称为“视网膜挫伤”，严重者伴有视网膜出血。

治疗：伤后早期应用大剂量糖皮质激素治疗，可能减轻视网膜水肿引起的损害。神经营养药、血管扩张剂、维生素类药物的疗效尚待明确。

3. 外伤性黄斑裂孔　多为全层裂孔，因局部挫伤坏死和玻璃体牵拉所致。可立即出现，或发生在黄斑水肿、脉络膜破裂及视网膜下出血，或玻璃体后脱离之后。有少数病例会引起视网膜脱离。

治疗：外伤性黄斑裂孔引起视网膜脱离的可能性较小，可临床观察，一旦出现视网膜脱离应手术治疗，但术后视力多无明显改善。

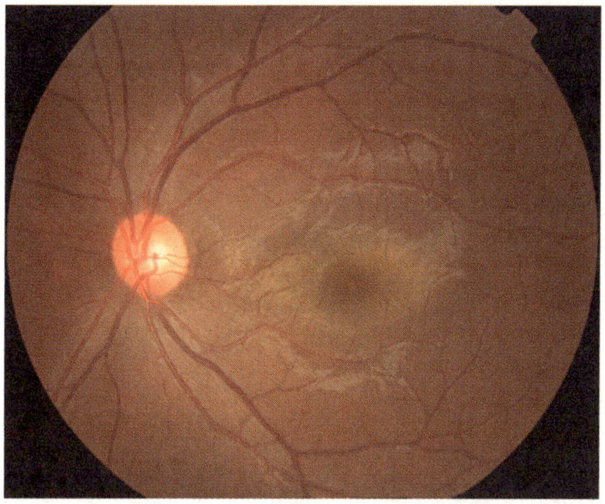

图 18-8　视网膜震荡

示左眼球钝挫伤后黄斑区灰白色混浊。

4. 锯齿缘离断　是眼外伤引起的视网膜脱离的一种典型表现，常发生于鼻上或颞下象限。视网膜周边其他部位也可能因外伤的诱因发生视网膜裂孔，引起视网膜脱离。

治疗：对锯齿缘离断或周边部裂孔，可行巩膜外垫压术；复杂病例如合并巨大裂孔、玻璃体积血或外伤性增生性玻璃体视网膜病变时，需行玻璃体手术。

（六）眼球破裂

眼球破裂由严重的钝挫伤所致。常见部位在角巩膜缘，也可在眼外肌下。破裂处常有眼内组织脱出或嵌顿；眼压多降低，也可正常或升高；前房或玻璃体积血；球结膜出血及水肿；角膜可变形；眼球运动在破裂方向上受限；视力光感或更差。CT 或 B 型超声检查可显示眼环连续性的中断、眼球变形、眼球体积缩小或眼球轴径缩短以及其他眼内结构受损的征象。

部分患者由于其破裂伤口位置靠后，如位于眼外肌下或后部巩膜的破裂，或因球结膜完整、结膜下大量出血掩盖破裂部位等因素，外部检查不易发现，临床上非常容易造成漏诊和误诊，称为“隐匿性巩膜破裂伤（occult scleral rupture）”（图 18-9A），是眼球破裂的一种特殊类型。其特征为：①有明显的严重眼钝挫伤史；②视力光感或光感以下；③球结膜水肿和结膜下大量出血；④低眼压；⑤不同程度的前房积血；⑥眼球运动障碍。如具有 4～5 种上述临床表现者，巩膜破裂伤的可能性极大。晶状体损伤或脱位、玻璃体积血、视网膜脱离等眼内结构损害，可作为其诊断、指导治疗以及判断预后的重要参考指标。与 A/B 型超声及 CT 等影像学检查相结合，可减少误诊和漏诊率。

治疗：急诊处理见概述中的描述。专科处理多采用两步手术。先急诊做初期眼球缝合术，术后使用抗生素和糖皮质激素，以控制感染和创伤性炎症反应。对疑似隐匿性巩膜破裂者可行手术探查，以防漏诊。发现破裂应行缝合术（图 18-9B）。之后，做 A/B 型超声及视觉电生理检查。根据情况，在 1～2 周行玻璃体手术，有可能保留眼球外形，甚至有用视力。除非眼球结构完全破坏，无法将眼球缝合，一般不应做初期眼球摘除术。

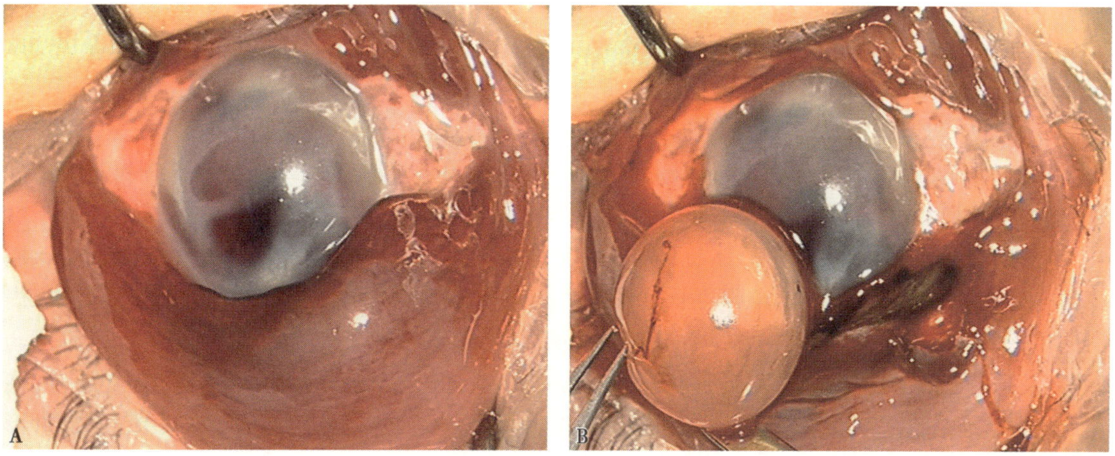

图 18-9　隐匿性巩膜破裂伤

A. 左眼球结膜下大量出血及水肿，角膜水肿混浊，前房积血；B. 手术探查发现角巩膜缘后巩膜伤口向后延伸，长达 8mm 以上，晶状体（镊子所指）脱出，葡萄膜和玻璃体嵌顿于伤口。

二、眼球穿通伤

眼球穿通伤由锐器的刺入、切割造成眼球壁的全层裂开，是“由外向内”的致伤机制，伴或不伴有眼内损伤或组织脱出。以刀、针、剪刺伤等较常见。预后取决于伤口部位、范围和损伤程度，有无感染等并发症，以及治疗措施是否及时适当。

【临床表现】 按伤口的部位，可分为3类。

1. **角膜穿通伤**　较常见。分为单纯性和复杂性。①单纯性：角膜伤口较小且规则，常自行闭合，无虹膜嵌顿；②复杂性：伤口大，不规则，常有虹膜脱出及嵌顿，前房变浅（图18-10），可伴有晶状体破裂及白内障或眼后段损伤。有明显的眼痛、流泪和视力下降。

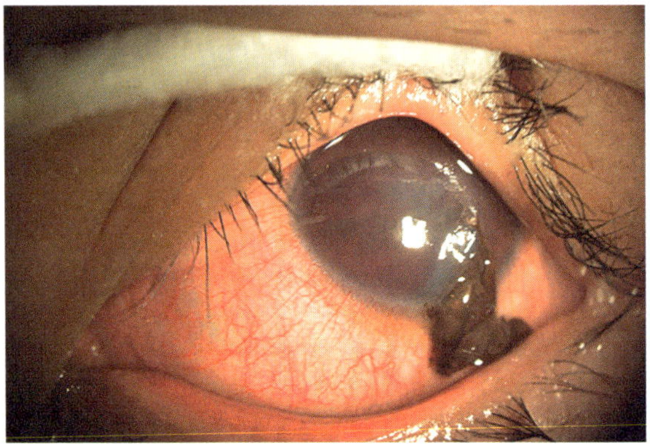

图18-10　**角膜穿通伤**
示左眼角膜伤口伴虹膜脱出嵌顿和前房积血。

2. **角巩膜穿通伤**　伤口累及角膜和巩膜，可引起虹膜睫状体、晶状体和玻璃体的损伤、脱出，以及眼内出血，伴有明显眼痛和刺激症状，视力明显下降。

3. **巩膜穿通伤**　较小的巩膜伤口容易忽略，伤口表面仅见结膜下出血。大的伤口常伴有脉络膜、玻璃体和视网膜的损伤及出血，预后差。

【治疗】 伤后立即包扎伤眼，送眼科急诊处理。对复杂病例多采用两步手术治疗原则：①初期缝合伤口，恢复眼球完整性；②防治感染等并发症；③必要时行二期手术。

1. **初期伤口处理**　①单纯性角膜伤口，创口较小，对合良好，前房存在，可不缝合，包扎伤眼；大于3mm，多有闭合不全或对合不佳，使角膜欠平整，需做显微手术严密缝合，恢复前房；也可配合配戴角膜接触镜，以减少伤后不规则散光。②复杂性角膜伤口，有虹膜嵌顿时，用抗生素溶液冲洗，还纳眼内；不能还纳时（严重破坏、缺血、污染、伤后超过24小时），可予剪除。仔细缝合角膜伤口。③角巩膜伤口，先缝合角膜缘一针，再缝合角膜，然后缝合巩膜。脱出的睫状体和视网膜应予还纳。脱出的晶状体和玻璃体予以切除。④巩膜伤口，应自前向后边暴露、边缝合。必要时暂时性离断眼外肌。贯通伤的出口多不能缝合，由其自闭。

2. **外伤后炎症和感染防治**　常规注射破伤风抗毒素，全身应用抗生素和糖皮质激素。抗生素眼液频繁滴眼，并用散瞳剂。

3. **二期手术**　依眼内组织结构损伤情况，多在伤后1～2周行内眼或玻璃体手术，处理外伤性白内障、玻璃体积血或视网膜脱离等。

【并发症及处理】

1. **外伤性感染性眼内炎**（traumatic infectious endophthalmitis）　是眼外伤严重的并发症。不伴眼内异物的开放性眼外伤后眼内炎发生率为3.1%～11.9%；如果合并眼内异物则更高，为3.8%～48.1%。导致外伤性眼内炎的病原体与其他眼内炎（如内眼手术后眼内炎等）不完全相同。革兰氏阳性菌占绝大多数（如葡萄球菌属），革兰氏阴性菌次之（如假单胞菌属），真菌性眼内炎较少。发生眼内炎的相关危险因素包括外伤类型、是否有眼内异物存留、受伤后治疗是否及时（关闭伤口、合理用药等）以及患者是否有内科疾病等。眼内炎发展快，眼痛、头痛剧烈，刺激症状明显，视力严重下降，甚至无光感。球结膜高度水肿、充血，角膜混浊，前房纤维蛋白炎症或积脓，玻璃体雪球样混浊或脓肿形成。严重时可致角巩膜坏死及穿孔（图18-11），甚至眶蜂窝织炎。

治疗：发生眼内炎时应立即进行治疗，充分散瞳，局部和全身应用大剂量抗生素和糖皮质激素。玻璃体腔内注药是提供有效药物浓度的可靠方法，可注入万古霉素1mg、头孢他啶2mg（如无药物过

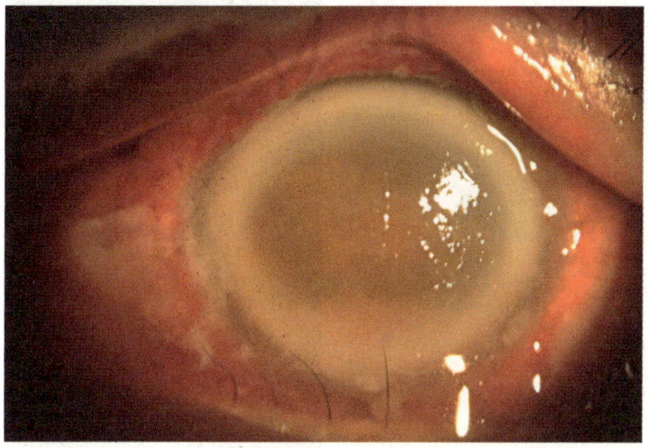
图 18-11　外伤性感染性眼内炎
示右眼混合充血、结膜水肿，角膜边缘坏死，中央区混浊，隐约可见前房下方积脓，眼内细节不清晰。

敏等禁忌证）及地塞米松 0.4mg。注射前应抽取房水及玻璃体液做细菌培养和药敏试验，根据结果适当调整用药方案。对严重感染，需紧急行玻璃体切割术及玻璃体内药物灌注；对炎症控制不良者，可在 48～72 小时内重复上述治疗。延误抢救时机（例如过夜），可能难以保留眼球。

2. 交感性眼炎（sympathetic ophthalmia）　一眼遭受开放性眼外伤或内眼手术后发生的双侧肉芽肿性葡萄膜炎称为交感性眼炎，主要由外伤或手术造成眼内抗原暴露并激发自身免疫应答所致。外伤后的发生率约为 0.2%，内眼手术之后约 0.07‰。本病主要与细胞免疫有关，抗原成分可能来源于黑色素、视网膜色素上皮或光感受器外节，感染可能参与抗原的激活。

临床表现：可发生于外伤或手术后 5 天至数十天，但多发生于 2 周至 2 个月内。一般发病隐匿，多为肉芽肿性炎症，可为前葡萄膜炎、后葡萄膜炎、中间葡萄膜炎或全葡萄膜炎，但以全葡萄膜炎多见。临床表现为伤眼（称诱发眼）的葡萄膜炎症状持续不退并逐渐加重，出现 KP，瞳孔缘可有小珍珠样灰白色结节。经过一定的潜伏期，另一眼（称交感眼）突然出现类似的葡萄膜炎，视力急剧下降。眼底可出现黄白色点状渗出，多位于周边部（称 Dalen-Fuchs 结节）。交感性眼炎病程长，反复发作，晚期由于视网膜色素上皮的广泛萎缩，整个眼底呈红色外观，可出现与 Vogt-小柳原田病相似的“晚霞状眼底”。治疗不当或病情不能控制时，可出现继发性青光眼、视网膜脱离和眼球萎缩等。也可出现一些眼外病变，如白癜风、毛发变白、脱发、听力下降或脑膜刺激征等。

治疗：伤后尽早缝合伤口、切除或还纳脱出的葡萄膜组织，预防感染，可能对预防本病有益。一旦发现本病，应按葡萄膜炎给予糖皮质激素和散瞳治疗。对眼前段受累者，可给予糖皮质激素滴眼和睫状肌麻痹剂等治疗。对于表现为后葡萄膜炎或全葡萄膜炎者，则应选择糖皮质激素口服；对不显效的病例可选用免疫抑制剂。多数病例经治疗可恢复一定视力。摘除诱发眼多不能终止病程，而且有些诱发眼经治疗后还可获得一定视力。有关摘除伤眼眼球是否具有预防作用尚无定论；如果要摘除，眼球摘除术和眼内容摘除术哪种术式对预防本病更佳有争议，从美容考虑，目前趋向后者。

3. 外伤性增生性玻璃体视网膜病变　由于伤口或眼内过度的修复反应，纤维组织增生引起牵拉性视网膜脱离。可适时行玻璃体手术。但有些伤眼最终萎缩。

相对而言，“外伤性视网膜脱离”的概念较宽，可因视网膜裂孔形成、视网膜下出血或渗出、牵拉（视网膜嵌顿或伤口的纤维组织增生）等一种或混合因素造成。如果合并黄斑损伤、巨大裂孔和严重的牵拉脱离，预后不良，需要做玻璃体手术治疗。如果存在大的角膜裂伤，手术时可采用暂时性人工角膜，或行眼内镜下手术。

三、眼异物伤

眼异物伤比较常见。大多数异物为铁质磁性金属，也有非磁性金属异物如铜和铅。非金属异物包括玻璃、碎石、植物性（如木刺、竹签）和动物性（如毛、刺）异物等。不同性质的异物所引起的损伤及其处理有所不同。

（一）眼球外异物

1. 眼睑异物　多见于爆炸伤时，可使眼睑布满细小的火药渣、尘土及沙石。对较大的异物可用镊子夹出。

2. 结膜异物　常见的有灰尘、煤屑等，多隐藏在睑板下沟、穹窿部及半月皱襞。异物摩擦角膜会引起刺激症状。可在表面麻醉剂滴眼后用无菌湿棉签拭出异物，或结膜囊冲洗，然后滴用抗生素滴眼液。

3. 角膜异物 以铁屑、煤屑较多见，有明显刺激症状，如刺痛、畏光、流泪和眼睑痉挛等。铁质异物可形成锈斑（图 18-12）。植物性异物容易引起感染。

治疗：对角膜浅层异物，可在表面麻醉下用盐水湿棉签拭去。较深的异物，可用无菌注射针头剔除。如有锈斑，尽量一次刮除干净。对多个异物可分期取出，即先取出暴露的浅层异物，对深层的异物暂不处理。若异物较大，已部分穿透角膜进入前房，应行显微手术摘除异物，必要时缝合角膜伤口。挑取异物时应严格执行无菌操作，否则有引起化脓性角膜溃疡的危险。异物取出后，滴用抗生素滴眼液或眼膏。

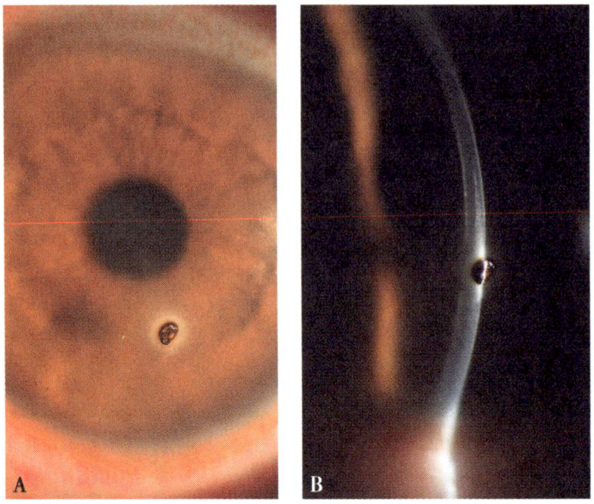

图 18-12　角膜异物

示一铁屑沉着于左眼角膜，异物达基质深层，伴角膜浸润和锈斑形成（A 为弥散光像，B 为裂隙像）。

4. 眶内异物 常见的有金属弹片、气枪弹或木、竹碎片。可有局部肿胀、疼痛。若合并化脓性感染时，可引起眶蜂窝织炎或瘘管。眶内金属异物多被软组织包裹，可不必勉强摘除。若存在以下情况，应尽早手术完全取出异物：①异物造成眼眶与鼻窦或颅腔沟通者；②异物引起组织反应，伤口不易愈合者；③异物大，表面粗糙，且邻近视神经或其他重要结构具有潜在损伤危险者；④铜或植物性异物。

（二）眼内异物

眼内异物（intraocular foreign body）是严重危害视力的一类眼外伤。任何开放性眼部或眼眶外伤，都应怀疑并排除异物。敲击金属是最常见的受伤方式。异物的损伤因素包括机械性破坏、化学及毒性反应、继发感染等。除穿通伤之外，还有异物特殊的损害。

【病理学和临床表现】 眼内的反应取决于异物的化学成分、部位和有无感染。

1. 概况 不活泼的无菌异物，如石、沙、玻璃、瓷器、塑料等，一般能耐受。铁、铜、铝和锌是常见的反应性异物，后两种引起轻微炎症，可包裹；若异物很大可刺激炎症，引起细胞增生、牵拉性视网膜脱离和眼球萎缩。异物也可移位。

2. 眼铁质沉着症（ocular siderosis） 关于眼内铁离子的损害机制，一般认为，铁片与玻璃体或眼内组织接触后，铁离子迅速氧化与扩散，激发 Haber-Weiss 反应，形成强力氧化剂，如羟自由基、超氧自由基和过氧化氢，引起脂质过氧化、细胞膜损伤以及酶失活，造成严重的结构与功能损害。

铁最容易沉着在上皮组织，瞳孔括约肌、开大肌，无色素睫状上皮、晶状体上皮以及视网膜。光感受器和色素上皮细胞对铁质沉着最敏感。损害后的症状为夜盲、向心性视野缺损甚至失明。体征包括：角膜基质铁锈色沉着、虹膜异色症、瞳孔扩大及反应迟钝、晶状体前棕色沉着、白内障、玻璃体混浊（图 18-13）、周边视网膜色素增生（早期、晚期为弥漫性），视网膜血管变窄，视盘色淡、萎缩。因为铁离子聚集在小梁网，可继发开角型青光眼。ERG 改变包括极早期 a 波升高，b 波正常，以后 b 波降低，最终消失。

3. 眼铜质沉着症（ocular chalcosis） 纯铜有特别的毒性，可引起急性眼铜质沉着症和严重炎症，需要立即摘除。若异物为铜合金，铜的含量少于 85%，会引起慢性眼铜质沉着症。铜离子亲合膜性结构，典型的表现是在角膜后弹力层沉着，绿色房水颗粒，虹膜变绿色，向日葵样白内障，棕红玻璃体混浊，条索形成，视网膜血管上和黄斑区有金属斑。金属弥散后，摘除异物不能减轻损害。

【诊断】 外伤史，如敲击金属或石质、爆炸伤和车辆交通事故挡风玻璃破碎等应怀疑有异物存留。高速小金属片可由锤子和机械上飞出，易被忽视。

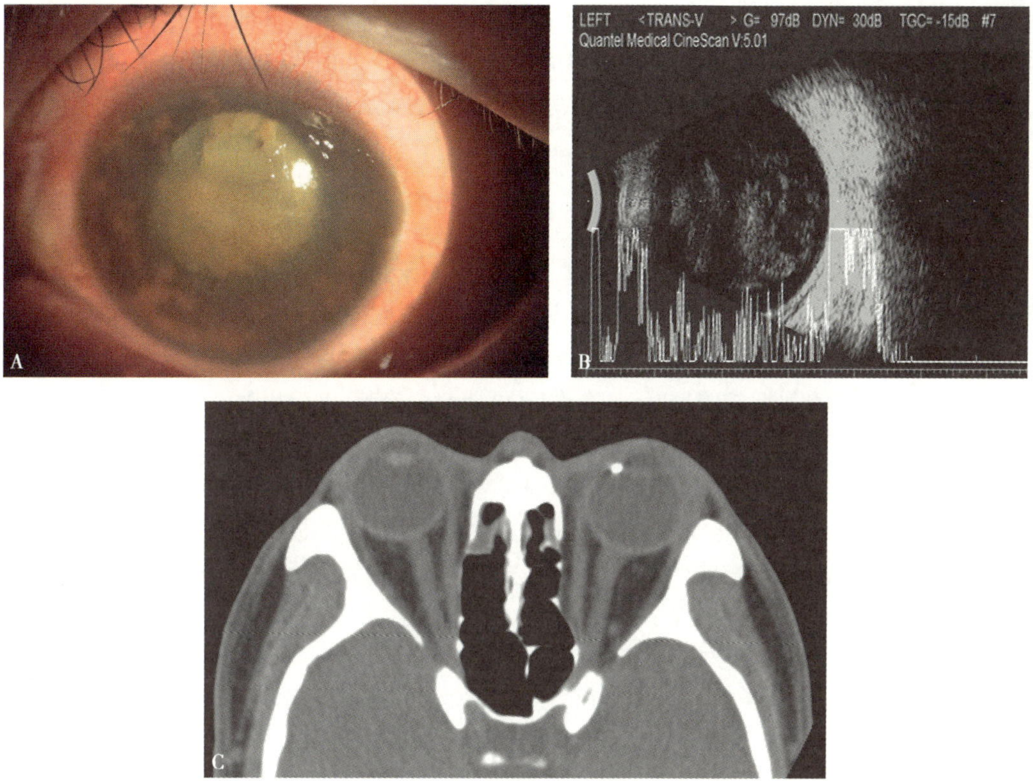

图 18-13　眼铁质沉着症

A. 左眼前节像示角膜轻度混浊，虹膜异色伴虹膜表面铁锈色沉着物，瞳孔扩大，晶状体混浊；B. A/B 型超声示玻璃体混浊；C. CT 示左眼鼻侧睫状体附近金属异物。

1. **临床特征**　常有穿通伤的体征，发现伤口是诊断的重要依据。如角膜有线状伤口或全层瘢痕，相应的虹膜部位有穿孔，晶状体局限性混浊，表明有异物进入眼内。巩膜伤口较难发现。若屈光介质尚透明，可在裂隙灯显微镜或检眼镜下直接看到异物（图 18-14）。必要时做前房角镜或三面镜检查，有助于发现隐匿在前房角或眼底周边部的异物。异物有无视网膜毒性，可用 ERG 检查判断。

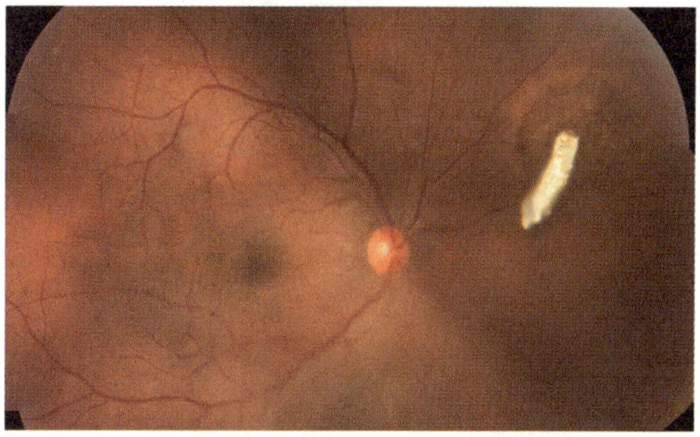

图 18-14　视网膜的铁异物

可见右眼视盘鼻上方 3 视盘直径（DD）处视网膜表面有一反光的金属异物，其周围视网膜受累。

2. **影像学检查**　采用 X 线摄片、B 超或超声生物显微镜、CT 扫描等，各有其优缺点。MRI 不能用于磁性异物检查。

【治疗】　眼内异物一般应及早手术取出，以重建眼部结构及恢复视功能。手术方法取决于异物大小、位置（如是位于玻璃体内还是嵌顿于视网膜及其他结构内）、性质（如异物是否有磁性、是否包裹），以及眼部并发症情况（如屈光介质透明度是否影响观察异物，眼内是否有出血、感染等并发症）。

1. **前房及虹膜异物**　经靠近异物的方向或相对方向做角膜缘切口取出，磁性异物可用电磁铁吸出，非磁性异物用镊子夹出。

2. **晶状体异物**　若晶状体大部分透明，可不必立即手术。若晶状体已混浊，可连同异物摘除。

3. **眼后段异物**　异物较小且已完全包裹于球壁内，不一定要勉强取出。对甚小的铁异物存留，多次 ERG 检查可能有帮助，若 b 波振幅降低，建议取出异物。

根据情况采用外路法或玻璃体手术取出眼后段异物。体积较小、可见的玻璃体内铁异物，没有包裹的异物，同时无视网膜并发症，可以应用电磁铁经睫状体扁平部摘除；其他情况，如异物大、包裹、粘连、非磁性，需玻璃体手术摘除，同时处理眼内的并发症，如玻璃体积血或视网膜脱离；较大的异物可通过角巩膜切口或原入口取出，以减少对周边视网膜组织的损伤。

四、眼附属器和视神经外伤

（一）眼睑外伤

1. 眼睑挫裂伤 挫伤致眼睑小血管破裂，常引起眼睑水肿和出血。出血初为青紫色，以后渐变为黄色，可在1～2周内完全吸收。严重挫伤或锐器切割伤时，可出现睑皮肤全层裂伤，甚至深达肌层、睑板和睑结膜（图18-15）。

治疗：①眼睑淤血和肿胀较明显时，可在伤后48小时内冷敷，以后热敷；②眼睑裂伤应尽早清创缝合，尽量保留组织，不可去除皮肤，注意功能和美容效果的恢复。对全层裂伤应严格分层对位缝合，以减轻瘢痕形成和眼睑畸形。伴有上睑提肌断裂时应修复，以免上睑下垂的发生。眼睑裂伤修复应遵循以下原则：眼睑血供丰富，极少发生缺血坏死。除未累及睑缘的板层裂伤可以简单缝合外，其他眼睑外伤都应将睑缘、睑板和皮肤严格对合，通常先用褥式缝合邻近睑缘的睑板，以避免日后出现成角畸形。缝合应及早，伤后24小时组织水肿会增加缝合难度。

2. 泪小管断裂 内眦眼睑外伤常伴发泪器损伤，以下泪小管断裂多见（图18-16），可由锐器造成直接的切割伤，或因眼睑突然向外侧牵拉间接撕裂薄弱的内眦部。治疗不当会造成眼睑畸形和溢泪症。

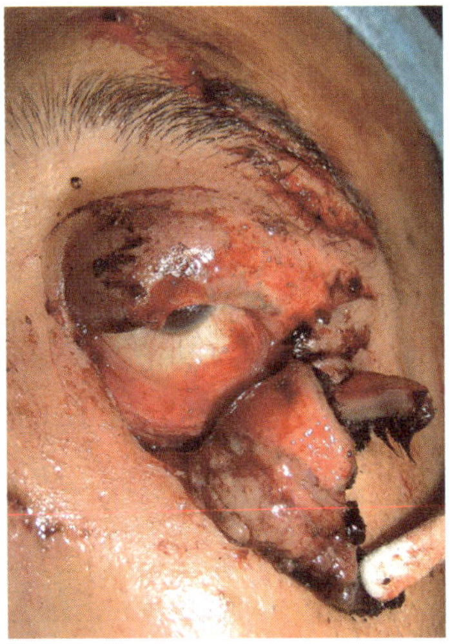

图18-15 眼睑全层裂伤
示左下眼睑全层裂伤，并有眉弓部和上眼睑多处皮肤裂伤。

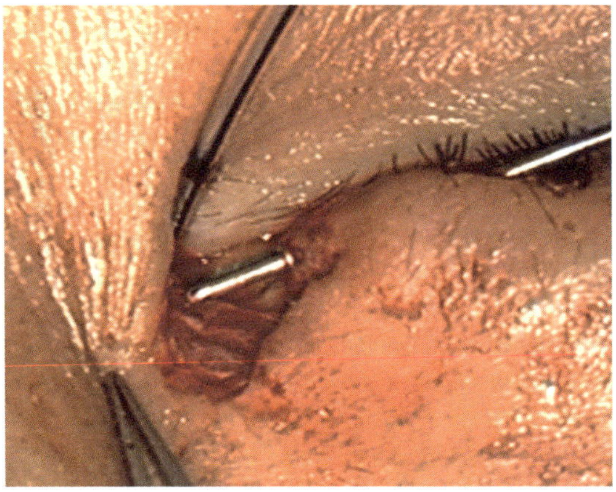

图18-16 泪小管断裂
左眼下眼睑全层裂伤伴下泪小管断裂，手术修复时，泪道支撑管由其鼻侧断端经泪囊和鼻泪管插入鼻腔，用金属探针明确断裂泪小管的颞侧端。

治疗：手术是唯一的治疗方法。应争取尽早行泪小管吻合术，最好在伤后48小时内完成。伤后时间太久，可能会因组织水肿而影响泪小管的修复或接通。术中寻找到泪小管断端是手术成功的关键，最好在患者有效的镇静或麻醉下，借助具有良好照明的手术显微镜进行查找。术者需要熟悉内眦部的解剖结构，必要时使用探针或荧光素钠等染色剂冲洗协助定位。在显微镜下通过引导置入支撑物（如硬膜外麻醉导管或专用硅胶管或支架等），将断裂的泪小管和周围组织恢复正常解剖位置，缝合泪小管管壁及周围肌肉和软组织，修复眼睑皮肤裂伤。术后3～6个月后可拔出支撑物。如刺激症状明显、感染、局部炎症或形成脓性肉芽肿时，需要尽早取出支撑物。若同时发生上、下泪小管断裂，建议尽可能将其全部吻合。

（二）眼眶外伤

1. 眼眶骨折　在头面部外伤中多见，常见原因为钝力打击、车祸或从高处跌落等。从骨折发生的机制分析，眶骨折可包括直接性骨折和间接性骨折，后者多为爆裂性眶骨折（参见“第十六章　眼眶疾病”）。

2. 眼眶穿通伤　常由锐器切割引起眼睑、眼球及眶深部组织的损伤。如果眼外肌及其支配神经损伤，可出现眼球运动障碍。眶内出血可引起急性眶压升高，危及视功能。

治疗：对软组织损伤应分层清创缝合，同时应用破伤风抗毒素及抗生素防治感染。对因出血引起的急性眶压升高，需要及时做眶减压术。

3. 眶出血　血管破裂，出血进入眶内或在眶内形成血肿，是眼眶外伤的常见并发症。出血可在骨膜下或进入眶组织内。一般而言，严重的眶出血多与眶骨骨折有关，也可因对冲伤撕裂眶内动脉分支，或使刚刚进入眼球的睫状血管破裂所致。

治疗：通常只需观察。早期可冷敷或加压包扎，24 小时后改湿热敷。可全身使用止血药物或抗生素等。当眼球突出造成角膜暴露或视功能受损而危及眼球时，应及时行减压手术处理。

4. 眶气肿　通常由眶壁骨折和黏膜撕裂造成，使空气在眼睑或眼眶组织内积聚，表明眶组织已与鼻旁窦沟通，多见于外伤，可由拳头、木块、铁块、石块及球类等打击直接损伤引起，也可见于从高处坠落时头后部着地等间接性损伤，偶见于手术创伤。骨折一般不自行发生眶气肿，只有当上呼吸道压力增大，如打喷嚏或擤鼻时才引起空气进入眶组织内。少数患者无外伤史，称为自发性眶气肿。X 线平片、CT 扫描及 MRI 可清楚显示眶部有气体存在。

治疗：无须特殊治疗。也可用绷带加压，嘱患者避免用力或急促呼吸。眶内气体多在数天内很快吸收，肿胀消失。

（三）视神经外伤

1. 视神经挫伤　亦称外伤性视神经病变（traumatic optic neuropathy），损伤可发生在视神经的球后段到颅内段的任何部位，分为直接损伤和间接损伤两种，交通事故、坠落和拳击伤为最常见原因。直接损伤源自视神经本身的撕裂或由骨折碎片或其他异物引起的撕裂伤，也可由视神经管骨折、眶内或鞘内出血造成的压迫性损伤；间接损伤是最常见的形式，可发生于头颅外伤，前额部外伤最常见，尤其是眉弓外侧的挫伤，推测与剪切力作用于视神经或视神经管内滋养血管的附着点造成损害相关。典型表现为视力即刻丧失且严重，24%～86% 的患者就诊时无光感；外表面很少有损伤的表现，但均存在相对性传入性瞳孔障碍。通常在发病时视盘正常，4～8 周内会出现视神经萎缩。影像学检查有助于判定损伤的程度，并发现一些相关的颅内或面部损伤、眶内骨片或血肿。对合并颅脑外伤的昏迷患者，应积极早期行眼科检查，以便及时发现和治疗视神经损伤。

治疗：视神经挫伤的视功能预后一般很差，但近期报道有一些患者可自行恢复部分视功能。有关间接性视神经挫伤的治疗目前尚未达成共识，临床上可供选择的有保守疗法、糖皮质激素和视神经管减压术，而神经保护策略尚在研究中。各文献报道的用药方法不同，临床结果差别也很大，但广泛接受的是治疗开始得越早，疗效越好。一般遵循以下原则：急性病例可尽快启动大剂量静脉滴注甲泼尼龙疗法，建议剂量每次 500mg，每日 2 次。经治疗如果视功能改善，静脉给药 48 小时后可改为口服给药减量过程，直至 2 周。如果 12～48 小时后对药物治疗无效，或减量过程出现视力减退，有建议考虑经颅或经筛窦视神经管减压术。但也有学者认为，对间接性视神经挫伤早期糖皮质激素冲击疗法无效时，手术效果也很有限。对伤后早期视力进行性下降，并伴球后或视神经鞘血肿、视神经管骨折变形或狭窄、骨折刺入视神经等直接损伤的患者，应积极进行视神经管减压术，以解除压迫或刺伤。使用糖皮质激素治疗视神经挫伤的同时，可配合使用脱水剂、改善微循环药物、神经营养药物等，同时应注意大剂量糖皮质激素相关并发症的风险。

2. 视神经撕脱　眼球受力极度旋转，向前移位；或挤压使眼压突然升高致筛板破裂；或眶穿通伤使视神经向后牵拉，在这些情况下，视神经受到强力牵引从巩膜管向后脱位，引起视神经撕脱（evulsion of optic nerve）。可见视盘处呈坑状凹陷，后部出血，挫伤样坏死。通常视力完全丧失，无有效疗法。

第三节 | 非机械性眼外伤

一、酸碱化学伤

化学烧伤（chemical burn）由化学物品的溶液、粉尘或气体接触眼部所致。多发生在化工厂、实验室或施工场所，其中常见的有酸、碱烧伤，都需要作为急诊处理。

【损伤机制】 酸碱烧伤的损伤机制不同：①酸烧伤（acid burn），酸对蛋白质有凝固作用。浓度较低时，仅有刺激作用；强酸能使组织蛋白凝固坏死，凝固蛋白可起到屏障作用，能阻止酸性作用向深层渗透，组织损伤相对较轻。②碱烧伤（alkali burn），常见由氢氧化钠、生石灰、氨水等引起。碱能溶解脂肪和蛋白质，与组织接触后能很快渗透到深层和眼内，使细胞分解坏死。因此，碱烧伤的后果要更严重。

【临床表现与并发症】 根据酸碱烧伤后的组织反应，可分为轻、中、重三种不同程度的烧伤。

1. 轻度　多由弱酸或稀释的弱碱引起。眼睑与结膜轻度充血水肿，角膜上皮有点状脱落或水肿。数日后水肿消退，上皮修复，不留瘢痕，无明显并发症，视力多不受影响。

2. 中度　由强酸或较稀的碱引起。眼睑皮肤可起水疱或糜烂；结膜水肿，出现小片缺血坏死；角膜有明显混浊、水肿，上皮层完全脱落，或形成白色凝固层（图 18-17）。治愈后可遗留角膜斑翳，影响视力。

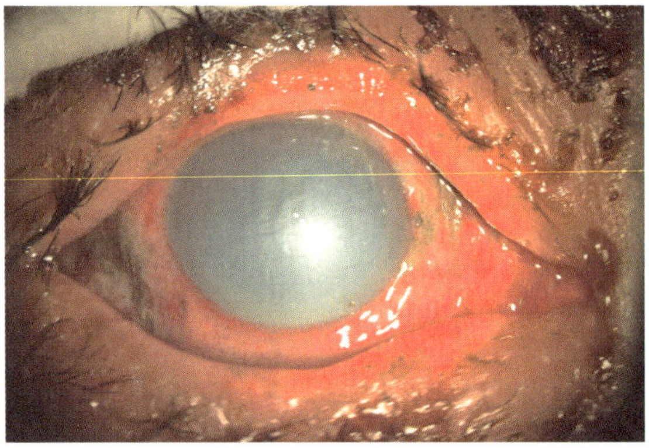

图 18-17　碱化学烧伤

右眼碱烧伤后 3 天，示眼睑皮肤烧伤、结痂，结膜充血、局部坏死，角膜瓷白色水肿、混浊。

3. 重度　大多为强碱引起。结膜出现广泛的缺血性坏死，呈灰白色混浊；角膜全层灰白或者呈瓷白色。由于坏死组织释放趋化因子，大量中性粒细胞浸润并释放胶原酶，角膜基质层溶解，出现角膜溃疡或穿孔。碱性物质可立即渗入前房，引起葡萄膜炎、继发性青光眼和白内障等。角膜溃疡愈合后会形成角膜白斑，角膜穿孔愈合后会形成前粘性角膜白斑、角膜葡萄肿或眼球萎缩。由于结膜上皮的缺损，在愈合时可造成睑球粘连、假性翼状胬肉等。最终引起视功能或眼球的丧失。

碱烧伤后的眼压升高可能原因是碱立即引起巩膜收缩，小梁网受损，使眼压迅速升高；2～4 小时后，由于前列腺素释放，使眼压再次升高。由于角膜混浊，不容易检测眼压。

此外，眼睑、泪道的烧伤还可引起眼睑畸形、眼睑闭合不全和溢泪等并发症。

【急救和治疗】

1. 急救　争分夺秒地在现场彻底冲洗眼部，是处理酸碱烧伤最重要的一步。及时彻底冲洗能将烧伤降到最低程度。应立即就地取材，用大量清水或其他水源反复冲洗，冲洗时应翻转眼睑、转动眼球，暴露穹窿部，将结膜囊内的化学物质彻底洗出。应至少冲洗 30 分钟。送至医疗单位后，根据时间早晚也可再次冲洗，并检查结膜囊内是否还有异物存留。也可进行前房穿刺术，以减轻对眼内组织的损害。

2. 后续治疗

（1）早期治疗：局部或联合全身应用抗生素控制感染。1% 阿托品每日散瞳。局部或全身使用糖皮质激素，以抑制炎症反应和新生血管形成；但在伤后 2～3 周，角膜有溶解倾向时应停用。可滴用自家血清和含细胞生长因子的药物，以促进愈合。0.5% EDTA（依地酸钠）可用于石灰烧伤病例。在 2 周内都应滴用降眼压药。持续的胶原酶活性升高，是角膜溶解的原因之一。为防止角膜穿孔，可应用胶原酶抑制剂。局部滴用 2.5%～5% 半胱氨酸眼液；全身应用四环素类药物，每次 0.25g，每日 4 次。维生素 C 对轻至中度碱烧伤有益，但对阻止严重碱烧伤的角膜溶解作用有限。如果球结膜有广泛坏死或角膜上皮坏死，可早期切除坏死组织，防止睑球粘连。一些患者在 2 周内出现角膜溶解变薄，需行全角膜板层移植术，并保留植片的角膜缘上皮，以挽救眼球。也可做羊膜移植、角膜缘干细胞移植，或自体口腔黏膜和对侧球结膜移植。每次换药时用玻璃棒分离睑球粘连，或安放隔膜。

（2）晚期治疗：针对并发症进行。如烧伤后矫正睑外翻、睑球粘连，进行角膜移植术等。出现继发性青光眼时应用药物降低眼压，或行睫状体冷凝术或 810nm 激光光凝术。

二、眼部热烧伤

多种因素可造成眼部热烧伤（thermal burn）。高温液体如铁水、沸水和热油等溅到眼部引起的热烧伤称接触性热烧伤，由火焰喷射引起的烧伤称火焰性热烧伤。沸水、沸油的烧伤一般较轻。眼睑发生红斑、水疱，结膜充血、水肿，角膜轻度混浊。热烧伤严重时，如铁水溅入眼内，可引起眼睑、结膜、角膜和巩膜的深度烧伤，甚至组织坏死。组织愈合后可出现瘢痕性睑外翻、眼睑闭合不全、角膜瘢痕、睑球粘连甚至眼球萎缩。

【治疗】 原则是防止感染，促进创面愈合，预防睑球粘连等并发症。对轻度热烧伤，局部滴用散瞳剂及抗生素眼液；严重的热烧伤应除去坏死组织，处理大致同严重碱烧伤。有角膜坏死时，可行羊膜移植、角膜缘干细胞移植或带角膜缘上皮的全角膜板层移植。晚期根据病情治疗并发症。

三、辐射性眼损伤

辐射性损伤（radiation injuries）包括电磁波谱中各种射线造成的损害，如微波、红外线、可见光、紫外线、X 线和 γ 射线等。中子或质子束照射也能引起这类损伤。

（一）可见光损伤

热和光化学作用可引起黄斑损伤，如用不当的方法观察日食引起的“日光性视网膜病变（solar retinopathy）”。对视力有不同程度的影响，严重者有中央暗点、视物变形和头痛。视力下降到 0.08～0.1。最初几天眼底可见中心凹黄白色点，几天后变成红点，有色素晕。2 周后，出现小而红色的板层裂孔，可位于中心凹或旁中心凹。轻者通常 3～6 个月可恢复或部分恢复，但重度损伤将造成永久性视力损害。预防极为重要，在强光下应戴有色眼镜。

视网膜的光损伤（photic damage）可由多种强光源引起。视野中出现旁中央暗点，眼底中心凹旁有黄白色深层病变，以后呈斑驳状，造影显示荧光增强。激光的机械性、热和光化学作用能引起视网膜炎症和瘢痕，应注意防护。近年来临床上可见到由市售的不合格激光笔误伤而造成暂时性或持久性视力损害的病例，加强宣传和管理十分必要。

（二）紫外线损伤

电焊、高原、雪地及水面反光可造成眼部紫外线损伤（ultraviolet radiation injury），又称为电光性眼炎（electric ophthalmia）或雪盲。紫外线对组织有光化学作用，使蛋白质凝固变性，角膜上皮坏死脱落。可在照射后 3～12 小时发作，有强烈的异物感、刺痛、畏光、流泪及睑痉挛、结膜混合充血、角膜上皮点状脱落，荧光素钠染色呈点状着色（图 18-18）。24 小时后症状减轻或痊愈。中波紫外线（UV-B）辐射与年龄相关性白内障的发生密切相关。

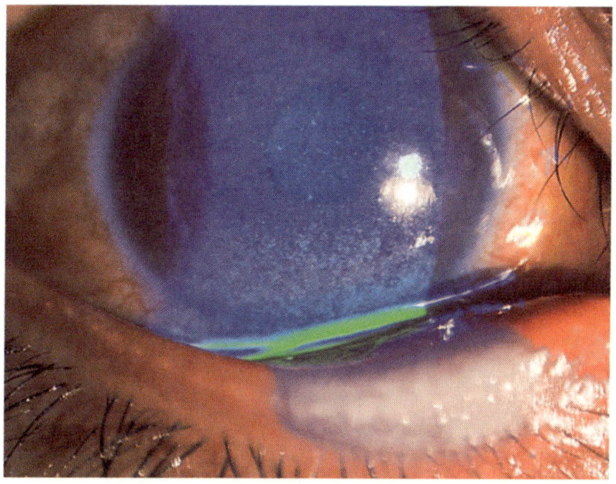

图 18-18　电光性眼炎
荧光素钠染色在钴蓝光下示右角膜上皮弥漫性点状着色。

【治疗】 对症处理，减轻疼痛，可涂抗生素眼膏包扎，预防感染。也可同时滴用促进角膜上皮愈合的眼液或眼用凝胶。应配戴防护面罩或眼镜预防。

（三）离子辐射性损伤

X 线、γ 射线、中子或质子束可引起放射性白内障、放射性视网膜病变或视神经病变、角膜炎或虹膜睫状体炎等，应注意防护。对肿瘤行放射治疗是一种常见原因，暴露于离子辐射会损伤视网膜血管。外照射或用局部敷贴器（剂量 30～36Gy，也有 15Gy 引起的），一般 4 个月～3 年后，引起进行性的微血管病变，类似于糖尿病视网膜病变。无症状，或有视力下降。检查见神经纤维层梗死、视网膜出血、微动脉瘤、血管白鞘、毛细血管扩张和渗出，出现无灌注区及新生血管形成。视力预后与黄斑病变有关。可用局部或广泛激光光凝治疗。急性视神经病变也可引起视力丧失。

第四节　儿童眼外伤

眼外伤是儿童单眼失明最常见的原因。儿童眼外伤（pediatric ocular trauma）的特点：①发病率高，约占全部眼外伤病例的 1/3，且多为意外伤或误伤；②就诊不及时，沟通困难，部分患儿缺乏明确病史，以致延误治疗；③难以配合检查和治疗，对较小患儿必要时应在镇静或全麻下进行详细检查和妥善处理，最好检查与处理同时进行，以减少患儿痛苦；④儿童眼部结构特殊，对各种损伤产生的炎症反应强烈，并发症多，预后差，致盲率高；⑤在损伤即刻就应开始面对弱视问题，应注重视觉康复，加强随访；⑥绝大部分是可预防的，因此防护十分重要。

接诊儿童患者应具备一定的技巧，了解不同年龄段造成眼外伤的原因不同，掌握各种类型眼外伤发生在儿童身上时具有的特殊性。新生儿期眼外伤以产伤多见；婴幼儿期以玩具致伤和碰伤为主，还应注意摇晃婴儿综合征（shaken baby syndrome）；学龄前期和学龄期儿童多在玩耍或运动中自我保护不善而使眼部受伤。应向患儿家属详细询问并全面采集受伤史和相关病史，征得家属的配合，以期获得良好的依从性。

（颜　华）

本章思维导图　　本章目标测试

第十九章 常见全身疾病的眼部表现

本章数字资源

眼与全身性疾病的关系极其密切。许多全身性疾病或全身用药会引起眼部异常，或出现相应的眼部改变，如全身性血管病、代谢性疾病、免疫性疾病、传染病、皮肤病等都可能引起眼部损害；许多眼病体征又可以反映全身疾病，如高血压性视网膜病变、糖尿病视网膜病变等。由于眼球的特殊解剖位置——位于体表，可以在直视下观察到眼前段，借助检眼镜也可以观察到视网膜血管和神经的变化。因此通过眼部的检查，有助于全身性疾病早期诊断、治疗，了解全身性疾病的严重程度和判断预后。在全身疾病的诊断和治疗过程中以及全身用药治疗时，要考虑到可能引起的眼部异常，进行定期的眼部检查。而全身疾病的及时诊治对预防和治疗眼部异常也具有重要意义。眼局部用药可以引起全身反应或并发症，严重者可以致死。因此眼局部用药时也要考虑到患者的全身状况，了解患者的全身疾病史和既往用药反应史，对于选择适宜的眼局部用药同样具有重要意义。

第一节 内科疾病

一、动脉硬化与高血压

（一）动脉硬化性视网膜病变

动脉硬化的共同特点是动脉非炎症性、退行性和增生性的病变，一般包括老年性动脉硬化、动脉粥样硬化和小动脉硬化等。老年性动脉硬化多发生在50～60岁及以上，为全身弥漫性动脉中层玻璃样变性和纤维样变性。动脉粥样硬化主要损害大动脉和中动脉，也可累及小动脉，最常见于主动脉、冠状动脉和脑动脉。在眼部多累及视网膜中央动脉视神经内段、视盘筛板区及视盘附近的主干动脉。小动脉硬化是对血压缓慢而持续升高的一种反应性改变，常与高血压同时存在。

眼底所见的视网膜动脉硬化为老年性动脉硬化和小动脉硬化，在一定程度上反映了脑血管和全身其他血管系统的情况，又称动脉硬化性视网膜病变（arteriosclerotic retinopathy）。主要表现为：①视网膜动脉弥漫性变细、弯曲度增加、颜色变淡，动脉反光增宽，血管走行平直；②动静脉交叉处可见静脉隐蔽和静脉斜坡现象；③视网膜，特别是后极部可见渗出和出血，一般不伴有水肿。

（二）高血压性视网膜病变

高血压是以体循环动脉压升高为主要临床表现的心血管综合征，分为原发性和继发性两大类。

1. 原发性高血压（primary hypertension） 占总高血压患者的95%以上，70%有眼底改变。眼底改变与年龄、血压升高的程度及病程长短有关。年龄愈大、病程愈长，眼底改变的发生率愈高。视网膜动脉对高血压的反应是血管痉挛、变窄，血管壁增厚，严重时出现渗出、出血和棉絮斑。临床上采用Keith-Wagener眼底分级法。Ⅰ级：主要为血管收缩、变窄，视网膜动脉普遍变细，动脉反光带增宽；Ⅱ级：视网膜动脉狭窄，动静脉交叉压迫（图19-1）；Ⅲ级：在上述病变基础上有眼底出血、棉絮状渗出；Ⅳ级：在上述病变基础上伴有视盘水肿。

2. 急性高血压 高血压急症是指原发性或继发性高血压患者，在某些诱因作用下，血压突然和明显升高（一般超过180/120mmHg），伴有进行性心、脑、肾等重要靶器官功能不全的表现。最主要的眼部改变是视盘水肿、视网膜出血和渗出。

3. 继发性高血压 继发性高血压是指某些确定的疾病或病因引起的血压升高，约占所有高血压的5%。继发性高血压也可引起与原发性高血压相似的眼底改变。

高血压患者除了出现高血压性视网膜病变（hypertensive retinopathy）外，还可出现视网膜静脉阻塞、缺血性视神经病变、眼球运动神经麻痹、视网膜动脉阻塞和渗出性视网膜脱离等。

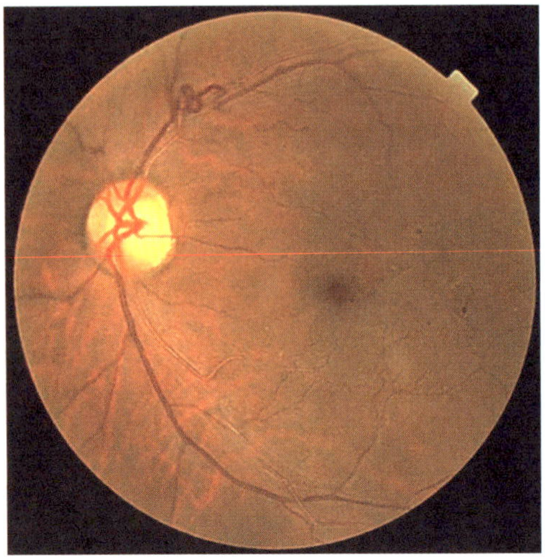

图19-1　高血压性视网膜病变

二、糖尿病

糖尿病（diabetic mellitus）是一组多病因引起的以慢性高血糖为特征的代谢性疾病，是由于胰岛素分泌和/或利用缺陷所致。我国成人糖尿病患病率达12.4%，而糖尿病前期的比例更高达35.7%。糖尿病引起的眼部并发症很多，包括糖尿病视网膜病变（diabetic retinopathy，DR）、白内障、晶状体屈光度变化、虹膜睫状体炎、虹膜红变和新生血管性青光眼等。

（一）糖尿病视网膜病变

糖尿病视网膜病变是最常见的视网膜血管病。参阅第十二章视网膜疾病。

（二）糖尿病性白内障

高血糖可以使晶状体纤维肿胀变性混浊，发生白内障。参阅第九章晶状体疾病。

（三）屈光不正

血糖升高时，患者由正视可突然变成近视，或原有的老视症状减轻。其发病机制为血糖升高、血液内无机盐含量降低、房水渗透压下降，导致房水渗入晶状体，晶状体变凸，屈光度增加。血糖降低时，又可恢复为正视眼，当阅读时又需要配戴老花镜。

（四）虹膜睫状体炎

多见于青少年型糖尿病。

（五）成年发病的糖尿病与开角型青光眼有相关性

糖尿病患者是原发性开角型青光眼的高危人群，糖尿病患者高眼压和开角型青光眼的发病率升高。目前认为由于糖尿病累及小血管，使视神经对压力相关的损害更加敏感。

（六）眼球运动神经麻痹

糖尿病是眼球运动神经麻痹的常见原因，可突然出现眼外肌运动障碍和复视，瞳孔通常不受累。一般可以逐渐恢复。

（七）其他

糖尿病患者常伴有泪膜稳定性的降低、球结膜小血管迂曲扩张并有微血管瘤、角膜知觉下降、瞳孔功能异常，脉络膜血流调控神经和血管异常，缺血性视神经病变和星状玻璃体变性等。

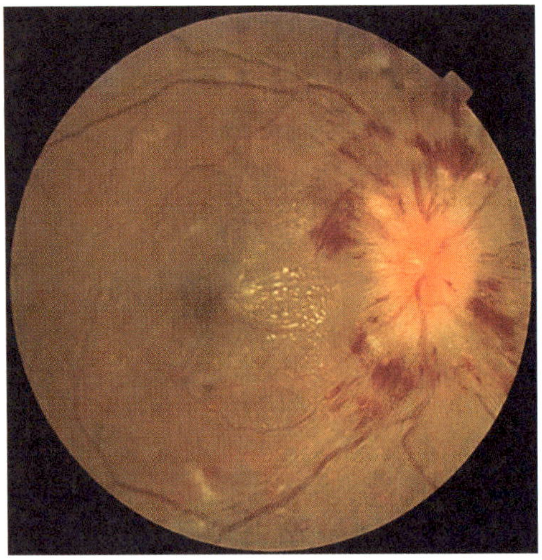

图19-2　肾小球肾炎视网膜病变

三、肾脏疾病

引起眼部并发症的肾脏疾病主要有肾小球肾炎、慢性肾功能不全等。

急性肾小球肾炎表现为眼睑水肿，常伴有因高血压引起的眼底病变（图19-2），包括视网膜血管痉挛、视网膜出血和渗出等。这些病变为可逆性的，可因疾病的痊愈而恢复正常。

慢性肾小球肾炎 50% 以上有眼底改变，伴有肾功能不全者约 75%，尿毒症几乎全部有眼底改变。表现为高血压性视网膜病变和贫血性视网膜病变，如视网膜动脉细，视网膜动静脉交叉压迹，静脉迂曲扩张；视网膜弥散性灰白色水肿、硬性渗出；视网膜出血和棉絮斑以及视盘充血、水肿。这些病变在全身病变好转后可逐渐缓解。本病预后差，当出现视盘水肿和视网膜棉絮斑时预后更差。

慢性肾功能不全还可以出现角膜带状变性和白内障；肾透析者视网膜水肿明显；肾移植患者因糖皮质激素和其他免疫抑制剂的使用，可发生白内障和巨细胞病毒感染综合征等。

四、血液病

(一) 贫血

贫血（anemia）是指人体外周血红细胞容量减少，低于正常范围下限，不能运输足够的氧至组织而产生的综合征。贫血在眼部可表现为视力下降、视疲劳或视野缺损等症状。眼底改变的轻重取决于各类贫血的严重程度、起病急缓和个体反应。轻度贫血眼底可正常，如果血红蛋白浓度或红细胞计数降低到正常的 30%～50%，则可出现眼底变化。最常见的体征是视网膜出血，通常呈火焰状和圆点状，也可为线状或不规则状，多位于后极部。视网膜血管颜色变淡，动脉管径正常或稍细，静脉迂曲扩张、色淡。视网膜有棉絮斑，偶尔可见硬性点状渗出（图 19-3）。视网膜水肿可局限在后极部或整个视网膜。恶性贫血可出现缺血性视神经病变或视神经炎；或表现为视神经萎缩，可致失明。镰状细胞贫血可出现增殖性视网膜病变；还可表现为结膜苍白，球结膜出血，眼球运动障碍、眼球震颤、瞳孔反应迟钝等。

(二) 白血病

白血病（leukemia）是一类造血干细胞的恶性克隆性疾病，临床表现为发热、感染、出血和贫血、肝脾大及全身脏器损害等症状。常伴有眼部异常，引起视力下降或失明，偶有视野缺损、夜盲和眼球突出等症状。具体体征有：

1. **眼底改变** 视网膜静脉血管迂曲、扩张，深层点状出血或浅层火焰状出血，也可见视网膜前出血，典型的为 Roth 斑（图 19-4）。视网膜渗出较少见。视网膜结节状浸润，多见于白细胞大量增加并有不成熟白细胞的患者，是预后不良的指征。慢性白血病患者周边视网膜可见微血管瘤，少数有周边血管闭塞和新生血管。急性白血病患者视盘水肿伴有出血，可发生视神经病变。

2. **眼眶浸润** 多发生于幼儿。急性白血病因眶内组织受白血病细胞浸润，造成眼球突出、眼球运动障碍、上睑下垂、结膜充血水肿等。部分急性髓系白血病在眶缘可触及坚硬的肿物，称为“绿色

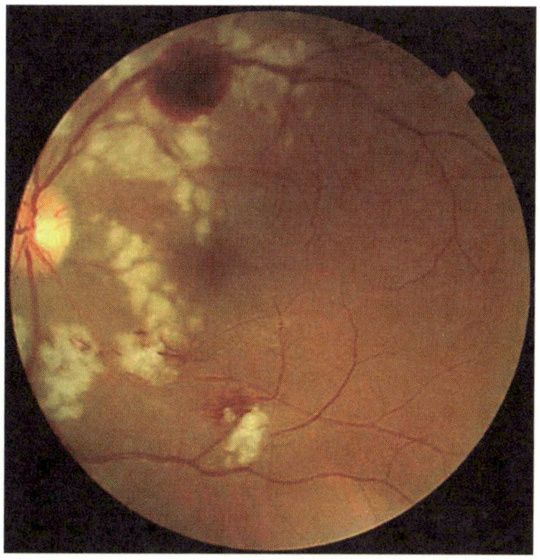

图 19-3 贫血性视网膜病变

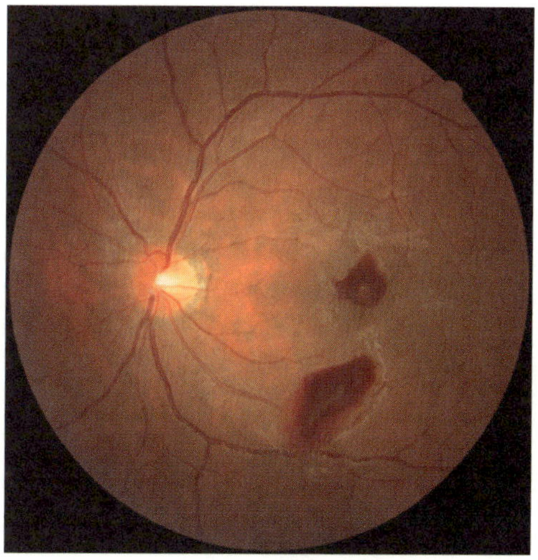

图 19-4 白血病引起的眼底病变

瘤(chloroma)”或粒细胞肉瘤(granulocytic sarcoma),可引起眼球突出、复视或失明。眼眶浸润提示病情严重、预后不良。

3. 眼前段病变 最常见于急性淋巴细胞白血病。表现为自发性结膜下和前房积血、假性前房积脓、虹膜浸润和肥厚,临床表现类似急性虹膜睫状体炎。

(三) 真性红细胞增多症

真性红细胞增多症(polycythemia vera)是一种以克隆性红细胞异常增多为主的慢性骨髓增生性疾病。其外周血血细胞比容增加,血液黏稠度增高,常伴有白细胞和血小板计数增高、脾大、血栓和出血等并发症。眼部表现为视力正常或短暂视物模糊,夜视力障碍,视野缺损,闪光感、飞蚊症、畏光、视疲劳及复视等症状。可表现为视网膜静脉阻塞,视网膜静脉迂曲扩张,呈紫红色或紫黑色;动脉管径扩大;视网膜出血、渗出较少见,出血多为浅层。眼睑皮肤呈紫红色;结膜血管扩张充盈,可见小出血点;浅层巩膜血管、虹膜血管扩张等。

第二节 | 外科疾病

一、颅脑外伤

颅脑损伤常由于外伤部位、暴力的程度、受伤方式不同而出现不同的眼部表现。

(一) 硬脑膜外血肿

硬脑膜外血肿(epidural hematoma)常有顶骨或颞骨骨折,以脑膜中动脉主干损伤产生的颞部血肿最多,如不及时手术可导致死亡。本病的一个重要体征为瞳孔改变。外伤后几分钟,同侧眼瞳孔缩小,对光反射迟钝,持续数分钟;然后瞳孔进行性开大,对光反射消失。1~2 小时后呈高度僵直性开大。此时及时救治多可挽救患者生命。如果一侧或双侧瞳孔开大、僵直达 30 分钟以上,则很少有存活者。此外,眼部还可表现出眼球运动神经麻痹。幕上硬脑膜外血肿合并广泛脑挫裂伤时,可见视网膜前出血。

(二) 硬脑膜下血肿

硬脑膜下血肿(subdural hematoma)多因外伤引起颅内小静脉的破裂所致。眼部表现为同侧瞳孔开大;轻度的颅脑损伤患者眼底多无变化,较重者常出现轻度视盘水肿、视网膜水肿、静脉充盈等变化;眼球运动神经麻痹。

(三) 颅底骨折

颅底骨折(fracture of skull base)时双侧眼睑、结膜、眼眶皮下淤血呈“熊猫眼”征。颅前窝骨折可有眼球突出或眼眶皮下气肿;颅中窝骨折可引起搏动性眼球突出及动眼神经麻痹的体征。

(四) 颅骨骨折

颅骨骨折(fracture of skull)常同时伴有视神经管骨折。骨折片可压迫视神经引起失明。患者在受伤时常处于昏迷或衰竭状态下,易忽略眼部体征,如未及时治疗,最终发生视神经萎缩。因此对于颅脑损伤者,应特别注意双侧瞳孔的改变。如发现一侧瞳孔直接对光反射消失,间接对光反射存在,则表明该侧视神经受损,应及时做眼眶 CT 薄层扫描,发现视神经管骨折,可急行视神经管减压手术,以挽救视功能。

二、几种与外伤有关的视网膜病变

(一) 远达性视网膜病变

因车祸、地震、房屋倒塌等所引起的,对头、胸、腹部的急性挤压伤或长骨的骨折,可引起一眼或双眼的视网膜病变,致视力下降。在视网膜和视盘周围常见棉绒斑、出血和水肿,以及视盘水肿或玻璃体积血。通常,视网膜内出血散布于黄斑周围,脂肪栓子造成的棉绒斑一般较小,常位于较周边区。

NOTES

荧光造影显示小动脉阻塞及渗漏，并伴有眼睑和结膜充血、水肿，眼球突出。其发病机制可能为：因系统性组织严重损伤，激活补体，颗粒细胞凝聚，白细胞栓子形成；局部的视网膜血管损伤，引起补体介导的白细胞凝聚和阻塞。

因远达性视网膜病变（Purtscher retinopathy）描述为与外伤有关，在没有外伤的情况下，其他一些疾病凡能激活补体的，也可引起类似的眼底改变，这种病变则称为“类 Purtscher 视网膜病变”。例如，急性胰腺炎、胶原血管病（如系统性红斑狼疮）或分娩等。

（二）Terson 综合征

由急性颅内出血（多是蛛网膜下腔出血）引起的玻璃体、玻璃体后或内界膜下出血，称为 Terson 综合征。其机制不清，推测引起了眼内静脉压急剧升高，造成视盘周围和视网膜血管破裂。约 2/3 的蛛网膜下腔出血伴有眼内出血，约 6% 有玻璃体积血。少有视网膜脱离。可发生于任何年龄，多见于 30～50 岁。及早发现，必要时行玻璃体手术可改善预后。

（三）Valsalva 视网膜病变

Valsalva 视网膜病变是指腹腔内压力（如咳嗽、呕吐、举重、排便用力）突然升高，可使眼内静脉压上升到足以使黄斑的毛细血管破裂，出血位于内界膜下，通常较小，偶有 1～2DD，视力下降。出血可在数个月内自发消退，预后好。

第三节 | 儿科疾病

一、流行性腮腺炎

妊娠期妇女如果患腮腺炎（parotitis），则分娩出的婴儿会有小眼球、小角膜、角膜混浊、先天性白内障及眼球震颤、视神经萎缩等先天异常表现。

儿童感染腮腺炎，眼部可表现为滤泡性结膜炎、角膜炎、巩膜炎、虹膜炎或葡萄膜炎、青光眼、眼外肌麻痹、泪腺炎及视神经炎。视神经炎是伴随脑膜炎和脑炎最常见的眼部并发症，通常为双侧。

二、急性细菌性痢疾

患有急性细菌性痢疾（acute bacillary dysentery）可因脱水而引起眼睑皮肤干燥，高热或毒素引起皮质盲。中毒性痢疾可出现视网膜动脉痉挛、视网膜水肿，少数有结膜炎、虹膜睫状体炎或视神经炎。

三、早产儿视网膜病变

早产儿视网膜病变（retinopathy of prematurity，ROP）是指孕期 36 周以下、出生体重小于 2 000g、生后有吸氧史的婴儿发生的视网膜病变，发生率约 60%；孕期更短或更低出生体重者，发生率可达 66%～82%。在发达国家，ROP 是小儿致盲的主要眼疾，最早出现在矫正胎龄（孕周+出生后周数）32 周，阈值病变大约出现在矫正胎龄 37 周，早期筛查和治疗可以阻止病变的发展。

（一）病因

未完全血管化的视网膜对氧产生血管收缩和血管增殖而引起。正常视网膜血管约在胚胎 36 周发育达到鼻侧边缘，40 周时达到颞侧缘。此期内暴露于高浓度氧，引起毛细血管内皮细胞损伤，血管闭塞，刺激纤维血管组织增生。

（二）临床体征与分期

1. ROP 的发生部位分区　主要分为 3 个区域。Ⅰ区是以视盘中央为中心，视盘中央到黄斑中心凹距离的 2 倍为半径画圆；Ⅱ区以视盘为中心，视盘中心到鼻侧锯齿缘为半径画圆，除去Ⅰ区之后的环状区域。Ⅱ区中存在一个后Ⅱ区部位，即从黄斑颞侧Ⅰ区的边缘向周边 2 个视盘直径，这个区域的病变相较于更周边的Ⅱ区更令人担忧；Ⅱ区以外剩余的部位为Ⅲ区。早期病变越靠后极部（Ⅰ区），进展的危险性越大。

2. 病变严重程度分为5期　1期，在眼底视网膜周边有血管区与无血管区之间出现分界线，色泽白，白线后的周边血管可以轻微扩张和迂曲。2期，眼底有血管区与无血管区的分界线隆起呈嵴样改变，色泽白到粉色，嵴后可以有局限的视网膜表面新生血管芽，称为“爆米花”，但尚未发展到3期。3期，眼底分界线的嵴样病变上出现视网膜外新生血管增生，长入玻璃体内，可发生在Ⅰ区或Ⅱ区，甚至看不到分界和嵴样改变也可诊断。4期，部分ROP从视网膜血管增生期进入纤维增生期，由此可发生部分视网膜脱离、黄斑异位和黄斑血管弓被拉直，这些改变源于周边视网膜纤维膜的牵引。5期，全部视网膜脱离，病变晚期前房变浅或消失，可继发青光眼、角膜变性、眼球萎缩等。

附加病变（plus disease）：指后极部至少2个象限出现视网膜血管扩张、迂曲，严重的附加病变还包括虹膜血管充血或扩张、瞳孔散大困难、玻璃体可有混浊等。附加病变提示活动期病变的严重性。存在“plus”病时，病变分期的期数旁写“+”，如3期+（图19-5）。

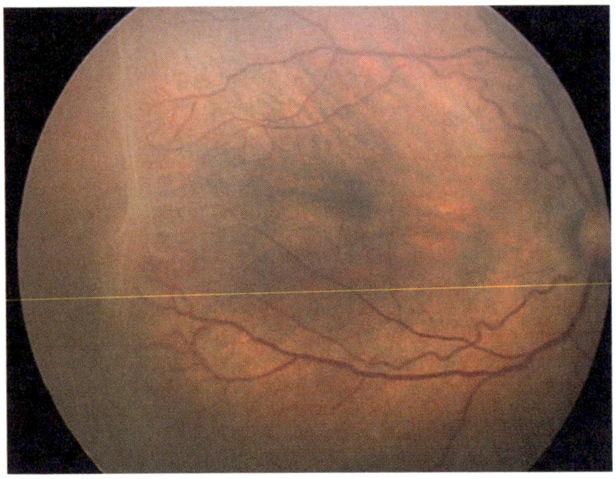

图19-5　早产儿视网膜病变3期+plus

前附加病变（preplus diseas）：不正常的血管扩张和迂曲，但尚未达到plus病变的程度。

阈值病变（threshold disease）：Ⅰ区或Ⅱ区的3期+，相邻病变连续至少达5个钟点，或累积达8个钟点，是必须治疗的病变。

阈值前病变（pre-threshold disease）：指存在明显ROP但尚未达到阈值病变的严重程度，分为“1型阈值前病变”和“2型阈值前病变”。

急进型ROP：发生在Ⅰ区和后极部Ⅱ区进展迅速、常累及4个象限的ROP类型，病变平坦，嵴可不明显，血管短路不仅发生于视网膜有血管区和无血管区交界处，也可发生于视网膜内。

3. ROP分型

1型：Ⅰ区的任何病变伴plus病变；Ⅰ区3期或3期伴plus病变；Ⅱ区2期伴plus病变、Ⅱ区3期伴plus病变。1型在ROP属于治疗适应证，要求在24～48小时内接受治疗。

2型：Ⅰ区的1期、2期病变；Ⅱ区3期病变。2型属于观察性病变，可以暂行观察。

（三）诊断要点

1. 病史　早产儿和低体重儿。

2. 临床表现　病变早期在视网膜的有血管区和无血管区之间出现分界线是ROP临床特有体征。分界处增生性病变，视网膜血管走行异常，以及不同程度的牵拉性视网膜脱离和晚期改变，应考虑ROP诊断。

（四）筛查标准

1. 出生孕周和出生体重的筛查标准　对出生体重<2 000g，或出生孕周<32周的早产儿和低体重儿，进行眼底病变筛查，随诊直至周边视网膜血管化。对患有严重疾病或有明确较长时间吸氧史，儿科医师认为比较高危的患儿可适当扩大筛查范围。

2. 筛查起始时间　首次检查应在生后4～6周或矫正胎龄31～32周。

3. 干预时间　确诊阈值病变或Ⅰ型阈值前病变后，应尽可能在72小时内接受治疗，无治疗条件要迅速转诊。

4. 筛查人员要求　检查应由有足够经验和相关知识的眼科医师进行。

5. 筛查方法　检查时要适当散大瞳孔，推荐使用间接检眼镜进行检查，也可用广角眼底照相机筛查。检查可以联合巩膜压迫法进行，至少检查2次。

6. 筛查间隔期　Ⅰ区无 ROP，1 期或 2 期 ROP 每周检查 1 次；Ⅰ区退行 ROP，可以 1～2 周检查 1 次；Ⅱ区 2 期或 3 期病变，可以每周检查 1 次；Ⅱ区 1 期病变，可以 1～2 周检查 1 次；Ⅱ区 1 期或无 ROP，或Ⅲ区 1 期、2 期，可以 2～3 周随诊。

7. 终止检查的条件　满足以下条件之一即可终止随诊：视网膜血管化(鼻侧已达锯齿缘，颞侧距锯齿缘 1 个视盘直径)；矫正胎龄 45 周，无阈值前病变或阈值病变，视网膜血管已发育到Ⅲ区；视网膜病变退行。

(五) 治疗原则

1. 对Ⅲ区的 1 期、2 期病变定期随诊。
2. 对阈值前病变或阈值病变行玻璃体腔抗 VEGF 药物注射、间接检眼镜下光凝或冷凝治疗。
3. 对 4 期和 5 期病变可以进行手术治疗。

第四节 | 神经科疾病

一、脱髓鞘、锥体外系和脊髓退行性疾病

(一) 多发性硬化

多发性硬化(multiple sclerosis)为中枢神经系统的脱髓鞘疾病，多发生于 25～40 岁。本病主要临床特点为中枢神经系统白质散在分布的多病灶与病程中呈现的缓解复发，症状和体征的空间多发性与病程的时间多发性。以视神经、脊髓和脑干等为好发部位。常有眼部表现，可出现一眼或双眼视力下降，视野缺损(中心暗点)。50% 的病例发生球后视神经炎，通常可在数周内大部分恢复，但易复发。视神经损害较重者有视神经萎缩。眼肌麻痹表现为病变侧眼内收不足，向外注视时出现单眼水平性眼球震颤。视网膜静脉周围白鞘，小静脉阻塞，表现为视网膜静脉周围炎。此外，还有中间葡萄膜炎、眼球震颤、上睑下垂、Horner 综合征和偏盲等。

(二) 视神经脊髓炎谱系疾病

视神经脊髓炎谱系疾病(neuromyelitis optica spectrum disorder，NMOSD)是一组罕见的免疫介导的以视神经和脊髓受累为主的中枢神经系统炎症性疾病。该类疾病以视神经和脊髓受累为主，是不同于多发性硬化的独立疾病。可表现为急性视神经炎或球后视神经炎，同时或先后发生的由脊髓炎引起的截瘫。视力多急剧下降至光感或完全失明，巨大中心暗点或视野向心性缩小。偶伴有眼外肌麻痹。

(三) 震颤麻痹

震颤麻痹(paralysis agitans)又称帕金森病(Parkinson disease，PD)，是一种锥体外系的慢性进行性疾病。多发于 50～60 岁。眼睑痉挛、瞬目和眼球活动减少，视野外侧缩小或向心性缩小。可有球后视神经炎或视神经萎缩，视网膜小动脉硬化。动眼危象见于脑炎后震颤综合征，表现为阵发性眼球向上偏斜。

二、脑血管疾病

(一) 脑动脉阻塞

脑动脉阻塞(cerebral artery occlusion)因损害部位不同，眼部的表现也不同。颈总动脉或颈内动脉阻塞，表现为患侧眼一过性黑矇或持续性失明。双眼出现病灶对侧同向偏盲，或患侧全盲及对侧眼颞侧偏盲；患侧缺血性视神经病变。眼底可以无改变，或表现为视盘和视网膜颜色略淡，视网膜动脉细。

大脑中动脉阻塞表现为病灶对侧同向偏盲，无黄斑回避；也可呈下内偏盲。大脑后动脉阻塞表现为病灶对侧同向偏盲，有黄斑回避及皮质盲或象限盲。基底动脉阻塞表现为瞳孔缩小，第Ⅲ、Ⅳ、Ⅵ对脑神经麻痹。

（二）颅内动脉瘤

颅内动脉瘤（intracranial aneurysm）是自发性蛛网膜下腔出血的主要原因。可发生于颅内动脉的任何部位，好发于颈内动脉及后交通动脉的分叉处。自觉眼眶及额部疼痛、复视、视力减退、眼球突出等。眼睑充血肿胀，下睑外翻，球结膜水肿，静脉怒张，结膜下出血斑。双侧瞳孔不等大。眼底改变表现为视盘水肿，视网膜静脉怒张、弯曲，视网膜出血。病程长者可见同侧视神经萎缩。可有眼球搏动。因脑神经损害可致眼球运动障碍。动脉瘤如压迫视交叉与视神经交界处的外侧，可出现同侧眼鼻侧暗点或缺损，对侧眼颞上象限视野缺损。如动脉瘤压迫一侧视交叉，使视交叉向对侧移位，出现双鼻侧偏盲。

（三）颅内出血（intracranial hemorrhage）

1. 蛛网膜下腔出血　有脑神经麻痹；视网膜小动脉狭窄或节段性收缩，视网膜静脉充盈、扩张，视网膜出血或前出血。严重者出现视盘水肿。

2. 脑出血　80%的脑出血发生在基底节附近。①如为壳核、外囊出血，可表现为瞳孔不等大，双眼同侧偏盲，视盘水肿等。②丘脑出血时，瞳孔缩小、不等大、对光反射消失；眼球垂直方向运动障碍，双眼向下或鼻下方凝视。如出血进入第三脑室，两眼向瘫痪侧凝视，视盘水肿，少见偏盲。③脑室出血时，瞳孔不等大，对光反射迟钝或消失。双眼同向运动麻痹，视盘水肿。④脑干出血：表现为双侧瞳孔缩小，对光反射消失或减弱。极重者，瞳孔散大或不等大。双眼球固定于正中位，第Ⅴ、Ⅵ、Ⅶ、Ⅷ对脑神经麻痹。双眼向病灶侧凝视，或双眼球摆动。一侧或双侧上睑下垂等。

（四）静脉窦血栓

静脉窦血栓（venous sinus thrombosis）包括①海绵窦血栓：可有视力下降，眼眶疼痛；眼睑水肿，结膜充血水肿，结膜巩膜静脉明显扩张、弯曲；眼球突出；眼底视盘水肿、视网膜静脉扩张及视网膜出血；脑神经麻痹等。②上矢状窦血栓：视力下降，甚至黑矇，复视；一侧或双侧展神经麻痹；偏盲、视盘水肿、视网膜出血。

三、颅内炎症

（一）脑炎

脑炎（encephalitis）时，眼部可有眼痛、畏光等症状。脑干和枕叶、颞叶病变时，可有上睑下垂、眼球震颤、眼外肌麻痹，眼睑闭合不全；结膜炎，角膜知觉迟钝或消失；瞳孔扩大或缩小，不等大，对光反射迟钝或消失。病情严重者眼底可表现为视盘充血、水肿，视网膜静脉扩张，动脉明显变细，后极视网膜水肿。少数有视盘炎、视神经萎缩及皮质盲。

（二）脑膜炎

脑膜炎（meningitis）时，眼球运动神经受损引起眼肌麻痹，结膜炎，角膜浅层溃疡和实质层浸润。有时可见视神经炎、视神经视网膜炎或视神经萎缩、转移性眼内炎或全眼球炎等。昏迷者发生暴露性角膜炎。呼吸衰竭时有瞳孔异常，早期瞳孔缩小或时大时小，继之瞳孔散大，对光反射迟钝或消失。

第五节　妇产科疾病

妊娠高血压综合征（pregnancy-induced hypertension syndrome，PIH）以高血压、水肿和蛋白尿为特征，偶伴视力下降，视物模糊等表现。眼部可表现为眼睑皮肤和结膜充血水肿，球结膜小动脉痉挛、毛细血管弯曲及结膜贫血等，这些血管改变较视网膜血管改变为早。重症者球结膜小血管可呈蛇行状，一般产后6周左右逐渐恢复正常。眼底视网膜小动脉功能性痉挛和狭窄，继之动脉反光增强，可见动静脉交叉压迫现象，黄斑星芒状渗出，视网膜水肿、出血和渗出；严重者产生浆液性视网膜脱离或视盘水肿。浆液性视网膜脱离在分娩后数周内可自行复位。视网膜出血、水肿、渗出或小动脉硬化者，说明心、脑、肾等全身血管系统均受损害。

第六节 | 皮肤与性传播疾病

一、获得性免疫缺陷综合征

获得性免疫缺陷综合征(acquired immune deficiency syndrome,AIDS)又称艾滋病,由感染人类免疫缺陷病毒(HIV)引起,经体液传播,常发生于性生活混乱和同性恋、静脉注射毒品及血液制品使用者,儿童常因垂直传播感染。HIV通过攻击$CD4^{+}T$淋巴细胞,使人体丧失免疫功能。在本病的不同时期均可累及眼部,主要致盲因素为诱发眼部机会感染和肿瘤导致。

1. 微血管病变　球结膜微血管管腔不规则、节段性血柱,毛细血管瘤,小动脉狭窄等;视网膜棉绒斑,后极部片状、火焰状出血及Roth斑,毛细血管瘤及血管白鞘等;黄斑区视网膜水肿和渗出。

2. 艾滋病相关眼部感染　①巨细胞病毒性视网膜炎;②弓形虫性视网膜脉络膜炎;③眼带状疱疹:可为首发症状,表现为皮疹重、病程长,常合并角膜炎、葡萄膜炎;④水痘-带状疱疹病毒性视网膜炎或急性视网膜坏死;⑤角膜炎:表现为单纯疱疹性、真菌性、细菌性;⑥眼内炎:多为真菌性。

3. 艾滋病相关眼部肿瘤　①卡波西肉瘤(Kaposi sarcoma):表现为紫色、红蓝色或深棕色斑丘疹、斑块和结节,也可形成溃疡。②眼眶Burkitt淋巴瘤:表现为上睑下垂、眼球运动障碍、瞳孔对光反射迟钝或消失。

二、梅毒

梅毒(syphilis)是由梅毒螺旋体所引起的慢性传染病,眼部是比较常见的受累器官,且临床表现多样,可表现为多种眼部炎症,包括间质性角膜炎、巩膜炎,葡萄膜炎、视网膜炎、视网膜血管炎及视神经乳头炎、球后视神经炎等。先天性梅毒患儿还可见孤立或多灶性脉络膜视网膜炎,表现为出生后不久双眼发病,弥漫性,呈椒盐状眼底(pepper and salt fundus),即有散在细小的蓝黑色斑点和同样大小的脱色素斑点。周边或全眼底散在片状脉络膜视网膜萎缩区及骨细胞样色素沉着。

梅毒可侵犯视神经引起视神经炎、视神经视网膜炎,最终导致视神经萎缩;梅毒还可侵犯脑血管及脑神经导致斜视、上睑下垂以及瞳孔异常。特异性的瞳孔异常又称为阿-罗瞳孔(Argyll Robertson pupil),表现为双侧瞳孔缩小,不等大,不正圆,反射性瞳孔强直,无对光反射而有调节反应与集合反应,对扩瞳剂反应差。

三、淋病

淋病(gonorrhea)是淋病奈瑟菌(简称淋球菌)引起的以泌尿生殖系统化脓性感染为主要表现的性传播疾病,偶见眼部受累,常引起严重的急性化脓性结膜炎。临床上将本病分为新生儿和成人淋菌性结膜炎。新生儿淋菌性结膜炎多因出生时为母体阴道炎性分泌物或其他被淋菌污染的用品所感染。成人淋菌性结膜炎病菌多因自身或他人的尿道分泌物所感染。主要表现为超急性结膜炎伴有大量奶样分泌物(参阅第六章　结膜疾病)。还可引起眶蜂窝织炎、新生儿淋菌性眼炎。

第七节 | 全身免疫异常性疾病

许多自身免疫性疾病所引起的免疫应答常累及眼部组织,往往表现为长期的、慢性的、反复发作的组织损害,严重者可使眼内组织损毁从而导致不可逆盲。

一、系统性红斑狼疮

系统性红斑狼疮(systemic lupus erythematosus,SLE)是一种多系统损害的慢性自身免疫病,其血清具有以抗核抗体为代表的多种自身抗体。多见于 20～40 岁女性。SLE 眼部病变的主要病理学基础是累及眼部组织的血管炎，常出现在中至重度活动的 SLE 患者中，多数是双眼性。眼睑皮肤病变可表现为微隆起或萎缩的红斑、色素沉着或脱失。睑缘干燥有鳞屑，可导致继发性干燥综合征及边缘性角膜溃疡。约 15% 的患者出现眼底改变，表现为视盘充血和水肿、缺血性视神经病变。在急性期，视网膜后极部因缺血还可见棉绒斑，缓解期消失；也可见视网膜出血和水肿，视网膜动脉或静脉阻塞。发生眼部损害者可影响视力，但如能及时抗狼疮治疗，多数可以逆转。

二、重症肌无力

重症肌无力（myasthenia gravis）是一种自身免疫病，主要损害横纹肌。多发生于 20～40 岁，女性多见，也见于幼儿和小儿。90% 病例有眼外肌受累。80%～90% 的成人患者以上睑下垂、复视为首发症状，具有晨轻暮重的特点。因受累眼部肌群不特定，双侧常不对称，严重者眼球固定不动。诊断主要根据：①受累肌的无力表现具有晨轻暮重，劳累加重，休息后缓解的特点。②受累肌反复运动后如闭眼、睁眼，可出现暂时性瘫痪。③肌内注射新斯的明 0.5～1.0mg，15～30 分钟后症状明显缓解。④胸部 CT 显示可伴发胸腺瘤。

三、肉芽肿性血管炎

肉芽肿性血管炎（granulomatous angiitis）是一种少见的特发性坏死性肉芽肿性血管炎，常全身多系统受累。眼部病变不常见，但较严重。表现为结膜炎、巩膜炎、周边部角膜溃疡、葡萄膜炎、眶假瘤、泪道阻塞、泪囊炎、视网膜周边动脉炎等，15%～20% 有眼球突出，少数病例可有视网膜中央动脉阻塞和视网膜中央静脉阻塞。

四、结节病

结节病（sarcoidosis）是一种多系统损害的慢性肉芽肿疾病，累及肺、肝、中枢神经系统及皮肤等器官。多发生于 20～40 岁。25%～50% 可出现眼部并发症，且较严重。以葡萄膜炎最常见，多为慢性肉芽肿性，也可为急性或慢性非肉芽肿性。视网膜和脉络膜上可见黄白色结节、静脉血管旁白鞘、视网膜周边新生血管形成、黄斑囊样水肿、视盘水肿和新生血管。还可见眼睑皮肤、眼眶、睑结膜、球结膜和眼外肌结节、泪腺肿大等。也可发生角结膜干燥症。

第八节 | 药源性眼病

许多全身药物可以引起眼部病变，如影响眼压的全身应用的药物有糖皮质激素、氯胺酮（ketamine）、琥珀酰胆碱（succinylcholine）、抗胆碱药（anticholinergics）、海洛因（heroin）、大麻（marijuana）、托吡酯、氨苯磺胺（sulfonamide）、乙酰唑胺（acetazolamide）等。引起白内障的全身应用的药物包括糖皮质激素、氯丙嗪。引起角膜病变的全身应用药物：糖皮质激素、氯丙嗪、胺碘酮等。引起眼底病变的全身应用的药物有氯丙嗪、洋地黄、乙胺丁醇、氯喹、羟氯喹、奎宁、避孕药、他莫昔芬等。眼科医生应该掌握全身用药对眼部的影响，从而更好地指导患者选择药物、合理用药。

一、糖皮质激素

长期局部、眼周、吸入或全身应用糖皮质激素均可引起糖皮质激素性青光眼（corticosteroid-induced glaucoma）。糖皮质激素引起的青光眼的临床过程和表现与原发性开角型青光眼相似，其机制与小梁网房水流出阻力增加有关。由于糖皮质激素性青光眼可以发生在长期应用糖皮质激素过程中的任何时间，因此在患者接受糖皮质激素治疗的过程中，应该定期监测眼压。由于氟米龙（fluorometholone）、利美索龙（rimexolone）、甲羟松（medrysone）、氯替泼诺（loteprednol）等糖皮质激素

NOTES

对眼压升高的影响要比泼尼松龙和地塞米松小，在选择糖皮质激素治疗疾病时可以选择对眼压影响小的药物。同时也应注意内源性糖皮质激素水平过高的患者，如 Cushing 综合征患者也可引起眼压升高，但通常在切除了引起糖皮质激素的肿瘤或增生组织后，眼压即可恢复正常。

此外，长期全身应用还可引起白内障，诱发或加重单纯疱疹病毒性角膜炎。治疗全身性疾病时，全身用药与浆液性视网膜脱离有关，甚至形成泡状视网膜脱离。

二、安定药

氯丙嗪（chlorpromazine）长期（3～10 年）、大剂量（500～1 500mg/d）服用，可引起眼部损害。①眼睑：蓝灰色或紫色，结膜暴露部分呈铜棕色；②角膜：下半部内皮或实质层可见类似晶状体的混浊；③白内障：表现为前囊、前囊下灰白色小点沉着或浅棕色混浊；④视网膜：可见色素紊乱和黄斑色素变化。建议控制用药剂量在 400mg/d 以下。

三、心血管系统药物

1. 洋地黄（digitalis）　具有加强心肌收缩和减慢心率等作用。少数患者服用后可出现视物模糊及视物变色，物体被视为黄色、绿色、红色或雪白色等；也可有畏光或闪光感；少见的有视力下降伴中心暗点，可能与球后视神经炎有关。

2. 胺碘酮（amiodarone）　为抗心律失常药。大多数服用者可引起角膜上皮基底细胞层小点状沉着，呈旋涡状，其严重程度与日用量有关，<20mg/d 者较轻。角膜病变在治疗中不断扩大，但很少影响视力，停药后可完全消退。

四、抗结核药

1. 乙胺丁醇（ethambutol）　少数患者长期应用后可出现视神经炎（每日用量超过 25mg/kg）、视交叉受损，后者引起双颞侧偏盲。停药后部分患者可恢复。

2. 利福平（rifampicin）　主要与其他抗结核药联合用于各种结核病的治疗。眼部表现有：有色泪液，如橘红色、粉红色或红色泪液；偶见视觉障碍。

五、抗惊厥药

托吡酯（topiramate）是一种氨基磺酸单糖，用于抗癫痫和抗抑郁治疗。使用该药的部分患者可引起急性高度近视（>-6D）和双眼急性闭角型青光眼。通常在应用托吡酯后 1 个月内发生。眼部检查可见屈光度改变、均匀一致的浅前房和晶状体虹膜隔前移、微囊样角膜水肿、眼压升高（40～70mmHg）、房角关闭和睫状体脉络膜渗出或脱离。其发生机制是由于睫状体脉络膜渗出引起悬韧带松弛，从而导致晶状体虹膜隔明显前移，引起继发性急性闭角型青光眼和高度近视。通常在停药后 24～48 小时内可以控制继发性青光眼，1～2 周内近视可以恢复。

六、非类固醇抗雌激素药物

他莫昔芬（tamoxifen）用于乳腺癌术后的辅助治疗，可延长乳腺癌患者的生存率。有报道即使小剂量（20～40mg/d）应用该药物，也可以引起眼部毒性作用，表现为角膜上皮下白色至棕色结晶样沉积物、浅层角膜溃疡、白内障、视神经炎、伴或不伴黄斑水肿的视网膜内高反射结晶样物质沉积、黄斑中心凹假囊性空泡改变等。考虑引起眼部病变的原因与雌激素的活性有关。

七、抗疟药

（一）氯喹

氯喹（chloroquine）用于治疗疟疾急性发作，也可用于肝阿米巴病、华支睾吸虫病、肺吸虫病、结缔组织病和光敏性疾病等。长期或大剂量应用，总剂量超过 100g 或长期服用超过 1 年，可引起眼部损害。30%～70% 的患者角膜上皮或上皮下有细小的灰白色小点，呈环形沉着，但仅引起轻度视物模糊，一旦停药即可逆转。因此，轻微的角膜累及不是停药的指征。氯喹也可引起少见的更严重的视网膜病变，引起中心视力下降，周边视野向心性缩小。眼底表现为黄斑色素沉着，外围以环形脱色素区，外再围以色素沉着，呈“靶心”状，晚期血管变细、视神经萎缩呈蜡黄色。氯喹对视网膜的损害为不可逆性，且有蓄积作用。因此应用该药前、用药中和用药后必须进行视力、色觉和眼底的常规检查，必要时还应检查视野。

羟氯喹（hydroxychloroquine）作为抗过敏药用于治疗自身免疫性疾病，也可以引起与氯喹相同的眼部并发症，但较氯喹引起的不良反应轻，应用时也要进行常规眼科检查。

（二）奎宁

奎宁（quinine）是一种可可碱和 4- 甲氧基喹啉类抗疟药，24 小时内剂量＞4g 时可直接损害神经组织并收缩视网膜血管，出现视野缩小、复视、弱视等；偶可发生全盲，一般情况下视野缺损可部分恢复，但也可为永久性缺损。早期可发生视网膜水肿，停药后可恢复；视神经萎缩为晚期表现。急性奎宁中毒时，首先出现瞳孔扩大，对光反射存在，个别病例的瞳孔可出现蠕动样运动，随后视力完全丧失，多数患者是一过性的，少数为永久性失明。

（孙旭芳）

本章思维导图　　本章目标测试

NOTES

第二十章 防盲治盲

本章数字资源

第一节 | 盲和视力损伤概述

盲和视力损伤（visual impairment）虽然不会危及生命，但对患者造成巨大痛苦和损失，也会加重家庭和社会负担，因此防盲治盲具有重要意义。防盲治盲既是公共卫生事业的一部分，也是眼科学的重要组成部分。从广义来说，眼科医生所从事的工作都是为了防盲和复明。但是，防盲治盲工作还有其特定含义，它主要包括对盲和视力损伤进行流行病学调查，对引起盲和视力损伤的主要眼病进行病因和防治方法的研究，对盲和视力损伤的防治进行规划、组织和实施等方面。目前，防盲治盲和视力损伤是全世界及我国主要的公共卫生课题之一。

一、盲和视力损伤标准

确定统一的盲和视力损伤标准对于做好防盲治盲工作十分重要。长期以来，各国采用的盲和视力损伤标准并不一致，这对盲和视力损伤的流行病学研究、防盲治盲工作的开展和国际交流造成了困难。世界卫生组织（World Health Organization，WHO）于 1973 年提出了盲和视力损伤分类标准（表 20-1），这一标准将视力损伤分为 5 级，其中 1、2 级视力损伤为低视力，3、4、5 级视力损伤为盲。该标准还考虑到视野状况，指出无论中心视力是否损伤，如果以中央注视点为中心，视野半径≤10°、但＞5° 时为 3 级盲，视野半径≤5° 时为 4 级盲。

表 20-1 视力损伤的分类（国际疾病分类标准，世界卫生组织，1973）

视力损伤		最好矫正视力	
类别	级别	较好眼	较差眼
低视力	1 级	＜0.3	≥0.1
	2 级	＜0.1	≥0.05（指数/3m）
盲	3 级	＜0.05	≥0.02（指数/1m）
	4 级	＜0.02	光感
	5 级	无光感	

上述盲和视力损伤的标准都是以最好矫正视力来衡量的。采用这样的方法不容易发现因屈光不正所造成的视力损伤。2009 年 4 月 WHO 通过了“预防可避免盲及视力损伤行动计划”，认可了新的盲和视力损伤的标准（表 20-2）。该标准将“日常生活视力（presenting vision）”作为判定依据，有利于发现未矫正的屈光不正造成的视力损伤，并将对盲和视力损伤的估计产生重大变化，对防盲治盲工作产生重大影响。所谓日常生活视力是指在日常屈光状态下的视力：如果一个人平时不戴眼镜，则将其裸眼视力作为其日常生活视力；如果一个人平时戴眼镜，无论这副眼镜是否合适，则将戴这副眼镜的视力作为日常生活视力；如果一个人已配有眼镜，但他在日常生活中并不戴用，则以其裸眼视力作为其日常生活视力。2022 年，根据 WHO 2018《国际疾病分类》第十一次修订本（ICD-11），视力损伤被进一步细化分为远距离和近距离视力损伤。

表 20-2　新的盲和视力损伤标准（国际疾病分类标准，世界卫生组织，2009）

视力损伤		日常生活视力	
级别	类别	低于	等于或好于
0 级	轻度或无视力损伤		0.3
1 级	中度视力损伤	0.3	0.1
2 级	重度视力损伤	0.1	0.05
3 级	盲	0.05	0.02
4 级	盲	0.02	光感
5 级	盲	无光感	

二、世界防盲治盲状况

盲和视力损伤是世界范围内的严重公共卫生、社会和经济问题。WHO 根据 55 项新的调查资料，于 2004 年重新公布了根据 2002 年人口资料所确定的全世界视力损伤人群，盲人为 3 700 万人，低视力者为 1.24 亿人，共有视力损伤者 1.61 亿人。视力损伤的地区分布为：西太平洋地区占 26%，东南亚地区占 27%，非洲占 17%，欧洲、美洲和中东地区各占 10%。全世界盲人患病率为 0.7%。发展中国家的情况更为严重，全世界 90% 的盲人生活在发展中国家。由于人口增长和老龄化，世界盲人负担大幅度地增加。1978—1990 年，世界盲人数增加了 1 000 万人。2010 年 WHO 数据显示，视力损伤者已达到 2.85 亿人，盲人为 3 926 万人；2017 年 10 月 WHO 最新数据估计，视力损伤者为 2.53 亿人，盲人为 3 600 万人；到 2050 年盲人数将达到 1.15 亿人。

在 2010 年 WHO 公布的数据将屈光不正患者统计在视力损伤范围内，因屈光不正得不到矫正导致视力损伤者占 43%，而白内障、青光眼、年龄相关性黄斑变性、糖尿病视网膜病变、沙眼、角膜盲及其他则分别占视力损伤者总人数的 33%、2%、1%、1%、1%、1% 及 18%。致盲的原因中，白内障占 51%、青光眼占 8%、老年性黄斑变性占 5%、儿童与角膜盲各占 4%、屈光不正与沙眼各占 3%、糖尿病视网膜病变占 1% 及其他占 21%。在这些致盲的原因中，如果及时应用足够的知识和恰当的措施，有的能够及早预防或控制，有的能够治疗而恢复视力。根据 WHO 估计，全球 80% 的盲人是可以避免的。

在 2017 年 10 月 WHO 公布的数据中，中度及重度视力损伤原因前 5 位为：因屈光不正得不到矫正占 53%，未行手术的白内障占 25%、年龄相关性黄斑变性占 4%、青光眼占 2%、糖尿病视网膜病变占 1%；致盲原因前 3 位分别为：未行手术的白内障占 35%、因屈光不正得不到矫正占 21%、青光眼占 8%。

全世界范围内，盲的发病具有以下一些特点：①不同经济地区的盲患病率明显不同，盲患病率在发达国家约为 0.3%，而在发展中国家为 0.6% 以上。②不同年龄人群中盲患病率明显不同，老年人群中明显增高，发展中国家老年人群盲患病率增高更为明显。③低视力患病率约为盲患病率的 2.9 倍。如果不认真防治低视力患者，盲人数量将会急剧增加。④不同经济地区盲的主要原因明显不同，经济发达地区为年龄相关性黄斑变性、糖尿病视网膜病变等，而发展中国家以老年性白内障和感染性眼病为主。⑤由于世界人口的增长和老龄化，盲人数量将继续增加。

WHO 等国际组织和各国已为尽快减少世界的盲人负担做了大量工作。WHO 和一些国际非政府组织联合于 1999 年 2 月发起“视觉 2020，享有看见的权利”行动，这次行动将通过以下措施在 2020 年全球根治可避免盲：①预防和控制疾病；②培训人员；③加强现有的眼保健设施和机构；④采用适当和能负担得起的技术；⑤动员和开发资源用于防治盲。已确定白内障、沙眼、河盲（盘尾丝虫病）、儿童盲、屈光不正和低视力等六个方面作为“视觉 2020”行动的重点。“视觉 2020，享有看见的权利”行动的实施，已经在防治眼病中发挥了积极的作用。2013 年，WHO 制定了“面向普遍的眼健康：2014—2019 年全球行动计划”，争取到 2019 年将可避免视力损伤减少 25%。

三、我国防盲治盲工作的历史和现状

(一) 历史

我国曾是盲和视力损伤十分严重的国家之一。1949年之前，人民生活贫困，卫生条件极差，眼病非常普遍，以沙眼为主的传染性眼病、维生素A缺乏、眼外伤和青光眼是致盲的主要原因，其中沙眼患病率高达50%～90%。中华人民共和国成立后，各级人民政府大力组织防治沙眼。在《1956年到1967年全国农业发展纲要》中，沙眼被列为紧急防治的疾病之一。全国眼科医师积极参与防治沙眼，使全国沙眼患病率和严重程度明显下降，这是我国防盲治盲工作取得的历史性成就。1966—1976年，全国防盲治盲工作受到干扰而中断，党的十一届三中全会以后又重新开展起来。1984年国家成立全国防盲指导组，统筹全国防盲治盲工作，制定了《1991—2000年全国防盲和初级眼保健工作规划》。1996年卫生部等国家部委发出通知，规定每年的6月6日为“全国爱眼日”。1980年以来全国各地进行眼病流行病学调查，明确白内障为致盲主要原因。各地积极开展筛查和手术治疗白内障盲，中国残疾人联合会把白内障盲的复明纳入工作范围，极大地推动了防盲治盲工作。1988年国务院批准实施的《中国残疾人事业五年工作纲要(1988—1992)》将白内障手术复明列为抢救性的残疾人三项康复工作之一。1991年国务院批准的《中国残疾人事业“八五”计划纲要(1991年—1995年)》中又明确规定了白内障复明任务。全国各省、市、自治区也相继成立了防盲指导组，认真规划防盲治盲工作，建立和健全防盲治盲网络，根据各自实际情况，运用各种方式积极开展工作。我国眼科事业得到很大发展，许多地方除了诊治眼科常见病之外，还能开展先进和复杂的手术。WHO和一些非政府组织也大力支持我国的防盲治盲工作。所有这些，使我国防盲治盲工作呈现了前所未有的大好局面。其突出的标志是我国于2001年白内障盲的年手术量超过了白内障盲的年新发病例数，实现了白内障盲的负增长，这是我国防盲治盲工作取得的又一个历史性成就。

(二) 现状

2010年WHO公布的最新数据显示，中国视力损伤者人数为7 551万人，其中低视力人数为6 726万人，盲人为825万人。盲和低视力的患病率随年龄增长而明显增加，女性比男性高，农村地区比城市高。由于我国人口众多，老龄化的速度很快，如果不采取切实有效措施做好防盲治盲，我国的盲人数量将会急剧增加。各地在调查中发现，半数以上盲和视力损伤是可以预防与治疗的。

我国防盲治盲工作正以多样化形式发展，防盲治盲越来越得到社会各界的广泛关注和积极参与。我国在防盲治盲中也积累了许多经验，在农村建立县、乡、村三级初级眼病防治网络是开展防盲治盲工作的一种最常见形式，它将防盲治盲工作纳入了我国初级卫生保健服务，可以发挥各级眼病防治人员的作用。组织眼科手术医疗队、手术车到农村和边远地区巡回开展白内障复明手术，也是防盲治盲的一种有效形式。开展评选“防盲先进县”“全国白内障无障碍县”是我国现阶段做好防盲治盲工作行之有效的方法之一。这些“防盲先进县”或“全国白内障无障碍县”有一些共同的特点：①成立了县级防盲治盲领导小组，规划、组织和协调全县的防盲治盲工作；②依托原有县、乡、村三级医疗卫生网，建立了三级眼病防治网，组成了眼病转诊系统；③积极培训基层眼病防治人员；④大力宣传眼病防治知识；⑤筛选白内障盲人，积极组织手术治疗，使盲患病率有所下降。十多年来我国大规模地开展防盲治盲工作，也为我国培养了一支防盲治盲队伍。经过“十一五”期间的努力，目前我国94%的县级医院可以开展眼科医疗服务，其中84%的县级医院可以开展白内障复明手术。2012年由卫生部和中国残疾人联合会组织制定的《全国防盲治盲规划(2012—2015年)》提出了“十二五”我国防盲治盲工作目标：到2015年年底，85%的县级综合医院眼科能开展白内障复明手术；为50万名低视力患者免费配用助视器；培训低视力儿童家长20万名；力争根治致盲性沙眼等。提升基层防盲治盲能力。

目前我国防盲治盲工作也存在一些问题，主要是组织协调有待进一步加强，防盲治盲的实际需要和效率不高之间存在着矛盾，普遍开展的白内障手术治疗的质量有待进一步提高。

NOTES

四、几种主要致盲眼病的防治

(一) 白内障

白内障是致盲主要原因，估计目前全世界有 2 500 万人因此而失明。我国目前盲人中有半数是白内障引起的，估计我国积存的急需手术治疗的白内障盲人有 300 多万人。我国每年新增白内障盲人约为 40 万人。随着人口增加和老龄化，这一数字还会增加，因此白内障盲是防盲治盲最优先考虑的眼病。一般认为白内障不能被预防，但通过手术可将大多数盲人恢复到接近正常的视力。

每年每百万人群中所完成的白内障手术数称为白内障手术率（cataract surgical rate，CSR），是表示不同地区眼保健水平的测量指标。目前各国之间 CSR 差别很大，美国为 5 500 以上，非洲为 200，2010 年我国每百万人口白内障手术率（CSR）已达到 900。2015 年我国白内障手术量约为 250 万，每百万人口白内障手术率已超过 1 750，我国白内障手术已步入中等发达国家水平。在发展中国家，白内障手术的效率很低。即使有白内障手术设施，但经济和文化方面的障碍使得一些白内障盲人不能接受手术。

在白内障手术治疗中，应当强调：①使患者获得恢复视力和生活质量的高手术成功率；②向患者提供可负担的和可接近的服务，特别是在缺医少药的人群中；③采取措施提高现有白内障手术设施的利用率。所采用的策略包括协调工作、培训人员和加强管理、监察和评价服务质量。

对于防治白内障盲，应做到“量大、高质、低价”，即每年完成的白内障例数要多，才能尽快解决我国白内障盲积存的数量问题；白内障手术质量提高，才能使白内障盲恢复视力；手术费用适当降低，使大多数白内障盲患者能够接受治疗。

(二) 青光眼

虽然“视觉 2020”行动还没有将青光眼列入防治重点，但青光眼是我国主要致盲原因之一，也是全世界致盲的第 2 位原因，而且青光眼引起的视功能损伤是不可逆的，后果极为严重，因此预防青光眼盲十分重要。只要早期发现，合理治疗，绝大多数患者可终身保持有用的视功能。在人群中筛查青光眼患者是早期发现青光眼切实可行的重要手段。进一步普及青光眼知识，可使患者及早就诊。对于确诊的青光眼患者应当合理治疗，定期随诊。应当积极开展青光眼的病因、诊断和治疗方面的研究，特别是视神经保护研究，将有助于青光眼盲的防治。

(三) 角膜病

各种角膜病引起的角膜混浊也是我国致盲的主要原因，我国角膜病患者 3 237 万人，全国角膜病单眼盲患者 292.5 万人，双眼角膜盲患者 44.0 万人，其中以感染所致的角膜炎症为多见。因此，积极预防和治疗细菌性、病毒性、真菌性等角膜炎是减少角膜病致盲的重要手段。

角膜移植术是治疗角膜病致盲的有效手段。虽然我国许多地区设有眼库，为角膜移植患者提供了一定量的供体，但角膜供体来源仍有很大限制。应当加强宣传，争取社会各界支持，鼓励更多的人去世后捐献眼角膜，使更多的角膜病盲人得到复明机会。

(四) 年龄相关性黄斑变性

在 2017 年 10 月 WHO 公布的最新数据中，年龄相关性黄斑变性为世界范围第 3 位致中度及重度视力损伤的眼病。其主要的危险因素是年龄，其他危险因素可能包括吸烟、遗传、色素沉着程度、高血压、紫外线和非均衡饮食。目前认为戒烟可预防年龄相关性黄斑变性的发生。本病尚无明确的治疗方法，目前主要治疗是延缓疾病进展，包括玻璃体腔药物注射、激光、光动力治疗。对年龄相关性黄斑变性患者，治疗还包括心理学支持、运动和生活技能训练，以及使用助视器等。目前 WHO 正在与国际专家小组合作，制订年龄相关性黄斑变性及其他主要慢性眼病的处理方案。

据文献报道，年龄相关性黄斑变性是 50 岁以上人群首位致盲原因，我国 50 岁以上人群年龄相关性黄斑变性的发病率为 15.5%，其中湿性年龄相关性黄斑变性占 11.9%。年龄相关性黄斑变性致盲眼和致低视力眼的比例分别为 5.1% 和 31.1%。应将糖尿病视网膜病变、黄斑变性、早产儿视网膜病

NOTES

变等眼病列为今后防盲工作的重点。

（五）儿童盲

儿童盲（children blindness）也是“视觉2020”行动提出的防治重点。本病主要由维生素A缺乏、麻疹、新生儿结膜炎、先天性或遗传性眼病和早产儿视网膜病变引起。不同国家儿童盲的原因有所不同。由于考虑到儿童失明后持续的年数长，而且失明对发育有所影响，因此儿童盲被认为是优先考虑的领域。估计全世界有儿童盲150万人，其中100万人生活在亚洲，30万人在非洲。每年约有50万儿童成为盲人，其中60%在儿童期就已死亡。“视觉2020”行动对防治儿童盲采取以下策略：①在初级卫生保健项目中加强初级眼病保健项目，以便消灭可预防的致病原因；②进行手术等治疗服务，有效地处理“可治疗的”眼病；③建立视光学和低视力服务设施。

在我国儿童盲主要是由先天/遗传性眼病所致。应当加强宣传，注意孕期保健，避免近亲结婚，开展遗传咨询，提倡优生优育，能有效地减少这类眼病的发生。同时在一些地区也应注意维生素A缺乏和早产儿视网膜病变的防治。此外，也应做好儿童眼外伤的防治宣传。

（六）屈光不正和低视力

向屈光不正者提供矫正眼镜和解决低视力矫正问题也已包括在“视觉2020”行动中。WHO估计目前有3 500万人需要低视力保健服务。当人口老龄化时，这一数字将会迅速增加。“视觉2020”行动将通过初级保健服务、学校中视力普查和提供低价格的眼镜，努力向大多数人提供能负担得起的屈光服务和矫正眼镜，以及提供低视力保健服务。

我国是近视眼高发地区。根据国家卫生健康委公布的数据，2020年，我国儿童青少年总体近视率为52.7%，较2019年上升2.5个百分点，较2018年下降0.9个百分点；其中6岁儿童为14.3%，小学生为35.6%，初中生为71.1%，高中生为80.5%。对此应当进一步加强儿童青少年近视防控及对屈光不正防治的研究，培训足够的验光人员，普及验光配镜设施，使屈光不正患者得到及时恰当的屈光矫正。

（七）糖尿病视网膜病变

糖尿病是全球性严重的公共卫生问题。糖尿病会并发糖尿病视网膜病变、新生血管青光眼，导致严重的视力损伤，甚至盲。在过去20年中，糖尿病的并发症如糖尿病视网膜病变已经急剧增加。糖尿病及糖尿病视网膜病变的发生与生活方式有关，合理控制和早期治疗糖尿病对于控制糖尿病视网膜病变是有效的。改变生活方式，进行恰当及早的干预可能会改变糖尿病视网膜病变的预后。但是，目前接受这种治疗的情况并不乐观，所以防治糖尿病视网膜病变将是公共卫生领域的一项重要课题。

第二节　盲和低视力的康复

一些眼病患者虽经积极治疗，但是仍处于盲和低视力状态。但这些患者并非毫无希望，应当采取康复措施，以尽可能地使他们像正常人一样生活。眼科医生的责任不仅在于诊断、治疗和预防那些致盲眼病，而且应当关注处于盲和低视力状态患者的康复。

盲人适应生活的能力可因盲发生年龄、患者的性格、受教育程度、经济状况及其他因素而有很大差别。老年盲人可能会较平静地接受盲的事实，而对青壮年来说，盲的状态常会对他们的职业和社会生活造成巨大冲击。出生时就失明的人或视力是逐渐而不是突然丧失的人会相对平静地接受盲的事实。

不同类型的盲人会有不同的需求，因此盲人的康复应根据具体情况采取个体化措施。老年盲人可能最需要适应家庭生活方面的训练，而年轻的盲人则需要适应社会生活、教育、工作等比较全面的训练，包括盲文方面的训练。

对于仍有部分视力的盲人和低视力患者来说，应当采用光学助视器和非光学助视器来改进他们的视觉活动能力，使他们利用残余视力工作和学习，以便获得较高的生活质量。

目前使用的助视器有远用和近用两种。常用的远用助视器为放大2.5倍的Galileo式望远镜，以看清远方景物。这种助视器不适合行走时配戴。近用的助视器有：①手持放大镜，是一种凸透镜，可使视网膜成像增大。②眼镜式助视器，主要用于阅读，其优点是视野大，携带方便。③立式放大镜，将凸透镜固定于支架上，透镜与阅读物之间的距离固定，可以减少透镜周边部的变形。④双合透镜放大镜，由一组消球面差正透镜组成，固定于眼镜架上，有多种放大倍数，可根据需要选用。其优点是近距离工作时不需用手扶持助视器，但焦距短，照明的要求高。⑤近用望远镜，在望远镜上加阅读帽而制成。其优点是阅读距离较一般眼镜式助视器远，便于写字或操作。缺点是视野小。⑥电子助视器，即闭路电视，包括摄像机、电视接收器、光源、监视器等，对阅读物有放大作用。其优点是放大倍数高、视野大，可以调节对比度和亮度，体位不受限制，无须外部照明，更适用于视力损伤严重、视野严重缩小和旁中心注视者，但价格较贵，携带不便。随着科技进步，更多的高科技辅助应运而生，比如为视力障碍者提供的屏幕阅读软件，以及为认知能力下降者提供的计算机应用程序等。

非光学助视器包括大号字的印刷品、改善照明、阅读用支架、导盲犬等。许多低视力患者常诉说对比度差和眩光。戴用浅灰色的滤光镜可减少光的强度，戴用琥珀色或黄色的滤光镜片有助于改善对比敏感度。

现代科学技术的进步会给盲人带来方便。声呐眼镜、障碍感应发生器、激光手杖、字声机、触觉助视器等虽然不能给盲人获得正常人那样的影像，但明显提高了他们的生活质量。人工视觉研究的进展有可能使盲人重建视觉。

盲人的教育和就业也是一个很重要的问题。我国主要通过民政部门和残疾人联合会开展工作，很多地方设立了盲童学校，进行文化和专业技术培训。国家对吸收盲人就业的单位给予优惠政策，有助于全社会都来关心盲人，使他们能像普通人一样幸福地生活。

（颜　华）

本章思维导图　　本章目标测试

推荐阅读

[1] LIU Z Z, HUANG S, ZHENG Y F, et al. The lens epithelium as a major determinant in the development, maintenance, and regeneration of the crystalline lens. Prog Retin Eye Res, 2023, 92: 101112.

[2] 葛坚,刘奕志. 眼科手术学.3 版. 北京:人民卫生出版社,2015.

[3] 杨培增,范先群. 眼科学. 9 版. 北京:人民卫生出版社,2018.

[4] BRAR V S. 2024-2025 Basic and Clinical Science Course (BCSC), Section 2: Fundamentals and Principles of Ophthalmology. San Francisco: American Academy of Ophthalmology, 2024.

[5] 中华医学会眼科学分会角膜病学组. 我国过敏性结膜炎诊断和治疗专家共识(2018 年). 中华眼科杂志,2018,54(6):409-414.

[6] 刘祖国. 眼表疾病学. 北京:人民卫生出版社,2003.

[7] HORN E P. 2024-2025 Basic and Clinical Science Course (BCSC), Section 11: Lens and Cataract. San Francisco: American Academy of Ophthalmology, 2024.

[8] 姚克,毕宏生. 屈光性白内障手术学. 北京:人民卫生出版社,2019.

[9] 中华医学会眼科学分会眼底病学组,中国医师协会眼科医师分会眼底病学组. 中国年龄相关性黄斑变性临床诊疗指南(2023 年). 中华眼科杂志,2023,59(5):347-366.

[10] 中华医学会眼科学分会眼底病学组,中国医师协会眼科医师分会眼底病学组. 我国糖尿病视网膜病变临床诊疗指南(2022 年)——基于循证医学修订. 中华眼底病杂志,2023,39(2):99-124.

[11] 中华医学会眼科学分会神经眼科学组. 视神经炎诊断和治疗专家共识(2014 年). 中华眼科杂志,2014,50(6):459-463.

[12] 中华医学会眼科学分会神经眼科学组. 中国脱髓鞘性视神经炎诊断和治疗循证指南(2021 年). 中华眼科杂志,2021,57(3):171-186.

[13] KHAN A O. 2024-2025 Basic and Clinical Science Course (BCSC), Section 6: Pediatric Ophthalmology and Strabismus. San Francisco: American Academy of Ophthalmology, 2024.

[14] American Academy of Ophthalmology Pediatric Ophthalmology Strabismus Panel. Preferred Practice Pattern®. Amblyopia. San Francisco: American Academy of Ophthalmology, 2022.

[15] 范先群. 眼整形外科学. 北京:北京科学技术出版社,2009.

[16] FAY A, DOLMAN P J. Diseases and Disorders of the Orbit and Ocular Adnexa. Amsterdam: Elsevier, 2016.

[17] 中华预防医学会公共卫生眼科学分会. 中国糖尿病视网膜病变远程医疗专家共识(2023 年). 中华眼科杂志,2023,59(11):870-879.

[18] SHIELDS J A, SHIELDS C L. Eyelid, Conjunctival, and Orbital Tumors: An Atlas and Textbook. 3rd ed. Alphen aan den Rijn: Wolters Kluwer, 2015.

中英文名词对照索引

A、V 型斜视　A and V patterns　211
A 型超声检查　A-scan ultrasonography　54
Bagolini 线状镜　Bagolini striated glass　39
Behcet 病　Behcet disease　112
Best 病　Best disease　168
B 型超声检查　B-scan ultrasonography　54
Coats 病　Coats disease　158
Crouzon 综合征　Crouzon syndrome　225
DNA 甲基化　DNA methylation　24
Duane 眼球后退综合征　Duane retraction syndrome, DRS　212
Eales 病　Eales disease　157
Farnsworth D-15 色调检测法　Farnsworth D-15 Hue Test　38
Farnsworth-Munsell(FM)-100 色调检测法　Farnsworth Munsell 100 Hue Test　38
Fuchs 角膜内皮营养不良　Fuchs endothelial dystrophy of cornea　99
Fuchs 葡萄膜炎综合征　Fuchs uveitis syndrome　114
Goldmann 压平眼压计　Goldmann applanation tonometer　48
Graves 眼病　Graves' ophthalmopathy, GO　219
Gullstrand 精密模型眼　Gullstrand exact model eye　183
Hertel 眼球突出计　Hertel exophthalmometer　42
Jackson 交叉柱镜　Jackson cross cylinder, JCC　35
Schiötz 眼压计　Schiötz tonometer　48
Schirmer Ⅰ试验　Schirmer Ⅰ test　64
Sjögren 综合征　Sjögren syndrome, SS　78, 101
Stargardt 病　Stargardt disease　168
Stevens-Johnson 综合征　Stevens-Johnson syndrome　78
Terrien 边缘变性　Terrien marginal degeneration　96
Thygeson 浅层点状角膜炎　superficial punctate keratitis of Thygeson　95
Treacher Collins 综合征　Treacher Collins syndrome　225
Vogt-小柳原田病　Vogt-Koyanagi-Harada disease　112
X 连锁视网膜劈裂症　X-linked retinoschisis　169

A

暗适应　dark adaptation　38

B

白内障　cataract　116
白内障超声乳化吸除术　ultrasonic phacoemulsification　120
白内障晶状体囊内摘除术　intracapsular cataract extraction, ICCE　120
白内障晶状体囊外摘除术　extracapsular cataract extraction, ECCE　120
白内障手术率　cataract surgical rate, CSR　282
白内障针拨术　couching of lens　119
瘢痕性睑内翻　cicatricial entropion　60
瘢痕性类天疱疮　cicatricial pemphigoid　79
半乳糖性白内障　galactose cataract　123
包涵体性结膜炎　inclusion conjunctivitis　75
暴露性角膜炎　exposure keratitis　93
被动牵拉试验　forced duction test　45
鼻睫状神经　nasociliary nerve　18
鼻泪管　nasolacrimal duct　14
边缘性角膜变性　marginal degeneration　96
扁平部　pars plana　8
表型模拟　phenocopy　23
并发性白内障　complicated cataract　124
病毒性睑皮炎　viral dermatitis of eyelid　59
病毒性结膜炎　viral conjunctivitis　72
病理性近视　pathological myopia　161, 187
玻璃膜　Bruch membrane　9
玻璃膜疣　drusen　162
玻璃体　vitreous body　11, 144
玻璃体后脱离　posterior vitreous detachment, PVD　145
玻璃体黄斑牵拉综合征　vitreomacular traction syndrome, VMTS　146
玻璃体基底部　vitreous base　144
玻璃体劈裂　vitreoschisis　145
玻璃体视网膜界面异常　vitreoretinal interface abnormalities　146
玻璃纸样黄斑病变　cellophane maculopathy　165
部分调节性内斜视　partially accommodative esotropia　206

C

彩色多普勒超声成像　color Doppler imaging, CDI　54
蚕蚀性角膜溃疡　Mooren's ulcer　94
常年性过敏性结膜炎　perennial allergic conjunctivitis　76

超急性细菌性结膜炎 hyperacute bacterial conjunctivitis 71
超声生物显微镜检查 ultrasound biomicroscopy, UBM 54
成熟期 mature stage 117
初发期 incipient stage 117
垂直分离性斜视 dissociated vertical deviation, DVD 205, 211
垂直斜视 vertical strabismus 201
春季角膜结膜炎 vernal keratoconjunctivitis, VKC 76
磁共振成像 magnetic resonance imaging, MRI 56

D

大角膜 megalocornea 100
大泡性角膜病变 bullous keratopathy 97
带状光检影镜 streak retinoscopes 33
带状角膜病变 band-shaped keratopathy 96
带状疱疹病毒性睑皮炎 herpes zoster dermatitis of eyelid 59
单纯疱疹病毒 herpes simplex virus, HSV 88
单纯疱疹病毒性睑皮炎 herpes simplex dermatitis of eyelid 59
单纯疱疹病毒性角膜炎 herpes simplex keratitis, HSK 88
单眼上转不足 monocular elevation deficiency 211
单眼运动 monocular movement 201
胆固醇沉着变性 cholesterolosis 146
滴眼液 eyedrops 25
地图-点状-指纹状营养不良 map-dot-finger print dystrophy 98
第二斜视角 secondary deviation 202
第二眼位 secondary position 202
第三眼位 tertiary position 202
第一斜视角 primary deviation 202
第一眼位 primary position 202
点状光检影镜 spot retinoscopes 34
电光性眼炎 electric ophthalmia 265
动脉硬化性视网膜病变 arteriosclerotic retinopathy 267
动态视野检查 kinetic perimetry 36
动眼神经麻痹 oculomotor nerve palsy 209
对比敏感度 contrast sensitivity 39
钝挫伤 blunt trauma 254
多焦点人工晶状体 multifocal intraocular lens, MIOL 200
多焦视网膜电图 multifocal ERG, mfERG 41
多形性腺癌 pleomorphic adenocarcinoma 236

E

恶性青光眼 malignant glaucoma 140
儿童盲 children blindness 283
儿童青光眼 pediatric glaucoma 141
儿童眼外伤 pediatric ocular trauma 266

F

发病率 incidence 29
发散 divergence 186, 202
房角后退性青光眼 angle-recession glaucoma 139
房角粘连 goniosynechia 107
房水 aqueous humor 11
房水引流装置植入术 implantation drainage device 137
放射状角膜切开术 radial keratotomy, RK 191
飞秒激光辅助下白内障手术 femtosecond laser-assisted cataract surgery 120
飞蚊症 muscae volitantes 146
非编码 RNA noncoding RNA 24
非穿透性小梁手术 nonpenetrating trabecular surgery 137
非接触式眼压计 non-contact tonometer 48
非调节性内斜视 nonaccommodative esotropia 206
非增生性糖尿病视网膜病变 nonproliferative diabetic retinopathy, NPDR 159
非正视 ametropia 183
分析性研究 analytical study 27
分支血管网 branch vascular net, BVN 163
辐射性损伤 radiation injuries 265
复合性眼眶骨折 complex orbital fracture 228
复视 diplopia 203

G

干眼 dry eye 101
感觉融合 sensory fusion 202
高 AC/A 型调节性内斜视 high AC/A ratio accommodative esotropia 206
高血压性视网膜病变 hypertensive retinopathy 152, 268
高眼压症 ocular hypertension 128
巩膜 sclera 6
骨纤维发育不良 fibrous dysplasia 226
贯通伤 penetrating wound 252
光动力疗法 photodynamic therapy, PDT 161
光损伤 photic damage 265
光学相干断层扫描 optical coherence tomography, OCT 53
光学相干断层扫描血管造影 optical coherence tomography angiography, OCTA 54

过熟期 hypermature stage 117

H

核性白内障 nuclear cataract 118
恒定性外斜视 constant exotropia 208
虹膜 iris 8
虹膜根部离断 iridodialysis 254
虹膜后粘连 posterior synechia of the iris 107
虹膜角膜内皮综合征 iridocorneal endothelial syndrome, ICE 141
虹膜膨隆 iris bomb 107
虹膜前粘连 anterior synechia of the iris 107
后发性白内障 after-cataract 124
后房 posterior chamber 11
后巩膜加固术 posterior scleral reinforcement, PSR 192
后囊膜混浊 posterior capsular opacification 124
后囊下白内障 posterior subcapsular cataract 118
后葡萄膜炎 posterior uveitis 111
后弹力层膨出 descemetocele 83
化学烧伤 chemical burn 264
缓释控制装置 sustained-release devices 26
患病率 prevalence 28
黄斑 macula lutea 9
黄斑裂孔 macular hole 164
黄斑囊样水肿 cystoid macular edema 152
黄斑区新生血管 macular neovascularization, MNV 163
黄斑视网膜前膜 macular epiretinal membrane 165
黄斑中心凹 fovea centralis 9
黄斑皱褶 macular pucker 165
混合伤 mixed injury 252
混淆视 confusion 204
获得性上斜肌麻痹 acquired superior oblique muscle palsy, ASOP 210

J

机械性眼外伤分类法 ocular trauma terminology 252
基本型内斜视 basic esotropia 206
基底层 basal lamina 144
激光巩膜切除术 laser sclerostomy 137
激光虹膜切开术 laser iridotomy 136
急性闭角型青光眼 acute angle-closure glaucoma 132
急性共同性内斜视 acute concomitant esotropia 207
急性泪腺炎 acute dacryoadenitis 63
急性视网膜坏死综合征 acute retinal necrosis syndrome, ARN 114
棘阿米巴角膜炎 acanthamoeba keratitis 91
集合 convergence 186, 202
集合近点检查 near point of convergence, NPC 44
计算机体层成像 computerized tomography, CT 55
季节性过敏性结膜炎 seasonal allergic conjunctivitis 76
继发性青光眼 secondary glaucoma 139
继发性视神经萎缩 secondary optic atrophy 177
家族性渗出性玻璃体视网膜病变 familial exudative vitreoretinopathy, FEVR 147
甲状腺相关眼病 thyroid-associated ophthalmopathy, TAO 219
甲状腺眼病 thyroid eye disease, TED 219
假同色图 pseudoisochromatic plate 37
假性视盘水肿 pseudo-papilloedema 176
间歇性外斜视 intermittent exotropia 208
检眼镜 ophthalmoscope 49
睑板腺功能障碍 Meibomian gland dysfunction, MGD 101, 103
睑结膜 palpebral conjunctiva 13
睑裂 palpebral fissure 12
睑裂斑 pinguecula 79
睑裂狭小综合征 blepharophimosis syndrome 62
睑内翻 entropion 60
睑外翻 ectropion 60
睑腺炎 hordeolum 57
睑缘 palpebral margin 12
睑缘炎 blepharitis 58
简略眼 reduced eye 183
碱烧伤 alkali burn 264
渐变多焦点镜 progressive additional lens, PAL 200
交感性眼炎 sympathetic ophthalmia 113, 259
交替遮盖试验 alternate cover test 43
胶原 collagen 144
胶原盾 collagen shield 26
角结膜干燥症 keratoconjunctivitis sicca 101
角膜 cornea 6, 82
角膜白斑 corneal leukoma 83
角膜斑翳 corneal macula 83
角膜变性 corneal degeneration 95
角膜穿孔 corneal perforation 83
角膜地形图 corneal topography 50
角膜共聚焦显微镜 corneal confocal microscope 50
角膜后沉着物 keratic precipitate, KP 47, 106
角膜基质环植入术 intrastromal corneal ring segments, ICRS 191
角膜基质炎 interstitial keratitis 92
角膜胶原交联术 corneal collagen cross-linking, CXL 191
角膜溃疡 corneal ulcer 83
角膜老年环 cornea arcus senilis 95

角膜瘘 corneal fistula 83
角膜内皮显微镜 corneal specular microscope 50
角膜葡萄肿 corneal staphyloma 84
角膜浸润 corneal infiltration 83
角膜屈光手术 keratorefractive surgery 191
角膜塑形镜 orthokeratology,Ortho-K 190
角膜血染 blood staining of cornea 255
角膜营养不良 corneal dystrophy 97
角膜映光法 Hirschberg test 44
角膜缘 limbus 6
角膜云翳 corneal nebula 83
角膜脂质变性 corneal lipid degeneration 97
接触镜 contact lens 190
接触性睑皮炎 contact dermatitis of eyelid 59
拮抗肌 antagonistic muscle 202
结膜 conjunctiva 13, 69
结膜黑色素瘤 conjunctival melanoma,CM 234
结膜结石 conjunctival concretion 80
结膜淋巴瘤 conjunctival lymphoma 235
结膜囊 conjunctival sac 13
结膜色素痣 conjunctival nevus 233
结膜炎 conjunctivitis 69
睫状长神经 long ciliary nerve 18
睫状短神经 short ciliary nerve 18
睫状冠 ciliary crown 8
睫状后长动脉 long posterior ciliary artery 17
睫状后短动脉 short posterior ciliary artery 17
睫状环阻塞性青光眼 ciliary block glaucoma 140
睫状前动脉 anterior ciliary artery 17
睫状前静脉 anterior ciliary vein 18
睫状神经节 ciliary ganglion 18
睫状视网膜动脉阻塞 cilioretinal artery occlusion 153
睫状体 ciliary body 8
睫状体光凝术 cyclophotocoagulation 137
睫状体冷凝术 cyclocryosurgery 137
睫状体透热术 cyclodiathermy 137
睫状突 ciliary process 8
近点 near point 185
近视 myopia 182
近视性黄斑变性 myopic macular degeneration 164
晶状体 lens 11
晶状体混浊分类方法 lens opacities classification system, LOCS 118
静态视野检查 static perimetry 36
巨乳头性结膜炎 giant papillary conjunctivitis,GPC 76
锯齿缘 ora serrata 8

K

颗粒状角膜基质营养不良 granular corneal stromal dystrophy 98
可调节式人工晶状体 accommodative intraocular lens, AIOL 200
孔源性视网膜脱离 rhegmatogenous retinal detachment 166
框架眼镜 spectacles 188
眶隔 orbital septum 12
眶隔前蜂窝织炎 preseptal cellulitis 217
眶面裂 orbitofacial cleft 225
眶上裂 superior orbital fissure 11
眶深部蜂窝织炎 deep orbital cellulitis 217
眶下裂 inferior orbital fissure 11

L

老年性白内障 senile cataract 116
老视 presbyopia 182
泪道 lacrimal passage 14
泪点 lacrimal puncta 14
泪膜 tear film 19
泪囊 lacrimal sac 14
泪囊鼻腔吻合术 dacryocystorhinostomy 67
泪器 lacrimal apparatus 13, 63
泪腺 lacrimal gland 13
泪小管 lacrimal canaliculus 14
泪液分泌器 secretory apparatus 63
泪液排出器 excretory apparatus 63
棱镜度 prism diopter 186
立体视检查 stereopsis test 45
立体视觉 stereoscopic vision 39
粒细胞肉瘤 granulocytic sarcoma 270
连续性内斜视 consecutive esotropia 207
连续性外斜视 consecutive exotropia 209
镰状细胞病 sickle cell disease 147
裂伤 laceration 252
裂隙灯显微镜 slit-lamp biomicroscope 46
临床试验 clinical trial 27
鳞状细胞癌 squamous cell carcinoma,SCC 234
鳞状细胞乳头状瘤 squamous cell papilloma 230
流行性出血性结膜炎 epidemic hemorrhagic conjunctivitis 74
流行性角膜结膜炎 epidemic keratoconjunctivitis 73
卵黄样黄斑营养不良 vitelliform macular dystrophy 168

M

马方综合征　Marfan syndrome　125
马切山尼综合征　Marchesani syndrome　125
脉络膜　choroid　9
脉络膜破裂　choroidal rupture　256
脉络膜湮没征　choroidal silence sign　168
慢性闭角型青光眼　chronic angle-closure glaucoma　133
慢性泪腺炎　chronic dacryoadenitis　64
慢性细菌性结膜炎　chronic bacterial conjunctivitis　71
棉绒斑　cotton-wool spot　155
免疫性结膜炎　immunologic conjunctivitis　76
描述性研究　descriptive study　26
明适应　light adaptation　38

N

脑膜脑膨出　meningoencephalocele　226
脑膜膨出　meningocele　226
内斜视　esotropia, ET　201
内转　adduction　201
年龄相关性白内障　age-related cataract　116
年龄相关性黄斑变性　age-related macular degeneration, AMD　151

P

旁中心注视　eccentric fixation　204
泡性角膜结膜炎　phlyctenular keratoconjunctivitis　78
配偶肌　yoke muscle　203
配偶肌定律　Hering's law　203
膨胀期　intumescent stage　117
皮质性白内障　cortical cataract　117
葡萄膜　uvea　7
葡萄膜炎　uveitis　105

Q

牵拉性视网膜脱离　tractional retinal detachment　167
牵牛花综合征　morning glory syndrome　179
前部缺血性视神经病变　anterior ischemic optic neuropathy, AION　175
前房　anterior chamber　11
前房积血　hyphema　254
前房角　angle of anterior chamber　7
前房角镜　gonioscope　47
前房角切开术　goniotomy　137
前房闪辉　anterior chamber flare　106
前房细胞　anterior chamber cells　107
前葡萄膜炎　anterior uveitis　106
浅层点状角膜炎　superficial punctate keratitis, SPK　94
强直性脊柱炎　ankylosing spondylitis　111
青光眼　glaucoma　128
青光眼睫状体炎综合征　glaucoma-tocyclitic syndrome　139
青年性视网膜劈裂症　juvenile retinoschisis　169
青少年开角型青光眼　juvenile open angle glaucoma, JOAG　142
穹窿结膜　fornical conjunctiva　13
球结膜　bulbar conjunctiva　13
球结膜下出血　subconjunctival hemorrhage　80
球镜度数　diopter of spherical power　189
屈光　refraction　182
屈光不正　refractive error　183
屈光度　diopter, D　182
屈光力　refractive power　182
屈光性近视　refractive myopia　187
屈光性调节性内斜视　refractive accommodative esotropia　206
屈光状态　refractive status　183
全视网膜光凝术　panretinal photocoagulation　155

R

染色质重塑　chromatin remodeling　24
热烧伤　thermal burn　265
人工晶状体植入术　intraocular lens implantation　121
日常生活视力　presenting vision　279
日光性视网膜病变　solar retinopathy　265
溶血性青光眼　hemolytic glaucoma　139
融合　fusion　202
融合储备力检查　fusion potential test　45
软性接触镜　soft contact lens　190
弱视　amblyopia　204

S

三棱镜度　prism diopter, PD　202
三棱镜加遮盖试验　prism plus cover test　44
三棱镜角膜映光法　prism corneal reflection test, Krimsky test　44
散光　astigmatism　182
散光性角膜切开术　astigmatic keratotomy, AK　191
色盲镜　anomaloscope　38
色素性青光眼　pigmentary glaucoma　141
沙眼　trachoma　74
沙眼衣原体　*Chlamydia trachomatis*　74
闪光视网膜电图　flash ERG　40
闪辉性玻璃体液化　synchysis scintillans　146
上睑下垂　ptosis　61

上皮基底膜营养不良 epithelial basement membrane dystrophy 98
上斜肌麻痹 superior oblique muscle palsy,SOP 210
上转 supraduction,elevation 201
神经交互支配定律 Sherrington's law 203
神经麻痹性角膜炎 neuroparalytic keratitis 92
渗出性视网膜脱离 exudative retinal detachment 167
实验研究 experimental study 27
视杯 optic cup 9
视放射 optic radiation 16
视交叉 optic chiasm 16
视交叉综合征 chiasmatic syndrome 179
视觉假体 vision prosthesis 167
视觉诱发电位 visual evoked potential,VEP 40, 119
视力表 visual acuity chart 31
视力损伤 visual impairment 279
视路 visual pathway 15, 171
视敏度 visual acuity 31
视能矫正训练 orthoptics 208
视盘 optic disc 9
视盘玻璃膜疣 optic disc drusen 178
视盘缺损 coloboma of optic disc 179
视盘水肿 optic disc edema,papilloedema 176
视盘血管炎 optic disc vasculitis 177
视皮质 visual cortex 16
视乳头 optic papillae 9
视神经 optic nerve 15
视神经管 optic canal 11
视神经孔 optic foramen 11
视神经乳头 optic papilla 171
视神经撕脱 evulsion of optic nerve 263
视神经萎缩 optic atrophy 177
视神经炎 optic neuritis 171
视束 optic tract 16
视网膜 retina 9, 151
视网膜电图 electroretinogram,ERG 40, 119
视网膜对应 retinal correspondence 203
视网膜分支动脉阻塞 branch retinal artery occlusion, BRAO 153
视网膜分支静脉阻塞 branch retinal vein occlusion, BRVO 147, 157
视网膜静脉周围炎 periphlebitis of retina 157
视网膜静脉阻塞 retinal vein occlusion,RVO 155
视网膜毛细血管扩张症 retinal telangiectasia 147
视网膜劈裂症 retinoschisis 147, 152
视网膜色素变性 retinitis pigmentosa,RP 151
视网膜色素上皮 retinal pigment epithelium,RPE 9, 151
视网膜脱离 retinal detachment 151
视网膜血管瘤 retinal angiomatosis 147
视网膜血管瘤样增生 retinal angiomatous proliferation, RAP 163
视网膜血管炎 retinal vasculitis 147
视网膜震荡 commotio retinae 256
视网膜中央动脉 central retinal artery,CRA 17, 153
视网膜中央动脉阻塞 central retinal artery occlusion, CRAO 153
视网膜中央静脉 central retinal vein,CRV 18, 156
视网膜中央静脉阻塞 central retinal vein occlusion,CRVO 147
视野 visual field 35
视野计 perimeter 36
视紫红质 rhodopsin 22
视紫蓝质 iodopsin 22
手足搐搦性白内障 tetany cataract 124
双颞侧偏盲 bitemporal hemianopsia 179
双上转肌麻痹 double elevator palsy 211
双眼视觉 binocular vision 203
双眼同向运动 conjugate movement,version 202
双眼异向运动 disjunctive movement,vergence 202
双眼运动检查 binocular eye movement 44
水平斜视 horizontal strabismus 201
水液缺乏型干眼 aqueous tear deficiency,ATD 101
丝状角膜炎 filamentary keratitis 93
酸烧伤 acid burn 264
随机点立体图 random-dot stereogram 39

T

糖尿病黄斑水肿 diabetic macular edema,DME 159
糖尿病视网膜病变 diabetic retinopathy,DR 152, 159
糖尿病性白内障 diabetic cataract 123
糖皮质激素性青光眼 glucorticoid induced glaucoma 139
特应性角膜结膜炎 atopic keratoconjunctivitis 76
调节 accommodation 185
调节幅度 amplitude of accommodation,AMP 185
调节性内斜视 accommodative esotropia 206
调整缝线 adjustable sutures 208
同视机法 synoptophore 39
同型半胱氨酸尿症 homocystinuria 125
瞳孔 pupil 8
瞳孔闭锁 seclusion of pupil 108
瞳孔对光反射 pupillary light reflex 20
瞳孔近反射 pupillary near reflex 20
瞳孔膜闭 occlusion of pupil 108
透明质酸 hyaluronic acid 144

图形视网膜电图　pattern ERG　41
退行性睑内翻　degenerative entropion　60
脱水收缩　syneresis　145

W

歪头试验　Bielschowsky head tilt test　45
外侧膝状体　lateral geniculate body　16
外伤性感染性眼内炎　traumatic infectious endophthalmitis　258
外伤性视神经病变　traumatic optic neuropathy　263
外斜视　exotropia, XT　201
外转　abduction　201
未成熟期　immature stage　117
涡静脉　vortex vein　18

X

息肉样脉络膜血管病变　polypoidal choroidal vasculopathy, PCV　147, 161
细菌性角膜溃疡　bacterial corneal ulcer　85
细菌性角膜炎　bacterial keratitis　85
细菌性结膜炎　bacterial conjunctivitis　70
下转　infraduction, depression　202
先天性睑内翻　congenital entropion　60
先天性脑神经异常支配疾病　congenital cranial dysinnervation disorders, CCDDs　212
先天性上斜肌麻痹　congenital superior oblique muscle palsy, CSOP　210
先天性外斜视　congenital exotropia　209
先天性小眼球和无眼球　congenital microphthalmia and anophthalmia　226
先天性眼外肌纤维化　congenital fibrosis of the extraocular muscles, CFEOM　212
先天性运动性眼球震颤　congenital motor nystagmus　215
显性斜视　tropia　202
相对危险度　relative risk, RR　29
相对性传入性瞳孔障碍　relative afferent pupillary defect, RAPD　43
小角膜　microcornea　100
小梁切除术　trabeculectomy　137
小梁切开术　trabeculotomy　137
协同肌　synergistic muscle　203
斜视　strabismus　201
新生儿淋球菌性结膜炎　neonatal gonococcal conjunctivitis　71
新生血管性青光眼　neovascular glaucoma　140
星状玻璃体变性　asteroid hyalosis　146
选择性激光小梁成形术　selective laser trabeculoplasty, SLT　137
血管内皮生长因子　vascular endothelial growth factor, VEGF　111
血-视网膜屏障　blood-retinal barrier　151
血影细胞性青光眼　ghost cell glaucoma　139

Y

咽结膜热　pharyngoconjunctival fever　73
眼底黄色斑点症　fundus flavimaculatus　168
眼底自发荧光成像　fundus autofluo-rescence imaging　52
眼电图　electrooculogram, EOG　40
眼膏　eye ointments　25
眼睑　eyelids　12
眼睑闭合不全　lagophthalmus　61
眼睑基底细胞癌　basal cell carcinoma of eyelid　231
眼睑鳞状细胞癌　squamous cell carcinoma of eyelid　232
眼睑皮脂腺癌　sebaceous carcinoma of eyelid　232
眼科流行病学　ocular epidemiology　26
眼科学　ophthalmology　1
眼眶　orbit　11
眼眶爆裂性骨折　orbital blowout fracture　227
眼眶动静脉畸形　orbital arteriovenous malformation　223
眼眶蜂窝织炎　orbital cellulitis　217
眼眶海绵状静脉畸形　orbital cavernous venous malformation　222
眼眶横纹肌肉瘤　orbital rhabdomyosarcoma　250
眼眶静脉畸形　orbital venous malformation　222
眼眶淋巴瘤　orbital lymphoma　250
眼眶皮样囊肿　orbital dermoid cyst　224
眼眶特发性炎症　idiopathic orbital inflammation, IOI　218
眼眶炎性假瘤　orbital inflammatory pseudotumor　218
眼内炎　endophthalmitis　148
眼内异物　intraocular foreign body　252, 260
眼内注射　intraocular injection　25
眼球穿通伤　perforating injury of eyeball　252
眼球破裂伤　eyeball rupture　252
眼球震颤　nystagmus　215
眼铁质沉着症　ocular siderosis　260
眼铜质沉着症　ocular chalcosis　260
眼外肌　extraocular muscle　14
眼外伤　ocular trauma　252
眼压测量　tonometry　48
眼遗传学　ophthalmic genetics　23
眼周注射　periocular injection　25
眼轴长度　axial length　183
摇晃婴儿综合征　shaken baby syndrome　266

液化 liquefaction 145
遗传异质性 heterogeneity 23
遗传易感性 susceptibility 23
异常视网膜对应 anomalous retinal correspondence, ARC 205
抑制 suppression 204
抑制检查 suppression test 45
翼状胬肉 pterygium 79
吲哚菁绿血管造影 indocyanine green angiography, ICGA 52
隐匿性巩膜破裂伤 occult scleral rupture 257
隐性斜视 phoria 202
隐性眼球震颤 latent nystagmus 215
荧光素眼底血管造影 fundus fluorescein angiography, FFA 52, 152
硬性接触镜 rigid contact lens 190
硬性渗出 hard exudate 152
硬性透气性接触镜 rigid gas-permeable contact lens, RGPCL 190
优势比 odds ratio, OR 29
优势眼 dominant eye 202
原发性闭角型青光眼 primary angle-closure glaucoma, PACG 129
原发性开角型青光眼 primary open-angle glaucoma, POAG 134
原发性视神经萎缩 primary optic atrophy 177
圆锥角膜 keratoconus 99
远点 far point 185
远视 hypermetropia 182
运动融合 motor fusion 202

Z

早产儿视网膜病变 retinopathy of prematurity, ROP 147, 160
增生性糖尿病视网膜病变 proliferative diabetic retinopathy, PDR 147, 159
粘连性角膜白斑 adherent leukoma of cornea 83
展神经麻痹 abducens nerve palsy 207
遮盖-去遮盖试验 cover-uncover test 43
遮盖试验 cover test 43
真菌性角膜炎 fungal keratitis 87
诊断眼位 diagnostic position 202
正常眼压性青光眼 normal tension glaucoma, NTG 128
正视化 emmetropization 183
正视眼 emmetropia 183
正位视 orthophoria 202
知觉缺陷型眼球震颤 sensory defect nystagmus 215
知觉性内斜视 sensory esotropia 207
知觉性外斜视 sensory exotropia 209
脂质体 liposome 26
中和点 neutral point 34
中间葡萄膜炎 intermediate uveitis 110
中心凹 fovea 9
中心小凹 foveola 9
中心性浆液性脉络膜视网膜病变 central serous chorioretinopathy, CSC 160
中央角膜厚度 central corneal thickness, CCT 143
周边虹膜切除术 peripheral iridectomy 136
周期交替性眼球震颤 periodic alternating nystagmus, PAN 215
周期性内斜视 cyclic esotropia 207
轴性近视 axial myopia 187
主动牵拉试验 active force generation test 45
主觉验光 subjective refraction 33
柱镜度数 diopter of cylindrical power 189
紫外线损伤 ultraviolet radiation injury 265
自身免疫性结膜炎 autoimmune conjunctivitis 78
综合验光仪 phoropter 34
组蛋白修饰 histone modification 24
最高的正屈光度获得最佳视力 maximum plus to maximum visual acuity, MPMVA 34